"十三五"国家重点图书出版规划项目

上海高校服务国家重大战略出版工程
毕业后医学教育出版工程

# Radiology

## CASE STUDY

名誉总主编　王振义 汤钊猷
总 主 编　黄 红 李宏为
执行总主编　张 勘

住院医师规范化培训示范案例丛书

# 住院医师规范化培训
# 放射科 示范案例

本册主编：李明华

主编助理：张佳胤

组织编写：上海市卫生与计划生育委员会
　　　　　上海市医药卫生发展基金会
　　　　　上海市住院医师规范化培训事务中心

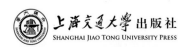上海交通大学出版社
SHANGHAI JIAO TONG UNIVERSITY PRESS

**内容提要**

　　本书以放射影像专业住院医师规范化培训要求为大纲,针对放射影像临床实践过程中遇到的常见病例为切入点,详细介绍了各个系统常见病的放射影像诊断与介入治疗方法。本书通过153例典型病例介绍和讨论,以期培养读者如何抓住疾病特征,举一反三,普及、提高对疾病诊治的临床思维能力。

　　本书的读者对象主要为放射影像专业住院医师规范化培训学员,也可供其他相关科室的医师作为参考使用。

**图书在版编目(CIP)数据**

住院医师规范化培训放射科示范案例/李明华主编.—上海:上海交通大学出版社,2016(2022重印)
(住院医师规范化培训示范案例丛书)
ISBN 978-7-313-15010-3

Ⅰ.①住…　Ⅱ.①李…　Ⅲ.①放射医学-岗位培训-自学参考资料　Ⅳ.①R81

中国版本图书馆 CIP 数据核字(2016)第110446号

**住院医师规范化培训放射科示范案例**

主　　编:李明华
出版发行:上海交通大学出版社
邮政编码:200030
印　　制:苏州市越洋印刷有限公司
开　　本:889mm×1194mm　1/16
字　　数:904千字
版　　次:2016年5月第1版
书　　号:ISBN 978-7-313-15010-3
定　　价:138.00元

地　　址:上海市番禺路951号
电　　话:021-64071208
经　　销:全国新华书店
印　　张:31
印　　次:2022年1月第2次印刷

# "住院医师规范化培训示范案例"
# 丛书编委会名单

名誉总主编　王振义　汤钊猷

顾　　问　戴尅戎　王一飞　李宣海　彭　靖

总　主　编　黄　红　李宏为

执行总主编　张　勘

副总主编　王吉耀　沈柏用

## 编委名单（按汉语拼音顺序）

陈生弟　陈云芳　迟放鲁　顾琴龙　胡　兵　华克勤
黄　钢　黄国英　黄　红　李宏为　李明华　陆惠华
陆一鸣　倪黎冬　邵　洁　沈柏用　沈立松　施　榕
孙兴怀　田　红　万兴旺　王华祖　王吉耀　吴　毅
谢　斌　徐金华　许　淼　于布为　袁　明　张　勘
郑　珊　郑玉英　周　蓉　朱虹光　朱亚琴　祝墇珠

# "住院医师规范化培训放射科示范案例"
# 编委会名单

（以姓氏笔画为序）

王建波（上海交通大学附属第六人民医院东院）

孙贞魁（上海交通大学附属第六人民医院）

申玉兰（上海交通大学附属第六人民医院东院）

庄奇新（上海交通大学附属第六人民医院）

朱珠华（上海交通大学附属第六人民医院）

朱莉莉（上海交通大学附属第六人民医院）

朱悦琦（上海交通大学附属第六人民医院）

李文彬（上海交通大学附属第六人民医院）

李明华（上海交通大学附属第六人民医院）

李跃华（上海交通大学附属第六人民医院）

李　梅（上海交通大学附属第六人民医院）

宋国平（上海交通大学附属第六人民医院）

吴春根（上海交通大学附属第六人民医院东院）

赵培荣（上海交通大学附属第六人民医院）

赵俊功（上海交通大学附属第六人民医院）

顾一峰（上海交通大学附属第六人民医院）

胡丁君（上海交通大学附属第六人民医院）

谢添智（上海交通大学附属第六人民医院）

潘玉萍（上海交通大学附属第六人民医院东院）

张开华（上海交通大学附属第六人民医院东院）

张佳胤（上海交通大学附属第六人民医院）

张国滨（上海交通大学附属第六人民医院东院）

**书稿秘书：张佳胤**

# 序

*Forword*

住院医师规范化培训是毕业后医学教育的第一阶段，是医生成长的必由之路，是提高医疗技术和服务水平的需要，也是提升基层医疗机构服务能力，为基层培养好医生，有效缓解"看病难"的重要措施之一，是深化医药卫生体制改革的重要基础性工作。

自 2010 年以来，在市政府和国家卫计委的大力支持和指导下，上海根据国家新一轮医改精神，坚持顶层设计，探索创新，率先实施与国际接轨的住院医师规范化培训制度，并把住院医师规范化培训合格证书作为全市各级公立医院临床岗位聘任和晋升临床专业技术职称的必备条件之一。经过 6 年多的探索实践，上海市已构建了比较完善的组织管理、政策法规、质控考核、支撑保障等四大体系，在培养同质化、高水平医师队伍方面积累了一定的经验，也取得了初步成效。

因一直立足于临床一线，对医生的培养特别是住院医师规范化培训工作有切身体验，我曾希望编写一套关于"住院医师规范化培训"的教材。如今，由上海市卫生计生委牵头组织编写的这套"住院医师规范化培训示范案例"丛书书稿已出炉，不觉欣然。丛书以住培期间临床真实案例为载体，按照诊疗流程展开，强调临床思维能力的培养，病种全、诊疗方案科学严谨、图文并茂，是不可多得的临床诊疗参考读物，相信会对住院医师临床思维能力和技能培训有很大帮助。这套图书是上海医疗界相关专家带教经验的传承，也是上海 6 年来住院医师培养成果的集中展示。我想这是上海住院医师规范化培训工作向国家交出的一份阶段性答卷，也是我们与其他兄弟省市交流的载体；它是对我们过去医学教育工作的一种记录和总结，更是对未来工作的启迪和激励。

借此机会，谨向所有为住院医师规范化培训工作做出卓越贡献的工作人员和单位，表示衷心的感谢，同时也真诚希望这套丛书能够得到学界的认可和读者的喜爱。我期待并相信，随着时间的流逝，住院医师规范化培训的成果将以更加丰富多彩的形式呈现给社会各界，也将愈发彰显出医学教育功在当代、利在千秋的重大意义。

是为序。

2016 年 3 月

# 前言

## Preface

2013年7月5日,国务院7部委发布《关于建立住院医师规范化培训制度的指导意见》,要求全国各省市规范培训实施与管理工作,加快培养合格临床医师。到2020年,在全国范围内基本建立住院医师规范化培训制度,形成较为完善的政策体系和培训体系,所有新进医疗岗位的本科及以上学历临床医师均接受住院医师规范化培训,使全国各地新一代医师的临床诊疗水平和综合能力得到切实提高与保障,造福亿万人民群众。

上海自2010年起在全市层面统一开展住院医师规范化培训工作,在全国先试先行,政府牵头、行业主导、高校联动,进行了积极的探索,积累了大量的经验,夯实了上海市医药卫生体制改革的基础,并积极探索上海住院医师规范化培训为全国服务的途径,推动了全国住院医师规范化培训工作的开展。同时,上海还探索住院医师规范化培训与临床医学硕士专业学位研究生教育相衔接,推动了国家医药卫生体制和医学教育体制的联动改革。上海的住院医师规范化培训制度在2010年高票入选年度中国十大最具影响力医改新举措,引起社会广泛关注。

医疗水平是关系国人身家性命的大事,而住院医师规范化培训是医学生成长为合格医生的必由阶段,这一阶段培训水平的高低直接决定了医生今后行医执业的水平,因此其重要性不言而喻,它肩负着为我国卫生医疗事业培养大批临床一线、具有良好职业素养的医务人员的历史重任。要完成这一历史重任,除了构建合理的培养体系外,还需要与之相配套的文本载体——教材,才能保证目标的实现。目前国内关于住院医师规范化培训方面的图书尚不多见,成系统的、以临床能力培养为导向的图书基本没有。为此,我们在充分调研的基础上,及时总结上海住院医师规范化培训的经验,编写一套有别于传统理论为主的教材,以适应住院医师规范化培训工作的需要。

本套图书主要围绕国家和上海市出台的《住院医师规范化培训细则》规定的培训目标和核心能力要求,结合培训考核标准,以《细则》规定的相关病种为载体,强调住院医师临床思维能力的构建。

本套图书具有以下特点:

(1) 体系科学完整。本套图书合计23册,不仅包括内、外、妇、儿等19个学科(影像分为超声、放射、核医学3本),还包括《住院医师法律职业道德》和《住院医师科研能力培养》这两本素质教育读本,体现了临床、科研与医德培养紧密结合的顶层设计思路。

（2）编写阵容强大。本套图书的编者队伍集聚了全上海的优势临床医学资源和医学教育资源，包括瑞金医院、中山医院等国家卫生计生委认定的"住院医师规范化培训示范基地"，复旦大学"内科学"等15个国家临床重点学科，以及以一批从医30年以上的医学专家为首的、包含1000多名临床医学专家的编写队伍，可以说是上海各大医院临床教学科研成果的集中体现。

（3）质量保障严密。本套图书编写由上海市医师协会提供专家支持，上海市住院医师规范化培训专家委员会负责审核把关，构成了严密的质量保障体系。

（4）内容严谨生动，可读性强。每本图书都以病例讨论形式呈现，涵盖病例资料、诊治经过、病例分析、处理方案和基本原则、要点与讨论、思考题以及推荐阅读文献，采取发散性、启发式的思维方式，以《住院医师规范化培训细则》规定的典型临床病例为切入点，详细介绍了临床实践中常见病和多发病的标准诊疗过程和处理规范，致力于培养住院医师"密切联系临床，举一反三"的临床思维推理和演练能力；图书彩色印刷，图文并茂，颇具阅读性。

本套图书的所有案例都来自参编各单位日常所积累的真实病例，相关诊疗方案都经过专家的反复推敲，丛书的出版将为广大住院医师提供实践学习的范本，以临床实例为核心，临床诊疗规范为基础，临床思维训练为导向，培养年轻医生分析问题、解决问题的能力，培养良好的临床思维方法，养成人文关怀情操，必将促进上海乃至国内住院医师临床综合能力的提升，从而为我国医疗水平的整体提升打下坚实的基础。

本套图书的编写得到了国家卫生与计划生育委员会刘谦副主任、上海市浦东新区党委书记沈晓明教授的大力支持，也得到了原上海第二医科大学校长王一飞教授，王振义院士，汤钊猷院士，戴尅戎院士的悉心指导，上海市医药卫生发展基金会彭靖理事长和李宣海书记为丛书的出版给予了大力支持，此外，上海市卫生与计划生育委员会科教处、上海市住院医师规范化培训事务中心以及各住院医师规范化培训基地的同事都为本套图书的出版做出了卓越贡献，在此一并表示感谢！

本套图书是上海医疗卫生界全体同仁共同努力的成果，是集体智慧的结晶，也是上海多年住院医师规范化培训成效的体现。在住院医师规范化培训已全国开展并日渐广为接受的今天，相信这套图书的出版会在培养优秀的临床应用型人才中发挥应有的作用，为我国卫生事业发展做出积极的贡献。

**"住院医师规范化培训示范案例"编委会**

# 编写说明

## Instructions

**放**射影像诊断学是一门利用各类成像设备,包括传统放射、CT、MRI和DSA,对全身各个系统疾病成像后做出诊断的医学影像学科。传统的放射诊断以X线检查为主,其可观察的解剖结构尚有很大的局限性;随着20世纪80年代CT和MRI的出现和飞速发展,使得放射学家可以获得人体任何部位和组织结构的详细解剖图像、三维结构和功能信息,放射影像在疾病的早期诊断和干预中的作用也越来越大,已成为一门不可或缺的临床学科。

放射影像作为医学影像学专业住院医师规范化培训基地的其中一站,如何教育和引导初踏入本领域的住院医师较全面地掌握本专业知识和技能,除了需要临床实践中带教老师的悉心指导外,一本能涵盖各个系统常见病、多发病影像诊断和鉴别诊断的培训教材可起到事半功倍的作用。本书作为放射影像专业住院医师规范化培训配套教材,具有以下特点:一是参编作者以上海交通大学附属第六人民医院放射科活跃在临床一线工作的医师为主,各位编者具有丰富的临床工作经验和教学经验。二是全书主线以病例讨论形式呈现,涵盖了各个系统的常见病和多发病种,从临床病史和典型的影像学表现入手,详细地讲解了病变的诊断与鉴别诊断分析方法。三是编写方式上与现有的教学工具书不同。本书采取发散性、启发式的思维方式,以典型临床病例为切入点,详细介绍了放射影像临床实践中常见病和多发病的经典分析流程,如何对病变进行定位、定性诊断,以及相似影像学特征应考虑到的鉴别诊断。这些病例涉及神经五官系统疾病、呼吸和心血管系统疾病、消化和泌尿生殖系统疾病、骨关节系统疾病,同时对常见病种的常用介入治疗方法也做选择性介绍。病例介绍和讨论包括病例资料、读片分析、诊断和鉴别诊断、影像学检查选择、要点和讨论、思考题和推荐阅读文献等七个部分。

本书编写主要为配合上海市住院医师规范化培训工作,供放射影像专业规范化培训学员使用,也可供准备报考本专业住院医师培训的本科生、研究生,以及相关临床专业的住院医师和研究生,或是本专业相关临床医务人员使用。

由于编写时间仓促，参编者水平不一，书中存在错漏和不当之处，有待再版时加以完善和改正。

本书的出版得到了上海市住院医师规范化培训工作联席会议办公室和上海交通大学出版社的资助，特此致谢！

李明华　教授，主任医师，博士生导师

上海交通大学附属第六人民医院

# 目 录
*Contents*

# 介　入

# 硬膜外血肿

## 一、病史

(1) 症状:男性,45岁;头部外伤2 h,伤后出现呕吐、伤口流血。

(2) 体格检查:神志昏迷,意识障碍,格拉斯哥昏迷量表(GCS)评分7分,鼾声呼吸,体格检查不合作,右侧肢体痛刺激逃避活动,右瞳大于左瞳,左瞳对光迟钝,右瞳对光缺失,双侧鼻腔、右侧耳道出血,右顶部头皮裂伤。

## 二、影像学资料及分析

影像学资料如图1-1、图1-2所示。

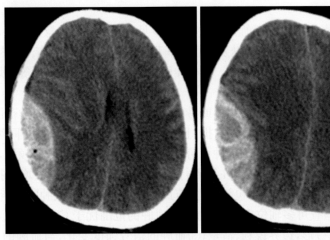

图 1-1 横断面平扫 CT    图 1-2 横断面平扫 CT

**读片分析:**右侧顶部颅骨内板下呈梭形高密度影,边缘清楚、锐利,内部密度不均匀,可见少量气体影,局部脑沟、脑回受压向内移位,右侧脑室受压,中线结构左偏,左额部部分脑沟及大脑纵裂池内呈少量高密度影。

## 三、诊断和鉴别诊断

**1. 诊断**

右侧顶部硬膜外血肿,少量外伤性蛛网膜下腔出血。

**2. 诊断依据**

(1)明确头部外伤史,意识进行性下降、右顶伤口出血。

(2)右侧顶部颅骨内板下呈梭形高密度影,内可见少量气体影。

(3)左额部部分脑沟及大脑纵裂池内呈少量高密度影。

**3. 鉴别诊断**

急性硬膜下血肿:有时急性硬膜下血肿也可呈双凸形高密度影,两者鉴别较难,通常硬膜下血肿范围较广,常越过颅缝,占位效应明显,有助于鉴别诊断。

## 四、影像学检查选择

在急性期或超急性期 CT 扫描为首选的影像学检查方法,在亚急性和慢性期 MRI 检查在颅脑损伤中的应用也得到肯定。若颅脑损伤伴有颈椎骨折时,应先摄平片(包括颈椎)或对颈椎骨折采取措施后,再做 CT 和 MRI 检查。

## 五、要点和讨论

**1. 生理、病理学改变**

硬膜外血肿多为冲击点伤。动脉性硬膜外血肿为动脉破裂出血所致,由于血压较高和出血量较大,常可致硬膜外血肿迅速增大;静脉性硬膜外血肿为脑膜静脉、板障静脉和静脉窦破裂出血所致。由于静脉压较低,往往不再进一步快速进展。

**2. 临床表现**

硬膜外血肿以急性者为最多见,亚急性血肿、慢性血肿少见。主要表现为意识障碍,典型案例呈头部外伤→原发性昏迷→中间意识清醒(好转)→继发性昏迷病程,严重者可出现脑疝。颅内压增高症常出现于中间清醒期,眼底检查多显示视神经视盘水肿。中枢性面瘫、轻偏瘫、运动性失语等局灶症状也较常见。

**3. 影像学表现**

(1) CT 扫描表现:①血肿呈颅骨内板下梭形或弓状高密度区,边缘锐利、清楚,范围较局限;②血肿的密度变化与血肿的期龄有关;③常并发颅骨骨折,且 80% 颅骨骨折位于血肿的同侧,骨窗位常可显示,薄层扫描时可见血肿内有气泡;④硬膜外血肿可跨越硬膜附着点,但不可跨越颅缝,横跨半球呈压迫大脑镰向下的硬膜外血肿常见于静脉窦撕裂,往往需行冠状面观察;⑤一般不做增强扫描,慢性硬膜外血肿偶行 CT 增强扫描,可见血肿内缘的包膜增强,有助于等密度硬膜外血肿的诊断。

(2) MRI 表现:①MRI 检查可多轴位成像,其对了解血肿的范围优于 CT 扫描;②硬膜外血肿的形态与 CT 相仿,血肿呈梭形或弓形,边界锐利、清楚;③血肿的信号强度变化,与血肿的期龄和所用 MRI 机的磁场强度有关;④血肿内缘可见低信号的硬膜。

## 六、思考题

1. 硬膜外血肿的影像学特征有哪些?

2. 硬膜外血肿与硬膜下血肿鉴别要点有哪些?

(陈元畅)

## 一、病史

（1）症状：男性，81岁；徒步摔倒致头部外伤2h，伤后出现头痛、头晕、呕吐。

（2）体格检查：神志清晰，额部头皮软组织肿胀。

## 二、影像学资料及分析

影像学资料如图2-1～图2-4所示。

**读片分析**：CT扫描显示左额颞顶部颅内板下呈新月形高密度影，密度尚均匀，额部偏左侧头皮软组织肿胀；MRI检查示左额颞枕部颅骨内板下呈新月形异常信号影，$T_1W$、$T_2W$、FLAIR均呈高信号，信号略欠均匀。

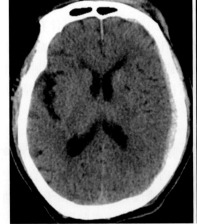

图2-1 横断面CT平扫

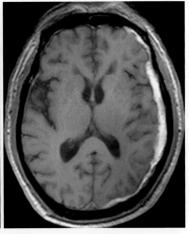

图2-2 横断面 $T_1W$

## 三、诊断和鉴别诊断

**1. 诊断**

左额颞枕部硬膜下血肿。

**2. 诊断依据**

（1）明确头部外伤史，有头痛、头晕、恶心、呕吐，额部头皮软组织肿胀。

（2）CT扫描显示左额颞顶部颅内板下呈新月形高密度影。

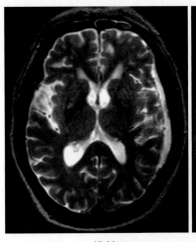

图2-3 横断面 $T_2W$

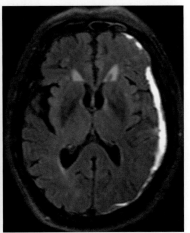

图2-4 横断面 FLAIR

（3）MRI 检查显示左额颞枕部颅骨内板下呈新月形异常信号影，$T_1W$、$T_2W$、FLAIR 均呈高信号。

3. 鉴别诊断

急性期应与急性硬膜外血肿鉴别。硬膜外血肿表现为：①颅骨内板下呈梭形高密度影；②血肿较局限，一般不跨越颅缝；③常有邻近的颅骨骨折，有时有硬膜外积气；④占位效应相对较轻；⑤并发脑挫伤者较少见。等密度血肿根据不同程度的占位效应可以与正常脑结构鉴别。慢性血肿应注意与硬膜下水瘤鉴别，一般硬膜下水瘤呈脑脊液密度，而慢性血肿的密度高于脑脊液。

## 四、影像学检查选择

CT 为首选的影像学检查方法，MRI 对少量、在亚急性和慢性期硬膜下血肿具有较好的诊断价值。

## 五、要点和讨论

1. 生理、病理学改变

硬膜下血肿多为对冲伤、单侧性，双侧性硬膜下血肿，以小儿多见。损伤后，着力点对侧在暴力冲击引起皮层桥静脉撕裂、出血，形成硬膜下血肿。由于蛛网膜无张力，血肿范围较广，形状多呈新月形。

2. 临床表现

硬膜下血肿占颅脑外伤的 10%～20%，1/3 患者可伴有骨折，但骨折部位与血肿部位关系不如硬膜外血肿密切。患者多有昏迷、单侧瞳孔散大和其他脑压迫症状，其中昏迷可逐渐加深或清醒后再昏迷。严重者可并发脑疝。腰穿可见血性脑脊液。慢性硬膜下血肿的外伤史常较轻微，易被忽略，颅内压增高及脑压迫症状出现较晚。预后多属良好，并多能恢复正常生活和工作。如果硬膜下血肿合并严重的脑挫裂伤者往往预后稍差。

3. 影像学表现

（1）CT 检查表现：①急性期血肿呈颅骨内板下呈新月形高密度区，血肿范围较广，可超越颅缝，亚急性期血肿呈新月形或过渡型（血肿内缘部分凹陷，部分平直或凸出），慢性期血肿呈过渡型低密度区；②急性期血肿密度均匀或呈低、高混合密度，这主要是由于有活动型出血、血清回缩、血凝块溢出或蛛网膜撕裂脑脊液与血液混合所致，血肿密度改变随血肿期龄而异；③额底和颞底的硬膜下血肿行冠状面扫描有助确诊；④硬膜下血肿可跨越颅缝；⑤增大的血肿牵拉皮质静脉，约 5% 的患者可引起再出血。

（2）MRI 检查表现：①MRI 信号改变，随血肿期龄而异，与硬膜外血肿相仿；②形态与 CT 扫描相仿。

## 六、思考题

1. 硬膜下血肿的影像学特征有哪些？
2. 硬膜下血肿的主要鉴别诊断有哪些？

（陈元畅）

## 一、病史

(1) 症状:女性,62 岁;头部外伤后头痛恶心呕吐、反应迟钝 8 h。

(2) 体格检查:神志嗜睡,顶枕部头皮裂伤肿胀。

## 二、影像学资料及分析

影像学资料如图 3-1、图 3-2 所示。

**读片分析:**伤后 8 h CT 扫描示两额叶密度不均匀,见片状稍低密度影,边界欠清,内见斑片样稍高密度影,两额部颅骨内板下见条状高密度影,大脑纵裂池密度增高。随访 CT 扫描:伤后 1 天,两额叶斑片高密度影较前片增多,周围低密度区范围略增大,伤后 9 天两额叶小血肿基本吸收,低密度区范围略增大,伤后 16 天两额叶低密度区吸收中。

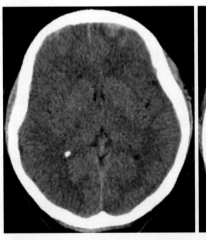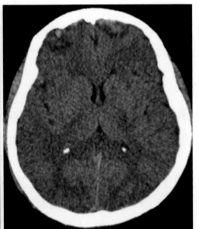

图 3-1 横断面 CT 扫描(伤后 8 h)、横断面 CT 扫描(伤后 1 天)

## 三、诊断和鉴别诊断

### 1. 诊断

两额叶少许挫裂伤伴小血肿形成,两额部颅板下薄层血肿,少量外伤性蛛网膜下腔出血。

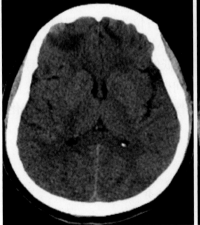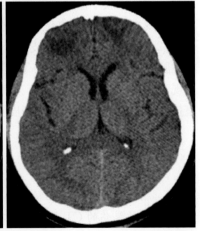

图 3-2 横断面 CT 扫描(伤后 9 天)、横断面 CT 扫描(伤后 16 天)

2. 诊断依据

（1）明确头部外伤史，昏迷史，头痛、头晕、恶心、呕吐。

（2）两额叶呈片状低密度影，边界欠清，内见斑片样高密度影。

（3）两额部颅骨内板下见条状高密度影。

（4）大脑纵裂池密度增高。

3. 鉴别诊断

脑梗死和自发性脑出血：一般来说，两者没有明确的外伤史，发生部位与血管分布区域相关，并有相应的神经症状和体征，故不难鉴别。

## 四、影像学检查选择

CT扫描为脑挫裂伤的首选检查方法，特别是对于重症患者、形成脑内血肿的患者；MRI检查对于轻症患者更好，可以显示早期、少量的脑挫伤；对于脑挫伤的随访及后遗症的显示更佳。

## 五、要点和讨论

1. 生理、病理学改变

脑皮质挫裂伤是由于头颅受到不同加速/减速力的作用，导致大脑撞击颅板或硬膜皱褶，产生挫伤，此时挫伤常较广泛。局限性脑皮质挫裂伤也可见于凹陷性颅骨骨折。病理学上，典型的挫伤呈皮质内点状、线状浅小血肿。外伤后24～48 h，点状、线状浅小血肿可融合成较大血肿。常伴有硬膜下血肿。

2. 临床表现

脑挫裂伤很少出现原发性意识丧失，主要表现为颅内压增高症状及损伤部位的神经系统定位体征，常合并天幕裂孔疝的症状。脑皮质挫裂伤可伴有硬膜下血肿、硬膜外血肿和蛛网膜下腔出血，出现相应的症状。脑脊液实验室检查呈血性。

3. 影像学表现

约半数患者累及额叶，尤其额叶下端及额叶周边。大脑半球底部的挫裂伤少见。

（1）CT扫描表现：因时间不同而表现呈多样化。①早期：可无或仅有轻微异常发现，典型表现为额叶、颞叶呈斑片状、不规则低密度区，其内常混有点状高密度出血灶。损伤后24～48 h可见斑点、斑片状高密度区，约20%的患者出现迟发血肿。脑皮质挫伤的部分病灶可融合形成脑内血肿。另外，脑皮质挫伤常伴硬膜下血肿或硬膜外血肿。增强扫描，脑皮质挫伤可见强化；②亚急性期：损伤几天后病灶周围出现水肿，并可见占位效应，水肿及占位效应随时间推移而逐渐减少，直至消失。

（2）MRI检查表现：脑皮质挫裂伤的MRI表现变化较大，常随脑水肿、出血和液化的程度而异。①非出血性脑皮质挫伤：早期病灶在$T_1WI$呈低信号、在$T_2WI$呈高信号。常在最初几天水肿区不断扩大，还可以出现占位效应，随后形成水肿。随时间推移逐渐减退。病灶最终可完全吸收，或形成脑软化灶，伴局部脑室扩大和脑沟增宽；②出血性脑皮质挫伤：随着血肿内含成分的变化，信号强度的改变也有所改变。

## 六、思考题

1. 脑挫裂伤的发生机制及常见部位有哪些？

2. 脑挫裂伤的CT扫描表现有哪些？

（陈元畅）

# 案例 4
# 自发性蛛网膜下腔出血

## 一、病史

（1）症状：女性，55岁，突发头痛2 h，呈撕裂样，伴恶心呕吐。

（2）体格检查：神清，查体合作，对答切题，Glasgow昏迷评分15分。双瞳等圆，各向活动无受限，无眼震，颈项有抵抗，颌下4指，四肢肌力V级，肌张力对称，双侧病理指征阴性，双侧克氏征阴性，无感觉异常。

## 二、影像学资料及分析

影像学资料如图4-1所示。

**读片分析：** CT（图4-1a、b、c）显示脚间池、鞍上池呈高密度影，以左侧为显，并向环池、纵裂池和侧裂池前部扩展。所见第四脑室和侧脑室颞角未见积血。3D-TOF MRA＋VR重建像显示左侧后交通囊状影（←），其顶端可见小囊状凸出（见图4-1d）。

## 三、诊断和鉴别诊断

### 1. 诊断

后交通动脉瘤破裂引起蛛网膜下腔出血。

### 2. 诊断依据

（1）突发头痛，呈撕裂样。

（2）CT扫描显示以脚间池为中心的蛛网膜下腔出血，脑室内无积血。

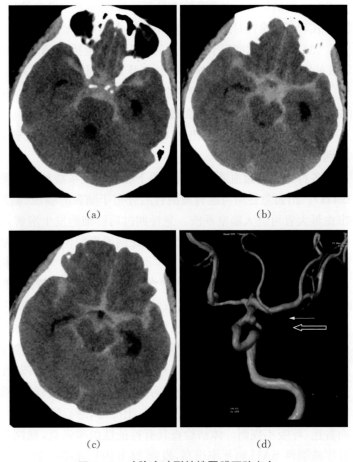

（a）　　　　　　　（b）

（c）　　　　　　　（d）

图4-1　动脉瘤破裂性蛛网膜下腔出血

a、b、c.基底池平面上下层面CT平扫；d. 3D-TOF MRA＋VR重建像

（3）磁共振血管造影（MRA）显示左侧后交通起始囊状凸出，其顶端小囊改变为动脉瘤破裂部位。

3. 鉴别诊断

（1）外伤性蛛网膜下腔出血：有外伤病史，可伴有外伤性动脉瘤，但位置多不在后交通动脉起始部。

（2）良性蛛网膜下腔出血：临床症状轻微，出血量少，多集中在中脑周围或局部皮质脑沟处，血管成像无动脉瘤。

## 四、影像学检查选择

CT 平扫作为第一检查选择，并且在发病后尽可能早地进行；少量出血 CT 扫描不能显示者，可配合腰穿检查。蛛网膜下腔出血（SAH）病因诊断可选择计算机断层血管造影（CTA）、MRA 和数字减影血管造影（DSA），CTA 存在颅底骨伪影干扰，影响小动脉瘤的观察；3D - TOF MRA 辅以 VR 重建可明确动脉瘤存在与否；如需治疗，DSA 检查是必要的。

## 五、要点和讨论

（1）自发性蛛网膜下腔出血案例中 50%～70% 由动脉瘤破裂引起，20% 左右为中脑周围非动脉瘤性蛛网膜下腔出血（perimensencephalic non-aneurismal subarachnoid hemorrhage，PNSH）和非外伤性凸面蛛网膜下腔出血（non-traumatic convexal subarachnoid hemorrhage，NCSH）。

（2）发病后 6 h 内 CT 检查是显示蛛网膜下腔出血的最佳时间，并可根据出血分布推测动脉瘤的部位所在，MRI 检查对急性蛛网膜下腔出血不敏感。

（3）自发性蛛网膜下腔出血的病因诊断包括 CTA、MRA 和 DSA，如病情允许，推荐采用 3D - TOF MRA＋VR 重建，可明确显示动脉瘤及其与周围血管的关系，但检查须在发病后尽早进行。

（4）一旦明确为动脉瘤破裂性蛛网膜下腔出血，应立即进行 DSA 检查，并尽可能快地进入动脉瘤根治程序，以防止动脉瘤再次破裂。

（5）少量蛛网膜下腔出血 CT 上可不显示，需辅以腰穿明确；纵裂池少量出血须与大脑镰钙化鉴别。

各种原因导致血液进入蛛网膜下腔或脑室系统称谓蛛网膜下腔出血（subarachnoid hemmorrhage，SAH）。出血急性期与脑脊液混合后分布于脑表的脑池、脑沟内，多数呈弥散分布，也可局限在某部位，出血量大者可进入脑室系统。急性期过后红细胞发生溶解，含铁血黄素沉积于软脑膜上，并可引发不同程度的蛛网膜粘连，以及红细胞进入蛛网膜颗粒使其堵塞，从而造成脑脊液的吸收和循环障碍，产生不同程度的脑积水。

SAH 分为自发性和外伤性。外伤性 SAH 一般都有颅脑外伤病史，自发性 SAH 的主要原因为脑动脉瘤破裂，该部分患者又称脑动脉瘤破裂性 SAH，占 50%～70%，其他原因还包括动静脉畸形、烟雾病（moyamoya）病，以及血管炎、血液病及抗凝治疗的并发症等各种原因导致的脑表面小血管破裂。自发性 SAH 发病率占急性脑血管病的 10%～20%，居急性脑血管病第 3 位，仅次于缺血性脑梗死和高血压性脑出血。动脉瘤破裂性 SAH 在中老年为高发年龄段，尤常见于 40～60 岁女性，多在情绪波动或用力大小便时骤然发病。临床表现为突发头痛，呈撕裂样，持续性，剧烈难忍。可位于前额、后枕、颞部或整个头部，直至颈部。伴有面色苍白、出冷汗、恶心呕吐。严重者出现血压升高、躁动，有时癫痫发作，甚而昏迷、呼吸不规则。体格检查具有特征性颈项强直，视网膜前玻璃体出血，部分患者可出现偏瘫。动脉瘤破裂性 SAH 病死率很高，发病 24 h 内病死率达 20%～30%，如不及时进行动脉瘤根治性治疗，两周内动脉瘤再次破裂，病死率增加 50%。

CT 扫描是诊断 SAH 的最佳方法,绝大多数急性 SAH 由 CT 扫描做出明确诊断,前提是发病后尽可能早地做 CT 检查。CT 扫描主要表现为沿脑沟、脑池、脑裂分布的高密度铸型,类似脑池造影,依据出血量的多少决定 CT 上高密度影的范围和大小。如出血量大者,往往伴有脑室系统积血。在出血量少、严重贫血或急性期过后进入亚急性期,CT 上高密度影不明显,有时需做腰穿方可作出诊断。进入慢性期主要表现为脑室系统扩大等交通性脑积水征象。在动脉瘤破裂性 SAH,发病 6 h 内 CT 检查,可据其出血分布提示破裂动脉瘤的所在部位。SAH 主要分布在纵裂前部,或进入第三脑室,提示前交通动脉瘤破裂;SAH 主要分布在鞍上池、脚间池,提示后交通动脉瘤破裂;SAH 主要分布于外侧裂池,提示大脑中动脉 M1～2 段动脉瘤破裂;SAH 主要分布于后颅内和第四脑室,提示后循环动脉瘤破裂。另外,前交通动脉瘤破裂和大脑中动脉 $M_1$～$M_2$ 分叉部动脉瘤破裂,分别造成纵裂附近脑内血肿和侧裂附近脑内血肿也不少见。

急性 SAH 在 MRI 上不敏感。这是由于在急性期红细胞与脑脊液混合后,红细胞迅速溶解,凝血受到影响,以及脑脊液氧分压较高,去氧血红蛋白形成较少。这些特点不会改变正常脑脊液的 MRI 信号。SAH 进入亚急性期或慢性早期,可能是由于去氧血红蛋白被氧化成高铁血红蛋白,在 $T_1W$ 像和 $T_2W$ 像上均呈高信号。反复或慢性 SAH 者,在脑、脊髓、脑神经表面发生含铁血黄素和铁蛋白的沉积,即所谓"脑、脊髓表面铁沉积征",在 $T_2W$ 像上呈现为典型的线样低信号。

自发性 SAH 的病因诊断,需由血管成像完成,包括 CTA、MRA 和 DSA 检查。其中 3D - TOF MRA 是一不需注射造影剂的无创诊断技术,如结合 VR 重建技术,对显示动脉瘤的敏感性和特异性可与 DSA 媲美。当然,DSA 仍然是诊断脑血管性病变的"金标准"。

PNSH 和 NCSH 是两种特殊类型的蛛网膜下腔出血,分别由 Rinkei 和 Spitzer 界定。前者是指出血中心部位位于中脑的前方,可伴或不伴环池、基底池扩展,一般不向外侧裂池扩展,不形成脑内血肿;后者是指出血局限在大脑表面皮质沟回内,累及范围小,通常不累及脑实质、纵裂池、基底池和脑室系统。两者出血量均较少,发病率分别占自发性 SAH 的 15% 和 7.5%,其原因不明,可能系脑表面小动静脉或微小动脉瘤破裂所致。发病多为突然,但头痛程度轻,不同于动脉瘤破裂性 SAH 瞬间发生的撕裂样头痛。脑血管成像检查无阳性发现,一般不发生再出血、脑积水和脑血管痉挛等并发症,临床预后良好。所以,也有学者将其归之为良性蛛网膜下腔出血。这里强调的是,诊断良性蛛网膜下腔出血的前提需明确排除动脉瘤破裂的存在,尤其是微小动脉瘤的破裂。

另外,大脑镰钙化在 CT 扫描呈沿大脑镰分布的条片状高密度影,有时需要与少量蛛网膜下腔出血鉴别。如伴有其他部位出血,以及在短期 CT 随访其高密度有变化,则有助于蛛网膜下腔出血的诊断。

## 六、思考题

1. CT 检查对蛛网膜下腔出血的诊断价值有哪些?
2. 蛛网膜下腔出血的病因诊断有哪些?
3. 诊断良性蛛网膜下腔出血的注意点有哪些?

(李明华)

# 案例 5
# 未破裂脑动脉瘤

## 一、临床病史

(1) 症状:女性,58 岁,偏头痛 2 年余,精神紧张时加剧。高血压史 8 年,平时用药物控制良好。

(2) 体格检查:无神经学阳性体征,BP 135 mmHg/90 mmHg。

## 二、影像学资料及分析

影像学资料如图 5-1 所示。

**读片分析**:CT 平扫示右侧鞍上池内圆形病灶,密度均匀,略高于脑组织密度、边界清楚(←)(见图 5-1a);T₂W+脂肪抑制像示病灶呈流空信号(←),提示瘤腔内血流较快(见图 5-1b);增强后 T₁W+脂肪抑制像呈类圆形明显强化,边缘光滑(←),与颅底部血管关系密切,未见充盈缺损(见图 5-1c);3D-TOF MRA+VR 重建像示右侧颈内动脉 C₇ 段囊状凸出影约 10 mm×11 mm 大小(见图 5-1d),与上述 CT 和 MRI 所见相对应。注意:右侧大脑中动脉 M₁~M₂ 段因伪影干扰显示欠满意。

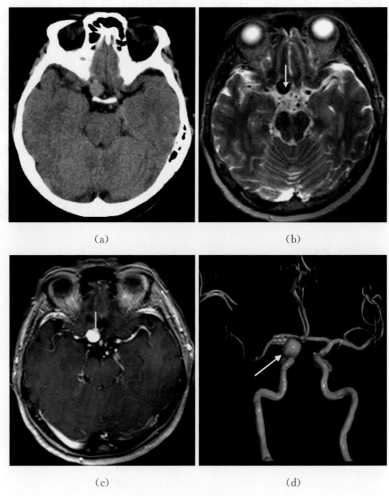

(a)　　　　　　　　(b)

(c)　　　　　　　　(d)

图 5-1　(a) CT 平扫;(b) T₂W+脂肪抑制像;(c)增强后 T₁W 像;(d)3D-TOF MRA+VR 重建像

## 三、诊断和鉴别诊断

**1. 诊断**

右侧颈内动脉 $C_7$ 段囊状动脉瘤。

**2. 诊断依据**

中年女性,高血压病史;CT 平扫右侧鞍上池呈圆形略高于脑组织密度结节,边缘光整;脂抑 $T_2W$ 像呈流空信号,增强后 $T_1W$ 像呈明显强化,MRA 显示颈内动脉 $C_7$ 段一囊状外凸影。

**3. 鉴别诊断**

(1) 脑膜瘤:鞍旁是脑膜瘤好发部位之一,CT 平扫呈略高密度可伴钙化,有时与动脉瘤较难鉴别。但 MRI 上病灶无流空信号,强化程度比动脉瘤轻;MRA 有时可显示动脉受压侵及,但不表现与动脉相连的囊状改变。

(2) 垂体瘤:一般位于鞍内,以向一侧生长为主,完全位于鞍旁者罕见,典型的垂体瘤表现为增强后 MRI 检查示涉及蝶鞍鞍隔上下的伴有坏死、不均质强化的肿瘤,中部呈束腰状。

(3) 颅咽管瘤:是鞍区的常见肿瘤,一般位于鞍上,CT 上钙化常见,呈环形钙化时,需与动脉瘤鉴别。但 MRI 检查呈不均质信号,无动脉瘤的流空信号。

(4) 动脉圆锥:动脉圆锥是分支动脉起始部的锥形扩张,多见于颈内动脉后交通起始部,眼动脉起始部,脉络膜前动脉起始部等部位,一般直径小于 3 mm,其尖端有小分支。

## 四、影像学检查选择

CT 可作为常规检查,可显示直径大于 1 cm 的动脉瘤及伴发的钙化;MRI 检查可显示动脉瘤的流空信号,但一般也要足够大才能显示;CTA 由于颅底骨伪影干扰显示不清,无创 3D - TOF MRA+VR 重建可精确显示直径 2 mm 以上的动脉瘤;如要治疗,有创 DSA 检查是需要的。

## 五、要点和讨论

(1) 在成人直径 2 mm 以上未破裂脑动脉瘤患病率 7%,99% 为囊状动脉瘤,90% 以上为 ≤5 mm 直径的动脉瘤,最常见部位依次为颈内动脉 $C_5$～$C_6$ 段、后交通动脉、前交通动脉和大脑中动脉 $M_1$～$M_2$ 段。

(2) 未破裂脑动脉瘤破裂年发生率在 1% 以下,直径 ≥4 mm、形态不规则或存在子囊,位于前交通动脉、后交通动脉、大脑中动脉 $M_1$～$M_2$ 段、大脑前中动脉分叉和后循环的动脉瘤,破裂概率较高,应给予积极的动脉瘤根治。

(3) 未破裂脑动脉瘤绝大多数无临床症状,因此,临床诊断较为困难。少见的有动眼神经麻痹,特殊运动血压升高时头部跳痛,以及相应的动脉瘤压迫神经学体征。

(4) CT 和 MRI 检查诊断未破裂脑动脉瘤敏感性和正确率不高,3D - TOF MRA+VR 重建可对脑动脉瘤做出精确诊断,如需行动脉瘤根治性治疗,则需行 DSA 检查。

(5) 未破裂脑动脉瘤的检测及随访,首推 3D - TOF MRA,间隔时间为半年至 1 年,如发现有增大趋势,应及时进行动脉瘤的根治治疗。

**1. 脑动脉瘤患病率**

文献报道,依据尸检和血管造影资料显示脑动脉瘤的发病率为 1%～5%,但由于采用方法和研究对象的局限性,存在一定的偏差。作者应用 3D - TOF MRA 成像方法,以 35 岁～75 岁社区人群为研究对象,显示大于 2 mm 直径以上的未破裂脑动脉瘤发病率为 7%,其中 90% 以上为小于 5 mm 直径的小动脉瘤,99% 以上为囊状动脉瘤。常见部位依次为颈内动脉 $C_6$ 段、后交通动脉、前交通动脉、大脑中动脉 $M_1 \sim M_2$ 分叉部等。

### 2. 脑动脉瘤分类

依据动脉瘤最大直径分为:①直径小于 5 mm 的小动脉瘤;②直径 5~10 mm 的中型动脉瘤;③10~25 mm 直径的大动脉瘤;④直径大于 25 mm 的巨大动脉瘤。依据其形态分为:①囊状动脉瘤;②梭形动脉瘤;③夹层动脉瘤。依据病因分为:①退变性动脉瘤;②先天性动脉瘤;③外伤性动脉瘤;④感染性动脉瘤;⑤肿瘤性动脉瘤。依据动脉瘤壁的组织学结构分为真性动脉瘤、假性动脉瘤。

### 3. 脑动脉瘤病理

囊状动脉瘤常见部位为脑底动脉环相关动脉的起始部、分叉部,包括前交通动脉、后交通动脉和颈内动脉其他分支动脉开口部,以及大脑中动脉分叉部、小脑上动脉和小脑后下动脉起始部。以上部位动脉壁内膜和中膜较薄,缺乏外弹力膜,分叉部中膜常缺乏连续性,再加之血流剪切力作用导致血管分叉部、起始部的管壁薄弱处内弹力板和肌层变性逐渐外凸,并且随着年龄的增长,这种现象更为明显。这是目前多数学者所持的观点,但是真性囊状脑动脉瘤的形成是多因素的,确切的原因还不甚明了。瘤腔内可有血栓形成,瘤壁可有钙化。假性动脉瘤多由外伤引起,也可为肿瘤性和感染性等。外伤性假性动脉瘤由动脉壁破损后形成血肿并与体循环相通,瘤壁缺乏动脉壁结构,多发生于颈内动脉颅段和脑内主要分支动脉近段。夹层动脉瘤是指动脉内膜和内弹力板撕裂,血流进入动脉壁内,多见于颅底段颈内动脉和椎动脉 $V_{3\sim4}$ 段。梭形动脉瘤多见于动脉粥样硬化的老年患者,也可呈蛇状,称蛇形动脉瘤。梭形动脉瘤也见于儿童患者,属先天性。血泡样动脉瘤是外科医生在手术中描述的一类动脉瘤,瘤壁菲薄,仅为一薄层纤维膜,其发生多与动脉粥样硬化有关。多见于颈内动脉 $C_6$、$C_7$ 段,瘤体小,但极易破裂,影像学检查如不加注意,容易漏诊。

### 4. 脑动脉瘤临床

40~60 岁为高发年龄群,青少年少见,儿童罕见,女性高于男性。90% 以上未破裂脑动脉瘤患者无临床症状和体征,如动脉瘤足够大或特殊部位动脉瘤可压迫邻近脑神经和脑结构而产生相应的临床症状和体征。特异性症状包括动眼神经麻痹、三叉神经痛、面部感觉减退等,非特异性症状有偏头痛、幻视、抽搐、癫痫样发作等,个别尚有压迫下丘脑症状、颅内高压症状和颅内杂音等。夹层动脉瘤主要表现为脑缺血和脑梗死症状。外伤性动脉瘤以颅底部颈内动脉为常见,临床上以鼻出血为多见。感染性动脉瘤往往发生于脑内动脉远端分支,以脑内血肿常见。

### 5. CT 和 MRI 检查

CT 扫描可显示动脉瘤壁弧线状钙化,以及在鞍区动脉瘤压迫骨质,造成鞍蝶扩大、双鞍底、前床突上抬变尖等,但上述征象的出现率极低。由于动脉瘤腔内血流流速变慢,甚或部分血栓形成,CT 平扫可显示稍高密度圆形结节影,但一般在动脉瘤直径大于 1 cm 时才能显示,而且动脉瘤腔内血栓形成一般发生在大或巨大动脉瘤,小于 1 cm 直径动脉瘤较少发生动脉瘤血栓形成。CT 增强扫描可以比较明确勾勒出大于 1 cm 直径的脑动脉瘤,并且能判别有无血栓及血栓的程度,完全血栓化动脉瘤极其罕见。MRI 对动脉瘤的显示主要取决于动脉瘤腔内血流特征、动脉瘤腔内血栓成分、以及含铁血红素沉积、钙化等,在 MRI 上形成高低混杂信号和流空信号、无信号,注造影剂后呈现强化,等等。

### 6. 脑血管成像

血管成像能直接显示脑动脉瘤的形态和大小,及其与载瘤动脉的关系。血管成像包括 3 种方法:CTA、MRA 和 DSA。CTA 检查需注射碘造影剂,有 X 线辐射,并且因脑动脉瘤多位于颅底部的 Willis 环附近,图像上常因骨伪影干扰而影响脑动脉瘤的观察,尤其对小于 1 cm 直径的脑动脉瘤。MRA 包括注射造影剂 MRA 和不用造影剂 MRA,不用造影剂 MRA 主要是指 3D-TOF MRA。作者对参数进行优化,并采用 VR 重建技术及单根血管显示法等后处理技术对脑动脉瘤的诊断与 DSA 做了比较研究,其结果与 DSA 高度一致,认为对脑动脉瘤的诊断,特别是对未破裂脑动脉瘤,3D - TOF MRA 可以作为一种无创方法替代有创的 DSA。注射造影剂 MRA 由于图像分辨率较差而临床上应用不多。DSA 是一种创伤性检查,它需要行股动脉穿刺,选择性插管入双侧颈动脉和椎动脉后注射碘造影剂后血管成像,因此,在无临床症状的脑动脉瘤患者,较难实施该检查。在肾功能损害患者,更要慎用该检查。然而,DSA 目前仍公认为诊断脑动脉瘤的"金标准",尤其是对脑动脉瘤治疗前的评估,显得尤为重要。

### 7. 未破裂脑动脉瘤的破裂风险评估

文献报道,未破裂脑动脉瘤的年破裂发生率在 1% 以下。一般来说,位于前交通动脉、后交通动脉、大脑中动脉 $M_1 \sim M_2$ 段、大脑前、中动脉分叉部、后循环的动脉瘤,发生破裂的概率较高,尤其是 $\geqslant 4 \sim 5$ mm 直径、形态不规则、存在子囊的动脉瘤。因此,在上述部位动脉瘤大小在 $4 \sim 5$ mm 直径以上者,如患者情况允许应考虑予以根治处理;在短期内随访有增大趋势,或形态有变化者,更应持积极态度。近来有报道根据动脉瘤腔内血流的计算机流体力学分析和动脉瘤壁成像来判断动脉瘤破裂的可能性。

## 六、思考题

1. 脑动脉瘤的分型有哪几型?
2. 未破裂脑动脉瘤的破裂风险评估有哪些?
3. 未破裂脑动脉瘤的诊断和随访检查的最佳选择有哪些?

(李明华)

# 案例 6
# 颅骨骨折

## 一、病史

（1）症状：男性，14 岁；徒步摔倒致头部外伤 6 h，伤后出现头痛、头晕、伤口流血、肢体抽搐。

（2）体格检查：神志模糊，GCS 12 分，左额头皮裂伤、肿胀。

## 二、影像学资料及分析

影像学资料如图 6-1、图 6-2 所示。

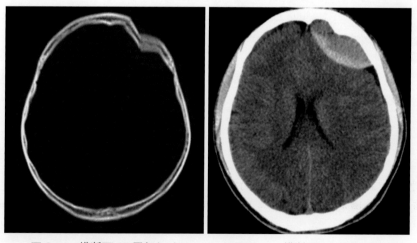

图 6-1　横断面 CT 平扫（一）　　图 6-2　横断面 CT 平扫（二）

读片分析：左侧额骨内外板局部凹陷，骨质不连续，左额部颅骨内板下见梭形高密度影，密度不均匀，邻近左额叶脑组织受压，中线结构略右偏，左额部皮下软组织肿胀。

## 三、诊断和鉴别诊断

1. 诊断

左侧额骨凹陷骨折,左额部硬膜外血肿,左额部皮下软组织肿胀。

2. 诊断依据

(1) 明确外伤史,左额头皮裂伤、肿胀。

(2) 左侧额骨内外板局部凹陷,骨质不连续。

(3) 左额部颅骨内板下见梭形高密度影。

3. 鉴别诊断

一般具有明确外伤史,与其他疾病鉴别难度不大,但应注意和血管沟、颅缝及神经血管孔等结构区别。

## 四、影像学检查选择

CT 扫描是首选的检查方法,通过调整骨窗可显示颅骨骨折,并可显示骨折处与颅内结构的关系;平片可显示骨折整体轮廓;MRI 检查可评估可能合并的颅内损伤情况。

## 五、要点和讨论

1. 生理、病理学改变

颅骨骨折在头颅外伤中比较常见,为暴力作用于头部产生反作用力的结果。通常按骨折是否与外界相通分为闭合性和开放性骨折;也可按骨折的形态分为线状骨折、凹陷骨折、粉碎骨折和穿通骨折;而按其部位可分为颅盖骨骨折和颅底骨折。各类骨折可相互并存。

2. 临床表现

主要表现为外伤局部疼痛,周围软组织肿胀。颅底骨折若累及前颅凹底筛窦,可发生脑脊液自鼻腔漏出。颅骨骨折常合并脑挫裂伤、硬膜下血肿、硬膜外血肿和蛛网膜下腔出血,出现相应的症状。

3. 影像学表现

CT 扫描主要表现为颅骨骨质不连续和颅骨分离。骨折线可表现为多种形态,其中线状骨折是最常见的颅骨骨折,几乎均为颅骨全层骨折,但个别情况下可单独发生内板断裂,常合并大的帽状腱膜下血肿、骨膜下血肿或颞肌肿胀,当 CT 扫描显示硬膜外血肿时应警惕骨折的存在。颅缝分离也较多见,特别多见于儿童,若颅缝增宽超过 2 mm 的上限或两侧颅缝宽度不对称,一般即可诊断颅骨分离。颅底骨折常合并颅盖骨骨折,多为线形骨折,并常通过颅骨的裂孔、裂缝或颅骨菲薄处,颅底骨折的间接征象为气颅、鼻旁窦积液、乳突气房模糊,有一定的提示作用。

## 六、思考题

1. 颅骨骨折主要分类有哪些?

2. 颅骨骨折主要 CT 表现有哪些?

(陈元畅)

# 案例 7

# 脑 梗 死

## 一、病史

（1）症状：患者女，71 岁，无明显诱因下出现右侧肢体无力 3 h，不能独立行走，失语。

（2）体格检查：神志模糊，构音不能，双侧瞳孔等大等圆，对光反射灵敏，双侧鼻唇沟对称，伸舌居中，颈软，右侧肢体肌张力增高，左侧肌张力 V 级，右侧肢体肌力 I 级，左侧躯体感觉正常，右侧躯体感觉减退，双侧腱反射正常。

## 二、影像学资料及分析

影像学资料如图 7-1 所示。

读片分析：头颅横断面 MRI 检查显示左侧颞枕叶可见大片状异常信号灶（黑箭头），呈 $T_1WI$ 低信号，$T_2WI$ 及 FLAIR 稍高信号，DWI 高信号，左侧脑室后角轻度受压。

## 三、诊断和鉴别诊断

1. 诊断

左侧颞枕叶亚急性期脑梗死。

2. 诊断依据

（1）中老年患者多见，急性起病。

（2）病变范围及形态符合血管供血区域，灰质及白质均可受累。

（3）面积较大的脑梗死往往合并有动脉狭窄或闭塞，表现为相应大血管流空信号的减弱或消失。

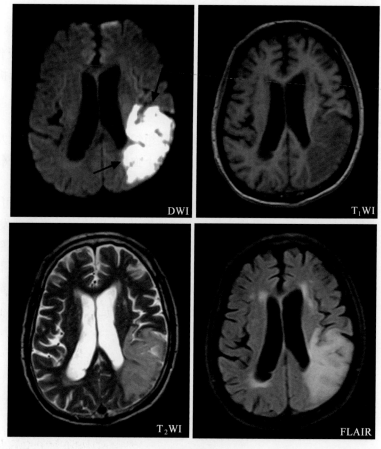

图 7-1 头颅横断面 MRI 检查

（4）DWI 显示左侧颞枕叶可见大片状高信号灶，T$_1$WI 呈低信号，T$_2$WI 及 FLAIR 呈稍高信号。

### 3. 鉴别诊断

本病根据分期的不同，需与胶质瘤、转移瘤、脑脓肿及多发性硬化等鉴别。

（1）胶质瘤：起病较慢，病变多位于白质内，形态不规则，不符合血管分布区，高级别的胶质瘤可见脑白质样水肿，增强后根据级别不同可不强化、轻度斑片状强化或显著不均匀强化。

（2）脑转移瘤：常由原发肿瘤病史，一般多发，边界较清楚，位于白、灰质交界区，典型表现为小肿瘤大水肿，增强扫描后呈环形或点状强化。

（3）脑脓肿：临床常伴有感染症状及实验室检查异常，多位于白、灰质交界区，脓肿壁呈等密度或等信号，脓液呈低密度长 T$_1$ 长 T$_2$ 信号，DWI 上脓液呈高信号，增强扫描呈均匀、规则的环形强化，一般近皮质侧脓肿壁稍厚一些。

（4）多发性硬化：具有反复发作的病史，呈缓解-复发的病程，病变多位于脑室旁白质，不符合血管分布区域，增强扫描病灶呈斑点状强化。

## 四、影像学检查选择

（1）MRI 检查：是脑梗死的最佳影像学检查方法，DWI 对梗死灶十分敏感，可于发病 2 h 内探测到 CT 及常规 MRI 显示为阴性的超急性脑梗死。

（2）CT 扫描：对超早期缺血性病变和皮质或皮质下小的梗死灶不敏感，尤其后颅窝的脑干和小脑梗死更难检出。大多数案例在发病 24 h 后 CT 扫描可显示均匀片状的低密度梗死灶，但在发病 2～3 周内由于病灶水肿消失导致病灶与周围正常组织密度相当的"模糊效应"，CT 扫描难以分辨梗死病灶。

（3）CT 灌注以及 MRI 灌注成像：还可以显示缺血半暗带区域，对于提示临床早期治疗、改善预后有重要意义。

## 五、要点和讨论

（1）中老年发病，以 40～60 岁多见，男性稍多于女性。

（2）常合并有动脉硬化、高血压、高脂血症或糖尿病等脑血管疾病相关危险因素病史。

（3）脑梗死的前驱症状无特异性，部分患者可有头昏、一过性肢体麻木、无力等短暂性脑缺血发作的表现。

（4）脑梗死临床表现较为复杂，其神经系统功能障碍的症状与闭塞血管供血区域的脑组织及邻近受累脑组织的功能有关。

（5）不同类型及不同时期脑梗死影像学表现均不同。

脑梗死生理病理改变：脑梗死是在动脉粥样硬化基础上，由于脑血管阻塞而发生的局部脑组织缺血坏死过程，因此其病理生理改变是一个动态演变的过程。超急性期时，缺血脑组织内仅存在细胞毒性水肿，大体病理改变常并不明显；急性期脑梗死大体标本上可见梗死区脑组织变肿胀，脑回扁平，脑沟变浅，有局限性脑水肿形成，此期由最初的细胞毒性水肿发展到细胞源性水肿；亚急性期早期脑组织坏死和水肿逐步达到高峰，并于发病后 7～10 d 水肿逐步消退，伴随水肿的消退，出血、蛋白质和红细胞的外渗、新毛细血管和肉芽组织的形成；慢性期主要表现为坏死组织逐步吸收液化，形成含液囊腔，周边可见胶质瘢痕形成，邻近脑实质萎缩。

脑梗死临床表现：其临床表现主要取决于脑损害的部位及缺血脑组织体积大小。主要表现为头痛、头晕，部分患者伴有呕吐和精神症状等神经系统功能障碍，一般在最初 24 h 发展至高峰，可有不同程度昏迷。患者常伴有受累血管分布脑损伤表现：如"三偏症"、失语、抽搐、共济失调等，较重者可表现为意识丧失、大小便失禁、呼吸不规则等。

　　脑梗死影像学表现：脑梗死主要分为超急性期、急性期、亚急性期和慢性期。超急性期是指发病后6 h内的脑梗死。此期常规 CT 及 MRI 检查均表现为阴性，DWI 表现为明显高信号；急性期是指发病6～72 h 内的脑梗死。此期病变界限不清，CT 表现为异常低密度区，MRI 表现为长 $T_1$ 长 $T_2$ 异常信号，$T_1$WI 常不敏感，DWI 呈较明显的高信号，该期增强扫描多无明显强化；亚急性期指发病 72 h 至 10 d 的脑梗死，CT 表现为同时累及灰、白质的楔形或三角形（符合血管分布区）的异常低密度区，边界较清晰，MRI 表现为片状长 $T_1$ 长 $T_2$ 异常信号，可伴有出血，DWI 表现为明显高信号，该期占位效应显著，增强扫描多可见脑回样或条索样异常对比强化；慢性期指发病后第 11 d 以后，逐渐表现为脑萎缩的征象。

## 六、思考题

　　1. 脑梗死的分期有哪些？
　　2. 脑梗死的病理改变过程及其影像学表现有哪些？
　　3. 脑梗死的鉴别诊断有哪些？

（李跃华　周　佳）

# 案例 8

# 脑 出 血

## 一、病史

(1) 症状:患者男,56岁,无明显诱因下突发意识障碍,呼之不醒。

(2) 体格检查:患者神智昏迷,应答不切题,体格检查不合作,痛苦面容,双侧瞳孔等大等圆,对光反射灵敏,生理反射存在,病理反射未出。

## 二、影像学资料及分析

影像学资料如图 8-1、图 8-2 所示。

**读片分析:** 头颅横断面 CT 扫描显示左侧顶枕叶可见一团状高密度灶(黑箭头),周围可见低密度水肿带。MRI 横断面扫描显示左侧顶枕叶团块状异常混杂信号灶,病灶边界尚清晰,$T_1WI$ 表现为高低混杂信号,$T_2WI$ 表现为低信号影,周围可见水肿带。

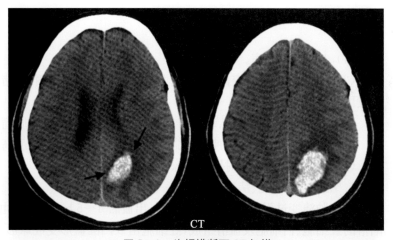

CT

图 8-1 头颅横断面 CT 扫描

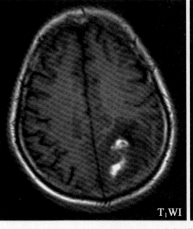

$T_1WI$

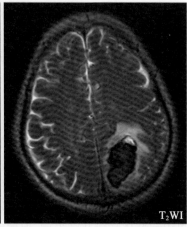

$T_2WI$

图 8-2 头颅横断面 MRI 检查

## 三、诊断和鉴别诊断

### 1. 诊断
左侧顶枕叶亚急性期脑出血。

### 2. 诊断依据
(1) 临床有高血压病史。

(2) 起病急骤,伴有神经系统功能障碍表现,病情进展迅速。

（3）伴有出血部位相应的症状或体征。

（4）MRI 检查显示左侧顶枕叶可见—异常团状信号灶，$T_1WI$ 呈高低混杂信号，$T_2WI$ 呈低信号影，病灶边界较清晰，周围可见水肿带。

（5）CT 扫描显示病灶呈团状高密度影。

3. 鉴别诊断

出现脑出血时，应注意是单纯性脑出血还是脑血管畸形、脑肿瘤等继发性脑出血。

（1）脑血管畸形继发性脑出血：多发，其出血与单纯性脑出血相似，常含有完整的含铁血黄素环，当水肿消退后其占位效应也逐渐消失。

（2）脑肿瘤继发性脑出血：单发，进展较慢，不规律，血肿演变过程较为复杂，继发的出血含铁血黄素环常不完整，其水肿持续存在。

# 四、影像学检查选择

（1）颅脑 CT 扫描：对于急性期血肿显示清晰，并可清楚显示出血部位、出血量大小、血肿形态、是否破入脑室及血肿周围有无低密度水肿带和占位效应等。

（2）MRI 检查：对急性期脑出血诊断不及 CT 扫描，但是对血肿的演进过程，尤其是亚急性期和慢性期血肿显示较为清晰。

# 五、要点和诊断

（1）老年患者发病。

（2）起病急骤，多为突然发病，用力过猛、气候变化、饮酒、情绪激动、过度劳累及过度体力活动等为诱发因素。

（3）患者常伴有高血压、动脉瘤、血管性疾病、血液病和脑肿瘤等病史。

（4）常迅速出现局灶性神经功能缺损症状及头痛、呕吐等颅高压症状。

（5）血肿演进的不同时期其影像学表现不同。

1. 脑出血的生理、病理学改变

脑血肿演变过程复杂。在超急性期（出血后 4～6 h），血凝块由不均匀的纤维基质、激活的血小板及陷落的红细胞、白细胞及血清组成，红细胞由双凹圆盘形变成球形；急性期（48 h 内），红细胞由球形变成不规则形，血红蛋白由氧合血红蛋白变成去氧血红蛋白，血肿周围水肿明显；亚急性期血肿早期（48 h 至 1 周）去氧血红蛋白逐渐变成正铁血红蛋白，这种变化首先发生在血肿周围，逐渐向中心进展；亚急性血肿晚期（1～4 周），萎缩的红细胞逐渐崩解，释放出正铁血红蛋白进入细胞外间隙，此时水肿逐渐消退，占位效应逐渐减轻，血凝块周围逐渐出现新生血管增殖伴反应性的炎性改变；慢性血肿期（数月至数年），血肿逐渐缩小，围绕在血凝块周围的炎症反应逐渐消退，血肿主要由裂隙状的纤维瘢痕组成，伴有含铁血黄色沉积。

2. 脑出血的临床表现

患者常伴有剧烈头痛、频繁呕吐、血压增高、语言不清等神经系统功能障碍等症状，病情进展迅速，很快出现偏瘫、失语及不同程度的意识障碍，甚至昏迷。除此之外，不同部位出血还可表现相应的临床症状和体征。基底节出血：常累及内囊，可见典型的偏瘫、偏身感觉障碍和偏盲"三偏征"。脑干出血：常有持续性高热、针尖样瞳孔、面部和四肢瘫痪或交叉瘫，严重者可在数分钟内进入深度昏迷。小脑出血：可引起肢体病侧共济失调，但瘫痪不明显。脑室出血：脑内血肿破入脑室往往在发病后 1～2 h 进入深度昏迷,出血四肢抽搐或四肢瘫痪,可有脑膜刺激征,双侧病理反射阳性。呼吸深沉带鼾声,脉搏快速微弱且不规则,血压不稳定,体温升高等。

3. 脑出血的影像学表现

脑出血主要分为超急性期、急性期、亚急性期和慢性期。

(1)超急性期:由于氧合血红蛋白中的铁是正二价的,是抗磁性的,对 $T_1$ 和 $T_2$ 弛豫时间无明显影响,又由于血肿区富含水分,因此 $T_1WI$ 表现为等或稍低信号,$T_2WI$ 表现为高信号。

(2)急性期:典型的 CT 表现为高密度的肿块,MRI 上由于氧合血红蛋白变成去氧血红蛋白,它是顺磁性物质,在 $T_1WI$ 上表现为等或略低信号,$T_2WI$ 表现为低信号。

(3)亚急性期早期,CT 上血肿逐渐与脑实质呈等密度,MRI 上去氧血红蛋白逐渐变成正铁血红蛋白,由周边开始,逐渐向中心发展。因此,$T_1WI$ 上血肿从周边向中央逐渐出现高信号。该期血肿在 $T_2WI$ 上不表现为高信号,一般仍表现为低信号,亚急性晚期时红细胞完全崩解,血肿内主要以正铁血红蛋白为主,但血肿周边的巨噬细胞吞噬了血红蛋白并形成含铁血红素,细胞内的含铁血红素具有明显顺磁性,将造成局部磁场的不均匀,因此该期血肿在 $T_1WI$ 和 $T_2WI$ 上均表现为高信号,但在 $T_2WI$ 上血肿周边可出血低信号环。

(4)慢性期:血肿逐渐吸收液化,在 $T_1WI$ 上为低信号,$T_2WI$ 上为高信号。

## 六、思考题

1. 脑出血分几期?
2. 脑出血的病理生理过程及影像学表现有哪些?
3. 单纯性脑出血与继发性脑出血的鉴别有哪些?

(李跃华　周　佳)

# 案例 9

# 脑动静脉畸形

## 一、病史

（1）症状：患者男，36 岁，有反复发作头痛病史，偶然检查发现左侧额顶颞枕叶病变。

（2）体格检查：左侧颞枕叶部或乳突部可闻及与脉搏一致的收缩期吹风样杂音。压迫同侧颈动脉使杂音减弱，压迫对侧颈动脉则杂音增强。

## 二、影像学资料及分析

影像学资料如图 9-1、图 9-2 所示。

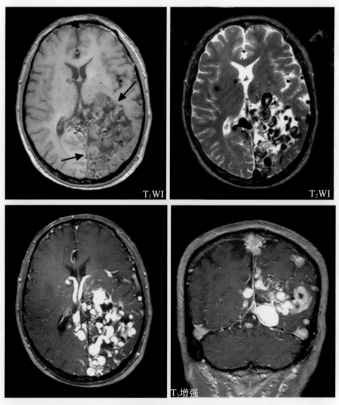

图 9-1　头颅横断面 MRI、冠状面 MRI 检查

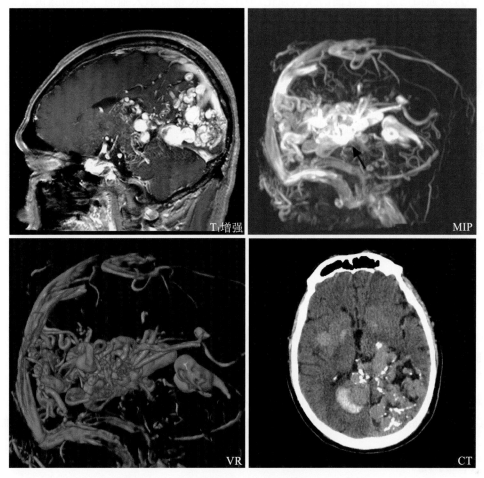

图9-2 头颅矢状面MRI、MIP、横轴位CT扫描

**读片分析**:头颅横断面MRI检查显示左侧额顶颞枕叶可见多发迂曲异常信号灶,$T_1WI$呈等低信号,$T_2WI$呈高低混杂信号,其内可见流空信号,迂曲的血管影之间夹混杂信号,$T_1WI$增强扫描病变呈迂曲的线状强化,仍可见流空的血管信号。MIP及VR检查显示左侧大脑半球畸形血管团,左侧大脑前动脉及大脑中动脉扭曲增粗,周围也可见多根增粗、扭曲、扩张的引流静脉。CT扫描可见左侧额顶颞枕叶多发迂曲状等高密度影,其内可见多发斑片状致密影。

## 三、诊断和鉴别诊断

1. 诊断

动静脉畸形。

2. 诊断依据

(1) 中年男性参见。

(2) 患者有反复发作的头痛病史。

(3) 偶然检查发现左侧额顶颞枕叶病灶。

(4) 横轴面$T_1WI$、$T_2WI$示左侧额顶、颞枕叶多发迂曲的血管影,呈流空信号,迂曲的血管影之间夹杂混杂信号,增强扫描病变呈迂曲的线状强化,MIP 及 VR 检查示大脑前及中动脉供血、血管巢及增强粗的引流静脉。

(5) CT 检查显示左侧额顶颞枕叶多发迂曲状等高密度影,其内可见多发斑片状致密影。

3. 鉴别诊断

需要与海绵状血管瘤、颅内动脉瘤等相鉴别诊断。

(1) 海绵状血管瘤:好发于年轻人,脑血管造影常为阴性,CT 平扫表现为边界清晰的圆形或类圆形高密度病灶,内可有钙化,周围无脑水肿,增强后病灶明显强化。当海绵状血管瘤出血时,病灶可扩大,随血肿吸收又缩小。海绵状血管瘤在 $T_1WI$ 上大多呈等信号或稍高信号,如伴有出血则可表现为明显的高信号,病灶周围有一环形的由含铁血黄素形成的低信号区,在 $T_2WI$ 上病灶为不均匀高信号,其中可夹杂低信号,病灶周围也有低信号环,增强扫描可见强化。

(2) 颅内动脉瘤出血:常发生于中老年人,发病高峰为 40~60 岁,常规 CT 与 MRI 检查仅能显示大型或巨大型动脉瘤影,因此必须靠脑血管造影确诊。

## 四、影像学检查选择

(1) MRI 检查:为本病的首选检查方法,可以观察病变的准确位置、大小、供血动脉和引流静脉,还可以显示亚急性期的出血、陈旧性血肿伴随的梗死、胶质增生及脑萎缩。

(2) CT 扫描:可以发现病变内的钙化,还可以显示急性期的出血。

(3) 脑血管造影:是确诊本病的黄金诊断方法,全脑血管造影并连续拍片可了解畸形血管团大小、范围、供血动脉、引流静脉及血流速度,有时还可见由对侧颈内动脉或椎-基底动脉系统的盗血现象。

## 五、要点和讨论

(1) 青壮年发病,男性略多于女性。

(2) 90%见于幕上,多见于大脑中动脉分布区的脑白质。

(3) 动静脉畸形易发生破裂出血。

(4) 迂曲扩张的供血动脉与引流静脉之间无正常毛细血管床,通过畸形的血管襻直接相通,形成异常的血管团。

(5) 动静脉短路引起周围脑组织缺血发生萎缩,称为"盗血现象"。

1. 脑动静脉畸形的生理、病理学改变

动静脉畸形是先天性的血管异常,主要由供血动脉、中心瘤巢和扩张的引流静脉组成。分为脑实质(软脑膜)动静脉畸形和硬脑膜动静脉瘘。脑实质动静脉畸形大体上表现被包裹的异常血管团,其内没有正常的脑组织,有时可有胶质增生,营养不良的钙化,不同时期的出血;50%的患者出现脑实质、脑室内及蛛网膜下腔的出血,邻近的软脑膜增厚并含铁血黄素沉着,镜下示静脉血管并没有毛细血管床,供血动脉管壁较厚,突然移行至较薄的静脉型的管壁,管壁缺乏平滑肌和内弹力膜。

2. 脑动静脉畸形的临床表现

①好发于青壮年,活动中或情绪激动时突然出现剧烈头痛、呕吐、不同程度的意识障碍等;②多有反复发作性或持续性头痛;③常有癫痫发作史,为癫痫大发作或局灶性癫痫;④可有进行性神经功能缺失和病变部位相应的局灶症状;⑤常有蛛网膜下腔出血病史。

3. 脑动静脉畸形的影像学表现

(1) 85%的脑实质动静脉畸形发生于大脑半球,15%发生在后颅窝,在软脑膜下从皮质延伸至白质。

（2）有症状时 CT 检查可能显示脑实质内、脑室内及蛛网膜下腔出血，没有出血时 CT 检查表现为等密度或稍高密度病变，无占位效应，25％～30％出现局灶性钙化，增强扫描出现迂曲匍行的明显强化。

（3）MRI 检查表现为蜂巢样留空血管，无占位效应，由于血流速度、方向、脉冲序列及是否有血栓形成，MRI 信号表现各异，胶质增生在 $T_2WI$ 表现为高信号，出血的信号根据时期不同而不同。

## 六、思考题

1. 脑动静脉畸形的主要影像学检查方法有哪些？
2. 脑动静脉畸形的影像学诊断及其鉴别诊断有哪些？
3. 脑动静脉畸形的主要临床表现有哪些？

（李跃华　周　佳）

# 案例 10

# 脑 脓 肿

## 一、病史

(1) 症状:男,55 岁,发热 2 天,头痛 1 天,神志模糊半天。

(2) 辅助检查:脑脊液糖、蛋白升高,氯下降;胸部 CT 平扫示左肺舌段炎症。

## 二、影像学资料及分析

影像学资料如图 10-1～图 10-5 所示。

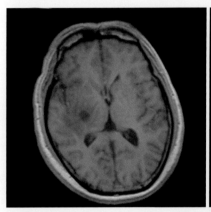

图 10-1　横断面 $T_1WI$(平扫)

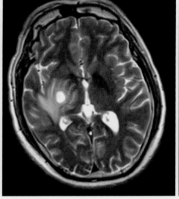

图 10-2　横断面 $T_2WI$(平扫)

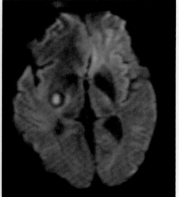

图 10-3　DWI

**读片分析:**右侧基底节区见不规则异常信号灶,呈 $T_1WI$ 等低、$T_2WI$、FLAIR 高信号影,增强其内可见一环形强化灶,直径约 11 mm,DWI 弥散受限呈高信号,右侧侧脑室受压(见图 10-1～图 10-5)。

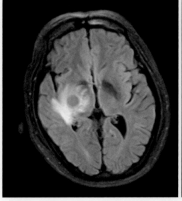

图 10-4　FLAIR

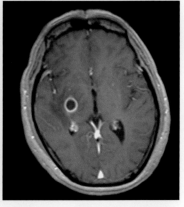

图 10-5　横断面 $T_1WI$(增强)

## 三、诊断和鉴别诊断

1. 诊断

右侧基底节区脑脓肿伴水肿形成可能大。

2. 诊断依据

(1) 发热,感染症状。

(2) 脑内病灶呈 $T_1WI$ 等低、$T_2WI$、FLAIR 高信号影,增强后可见环形强化,DWI 环形强化灶呈高信号。

(3) 左肺舌段炎症。

3. 鉴别诊断

(1) 胶质瘤:药物治疗反应差,胶质瘤低密度水肿区局限于脑白质,囊内壁可见瘤结节,占位效应明显,强化影多呈不规则状、分叶状或结节状,其壁薄厚不一,有些增强效应不明显,脓肿水肿可累及脑灰白质,内缘无附壁结节。

(2) 转移瘤:多能找到原发病灶,肺癌、乳腺癌等,CT 扫描示多为结节性增强,小结节大水肿,囊性病灶壁厚薄不均,增强后环状影密度不均,较有价值的是肿瘤环壁上出现壁结节,转移瘤多发生于灰白质交界区,顶叶多见。

(3) 结核瘤:脑结核瘤或结核性脑脓肿好发于颅顶部,临床上以结核瘤多见,脑结核瘤往往与脑膜炎并存,增强后除呈环状或结节状强化外,同时有脑膜、脑池改变,靶环征是其特征性表现,结核瘤灶周水肿较轻,脑脓肿并无上述特征。

(4) 脑囊虫:其病史、脑脊液(CSF)及血囊虫凝集试验及治疗反应可得到支持,CT 强化弱或无强化,水肿程度轻可资鉴别。

## 四、影像学检查选择

平片对脑脓肿的诊断帮助不大。CT 和 MRI 检查对化脓性脑炎敏感度高,特异性差;CT 和 MRI 增强扫描对脓肿均有较高的诊断价值。磁共振功能成像检查有利于脑脓肿的鉴别诊断。

## 五、要点与讨论

1. 概述

脑脓肿(brain abscess)是指化脓性细菌进入颅内引起的局限性化脓性炎症改变。位于幕上多见,颞叶居多,也可见于额、顶、枕叶,小脑少见,偶见于垂体。常见的致病菌为金黄色葡萄球菌、链球菌和肺炎球菌等,也可以为混合感染。任何年龄均可发病,以青壮年多见。

感染途径主要有 4 种:

(1) 邻近感染蔓延,如:耳源性,继发于慢性化脓性中耳炎、乳突炎,常发生于颞叶,少数发生于顶叶或枕叶;鼻源性由鼻旁窦化脓性感染,经颅底导血管蔓延所致,常位于额叶前部或底部。

(2) 血源性感染:由于身体其他部位感染,细菌栓子经动脉血行播散至颅内形成。原发灶常见于肺、支气管、胸膜感染,细菌性心内膜炎,皮肤疖痈,骨髓炎,腹腔、盆腔脏器感染等。多位于大脑中动脉供血区、额叶、顶叶,部分表现为多发脑内小脓肿。

(3) 外伤、手术后直接感染,多继发于开放性脑损伤,致病菌经创口直接侵入或异物、碎骨片进入颅内而形成脑脓肿。

（4）隐源性感染：原发病因多不明，可能是由于原发感染灶不明显或隐蔽，机体抵抗力弱时，脑实质内隐伏细菌逐渐发展形成，为血源性脑脓肿隐蔽型。

实验室检查：①血常规：急性期白细胞计数增多，以中性粒细胞为著；②脑脊液：压力增高，白细胞计数增多，抗生素治疗后缓解，涂片找到细菌或真菌。

**2. 病理**

根据病理组织学特点将脑脓肿分为 4 期（也有分成 3 期，急性脑炎期、化脓期和包膜形成期）：

（1）早期脑炎期（1～3 天），病原体侵入脑实质，局部炎性细胞浸润，主要为中性粒细胞，肉眼见局限性炎症坏死区。

（2）晚期脑炎期（4～9 天），病灶中心液化坏死，周围炎性细胞浸润，外周水肿最明显，中线移位及脑室受压明显，病灶范围较早期脑炎期扩大。

（3）早期包膜期（10～14 天），坏死灶周围纤维母细胞、纤维细胞明显增多，可见组织细胞浸润，胶原纤维增多，毛细血管丰富，脓肿结构已经形成。

（4）晚期包膜期（大于 14 天），纤维细胞明显增多，纤维母细胞和炎性细胞减少，胶原纤维明显增多，新生毛细血管减少，脓肿包膜完整形成，周围水肿不明显。

脑脓肿其典型的包膜期脓肿在组织学上分为 5 个带：①中心坏死带；②含巨噬细胞和纤维细胞的炎性细胞浸润带；③胶原包膜带；④新生血管、纤维母细胞炎性增生带；⑤反应性星形胶质细胞增生及脑水肿带。

**3. 临床表现**

初期除原发感染症状外，一般都有急性全身感染症状，包膜形成后，上述症状好转或消失，并逐渐出现颅内压增高和局部定位体征。以后可因脑疝形成或脓肿破溃而使病情突然恶化。

**4. 脑脓肿的影像学表现**

（1）CT 扫描：

早期脑炎期：CT 扫描示境界不分明、边界不清的不规则低密度影，或不均匀混杂密度区，有占位效应。

晚期脑炎期：CT 扫描示病灶仍为低密度影，脑水肿较前明显。增强扫描示斑片状、结节状及环形强化，邻近脑组织可见脑回状强化。此期的增强环影内外像模糊，强化边缘向中心扩散，环壁随时间延长而增厚，最终呈结节样强化。

早期包膜期：CT 扫描示脓肿中央呈低密度，其周围可见等或略高密度环影，此为胶原纤维沉着，包膜内外光整，壁厚薄均匀，包膜外可有低密度水肿。

晚期包膜期：CT 扫描示包膜增厚，增强扫描示环壁更加光滑完整，延迟扫描环壁逐渐增厚，中央不强化。

小脓肿 CT 扫描表现：①平扫脓肿与水肿融为一体，呈不规则低密度区，脓肿壁及腔显示模糊；②早期呈环状强化，少数呈结节状强化；③多位于幕上皮质区；④占位征象轻。

非典型脑脓肿 CT 表现：①平扫时只显示低密度，未显示等密度脓肿壁；②脓肿壁强化不连续；③部分呈环状强化，部分呈片状强化；④多环重叠，或分房状强化；⑤脓肿内有分隔（多中心融合的脓腔）。

（2）MRI 检查：

早期脑炎期：病变范围较小，位于皮质或皮髓质交界处，$T_2WI$ 呈略高信号，病变进展，范围增大，$T_1WI$ 像上中心略低信号，边界不清，周围为低信号水肿带，中线结构向对侧移位，脑室可见受压，占位效应明显；$T_2WI$ 像上中心为高信号，并与周围高信号水肿带融为一体，周围脑组织灰质和白质正常对比度消失，增强时多为不连续环状强化。

晚期脑炎期：$T_1WI$ 像上可见与脑脊液相似低信号区，边界不清，周围为低信号水肿，$T_2$ 像上中心为似脑脊液样高信号灶,周围可见指状水肿,范围更广泛,周围脑组织灰质和白质正常对比度消失,增强扫描可见完整强化环,脓腔不强化。

早期包膜期:$T_1$WI 像上中心为略高于脑脊液的低信号区,其外为等信号或略高信号环状影,周围为低信号水肿带,$T_2$WI 像上高信号坏死灶周围有一低信号暗带,壁薄光滑,增强后脓肿壁显著强化,脓腔不强化。

晚期包膜期:MRI 检查有时可表现出脓肿壁小结节性强化灶而具有特征性的花环状结构,并认为其病理基础是由于脓肿内压力过高使脓肿壁薄弱区破溃而形成的"子脓肿",而肿瘤中心坏死区内压力一般较低。多房脓肿,可形成壁结节假象。DWI 检查,脓腔内为黏稠脓液,限制了水分子扩散而呈显著高信号。

## 六、思考题

1. 脑脓肿的病理分几期?
2. 脑脓肿的鉴别诊断有哪些?
3. 脑脓肿影像学表现有哪些?

(李跃华　罗梦婷)

# 案例 11
# 病毒性脑炎

## 一、病史

（1）症状：女,65岁,发热1周,伴神志异常2天。

（2）实验室检查：潘氏实验阳性,脑脊液白细胞计数升高,脑脊液蛋白升高。抗巨细胞病毒IgG阳性,抗单细胞病毒1型IgG阳性,抗EB病毒衣壳抗原IgG阳性。

## 二、影像学资料及分析

影像学资料如图11-1～图11-4所示。

> **读片分析**：两侧岛叶及右侧颞叶可见片状异常信号影,右侧为著,呈 $T_1WI$ 低信号,$T_2WI$、FLAIR高信号影,增强后可见轻度强化,未侵及两侧基底节区。

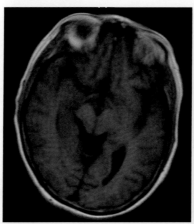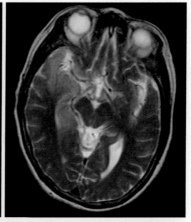

图 11-1 横断面 $T_1WI$　　　图 11-2 横断面 $T_2WI$

## 三、诊断和鉴别诊断

### 1. 诊断

两侧岛叶及右侧颞叶异常信号灶,右侧为著,考虑病毒性脑炎可能。

### 2. 诊断依据

（1）发热、神志异常临床病史。

（2）$T_1WI$ 低信号,$T_2WI$、FLAIR高信号影,增强扫描后可见轻度强化。病毒性脑炎影像学

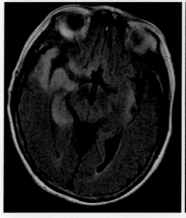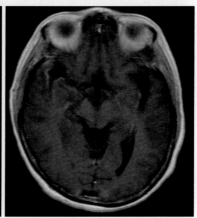

图 11-3 FLAIR横断面　　　图 11-4 横断面 $T_1WI$(增强扫描)

表现缺乏特异性,诊断需结合临床;当病毒性脑炎出现局部脑组织水肿、占位效应时可类似肿瘤。

### 3. 诊断要点

(1) 急性或亚急性起病,以精神意识障碍、癫痫为主要临床表现。

(2) 脑组织弥漫性肿胀,病变侵犯以灰质为主;急性脱髓鞘性脑炎主要位于皮质下及侧脑室周围白质,呈对称或不对称分布。

(3) 增强扫描可不强化或弥漫性、脑回样强化。

(4) 抗巨细胞病毒 IgG 阳性,抗单细胞病毒 1 型 IgG 阳性,抗 EB 病毒衣壳抗原 IgG 阳性。

### 4. 鉴别诊断

(1) 多发性硬化:临床症状多具有缓解、复发或缓慢进展的特点,急性期 CT 增强扫描病灶有强化。

(2) 脑梗死:患者年龄偏大,起病急,病灶与血管分布范围一致。

(3) 脑转移瘤:病灶多发且有瘤结节,常有原发瘤病史。

## 四、影像学检查选择

MRI 检查对脑水肿较 CT 扫描敏感,能发现 CT 扫描无法显示的病变,特别是后颅窝等处的病变,临床价值优于 CT 扫描,对皮质下脑白质炎症的小软化灶的检出明显高于头颅 CT 扫描,首选 MRI 检查可提高诊断率。由于脑白质病变极易形成水肿,MRI 检查对这种病理改变非常敏感,而对灰质的病变具有高分辨率,结合临床的 MRI 检查,在诊断分类中能更有效地将以皮质为主的病脑和以白质为主的脱髓鞘脑病进行鉴别。DWI 比常规 MRI 检查能更敏感地发现病灶,特别是可以在早期发现病变。

## 五、要点和讨论

### 1. 概述

病毒性脑炎(viral encephalitis)是指由各种病毒引起的一组以精神和意识障碍为突出表现的中枢神经系统感染性疾病,病毒随血流通过血脑屏障侵入中枢神经系统,导致脑炎和机体免疫功能异常。病变以脑实质受累为主,称病毒性脑炎;累及脑膜称病毒性脑炎;同时受累称病毒性脑膜脑炎。儿童免疫系统血脑屏障发育尚未成熟,因此好发于儿童,也可见于成人。

本病大多数为肠道病毒感染,包括脊髓灰质炎病毒、柯萨奇病毒、埃可病毒等,呈流行或散在发病,主要经粪-口途径传播,少数通过呼吸道分泌物传播,病情一般较轻,病死率低,一般不遗留后遗症。其次为流行性腮腺炎病毒、疱疹病毒、腺病毒和虫媒病毒感染。疱疹性病毒包括单纯疱疹病毒、EB 病毒、巨细胞病毒及水痘带状疱疹病毒。虫媒病毒如乙型脑炎病毒、登革病毒等。流行性乙型脑炎、疱疹病毒性脑炎病情病情凶险,病死率高,易致后遗症。

### 2. 病理

主要是病毒对脑实质细胞的损害,包括灰质、白质和周围血管的病理改变,确诊需靠病毒分离及血清学检查。其引起的神经系统损害包括两类。一类是病毒对神经组织的直接损害,主要病理改变有神经细胞变性、坏死,血管周围及蛛网膜下腔炎性细胞浸润,小胶质细胞增生,后期神经组织软化萎缩,瘢痕形成。某些病毒可以引起弥漫性病理改变,某些易侵犯特定部位。另一类是病毒感染诱发下产生的变态反应引起的急性脱髓鞘改变,弥漫性脱髓鞘为其特点。不同病毒学类型脑炎的组织病理改变虽有所差异,但均可有脑组织的局限性或弥漫性水肿、神经细胞变性坏死、胶质细胞增生、脑膜或脑实质的炎性细胞浸润。

3. 临床表现

病毒性脑炎起病急骤,通常都有发热、呕吐、头痛、抽搐、意识障碍、惊厥表现,还可有脑神经麻痹、肌无力、肢体瘫痪和精神症状;体征可有脑膜刺激征和巴宾斯基征阳性等。

4. 病毒性脑炎的影像学表现

(1) CT 扫描:主要表现为脑内单发、多发低密度灶;常见于双侧大脑半球额、顶、颞、岛叶及基底节丘脑区,也可累及脑干和小脑,呈对称性或不对称性分布。病变早期,脑组织处于水肿阶段,病变侵犯以灰质为主,主要表现为脑组织弥漫性肿胀;急性脱髓鞘性脑炎则主要位于皮质下及侧脑室周围白质;晚期出现脑软化、脑萎缩改变,可有钙化。

(2) MRI 检查:较 CT 优越,表现为脑内的多发或单发病灶,对称或不规则分布,$T_1WI$ 低信号,$T_2WI$ 高信号;炎症渗出液内蛋白较多时,$T_1WI$ 稍低或等信号;FLAIR 序列抑制了脑脊液信号,使位于脑室内、脑室旁及灰质区的小病灶显示;DWI 比常规 MRI 检查更早发现病灶,出现细胞毒性水肿时水分子扩散受限,DWI 上呈异常高信号;增强扫描病变区实质内发生弥漫或脑回样强化,但强化程度低于软脑膜强化。

## 六、思考题

1. 病毒性脑炎诊断要点有哪些?
2. 病毒性脑炎鉴别诊断有哪些?

(李跃华　罗梦婷)

# 颅内结核

## 一、病史

(1) 症状:男性,59岁;无明显诱因低热1月,体温波动于37.3～38.0℃,夜间体温稍高于早晨,近1周来体温较前升高,最高38.9℃,偶有寒战,伴有乏力、肌肉酸痛、头痛、头晕,时有腹泻,近1个月体重下降约2.5 kg。

(2) 体格检查:双侧颌下区、颈部、双侧腋窝淋巴结肿大。

(3) 实验室检查:①T-SPOT:单孔阳性。②血常规检查示 WBC $5.6×10^9/L$,N 65.8%。③脑脊液呈无色,潘氏实验阳性,WBC $48×10^6/L$,RBC $20×10^6/L$,N 4%,LY 96%。④脑脊液生化检查示蛋白2.05 g/L,糖2.59 mmol/L,氯100.00 mmol/L。

## 二、影像学资料及分析

影像学资料如图12-1～图12-4所示。

读片分析:双侧海马区、颞叶、环池、小脑见多发片状及斑片状异常信号影,呈 $T_1W$ 等低信号、$T_2W$ 稍高信号、FLAIR 高信号,边界欠清,增强后可见多发结节及环形强化,周围水肿区未见明显强化,颅底部及邻近脑膜增厚伴强化(见图12-1～图12-4)。

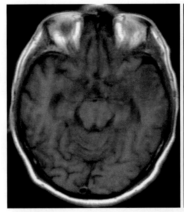
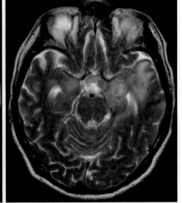

图12-1 横断面 $T_1W$　　　　图12-2 横断面 $T_2W$

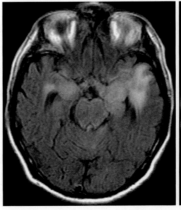
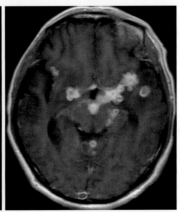

图12-3 横断面 FLAIR　　　　图12-4 横断面 $T_1W$ 增强扫描

## 三、诊断和鉴别诊断

**1. 诊断**

双侧海马区、颞叶、环池、小脑多发结核瘤伴结核性脑膜炎。

**2. 诊断依据**

（1）患者发热伴头晕头痛。

（2）双侧海马区、颞叶、环池、小脑见多发片状及斑片状异常信号影，呈 $T_1W$ 等低信号、$T_2W$ 呈稍高信号、FLAIR 呈高信号，边界欠清，增强扫描后可见多发结节及环形强化，周围水肿区未见明显强化。

（3）颅底部及邻近脑膜增厚伴强化。

（4）T-SPOT 单孔阳性，血常规及脑脊液检查提示结核感染可能。

**3. 鉴别诊断**

（1）孤立型结核瘤：在影像学上难以与包膜形成的脑脓肿、恶性星形细胞瘤或转移瘤鉴别，约50%的病例没有颅外结核，诊断较困难。恶性星形细胞瘤瘤体及环形强化通常较大，壁厚且很不规则，常有占位效应，而瘤周水肿不严重。脑脓肿强化环的环壁薄且厚度均匀，内壁光滑有张力，环内密度较结核瘤低，灶周水肿较重。本病也需与脑囊虫病鉴别，后者一般较小。

（2）多发结核瘤病灶：需与转移瘤鉴别，转移瘤多可找到原发病灶，脑内病变常多发，较小病灶周围可伴明显水肿，出现"靶征"或病灶内有钙化提示结核瘤。

（3）结核性脑膜炎：影像学表现与其他原因的脑膜炎相似，最后确诊往往需要行病理学检查。

## 四、影像学检查选择

MRI 是颅内结核首选的检查方法，可清楚地显示病灶范围、数目，增强扫描可显示脑膜病灶。CT 扫描显示病灶的钙化较佳。

## 五、要点和讨论

**1. 生理病理改变**

颅内结核包括结核瘤、结核性脑膜炎和结核性脑脓肿。

（1）结核瘤：结核瘤是结核菌在脑部引起的慢性肉芽肿，病灶常位于皮质内，呈结节状，中心为干酪坏死区，周围为炎症浸润，最外层为完整的纤维包膜。病灶区脑皮质多与脑膜有粘连。

（2）结核性脑膜炎：结核性脑膜炎是指由结核菌引起的脑膜炎症，蛛网膜下腔多有大量炎性渗出物黏附，渗出物积聚，尤以脑底部为甚；脑膜面上、脑实质内可有小结核结节形成。可产生血栓和脑软化，脑积水，脑水肿等。

（3）结核性脑脓肿：较少见。在大体病理上与化脓性脑脓肿相仿，脓肿多为多房性，周边多为结核性肉芽组织。

**2. 临床表现**

颅内结核常发生于儿童和青年人，患者可有肺结核或结核密切接触史。感染途径几乎均由结核菌血行播散而来。脑结核瘤多由慢性颅内压增高和局部神经损害症状，与颅内肿瘤相似。结核性脑膜炎常出现脑膜刺激征、颅压增高征、癫痫、意识障碍等症状；脑脊液压力增高，细胞及蛋白含量中度增加。结核性脑脓肿可有发热、头痛、偏瘫等症状。

3. 影像学表现

(1) 脑结核瘤:CT 扫描表现为单发或多发等或略低密度结节,部分结节内可见钙化,周边或中心钙化("靶征")是结核的特征,灶周轻度水肿,有占位效应。MRI 检查表现为病灶坏死部分在 $T_1WI$ 呈略低信号,$T_2WI$ 呈不均匀高信号;病灶肉芽肿部分在 $T_1WI$ 上呈高信号,$T_2WI$ 呈低信号;病灶钙化部分 $T_1WI$ 和 $T_2WI$ 均呈低信号;包膜在 $T_1WI$ 上呈等信号,$T_2WI$ 上呈低或高信号。增强扫描,病灶呈环形强化伴壁结节。

(2) 结核性脑膜炎:CT 扫描表现为蛛网膜下间隙的脑脊液密度消失,被渗出物填充呈等、高密度,以脑底部脑池和外侧裂明显,增强后呈明显不规则强化;脑膜上、脑实质内见粟粒样等或低密度结节,增强扫描后明显强化;并可出现脑积水、脑水肿、局灶性脑缺血及脑梗死。MRI 检查表现为蛛网膜下腔,特别是脑底部脑池和外侧裂在 $T_1WI$、$T_2WI$、FLAIR 上脑脊液信号明显增高,增强扫描蛛网膜下腔明显强化,偶尔可见以硬脑膜强化为主的病变,其他表现与 CT 相似。

(3) 结核性脑脓肿:CT 和 MRI 检查表现与化脓性脑脓肿相仿,两者很难通过影像学方法鉴别。

## 六、思考题

1. 颅内结核的类型有几种?
2. 脑结核瘤的影像学特征与鉴别诊断有哪些?
3. 结核性脑膜炎的影像学特征有哪些?

(陈元畅)

# 案例 13

# 脑膜瘤

## 一、病史

（1）症状：左下肢无力半年，进行性加重2月伴小便失禁。

（2）体格检查：GCS评分15分；双侧瞳孔等大、等圆，对光反射灵敏；左上肢、右上肢、右下肢肌张力降低，左下肢肌张力增强；左上肢肌力Ⅳ级，左下肢近端Ⅱ～Ⅲ级，左下肢远端0～Ⅰ级，右上肢及右下肢肌力Ⅴ级；左侧巴氏征阳性，右侧巴氏征阴性。

## 二、影像学资料及分析

影像学资料如图13-1～图13-4所示。

读片分析：头颅磁共振成像扫描显示右额大脑镰旁见一类圆形肿块影，边界清楚，信号欠均匀，呈$T_1W$等信号、$T_2W$等信号，DWI高信号，周边可见斑片状水肿，中线结构轻度受压左偏，邻近脑实质受压，增强后可见病灶明显均匀强化，周边水肿不强化，邻近脑膜也可见强化，呈脑膜尾征。

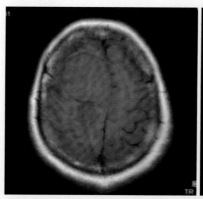

图13-1　横断面$T_1W$

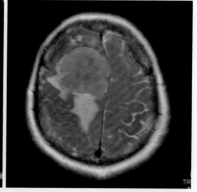

图13-2　横断面$T_2W$

## 三、诊断和鉴别诊断

### 1. 诊断
右额镰旁脑膜瘤。

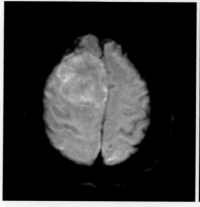

图13-3　横断面DWI

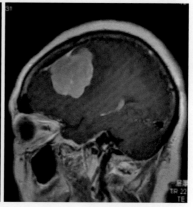

图13-4　矢状面$T_1W$增强

2. 诊断依据

(1) 左下肢乏力病史,体格检查左侧肢体肌力下降。

(2) 病变位于右额大脑镰旁,邻近脑实质受压。

(3) 信号特点呈 $T_1W$ 等信号、$T_2W$ 等信号,DWI 高信号。

(4) 增强扫描后病灶明显均匀强化,邻近脑膜也可见强化,呈脑膜尾征。

3. 鉴别诊断

胶质瘤和淋巴瘤。胶质瘤和淋巴瘤属于脑内肿瘤,具有脑内肿瘤的生长特点。胶质瘤信号一般呈 $T_1W$ 低、$T_2W$ 高信号影,DWI 信号不高,且信号不均匀,强化程度不如脑膜瘤明显;淋巴瘤一般位于中线附近的白质区,呈 $T_1W$ 低、$T_2W$ 高信号影,DWI 高信号影,钙化少见。

## 四、影像学检查选择

(1) MRI 检查:能精确显示肿瘤的部位、大小、信号特点,瘤周水肿情况,周边结构受压情况,对脑膜瘤的定位、定性诊断有明显的优势。

(2) CT 扫描:对肿瘤内部钙化比较敏感,并能较好地观察邻近颅骨骨质改变情况。

## 五、要点和讨论

(1) 缓慢发病,成人常见,青少年和儿童罕见。

(2) 脑外肿瘤,肿瘤边界清楚,邻近的蛛网膜下腔扩大,脑实质受压移位。

(3) 肿瘤信号同脑实质,呈 $T_1W$ 等、$T_2W$ 等信号,DWI 高信号。

(4) 增强后呈明显、均质强化,并且可见脑膜尾征。

(5) 钙化常见,囊变出血坏死少见。

(6) 邻近骨质可有骨质增生改变。

1. 脑膜瘤病理学改变

脑膜瘤通常被认为起源于蛛网膜颗粒的脑膜细胞,故多发生在硬膜静脉窦附近,其形状与发生部位有关,可呈球形、扁平状。其分布特征为:矢状窦旁或大脑凸面(30%～40%),蝶骨嵴(15%～20%),嗅沟或蝶骨平台(10%),鞍上(10%),大脑镰(5%),后颅窝(5%～10%)。球形脑膜瘤多具有完整包膜,色泽与血供和组织类型有关,多呈紫色或褐色,质地也因肿瘤类型而异,可坚硬或脆软。扁平状脑膜瘤多位于颅底呈片状匍匐生长,基底很宽,常可侵入颅骨甚至颅外组织。组织学方面,脑膜瘤的组织形态有多种多样,分类也不统一。目前多采用 Russell 和 Rubinstein 的分类方法,将脑膜瘤分为:合体细胞型、过渡型、纤维母细胞型、血管母细胞型和恶性型。目前,WHO 根据肿瘤增殖活跃程度、侵袭性等生物学行为,将脑膜瘤分为 3 型:典型或良性脑膜瘤,占 88%～94%;不典型脑膜瘤,占 5%～7%;间变型即恶性脑膜瘤,仅占 1%～2%。恶性脑膜瘤罕见,可向脑内浸润,也可向颅外转移。

2. 脑膜瘤临床表现

脑膜瘤因生长缓慢,病程通常较长,可达数年之。早期症状不明显,肿瘤增大后可出现高颅内压和局部定位症状、体征。局部定位体征因肿瘤部位不同而异。矢状窦旁脑膜瘤表现为下肢无力、感觉异常,有时出现局灶性癫痫发作,同时有慢性头痛;前 1/3 段脑膜瘤可出现精神症状和癫痫发作;中 1/3 可出现下肢无力、感觉减退;后 1/3 常有幻觉和对侧同向偏盲。大脑凸面脑膜瘤症状与矢状窦旁相似,外侧裂者可引起失语和对侧中枢性面瘫。大脑镰旁脑膜瘤早期很少出现定位征象,增大到一定程度时方可引起高颅压症状及其他定位体征。蝶骨嵴脑膜瘤表现为一侧性视力减退、眼球固定、凸眼和视乳盘水肿。鞍区脑膜瘤常有双侧颞侧偏盲。后颅窝脑膜瘤则出现相应脑神经障碍。

### 3. 脑膜瘤影像学表现

CT 平扫表现较为特征,肿瘤边界清楚,宽基底附着于硬膜表面,与硬膜呈钝角。75％呈均匀高密度,25％为等密度,极少数为低密度,少数混有大小不等的低密度区,代表瘤内坏死囊变。15％～20％的脑膜瘤可见瘤内钙化,钙化灶大小不等、形态各异,可呈斑点状或弧线形,也可整个瘤体均匀钙化。肿瘤具有脑外肿瘤特征,即广基与颅内板或硬脑膜相连,白质塌陷、变形并与颅内板距离加大,肿瘤处脑池、脑沟封闭,相邻脑池和脑沟扩大。侧脑室内肿瘤多位于三角区,其长轴与脑室一致,周围有残存的室腔。较大脑膜瘤有明显占位。瘤周脑水肿较轻,但压迫静脉、静脉窦时,也可发生明显脑水肿。骨窗观察,可发现肿瘤引起的内板局限性骨增生、弥漫性骨增生或骨破坏。增强扫描,脑膜瘤血供丰富,不具血脑屏障,而有明显均一强化。动态增强检查,脑膜瘤的时间-密度曲线与血管同步升高,达到峰值后,保持相对平稳,下降迟缓。磁共振成像上肿瘤 $T_1WI$ 多呈等信号,少数为低信号;在 $T_2WI$ 上,常为等或稍高信号;DWI 信号多为高信号。肿瘤信号常不均一,表现为颗粒状、斑点状或轮辐状,其与瘤内含血管、钙化、囊变及纤维性间隔有关。瘤内血管呈点状或弧线状无信号影,钙化则呈低或无信号斑点状,边缘毛糙,有时难与血管鉴别。瘤内囊变区呈长 $T_1WI$ 低信号和长 $T_2WI$ 高信号灶。脑膜瘤所致脑水肿在 $T_1WI$ 上呈低信号,而在 $T_2WI$ 上呈高信号,水肿程度与肿瘤大小、组织类型及良、恶性并无明显相关。MRI 检查同样可显示脑膜瘤所致的颅骨骨质改变。Gd－DTPA 增强检查,脑膜瘤有明显强化,常为相对均匀强化,而囊变、坏死或出血部分无强化。60％的脑膜瘤显示肿瘤相邻硬膜有强化,此即硬膜尾征(dural tail),其产生原因尚有争议,这种增厚的硬膜可能为肿瘤细胞浸润所致或为硬膜反应性改变。

## 六、思考题

1. 脑膜瘤的 MRI 表现有哪些?
2. 脑内、脑外肿瘤的影像学征象有哪些?
3. 脑膜瘤的鉴别诊断有哪些?

(潘玉萍　张国滨　申玉兰　张开华　杨　月　辛鸿婕　周　碧)

# 胶质瘤(低级别)

## 一、病史

(1) 症状:男性,68 岁,头晕、头痛 6 月,进行性加重 1 周。

(2) 体格检查:GCS 评分 15 分,双侧瞳孔等大等圆,对光反射灵敏,四肢肌力 V 级。

## 二、影像学资料及分析

影像学资料如图 14-1～图 14-4 所示。

读片分析:头颅 CT 平扫,如图 14-1 所示,横断位示左颞叶见类圆形等高密度病灶,密度均匀,边界清楚,周围无明显水肿带,肿瘤临近蛛网膜下腔无增宽,脑沟脑回无受压或移位;头颅横断位 MRI $T_1W$ 像,如图 14-2 所示,左颞叶类圆形低信号肿块影,内部信号稍欠均匀,邻近蛛网膜下腔无增宽,脑沟及脑回无明显受压移位;横断位 $T_2W$ 像,如图 14-3 所示,肿块呈等高信号影,内部信号略不均匀,无明显囊变坏死及出血;增强扫描后横断位 $T_1W$ 像,如图 14-4 所示,病灶强化稍欠均匀,病灶中心可见少许斑片状异常强化,余无明显异常强化,无脑膜尾征。

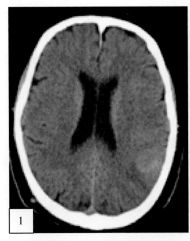

图 14-1　头颅 CT 平扫

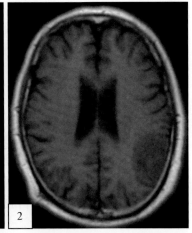

图 14-2　MRI $T_1W$ 像

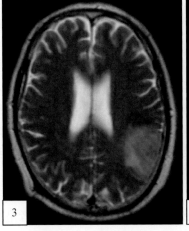

图 14-3　横断位 $T_2W$

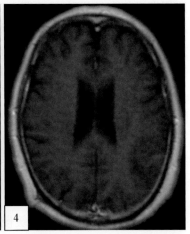

图 14-4　增强扫描后横断位 $T_1W$

## 三、诊断及鉴别诊断

### 1. 诊断

左颞叶低级别胶质瘤,星形细胞瘤可能。

### 2. 诊断依据

(1) 患者,男性,68岁,头晕、头痛6月,进行性加重1周,符合颅内占位的临床表现。

(2) 影像学表现左颞叶占位,周围无水肿,增强扫描肿瘤内小斑片状轻度强化。

### 3. 鉴别诊断

(1) 脑膜瘤:脑膜瘤系脑外肿瘤,符合脑外肿瘤的征象,肿瘤边界清楚,以宽基底与颅板相连,邻近的蛛网膜下腔扩大,脑实质受压移位,脑膜瘤信号特点具有特征性,$T_1WI$ 等低,$T_2WI$ 等高信号,增强后明显均匀强化,并可见脑膜尾征,与本案例较好鉴别。

(2) 转移瘤:常有原发肿瘤病史,颅内占位常多发,病灶形态学特点符合"小病灶,大水肿"。增强后呈明显不均匀,以上可资鉴别。

## 四、影像学检查选择

(1) MRI检查:能较好地显示肿瘤的部位和分界,以及相邻结构受压情况。

(2) MRI增强扫描:能明确病灶内部的血流动力学特征。

(3) CT扫描:能大致显示病灶的部位和范围,对肿瘤的钙化及出血的显示有较大帮助。

## 五、要点和讨论

### 1. 胶质瘤的细胞学分类及发病率

胶质瘤是一类起源于神经上皮组织的肿瘤,在颅内各类型肿瘤中发病率为第1位,占颅脑肿瘤的 $40\%\sim50\%$,病理可分为星形细胞瘤、髓母细胞瘤、多形胶母细胞瘤、室管膜瘤、少枝胶母细胞瘤等。其中,星形细胞瘤发病率较高,占胶质瘤的 $21.2\%\sim51.6\%$。

### 2. 胶质瘤的病理、生理学改变

胶质瘤是指在内部与外部致病因素的相互作用下,在细胞水平发生突变,突变驱动细胞持续进入细胞周期进行有丝分裂、逃避凋亡、躲避细胞的生长接触抑制、躲避免疫抑制等,并使细胞获得与持续增长相适应的能量代谢异常、诱导肿瘤新生血管生长、缺氧与坏死等改变。不同于高级别胶质瘤代谢活跃,如细胞高速的分裂增生及伴随的新生血管生成。低级别胶质瘤主要表现为细胞低速的分裂增生。但值得注意的是,低级别胶质瘤可能向高级别胶质瘤转变。

胶质瘤对脑组织的影响主要是由于肿瘤对周围组织的挤压以及肿瘤细胞的分泌作用所致。肿瘤占位效应阻碍血液回流,使静脉血管内压升高,水分子从血管内向组织间隙流动并积聚;肿瘤细胞分泌血管内皮细胞生长因子,使血脑屏障开放、水分子从血管腔隙向组织间隙转移。以上构成瘤周水肿。胶质细胞能够表达参与电冲动的神经递质及受体,胶质细胞与神经电冲动的发生、传递、扩布及调节紧密相关,以上构成胶质瘤导致癫痫的病理学基础。

### 3. 胶质瘤的临床症状

恶性度低的胶质瘤生长缓慢,病程常长达数年,多数患者呈缓慢进行性发展,由于胶质瘤的空间占位效应,可使患者产生头痛、恶心、呕吐等颅内高压的症状。另外,胶质瘤的发生部位所影响的不同脑功能区的症状,如视神经胶质瘤可导致患者视觉功能的丧失;中央区胶质瘤跨越引起患者的运动与感觉功能障碍;语言区胶质瘤可引起患者语言表达和理解的困难。

4. 低级别胶质瘤的影像学表现

以幕上Ⅰ～Ⅱ级星形细胞瘤为例做简要叙述。

（1）CT 表现:CT 平扫绝大多数表现为均匀低密度病灶,极少病灶表现为混合密度病灶,肿瘤边缘相对较清楚或部分清楚,钙化率相对较高,瘤周无水肿或轻微水肿。增强扫描后绝大多数肿瘤无增强,少部分肿瘤轻微强化。

（2）MRI 表现:肿瘤呈 $T_1WI$ 略低信号,$T_2WI$ 高信号灶。肿瘤内部信号多均匀,囊变、坏死及出血少见。肿瘤占位效应较Ⅲ～Ⅳ级星形细胞瘤轻,瘤周水肿少见。增强扫描后Ⅰ级星形细胞瘤常无强化,Ⅱ级星形细胞瘤可见小斑片状轻度强化,伴有瘤周水肿者,水肿区无强化。Ⅰ～Ⅱ级星形细胞瘤恶性程度相对较低,肿瘤跨越胼胝体向对侧生长较少见。

# 六、思考题

1. 脑内及脑外肿瘤的影像学鉴别要点有哪些?
2. 胶质瘤的细胞学分类,星形细胞瘤的分级有哪些?
3. 低级别胶质瘤与高级别胶质瘤 CT 及 MRI 表现的鉴别要点有哪些?

（潘玉萍　张国滨　申玉兰　张开华　杨　月　辛鸿婕　周　碧）

# 案例 15
# 胶质瘤(高级别)

## 一、病史

(1) 症状:女性,69 岁,头痛,记忆力减退 6 月余,无诱因突发癫痫 1 周。

(2) 体格检查:GCS 评分 15 分,双侧瞳孔等大、等圆,对光反射灵敏,四肢肌力 Ⅴ 级。

## 二、影像学资料及分析

影像学资料如图 15 - 1~图 15 - 4 所示。

**读片分析:** 头颅 CT 平扫(见图 15 - 1)示左额叶等、高混合密度肿块,形态不规则,边界尚清晰,肿块周围见不规则指状水肿带,双侧脑室前角受压狭窄,中线结构向右侧偏移。

头颅横断位 MR 检查 $T_1W$ 像(见图 15 - 2)示左额叶不规则形低信号病灶,内部信号不均匀,病灶向右侧侵犯胼胝体。横断位 $T_2W$ 像(见图 15 - 3)示右额叶不规则形等高信号病灶,病灶周围环绕指状水肿带,病灶内部信号不均匀,可见小斑片状高信号影,病灶跨越胼胝体向对侧生长,使双侧脑室受压狭窄,中线结构右偏。横断位 MR $T_1W$ 增强扫描,如图 15 - 4 所示,病灶明显不均匀强化,呈多环状强化,病灶在胼胝体处相连续,增强环不规则厚薄不均,呈花圈状,环壁连续,周围水肿区不强化。

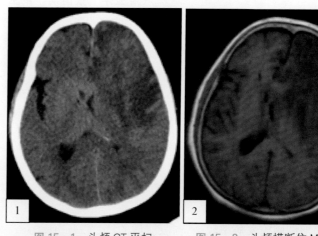

图 15 - 1 头颅 CT 平扫　　图 15 - 2 头颅横断位 MR $T_1W$

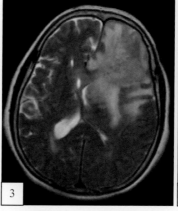
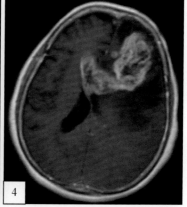

图 15 - 3 横断位 $T_2W$　　图 15 - 4 横断位 MR $T_1W$

42

## 三、诊断及鉴别诊断

**1. 诊断**

左额叶高级别胶质瘤。

**2. 诊断依据**

(1) 患者女性,69 岁,头痛伴呕吐等颅内高压表现,无诱因癫痫发作症状。

(2) 左额叶占位并跨越胼胝体,病灶周围有大片水肿带,增强后肿块明显不均匀强化,呈环形强化,环壁厚薄不均。

**3. 鉴别诊断**

(1) 转移瘤:常有原发肿瘤病史,颅内肿瘤多发,病灶形态学特点符合"小病灶,大水肿"。增强后也可呈环形强化,但部分病灶强化环较高级别胶质瘤规则。

(2) 脑脓肿:临床多有高热症状,颅内病灶可为类圆形,周围有水肿带,增强后脑脓肿早期,可呈斑片状轻度强化,而在脑脓肿形成晚期,脓肿壁呈均匀规则的环形强化,以上与恶性胶质瘤可做基本鉴别点。

## 四、影像学检查选择

(1) MRI 检查:能较好地显示肿瘤的部位和分界,以及相邻结构受压情况。

(2) MRI 增强扫描:能明确病灶内部的血流动力学特征。

(3) MRI 多平面扫描有利于病灶形态的显示。

(4) CT 扫描能大致显示病灶的部位和范围,对肿瘤的钙化及出血的显示有较大帮助。

## 五、要点和讨论

**1. 胶质瘤的细胞学分类及发病率**

胶质瘤是一类起源于神经上皮组织的肿瘤,在颅内各类型肿瘤中发病率为第 1 位,占颅脑肿瘤的 40%～50%,病理学可分为星形细胞瘤、髓母细胞瘤、多形胶母细胞瘤、室管膜瘤、少枝胶母细胞瘤等。其中,星形细胞瘤发病率较高,占胶质瘤的 21.2%～51.6%。

**2. 胶质瘤的病理、生理学改变**

胶质瘤是指在内部与外部致病因素的相互作用下,在细胞水平发生突变,突变驱动细胞持续进入细胞周期进行有丝分裂、逃避凋亡、躲避细胞的生长接触抑制、躲避免疫抑制等,并使细胞获得与持续增长相适应的能量代谢异常、诱导肿瘤新生血管生长、缺氧与坏死等改变。高级别胶质瘤主要表现为高速的细胞分裂增生,伴随新生血管生成及肿瘤的缺氧、坏死。

胶质瘤对脑组织的影响主要是由于肿瘤对周围组织的挤压以及肿瘤细胞的分泌作用所致。肿瘤占位效应阻碍血液回流,使静脉血管内压升高,水分子从血管内向组织间隙流动并积聚;肿瘤细胞分泌血管内皮细胞生长因子,使血脑屏障开放、水分子从血管腔隙向组织间隙转移。以上构成瘤周水肿。胶质细胞能够表达参与电冲动的神经递质及受体,胶质细胞与神经电冲动的发生、传递、扩布及调节紧密相关,以上构成胶质瘤导致癫痫的病理学基础。

**3. 胶质瘤的临床症状**

胶质瘤的空间占位效应,可使患者产生头痛、恶心、呕吐等颅内高压的症状,另外,胶质瘤的发生部位所影响的不同脑功能区的症状,如视神经胶质瘤可导致患者视觉功能的丧失;中央区胶质瘤跨越引起患者的运动与感觉功能障碍;语言区胶质瘤可以引起患者语言表达和理解的困难。

### 4. 高级别胶质瘤的影像学表现

以幕上Ⅲ～Ⅳ级星形细胞瘤为例做简要叙述。

(1) CT扫描表现:CT平扫肿瘤多以低密度为主的混合密度病灶,也可表现为均匀低密度、等密度或以低或等密度为主的混合密度病灶;极少数案例可表现为高密度病灶。实质性肿瘤本身含水分较多,呈均匀低密度病灶,肿瘤部分囊性变时,表现为更低密度,高密度与肿瘤内出血和钙化有关。出血量较多者,可与病灶囊变区形成高、低密度液平。肿瘤内钙化少见。多数肿瘤呈浸润生长,肿瘤边界不清,有时肿瘤浸润范围很广,一侧大脑半球内的肿瘤可沿胼胝体侵及对侧大脑半球(如本案例就有类似表现),有时横断面扫描对胼胝体受侵情况显示较差,易误诊为两侧大脑半球内多发病灶。此时,冠状面重建可以帮助显示病灶在胼胝体处相连续。当然,也有少数星形胶质细胞瘤可以为颅内多发性病灶。增强扫描,肿瘤明显强化,少数为均匀密度强化,大部分病灶内部伴有片状无强化区,通常为坏死区导致。另有部分病灶表现为薄而均匀的环状强化,其中部分出现附壁结节。另有部分病灶表现为花环状强化。

(2) MRI检查表现:肿瘤呈$T_1WI$略低信号,$T_2WI$高信号灶。由于肿瘤坏死、囊变、出血、钙化和肿瘤血管等,使肿瘤内部信号强度常均匀,囊变与坏死,可为斑点状小区域,也可涉及肿瘤大部分或全部。肿瘤内出血时,根据出血时间的不同而信号强度不同,多数表现为$T_1WI$及$T_2WI$高信号影。MRI检查对病灶内钙化的显示不及CT扫描。此外,$T_1WI$与$T_2WI$常可见粗短的条状低信号区,此为肿瘤内部血管流空现象所致。增强扫描,肿瘤强化程度高。其表现多样,可为均匀强化,更多表现为不均匀或环状强化。当一侧大脑半球肿瘤穿过胼胝体侵及对侧时,穿越部分病灶亦强化,此时,病灶的侵犯范围显示更清晰,定位更准确。幕上高级别星形细胞瘤多数伴有周围脑组织水肿带,增强扫描水肿带无强化,可更好地显示肿瘤边缘。由于胶质瘤具有侵袭性,MRI及CT扫描对肿瘤边界的显示不准确,常小于肿瘤的实际范围。

## 六、思考题

1. 星形细胞瘤的分级及相应影像学表现有哪些?
2. 低级别胶质瘤及高级别胶质瘤的影像学诊断鉴别要点有哪些?
3. 颅内环形强化病变的MRI鉴别诊断有哪些?

(潘玉萍　张国滨　申玉兰　张开华　杨　月　辛鸿婕　周　碧)

# 脑转移瘤

## 一、病史

患者 51 岁、男性。2009 年 6 月行结肠癌根治术,曾行 9 周期辅助化疗。2014 年 6 月因头晕 1 周来院就诊。

## 二、影像学资料及分析

影像学资料如图 16-1、图 16-2 所示。

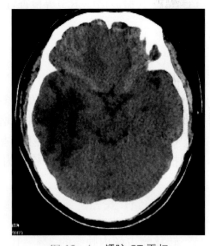

图 16-1 颅脑 CT 平扫

**读片分析:**颅脑 CT 平扫显示右侧额叶及右颞枕叶片状低密度影,其内密度不均。周围脑组织呈水肿性低密度,邻近脑沟、裂变窄变浅。

颅脑平扫加强化 MRI 检查显示:右侧额叶及右颞枕叶见一长 $T_1$ 等长 $T_2$ 异常信号,注入对比剂后呈明显不均质强化,中间呈坏死性不强化改变。病变强化后边界不清,病变定位脑内,非硬脑膜起源,未见脑膜尾征。周围脑组织可见血管源性水肿征象,累及皮质下和深部白质。MRI 检查显示较 CT 扫描清晰、明显。

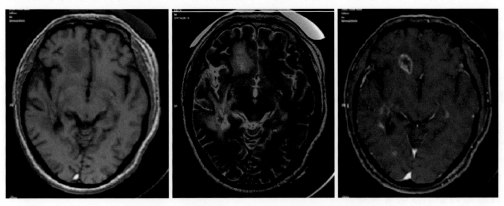

图 16-2 MRI($T_1$W 平扫、$T_2$W 平扫和 $T_1$W 增强)

## 三、诊断和鉴别诊断

1. 诊断

转移瘤。

2. 诊断依据

（1）患者既往有恶性肿瘤手术病史。

（2）病变位于颅内、并多个病灶。

（3）信号特点呈 $T_1W$ 低信号、$T_2W$ 高信号，周边明显水肿带。

（4）增强后病灶环形强化，水肿带无强化。

3. 鉴别诊断

（1）脑脓肿：患者有化脓性感染源，如慢性中耳炎，乳突炎，鼻旁窦炎，肺部感染；因脓肿形成的时间不同表现不同；在包膜为形成之前，表现为边界不清、不规则、水肿带明显的长 $T_1$ 长 $T_2$ 信号影，有明显的占位效应；在包膜形成以后，增强扫描可见边界清楚的薄壁环状强化，脓肿壁多无内突的结节影；

（2）胶质母细胞瘤：低级别胶质瘤在磁共振成像检查上往往表现为 $T_1$ 低信号、$T_2$ 高信号的脑内病变，主要位于白质内，与周围脑组织在影像上往往存在较为清晰的边界，瘤周水肿往往较轻，病变一般不强化。高级别胶质瘤一般信号不均一，$T_1$ 低信号、$T_2$ 高信号；但如有出血存在，则 $T_1$ 有时也有高信号的存在；肿瘤往往有明显的不均一强化；肿瘤与周围脑组织界限不清；瘤周水肿较为严重。有时，胶质瘤与其他的病变，例如炎症、缺血等，不易区分。因此，有可能需要做其他的检查，包括正电子发射断层扫描（PET）、磁共振波谱（MRS）等检查，进一步了解病变的糖代谢及其他分子代谢情况，从而进行鉴别诊断。

## 四、影像学检查

（1）CT 扫描显示脑内单发或多发的异常密度影，边界多较清晰，大病灶者可有低密度坏死区或高密度出血灶，周围有较严重水肿。增强后实体部分明显强化。

（2）MRI 检查在 $T_1$ 加权上多呈低信号，$T_2$ 加权上多呈高信号。增强扫描后的形态变化与 CT 增强扫描所见大致相仿。MRI 检查为目前检测脑转移瘤最佳的确诊手段。

## 五、讨论和要点

转移瘤占颅内肿瘤的 3%～10%，在 CT 扫描证实的颅内肿瘤中的 15%～30% 为转移瘤，以中老年多见，可为单发或多发。最常见的原发肿瘤男性为肺癌，女性则为乳腺癌；其他较常见的原发肿瘤为胃肠道癌、前列腺癌、肾癌、甲状腺癌及黑色素瘤等。临床上有 10%～15% 的转移瘤其原发部位不明，而脑转移瘤作为首发临床表现而确诊为肺癌者达 30%。

要点：①常位于大脑半球的皮质下区，呈类圆形，60%～70% 为多发病灶；②平扫时等密度、低密度或高密度。若较大的低密度病变常可见等密度的外壁；③增强扫描时病变呈中等至明显强化，多发肿块强化较均匀，较大的病灶可呈环形强化，环壁较厚且不均匀；④肿瘤水肿严重，特别是顶叶病变，瘤体很小而水肿范围却很大；⑤占位效应明显。

## 六、思考题

1. 转移瘤的 CT 及 MRI 表现有哪些？

2. 转移瘤的鉴别诊断有哪些？

（潘玉萍　张国滨　申玉兰　张开华　杨　月　辛鸿婕　周　碧）

# 案例 17

# 颅咽管瘤

## 一、病史

男,56 岁,头痛 1 年余,进行性加重 2 月。

## 二、影像学资料及分析

影像学资料如图 17-1~图 17-6 所示。

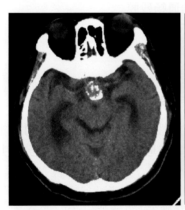
图 17-1　横断面 CT 平扫

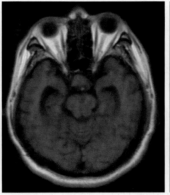
图 17-2　横断面 T_1WI

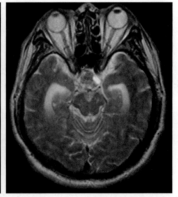
图 17-3　横断面 T_2WI

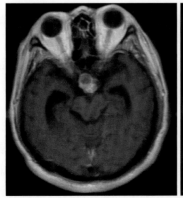
图 17-4　横断面 T_1W 增强

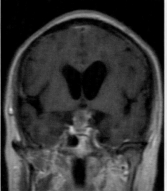
图 17-5　冠状面 T_1WI 增强

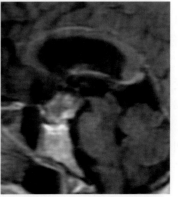
图 17-6　矢状面 T_1WI 增强

读片分析:头颅 CT 平扫见鞍上异常软组织影,并可见多发钙化,局部见"蛋壳样钙化",横断面 $T_1WI$ 见鞍上异常软组织信号灶,呈等高信号影,$T_2WI$ 见病灶表现为囊实性肿块;增强扫描实性部分可见明显强化,囊性部分未见明显强化,但正常垂体结构能显示。

## 三、诊断和鉴别诊断

1. 诊断

颅咽管瘤。

2. 诊断依据

(1)临床有头痛进行性加重病史。

(2)患者为中年男性,鞍上囊实性肿块。

(3)CT 扫描显示典型的"蛋壳样钙化",MRI 检查病灶大部为 $T_1WI$ 等、$T_2WI$ 上呈等高信号影,其内可见更长 $T_1WI$、长 $T_2WI$ 囊性灶,增强可见实性部分明显强化,垂体可显示。

3. 鉴别诊断

(1)下丘脑毛细胞性星形细胞瘤:常发生于小儿,肿瘤为囊实性,增强扫描实性部分有明显强化,钙化少见。

(2)Rathke 裂囊肿:无钙化,通常不强化,小的 Rathke 裂囊肿与罕见的鞍内颅咽管瘤难以区分。

(3)垂体腺瘤:青春期前儿童罕见,相对于灰质呈等信号改变,典型者可见"束腰征",增强扫描可见明显强化,伴出血、囊变时可类似颅咽管瘤表现。

(4)血栓形成的动脉瘤:多见于老年人,含有血液成分,可找到通畅残腔。

(5)黄色肉芽肿:好发于青少年,病灶体积较小,肿块主要位于鞍内。

## 四、影像学检查选择

主要影像学检查方法为 CT 及 MRI 检查。CT 扫描对囊壁及实性肿瘤钙化显示敏感,对于本病的诊断具有重要意义。而 MRI 检查可清楚地显示病变的信号特征,尤其是对于囊变及囊内成分的判断明显优于 CT 扫描。增强扫描时必要的检查手段。

## 五、要点和讨论

(1)儿童鞍上肿块最常见的原因,可分为成釉细胞瘤和乳头状瘤两种类型,发病年龄呈双峰分布(高峰分布于儿童)。

(2)CT 平扫多数肿瘤有囊变伴钙化;MRI 检查信号多样,常表现为混杂信号影;增强扫描后 90% 的病变可见实体部分结节状或环形及包膜强化。

(3)儿童鞍上肿块有钙化及囊变为本病的特征。

1. 颅咽管瘤病理学表现

咽管瘤为起源于 Rathke 囊鳞状上皮残余的鞍区肿瘤。70% 的案例表现为鞍上肿块并有小部分病灶位于鞍内。5% 的病变完全位于鞍内。病变可以沿斜坡向后发展,累及后颅窝。本病可分为成釉细胞瘤和乳头状瘤两种类型。大体病理可见实性肿瘤常合并多样化囊变,成釉细胞瘤囊变内常含有浓稠的"机油样"棕黄色液体。镜下成釉细胞瘤表现为鳞状上皮多层排列,细胞核呈栅栏样分布,角蛋白呈结节

状分布,营养不良性钙化多见。乳头状瘤多表现为层状鳞状上皮形成假性乳头,绒毛状纤维血管形成间质。本病多为良性本病,WHO I 级。

### 2. 颅咽管瘤临床表现

本病发病年龄呈双峰分布,半数以上发生于 5~15 岁儿童及青少年,为本病第 1 高峰期,第 2 高峰期为 40~60 岁成年人,此期多为乳头状瘤。本病症状随肿瘤部位、大小及患者年龄的不同而变化。肿瘤较大时可压迫、推移视交叉和室间孔,引起相应临床症状。常见临床表现有:头痛、视力障碍、视野缺损、脑积水和尿崩症等。儿童颅咽管瘤可导致垂体性侏儒的发生。

### 3. 颅咽管瘤影像学表现

本病最佳诊断征象为儿童鞍上肿块有钙化及囊变,可有多种囊性成分。CT 平扫 90% 的病变可伴囊变 90% 有钙化,增强可见 90% 的病变有强化,实体部分呈结节状或环形及包膜强化。MRI 检查,本病信号表现多样,常表现为混杂信号,$T_1WI$ 可表现为低信号、等信号或高信号影;$T_2WI$ 上表现为中等或高信号影,钙化多表现为低信号影,囊变在 FLAIR 上表现为高信号影。增强后实性部分呈结节样强化,囊壁呈环形强化。

## 六、思考题

1. 颅咽管瘤的主要影像学检查方法有哪些?
2. 颅咽管瘤的影像学诊断及其鉴别诊断有哪些?
3. 简述颅咽管瘤的分型及好发年龄。

(李文彬 蔡王莉)

# 案例 18
## 垂体微腺瘤

## 一、病史

女,62 岁,头痛头晕,乏力 7 月余。

## 二、影像学资料及分析

影像学资料如图 18-1～图 18-4 所示。

读片分析:垂体冠状面、矢状面 $T_1WI$ 增强扫描垂体偏左侧可见一稍低信号影,强化程度不如正常垂体明显,边界清晰,直径小于 10 mm;冠状面 $T_1WI$、$T_2WI$ 见垂体腺大小正常,病灶呈等信号影。

## 三、诊断和鉴别诊断

1. 诊断

垂体微腺瘤。

2. 诊断依据

(1)临床有头痛头晕、乏力病史。

(2)可见正常垂体,病灶位于垂体偏左侧,体积较小,直径小于 10 mm。

(3)病灶 $T_1WI$、$T_2WI$ 上呈等信号影,增强可见病灶强

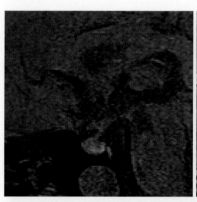
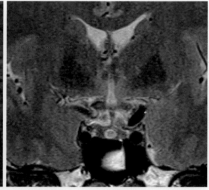

图 18-1  矢状面 $T_1WI$　　　图 18-2  冠状面 $T_2WI$

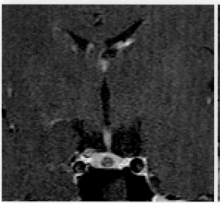
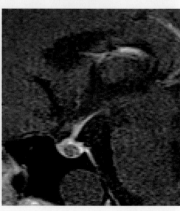

图 18-3  冠状面 $T_1WI$ 增强扫描　　　图 18-4  矢状面 $T_1WI$ 增强扫描

化程度不如正常垂体明显,边界清晰。

　　3. 鉴别诊断

　　(1) Rathke 裂囊肿:内分泌检查正常;病灶相对正常垂体为 $T_1WI$ 低信号、$T_2WI$ 高信号,增强无强化。

　　(2) 颅咽管瘤:完全鞍内型颅咽管瘤不常见;可有钙化;正常垂体移位、受压,而垂体微腺瘤病变位于垂体内。

　　(3) 垂体增生:垂体轻度、弥漫性增大;增强扫描可表现为稍不均匀,但常无独立的低信号病灶。

　　(4) 垂体转移瘤:极少见,形态不规则,呈分叶状。$T_1WI$ 呈等或稍低信号影,$T_2WI$ 呈高信号影,均匀或不均匀强化。

## 四、影像学检查选择

　　主要影像学检查方法为 MRI,可清楚地显示病变的信号特征、侵及范围,与邻近组织的关系,是首选的影像学检查方法,增强扫描是必要的检查手段,经过正常、异常垂体扫描的时间-强度曲线可有助于诊断。CT 扫描诊断本病有一定难度,主要靠直接冠状面增强或动态增强扫描明确诊断。X 线平片多无明显异常改变。

## 五、要点和讨论

　　(1) 直径<10 mm 的垂体肿瘤,可见于 10%～20% 尸检或 MRI 检查的患者,微腺瘤远多于大腺瘤。

　　(2) CT 平扫不易发现,2/3 微腺瘤动态增强扫描时与正常垂体表现为低密度。

　　(3) MRI 检查显示 70%～90% 的微腺瘤可以在 $T_1WI$、$T_2WI$ 或增强扫描时发现,但 10%～30% 的病灶只能在动态增强扫描时发现。

　　1. 垂体微腺瘤病理学表现

　　垂体腺瘤发生的可能模式为促垂体激素过量、抑制性激素不足或生长因子过量导致垂体增生,增殖过度可引起基因组不稳定,导致腺瘤形成。垂体微腺瘤直径<10 mm,10% 的患者可多发,按肿瘤有无分泌功能可分为有分泌功能性腺瘤和无分泌功能性腺瘤。前者又可分为:①泌乳素腺瘤,占 30%,好发于女性;②生长激素腺瘤,占 20%;③促肾上腺皮质激素腺瘤,占 10%;④促甲状腺激素腺瘤,占 1%～2%;⑤促性腺激素腺瘤,占 10%～15%;⑥混合性腺瘤,占 2.5%。无功能性腺瘤约占 20%。大体病理主要表现为小的淡红至粉红色结节;显微镜下表现为均一的细胞成片分布。细胞类型可被免疫组化标记所确定。与正常垂体相比,肿瘤组织缺乏血供,微腺瘤囊变、出血少见。垂体微腺瘤几乎均为良性病变,垂体癌极其罕见。

　　2. 垂体微腺瘤临床表现

　　临床表现主要取决于肿瘤细胞的类型。无功能性腺瘤多无明显内分泌症状。功能性腺瘤的症状依据类型不同而异。①泌乳素腺瘤,多表现为泌乳、闭经、不孕,血泌乳素水平多大于 150 ng/ml,其水平与肿瘤大小成正比;②生长激素腺瘤表现为肢端肥大症或巨人症;③促肾上腺皮质激素腺瘤多表现为库欣(Cushing)综合征。

　　3. 垂体微腺瘤影像学表现

　　垂体微腺瘤多位于鞍内,垂体窝外异常起源罕见。直径多小于 10 mm。肿瘤多为局限性、边界清楚的肿块。蝶鞍多无明显异常改变。不伴出血、囊变的单纯性微腺瘤 CT 平扫表现为等密度,诊断有一定局限性。增强 CT 扫描检查,2/3 的微腺瘤相对正常垂体为低密度改变,增强较慢。垂体微腺瘤的 MRI

检查以冠状位最佳。$T_1WI$ 上病变呈等或稍低信号影,局部垂体上缘隆起,垂体柄向对侧倾斜。$T_2WI$ 上病变呈等或稍高信号影。垂体微腺瘤为乏血供肿瘤,在 MRI 动态增强扫描时可以观察到微腺瘤的强化过程,正常垂体强化快,微腺瘤强化慢,通过两者之间的信号差别,可以确定微腺瘤的部位及大小。有 10％～30％的病灶只有在动态增强扫描时才能发现。

## 六、思考题

1. 垂体微腺瘤的主要影像学检查方法有哪些?
2. 垂体微腺瘤的影像学诊断及其鉴别诊断有哪些?
3. 垂体微腺瘤的主要临床表现有哪些?

(李文彬　蔡王莉)

# 垂体大腺瘤

## 一、病史

男,56岁,头痛半年余,进行性视力下降半月。

## 二、影像学资料及分析

影像学资料如图19-1~图19-4所示。

读片分析:鞍区冠状面T₁WI上见鞍内及鞍上等信号肿块,蝶鞍扩大,可见"束腰征";冠状面T₂WI见病灶呈稍高信号,视交叉受压上抬;增强扫描可见肿块不均匀强化;平扫及增强扫描未见正常垂体。

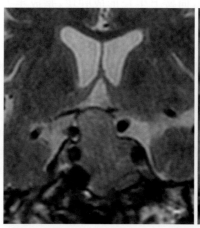

图19-1 冠状面T₂WI

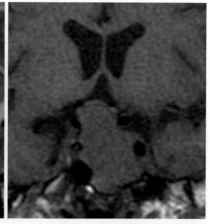

图19-2 冠状面T₁WI

## 三、诊断和鉴别诊断

### 1. 诊断

垂体大腺瘤。

### 2. 诊断依据

(1)临床有头痛及进行性视力下降病史。

(2)鞍内及鞍上的软组织肿块,直径大于10 mm,可见典型"束腰征",未见正常垂体。

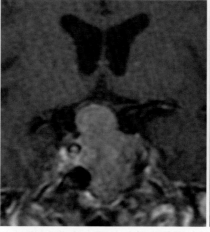

图19-3 冠状面T₁WI增强扫描

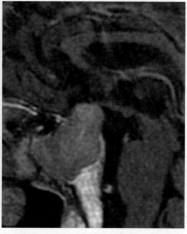

图19-4 矢状面T₁WI增强扫描

（3）病灶 $T_1WI$ 等信号、$T_2WI$ 上呈稍高信号影，增强可见肿块不均匀强化。

3. 鉴别诊断

（1）鞍区动脉瘤：多位于蝶鞍两旁，偏心性，可有骨质破坏。垂体可见，与肿块区分，肿块可见钙化，MRI 常见流空效应，增强有明显强化。

（2）颅咽管瘤：多位于鞍上，MRI 检查显示囊实性信号。半数以上囊壁伴蛋壳样钙化或瘤内斑状钙化，垂体瘤钙化少见。

（3）鞍膈脑膜瘤：肿瘤以鞍膈为基底生长，可见平直状或受压下移的鞍膈，无"束腰征"，鞍内仍可见垂体影。肿瘤内可见钙化及血管流空信号，增强扫描可见"硬膜尾征"。

## 四、影像学检查选择

垂体大腺瘤 CT 及 MRI 诊断均具优势，CT 扫描可明确显示蝶鞍大小和骨改变，而 MRI 检查对显示肿瘤的大小、形态、边缘及其邻近结构的关系优于 CT 扫描，尤其是显示海绵窦的受侵及视神经的压迫。增强扫描是必要的检查手段，有助于鉴别诊断。X 线平片可见蝶鞍扩大，鞍底下陷。

## 五、要点和讨论

（1）直径＞10 mm 的垂体肿瘤，向鞍上生长形成肿块，是成年人鞍上肿块最常见的原因。形状呈"8"字形或"雪人"状。

（2）影像学上常表现为等密度或信号肿块，囊变、坏死常见，10％有出血。

（3）肿瘤较大时蝶鞍扩大，鞍底变薄。巨大的大腺瘤可见明显的侵袭性，类似转移瘤或其他恶性肿瘤。

1. 垂体大腺瘤病理学表现

垂体大腺瘤发生的病因与微腺瘤相同。垂体大腺瘤直径＞10 mm，膨胀性向上凸入鞍上池。手术或活检可发现 5％～10％的肿瘤有海绵窦受侵。大体病理主要表现为淡红色至褐色，分叶状肿块，可见包膜，多由受挤压的正常垂体所形成；显微镜下也表现为均一的细胞成片分布。细胞类型可被免疫组化标记所确定。与正常垂体相比，肿瘤组织缺乏血供，可见囊变、出血。侵袭性良性垂体大腺瘤较垂体癌多见。可发生颅内远处转移，但十分罕见。

2. 垂体大腺瘤临床表现

75％的患者有内分泌表现，症状随腺瘤所分泌激素不同而异，具体同垂体微腺瘤。垂体大腺瘤除垂体瘤本身所致的临床症状外，还可因继发改变引起一系列的临床表现。20％～25％的患者有脑神经麻痹及视野的缺损，可出现双颞侧偏盲。垂体卒中（肿瘤出血性梗死）罕见，但可危及生命。可出现突发颅内高压，呕吐，视力模糊；意识障碍；内分泌紊乱等表现。此肿瘤多表现为良性、缓慢生长，恶变者少见。可发生颅内远处转移，但十分罕见。有些腺瘤具有侵袭性生长特点，且复发率高。

3. 垂体大腺瘤影像学表现

垂体大腺瘤多位于鞍内或鞍内/鞍上联合生长，垂体与肿块不可区分，肿块即腺体。CT 平扫表现多样，常表现为与灰质等密度肿块，囊变、坏死常见，占 15％～20％，10％有出血，钙化率在 1％～2％之间，肿瘤较大时蝶鞍扩大，鞍底变薄。侵袭性腺瘤向下扩展，可破坏蝶骨。增强扫描可见中等不均匀强化。MRI 检查，$T_1WI$ 及 $T_2WI$ 上病变相对于灰质呈等信号影，FLAIR 上病变相对于灰质呈高信号影，伴亚急性出血时可表现为 $T_1WI$ 高信号影；有时可见液-液平面，尤其是在垂体卒中时。较大肿瘤向鞍上生长，可穿过鞍膈，形成典型的"束腰征"。病变可向上发展压迫视交叉，向两侧鞍旁可侵犯海绵窦。

增强扫描多表现为明显但不均匀强化，不对称的小脑幕强化提示海绵窦的受侵。

## 六、思考题

1. 垂体大腺瘤的主要影像学检查方法有哪些？
2. 垂体大腺瘤的影像学诊断及其鉴别诊断有哪些？
3. 垂体大腺瘤的主要临床表现有哪些？

（李文彬　蔡王莉）

# 案例 20

# Rathke 裂囊肿

## 一、病史

女,36 岁,头痛半月余,视力、视野无变化。

## 二、影像学资料及分析

影像学资料如图 20-1～图 20-4 所示。

> **读片分析:**头颅冠状面、矢状面 T₁WI 见鞍内长椭圆形高信号影,边界清晰,垂体受压变扁,骨质未见明显改变;增强扫描可见病灶未见明显强化,边缘受压垂体可见明显强化。

## 三、诊断和鉴别诊断

> **1. 诊断**
> Rathke 裂囊肿。
> **2. 诊断依据**
> (1) 临床有头痛病史。
> (2) 病灶位于鞍内,边界清晰,其旁可见受压变扁的垂体。
> (3) T₁WI 为等信号影,病灶未见明显强化,边缘受压垂体可见明显强化。

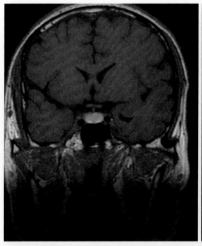 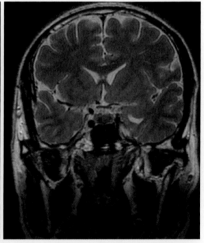

图 20-1 冠状面 T₁WI     图 20-2 冠状面 T₂WI

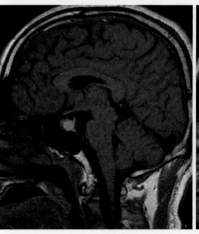 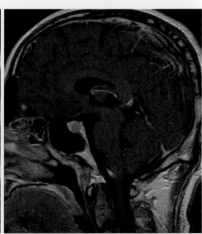

图 20-3 矢状面 T₁WI     图 20-4 矢状面 T₁WI 增强扫描

3. 鉴别诊断

（1）垂体微腺瘤：MRI 平扫 $T_1WI$ 多呈等或低信号影，很少出现高信号影，$T_2WI$ 多呈等信号影。增强扫描表现为增强垂体中局限性信号减低区，动态增强扫描强化峰值时间晚于正常垂体，强化程度低于正常垂体。

（2）颅咽管瘤：其与 Rathke 裂囊肿的组织学类似。囊液信号复杂，常见钙化，增强扫描实性部分可见明显强化。完全位于鞍内的颅咽管瘤少见，若无钙化，较难与 Rathke 裂囊肿鉴别。

（3）垂体脓肿：罕见，一般在已有垂体瘤基础上发生。临床常有突然高热、头痛等症状。正常垂体信号消失。增强扫描呈不均匀明显强化，邻近脑膜可受累并见异常强化。

（4）其他非肿瘤性囊肿：如蛛网膜囊肿，信号多同脑脊液，无囊内结节。

## 四、影像学检查选择

主要影像学检查方法为 CT 及 MRI 检查。由于 CT 扫描对钙化敏感，有助于 Rathke 裂囊肿与颅咽管瘤的鉴别。MRI 检查可清楚地显示囊内的信号特征，与正常垂体及邻近鞍上结构的关系，是首选的影像学检查方法。增强扫描是必要的检查手段。当与垂体微腺瘤鉴别困难时，应行垂体 MRI 动态增强扫描。

## 五、要点和讨论

（1）多数 Rathke 裂囊肿局限于蝶鞍，位于垂体前、中叶之间。大小多不变化，部分可增大，有时可收缩或自发消失。

（2）CT 平扫多呈低密度或略高密度；MRI 信号多样，部分呈 $T_1WI$ 高信号影；增强内部无强化，囊内可见不强化结节。

（3）常为偶然发现，无明显临床症状。

1. Rathke 裂囊肿病理表现

本病起源于 Rathke 囊的胚胎遗迹，为胚胎第 3～4 周时消化管颊部发育而成的一憩室样结构，位于垂体前、中叶之间。常为偶然发现。肿块多呈光滑分叶状，边缘锐利，位于鞍内或鞍上，内含清亮的或白色的黏液样液体。镜下囊壁多为单层纤毛立方或柱状上皮，可见杯状细胞；囊液成分多变，可为清亮或浆液性液体、伴出血或含铁血黄素沉积、无定形的浓缩嗜酸性伊红染色阳性胶样物质或坚硬的蜡样浓缩物质。

2. Rathke 裂囊肿临床表现

大多数 Rathke 裂囊肿无明显临床症状，为偶然发现。部分有症状者可表现如下：70％表现为垂体功能障碍（闭经、泌乳，垂体功能不全，高催乳素血症）；45％～55％患者有视神经症状，50％可出现头痛。

3. Rathke 裂囊肿影像学表现

本病可局限在鞍内，也可突向鞍上，蝶鞍通常无扩大，可见受压的垂体，病灶与垂体分界清楚。CT 平扫可见边界清楚的圆形或分叶状鞍内或鞍上肿块。40％位于鞍内；60％向鞍上延伸，50％为低密度，25％为混合密度，10％～15％囊壁上弯曲线条样钙化，增强无明显强化。MRI 检查，本病信号可随囊内容物不同而不同，30％～40％与脑脊液信号相似，呈 $T_1WI$ 低信号、$T_2WI$ 高信号影；10％～15％ $T_1WI$ 呈高信号，$T_2WI$ 呈等或高信号影；5％～10％信号混杂，有时可见液平。增强扫描囊内无明显强化，有时可见受压的正常垂体边缘强化，75％囊内有不强化的小结节。

## 六、思考题

1. Rathke 裂囊肿的主要影像学检查方法有哪些？
2. Rathke 裂囊肿的影像学诊断及其鉴别诊断有哪些？

（李文彬　蔡王莉）

# 案例 21

# 室管膜瘤

## 一、病史

男,5岁,头痛伴行走失稳 3 个月。

## 二、影像学资料及分析

影像学资料如图 21-1～图 21-4 所示。

读片分析:头颅横断面 $T_1WI$ 见四脑室内类圆形等信号影,其内可见长 $T_1WI$ 信号影,边界清;横断面 $T_2WI$ 见病灶呈等高信号影,其内可见更长 $T_2WI$ 信号影,幕上下脑室未见明显扩大;横断面、矢状面 $T_1WI$ 增强可见病灶呈不均匀中等强化。

## 三、诊断和鉴别诊断

### 1. 诊断

四脑室富毛细胞型室管膜瘤。

### 2. 诊断依据

(1) 临床有头痛伴行走失稳。

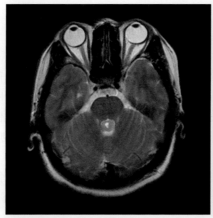

图 21-1 横断面 $T_2WI$

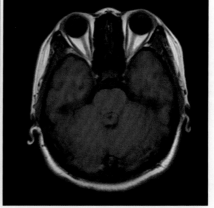

图 21-2 横断面 $T_1WI$

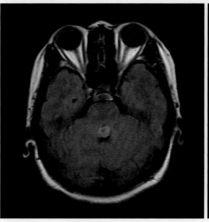

图 21-3 横断面 $T_1WI$ 增强扫描

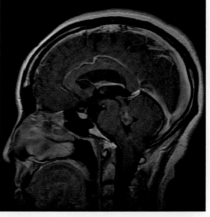

图 21-4 矢状面 $T_1WI$ 增强扫描

（2）患者为男性小儿，四脑室为小儿室管膜瘤的好发部位。

（3）MRI 检查 $T_1WI$ 为等信号，$T_2WI$ 为等高信号影，其内见囊性变，增强见不均匀中等强化。

**3. 鉴别诊断**

（1）髓母细胞瘤：儿童常见。典型部位在小脑蚓部。髓母细胞瘤是实性肿瘤，可囊变，很少钙化。本病 CT 平扫常为高密度，较均匀；MRI 检查呈等 $T_1WI$、稍长 $T_2WI$ 信号，DWI 呈高信号，增强可见中等不均匀强化。肿瘤的起源、位置、是否有钙化是两者鉴别的关键。

（2）脉络丛乳头状瘤：第四脑室的脉络丛乳头状瘤成人多见。形态不规则，典型表现呈菜花状，脑积水出现早且明显。肿瘤周围可见境界清楚的环形脑脊液信号，内可见点状钙化，增强可见均匀或不均匀明显强化。

（3）毛细胞星形细胞瘤：儿童最常见的脑肿瘤，发病高峰在 $10\sim20$ 岁，小脑常见。常表现为小脑囊性肿块伴壁结节，CT 检查显示为等或低密度，增强后壁结节明显强化；MRI 检查显示为实性部分 $T_1WI$ 等或低信号，$T_2WI$ 为高信号影，囊性部分 $T_2WI$ 为高信号影，FLAIR 上不被抑制。增强可见不均匀强化。

## 四、影像学检查选择

主要影像学检查方法为 CT 及 MRI。CT 扫描对颅后窝病灶显示不佳，但可判断病变内有无钙化。MRI 平扫和增强扫描对本病的诊断必不可少，可清楚显示病变的信号特征及强化方式，并且有利于显示肿瘤向脑池或脑实质生长的情况。

## 五、要点和讨论

（1）儿童期第三常见的后颅窝肿瘤，男孩易发，发病高峰为 $1\sim5$ 岁，另一发病小高峰为 40 岁左右。

（2）好发于第四脑室底，挤压第四脑室，并可从外侧孔长入桥小脑角区。1/3 可发生于幕上，常见于成人。

（3）影像学上多表现为等密度/信号的病灶，可有出血、囊变，50%伴钙化。增强可见形式多样的不均匀强化。

室管膜瘤病理表现：室管膜瘤起源于室管膜细胞或室管膜残余。大体病理可见灰粉色、柔软、边界清楚的分叶状肿块；血供丰富，可见囊变、坏死、出血。镜下可见肿瘤细胞围绕血管排列形成假菊形团，细胞成分中度。有丝分裂少，偶尔有核不典型变，WHO 分级 Ⅱ 级。而间变型室管膜瘤：细胞成分增多。核不典型变，染色过深。微血管增生。肿瘤细胞呈假栅栏样排列伴多样坏死。WHO 分级 Ⅲ 级。

室管膜瘤临床表现：室管膜瘤好发于儿童，$1\sim5$ 岁多见，男孩易发。2/3 的肿瘤位于幕下，第四脑室底常见，儿童多见；1/3 的肿瘤可发生于幕上，常见于成人。位于第四脑室的肿瘤可通过外侧孔长入桥小脑角区，位于侧脑室的肿瘤常侵犯邻近脑实质。肿瘤可阻塞室间孔，导致继发性脑积水及颅内压的增高，出现头痛等颅高压表现。肿瘤常见头痛、恶心、呕吐等表现，可见共济失调、偏瘫、颈痛、斜颈等表现。婴儿可有易怒、昏睡、发育迟缓、巨头等表现。间变型室管膜瘤 WHO 分级 Ⅲ 级，有如下特点：①发展较快；②脑积水出现早且重；③易种植且术后易复发。本病预后较差。

室管膜瘤影像学表现：CT 平扫大多数为等密度，可有出血、囊变，50%可见斑点状钙化，增强可见形式多样的不均匀强化。MRI 检查信号混杂，$T_1WI$ 上呈略低信号，$T_2WI$ 上呈等信号或低信号，常因钙化、出血、坏死、囊变而信号不均。增强可见中度不均匀强化。

## 六、思考题

1. 室管膜瘤的好发部位及好发的年龄?
2. 室管膜瘤的影像学诊断及其鉴别诊断有哪些?
3. 室管膜瘤的主要临床表现有哪些?

（李文彬    蔡王莉）

# 案例 22
# 室管膜下瘤

## 一、病史

男,47岁,头痛3月余。

## 二、影像学资料及分析

影像学资料如图 22-1~图 22-4 所示。

读片分析:头颅横断面 $T_1WI$ 见右侧侧脑室前角低信号影,边界尚清;横断面 $T_2WI$ 可见病灶呈稍高信号影,信号欠均匀;横断面、矢状面增强扫描可见病灶轻度强化。

## 三、诊断和鉴别诊断

1. 诊断

室管膜下瘤。

2. 诊断依据

(1) 临床有头痛病史。

(2) 患者为中年男性,位于右侧侧脑室前角。

(3) MRI 检查 $T_1WI$ 为低信号影,$T_2WI$ 为稍高信号影,信号稍欠均匀,增强扫描病灶轻度强化。

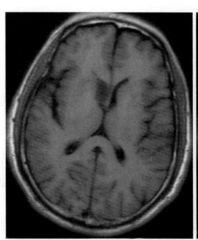

图 22-1 横断面 $T_1WI$

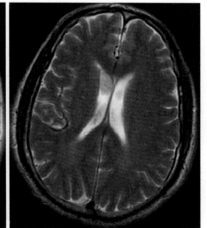

图 22-2 横断面 $T_2WI$

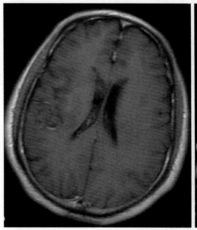

图 22-3 横断面 $T_1WI$ 增强扫描

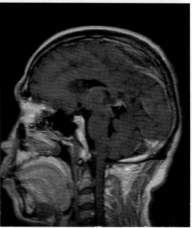

图 22-4 矢状面 $T_1WI$ 增强扫描

### 3. 鉴别诊断

（1）室管膜瘤：常发生于 5 岁前，成人好发于侧脑室，可通过各孔伸出，塑形生长。不易引起脑积水，孟氏孔附近室管膜瘤除外。CT 扫描显示为等密度，斑点状钙化常见。MRI 表现为 $T_1WI$ 稍低信号，$T_2WI$ 稍高信号，信号可因钙化、出血、囊变而不均匀，增强可见中度至明显强化。

（2）脉络丛乳头状瘤：儿童最常见于侧脑室，第四脑室的脉络丛乳头状瘤成人多见。形态不规则，典型表现呈菜花状，脑积水出现早且明显。肿瘤周围可见境界清楚的环形脑脊液信号，内可见点状钙化，增强可见均匀或不均匀明显强化。

（3）脑室内脑膜瘤：成人女性多见。形态规整，表面光滑。CT 扫描显示为等或稍高密度，MRI 检查为 $T_1WI$ 等低信号，$T_2WI$ 为等高信号影，强化可见明显且均匀强化。

（4）中枢神经细胞瘤：常见于年轻人，发生于侧脑室内或透明隔，常主要占据一侧侧脑室，向双侧侧脑室内生长。肿瘤较局限，多呈圆形或类圆形，边界清楚，可呈分叶状，很少向脑内浸润性生长。瘤内可见多发性囊变区。不均匀中等强化。

## 四、影像学检查选择

最佳检查方法为 MRI 检查。MRI 平扫和增强扫描对本病的诊断必不可少，有利于显示肿瘤与周围邻近组织的关系，且室管膜下瘤无强化或轻微强化，可与其他脑室内肿瘤相鉴别。

## 五、要点和讨论

（1）好发于第四脑室及侧脑室，常见于中老年患者。

（2）室管膜下瘤是脑室内乏血供肿瘤，增强多无明显强化，可与其他脑室内肿瘤相鉴别。

（3）影像学上 CT 平扫为不均匀低或等密度影，钙化、囊变少见。MRI 检查 $T_1WI$ 上为低或等信号，$T_2WI$ 上呈略高信号，信号不均。

### 1. 室管膜下瘤病理表现

室管膜下瘤是一种良性肿瘤，起源于室管膜下细胞，包括室管膜下胶质细胞，星形细胞以及室管膜细胞。大体病理为境界清楚的实质性肿块，镜下室管膜瘤既含有室管膜细胞，又含有星形细胞，WHO 分级 II 级。

### 2. 室管膜下瘤临床表现

室管膜下瘤常发生于中老年人，肿瘤位于脑室内，多数位于延髓下部并突入第四脑室底，其次为侧脑室前角近孟氏孔区。本病发病率较低，生长缓慢。可无明显临床症状，偶然发现；部分患者由于肿瘤引起脑积水而出现头痛、头晕、呕吐等颅高压症状。

### 3. 室管膜下瘤影像学表现

室管膜下瘤在影像学上表现为团块状、类圆形，边缘光整，略呈分叶状肿块，对周围组织为膨胀性压迫而非浸润性生长，周围脑组织无明显水肿。CT 平扫为不均匀低或等密度影，钙化、囊变少见。MRI 检查 $T_1WI$ 上为低或等信号，$T_2WI$ 上呈略高信号，信号不均。增强扫描多不强化或仅有轻度强化，可与其他脑室内肿瘤相鉴别。

## 六、思考题

1. 室管膜下瘤的好发部位及好发年龄？
2. 室管膜下瘤的影像学诊断及其鉴别诊断有哪些？
3. 室管膜下瘤的主要临床表现有哪些？

（李文彬　蔡王莉）

# 案例 *23*

# 脉络丛肿瘤

## 一、病史

女,53岁,头痛20天。

## 二、影像学资料及分析

影像学资料如图23-1~图23-4所示。

读片分析:头颅CT平扫显示左侧侧脑室颞角扩大,内可见不规则形高密度影;MRI检查横断面 $T_2WI$ 示第三脑室内不规则形异常软组织肿块影, $T_2WI$ 等高信号,信号混杂不均,边界尚清晰;DWI呈等信号;增强扫描肿块明显强化,表面呈颗粒状。

## 三、诊断和鉴别诊断

1. 诊断

脉络丛乳头状瘤。

2. 诊断依据

(1)临床有头痛病史。

(2)病灶位于侧脑室颞角内,不规则形。

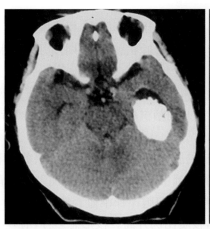

图23-1　头颅CT

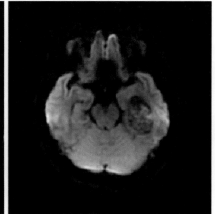

图23-2　横断面DWI

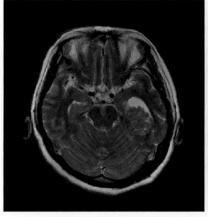

图23-3　横断面 $T_2WI$

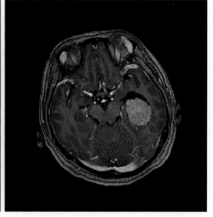

图23-4　横断面 $T_1WI$ 增强扫描

（3）头颅 CT 扫描检查左侧侧脑室颞角内呈不规则形高密度影；MRI 检查 $T_2WI$ 为高信号影，信号混杂不均，边界尚清晰，增强扫描肿块明显强化，表面呈颗粒状。

3. 鉴别诊断

（1）绒毛增生：双侧侧脑室脉络丛弥漫增生，可合并有过度分泌性脑积水。

（2）室管膜瘤：第四脑室的脉络丛肿瘤需要与室管膜瘤鉴别，前者常发生于成人，肿瘤边界清楚，通常不会通过侧孔及中孔向外生长；后者常发生于儿童，肿瘤有向外生长的趋势。

（3）脑膜瘤：发生在桥小脑角区的脉络丛肿瘤需要与脑膜瘤相鉴别。脑膜瘤通常为均匀等信号，强化明显且均匀，并以宽基底与脑膜相连。

（4）神经源性肿瘤：发生在桥小脑角区的脉络丛肿瘤还需要与神经源性肿瘤相鉴别。神经源性肿瘤信号不均匀，囊变常见，鉴别诊断有一定困难，但其发病率远高于桥小脑角区脉络丛肿瘤，若肿瘤累及听神经则诊断容易。

## 四、影像学检查选择

主要影像学检查方法为 CT 及 MRI。CT 扫描一般可见高密度。MRI 检查可清楚显示病变的信号特征，可以准确判断病灶的位置。

## 五、要点和讨论

（1）儿童好发于侧脑室三角区，成人好发于第四脑室、桥小脑角区。

（2）影像学上表现为密度/信号均匀的分叶状肿块，早期多见脑积水，25％出现点状钙化，增强后病灶显著均匀强化。

（3）有两种类型：脉络丛乳头状瘤和脉络丛乳头状癌，两种均可沿脑脊液播散。

（4）可刺激脑脊液分泌，常可见交通性脑积水，可同时存在梗阻性脑积水。

1. 脉络丛肿瘤病理表现

脉络丛肿瘤为起源于脉络丛上皮的肿瘤。可分为脉络丛乳头状瘤和脉络丛乳头状癌两种类型，前者是后者的 4～8 倍，两种均可沿脑脊液播散。大体病理常表现为边界清晰的分叶状或乳头状脑室内肿块。脉络丛乳头状瘤镜下多为立方形上皮细胞伴纤维血管核心。无明显出血、坏死，WHO 分级 Ⅰ 级；脉络丛乳头状癌镜下细胞成分增多，核质比例升高。核形态多样，有丝分裂多见。可见弥漫性脑浸润，侵犯脑组织，可有坏死。WHO 分级 Ⅲ 级。

2. 脉络丛肿瘤临床表现

脉络丛肿瘤占所有成人肿瘤的 0.5％，占所有儿童肿瘤的 2％～4％，是婴儿最常见的脑肿瘤。儿童好发于侧脑室三角区，成人好发于第四脑室、桥小脑角区。本病可刺激脑脊液分泌，常可见交通性脑积水，可同时存在梗阻性脑积水，出现颅内压升高的征象。男性较女性多见，脉络丛乳头状癌经手术及化疗治疗后 5 年存活率为 25％～40％。

3. 脉络丛肿瘤影像学表现

75％ CT 平扫表现为等密度或低密度脑室内分叶状或菜花状肿块。25％有斑点状钙化。脑积水常见。偶尔有出血，囊性脉络丛乳头状瘤罕见。增强可见明显均一的强化，不均匀提示脉络丛乳头状癌可能。MRI 检查，$T_1WI$ 表现为等低混杂信号，增强可见明显强化，可见流空现象、出血。局限的脑实质侵犯可见于脉络丛乳头状瘤，广泛的脑实质侵犯应考虑脉络丛乳头状癌的可能。

## 六、思考题

1. 脉络丛肿瘤的好发部位?
2. 脉络丛肿瘤的影像学诊断及其鉴别诊断有哪些?
3. 脉络丛肿瘤的主要临床表现有哪些?

（李文彬　蔡王莉）

# 案例 *24*

# 中央神经细胞瘤

## 一、病史

女,26岁,头晕、头痛伴左侧肢体无力,行走不稳1个月。

## 二、影像学资料及分析

影像学资料如图 24-1~图 24-4 所示。

**读片分析:**头颅 MRI 检查横断面 T<sub>2</sub>-Flair 可见左侧侧脑室及透明隔区不规则软组织肿块,呈等高信号影,病灶内可见小片状囊变影,左侧侧脑室扩大,右侧侧脑室受压;增强扫描可见片状不均匀明显强化,囊变区无明显强化。

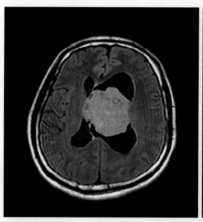 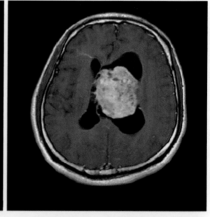

图 24-1 横断面 T<sub>2</sub>-Flair      图 24-2 横断面 T<sub>1</sub>WI

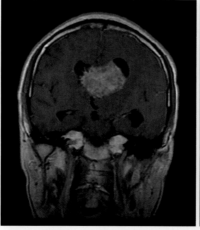 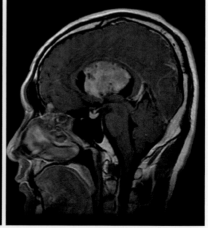

图 24-3 冠状面 T<sub>1</sub>WI      图 24-4 矢状面 T<sub>1</sub>WI

## 三、诊断和鉴别诊断

1. 诊断

中央神经细胞瘤。

2. 诊断依据

(1) 临床有头晕、头痛伴左侧肢体无力,行走不稳病史。

(2) 患者为青年女性,

病灶位于左侧侧脑室及透明隔区。

(3) MRI 检查可见多发囊性变,增强扫描可见不均匀明显强化。

3. 鉴别诊断

(1) 室管膜瘤:常见于 5 岁前儿童。成人好发于侧脑室。不易引起脑积水,孟氏孔附近室管膜瘤除外。CT 扫描为等密度,斑点状钙化常见。MRI 检查表现为 $T_1WI$ 稍低信号,$T_2WI$ 稍高信号,信号可因钙化、出血、囊变而不均匀。

(2) 室管膜下巨细胞星形细胞瘤:患者常伴有结节性硬化,发病多见于 20 岁以下的青年人。CT 平扫可见室管膜下多发钙化,MRI 检查可见肿瘤边缘清楚,信号均匀,增强后显著强化。

(3) 脑膜瘤:本病需与脑室内脑膜瘤相鉴别。后者成年女性多见,形态规整,表面光滑。CT 扫描为等或稍高密度,MRI 检查显示 $T_1WI$ 等或等低信号,$T_2WI$ 为等或等高信号影。增强可见明显均匀强化。

(4) 脉络丛乳头状瘤:儿童常见于侧脑室,成人多见于第四脑室。形态不规则,典型表现为菜花状肿块。脑积水出现早且明显。肿瘤周围可见境界清楚的环形脑脊液信号,内可见点状钙化,增强可见均匀或不均匀明显强化。

## 四、影像学检查选择

主要影像学检查方法为 CT 及 MRI。CT 扫描显示病变内钙化较佳。MRI 检查可清楚显示肿块内部血管流空及囊变区。

## 五、要点和讨论

(1) 好发于青年人,20~40 岁多见,无明显性别差异。

(2) 好发于侧脑室前角和体部,多邻近或来源于透明隔,部分可延伸到第三脑室。

(3) 影像学上表现为实质性肿块,可见小囊变和钙化,脑积水常见。增强后肿瘤多呈不均匀中度到明显强化。

1. 中央神经细胞瘤病理表现

中枢神经细胞瘤起源于神经元或具有双向分化潜能的祖细胞,是少见的中枢神经系统良性肿瘤。大体病理可见灰色、质脆、边界清楚的脑室内肿瘤;中等血供,可见出血及钙化。镜下可见肿瘤细胞呈小圆形,边界欠清,胞核圆形或椭圆形,中枢神经细胞瘤具有特征性的纤维性基质所组成的无细胞区,可与少突胶质细胞瘤鉴别。WHO 分级 Ⅱ 级。

2. 中央神经细胞瘤临床表现

中央神经细胞瘤好发于青年人,20~40 岁多见,男女比例无明显差异。50% 以上的肿瘤发生在侧脑室前角和体部,15% 延伸到第三脑室,3% 只在第三脑室,13% 在两侧侧脑室,脑室外生长和侵犯脑实质罕见。肿瘤可阻塞室间孔,导致继发性脑积水及颅内压的增高,出现头痛等颅高压表现。肿瘤发生于透明隔、第三脑室、下丘脑可引起视野缺损、内分泌紊乱等表现。

3. 中央神经细胞瘤影像学表现

CT 平扫常表现为实性或囊性低等密度,50% 可见钙化,脑积水常见,增强可见不均匀中等强化。MRI 检查信号不均匀,$T_1WI$ 上绝大多数为等信号,$T_2WI$ 上表现为高信号,"泡泡样"表现,有时可见血管流空。增强可见中等到明显不均匀强化。

## 六、思考题

1. 中央神经细胞瘤的好发部位?
2. 中央神经细胞瘤的影像学诊断及其鉴别诊断有哪些?
3. 中央神经细胞瘤的主要临床表现有哪些?

(李文彬 蔡王莉)

# 血管母细胞瘤

## 一、病史

男,51岁,阵发性头痛、头晕7月余,走路不稳4月余。

## 二、影像学资料及分析

影像学资料如图25-1~图25-4所示。

读片分析:头颅横断面T₁WI示小脑半球囊性占位,呈低信号影,边界清晰,边缘光整,内可见附壁结节,呈等低信号影,第四脑室受压改变;横断面T₂WI囊液呈脑脊液样高信号影;增强扫描可见附壁结节明显强化。

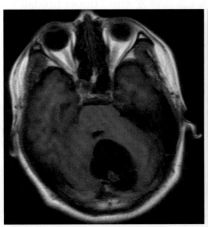 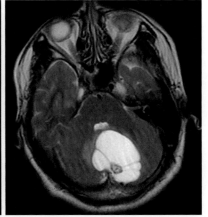

图25-1 横断面 T₁WI　　　图25-2 横断面 T₂WI

## 三、诊断和鉴别诊断

1. 诊断

血管母细胞瘤。

2. 诊断依据

(1)临床有头痛、头晕,走路不稳病史。

(2)患者为中年男性,病灶位于小脑半球。

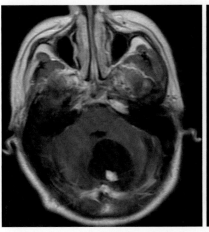 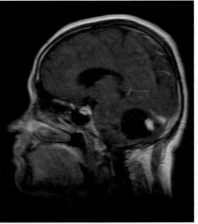

图25-3 横断面 T₁WI 增强　　　图25-4 矢状面 T₁WI 增强

（3）MRI 检查病灶为 $T_1WI$ 低、$T_2WI$ 高脑脊液信号影，伴附壁结节，增强扫描附壁结节明显强化。

3. 鉴别诊断

（1）毛细胞星形细胞瘤：小脑的血管母细胞瘤应与毛细胞星形细胞瘤相鉴别。后者常见于儿童和青少年，可发生于小脑半球任何部位，为囊性或囊实性肿块，可表现为大囊带有壁结节，增强扫描壁结节明显强化，囊壁大多不强化。

（2）转移瘤：孤立的颅后窝转移瘤不常见，但为最常见的中老年人后颅窝实性肿块。其血供不如血管母细胞瘤丰富。转移瘤多发较单发常见，实性较囊性常见。

（3）胶质母细胞瘤：多表现为成年人脑内不规则环形强化的肿块，但后颅窝不是其好发部位。

## 四、影像学检查选择

主要影像学检查方法 MRI。MRI 检查可清楚显示病变的信号特征，壁结节以及流空血管信号，是首选的影像学检查方法。

## 五、要点和讨论

（1）中老年人颅后窝最常见的原发性肿瘤，儿童罕见。

（2）75％为单发，40～60 岁好发；25％伴发 von Hippel-Lindau 病（VHL），好发于年轻人。

（3）60％为大囊伴小结节，40％为实质性。

（4）囊性肿块伴邻近软脑膜的强化结节为其特征性表现。

1. 血管母细胞瘤病理表现

血管母细胞瘤组织起源不明，由间质细胞核丰富的毛细血管构成。大体病理可见边界清楚、血管丰富的红色结节，常位于大囊的壁上，坏死和出血不常见。镜下肿瘤主要有两种成分构成：空泡状大间质细胞和丰富的毛细血管网。囊壁是由受压的脑实质和反应性的胶质增生组成的。WHO 分级 I 级。

2. 血管母细胞瘤临床表现

血管母细胞瘤通常发生于 40～60 岁成人，儿童罕见。80％～85％的病变位于小脑，3％～13％位于脊髓，2％～3％位于延髓，幕上少见。60％为大囊伴小结节，40％为实质性。75％为单发，好发于成人，可有头痛、平衡失调，眩晕等表现；25％伴发 von Hippel-Lindau 病（VHL），其发生于较小年龄，但小于 15 岁的罕见，可伴发视网膜血管母细胞瘤（眼底出血为首发症状）、内脏囊肿、肾透明细胞癌等病变，多具有家族遗传史。

3. 血管母细胞瘤影像学表现

CT 平扫常表现为低密度囊＋等密度结节，增强可见结节显著均匀强化而囊不强化；实性肿块罕见，环形强化肿块罕见。MRI 检查囊性部分表现为 $T_1WI$ 低信号，$T_2WI$ 高信号；结节表现为 $T_1WI$、$T_2WI$ 高信号，增强结节可见明显强化。肿瘤内或肿瘤旁迂曲的流空血管影是其特征。

## 六、思考题

1. 血管母细胞瘤的好发部位及好发年龄？

2. 血管母细胞瘤的影像学诊断及其鉴别诊断有哪些？

3. 血管母细胞瘤的主要临床表现有哪些？

（李文彬　蔡王莉）

案例 26

# 髓母细胞瘤

## 一、病史

男,9岁,头痛4月余。

## 二、影像学资料及分析

影像学资料如图 26-1～图 26-4 所示。

读片分析:头颅横断面 $T_1WI$ 见小脑蚓部巨大软组织肿块影,呈不均质低信号,形态不规则,边界不清;横断面 $T_2WI$ 可见病灶呈不均质高信号,周围可见瘤周水肿;增强扫描肿瘤部分可见不均质强化。

## 三、诊断和鉴别诊断

1. 诊断

髓母细胞瘤。

2. 诊断依据

(1)临床有头痛病史。

(2)患者为男性小儿,病灶位于小脑蚓部。

(3)MRI 检查 $T_1WI$ 为不均质低信号,$T_2WI$ 为不均质高信号影,增强扫描可见不均质强化。

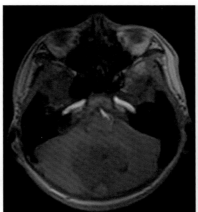
图 26-1 横断面 $T_1WI$

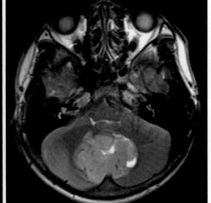
图 26-2 横断面 $T_2WI$

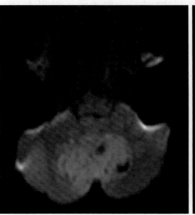
图 26-3 横断面 DWI

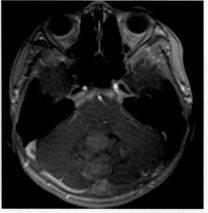
图 26-4 横断面 $T_1WI$ 增强

3. 鉴别诊断

（1）室管膜瘤：需与发生于第四脑室的室管膜瘤相鉴别，常见于 5 岁前儿童，可通过各孔伸出，塑形生长。不易引起脑积水，孟氏孔附近室管膜瘤除外。CT 扫描为等密度，斑点状钙化常见。MRI 表现为 $T_1WI$ 稍低信号，$T_2WI$ 稍高信号，信号可因钙化、出血、囊变而不均匀，增强可见中度至明显强化。

（2）脉络丛乳头状瘤：第四脑室的脉络丛乳头状瘤成人多见。形态不规则，典型表现呈菜花状，脑积水出现早且明显。肿瘤周围可见境界清楚的环形脑脊液信号，内可见点状钙化，增强可见均匀或不均匀明显强化。

（3）毛细胞星形细胞瘤：儿童最常见的脑肿瘤，发病高峰在 10～20 岁，小脑常见，常位于中线外。常表现为小脑囊性肿块伴壁结节，CT 扫描为等或低密度，增强后壁结节明显强化；MRI 检查示实性部分 $T_1WI$ 等或低信号，$T_2WI$ 为高信号影，囊性部分 $T_2WI$ 为高信号影，FLAIR 上不被抑制。增强可见不均匀强化。

## 四、影像学检查选择

主要影像学检查方法为 MRI。可清楚显示病变的部位（小脑蚓部）、第四脑室情况等，增强扫描时要注意观察有无脑脊液播散。

## 五、要点和讨论

（1）儿童期最常见的后颅窝肿瘤，发病年龄通常＜15 岁，另一发病小高峰为 21～40 岁，男：女＝2：1。

（2）75％发生在小脑蚓部，25％发生在小脑半球（发生于年龄较大的青少年至成人）。

（3）影像学上多表现为颅后窝中线的实质性肿块，可见囊变，但钙化少见。增强可见中等不均匀强化。

（4）恶性、侵袭性生长，多位于中线处，可早期出现脑脊液转移，2/3 在颅内，1/3 在颅外（溶骨转移常见）。

1. 髓母细胞瘤病理表现

髓母细胞瘤为常见的颅后窝原始神经外胚层肿瘤。大体病理表现多样，从质硬、边境清到质软、边境欠清；肿瘤常为实性病变，内可见囊变、出血。镜下可见肿瘤细胞密集，核圆或椭圆，胞质稀疏，为分化不好的神经外胚层细胞。瘤细胞围绕一神经纤维作放射状排列，形成典型的菊型团。可分为 4 种亚型：①促纤维增生型；②伴广泛结节型；③大细胞型；④黑素型。常见有丝分裂和细胞凋亡，WHO 分级Ⅳ级。

2. 髓母细胞瘤临床表现

髓母细胞瘤好发于儿童，发病年龄通常小于 15 岁，另一发病小高峰为 21～40 岁，男：女＝2：1。75％发生在小脑蚓部，随着年龄增长可远离中线，25％发生在小脑半球（多发生于年龄较大的青少年至成人）。患者可出现头痛、呕吐等梗阻性脑积水表现，部分可见共济失调、步态紊乱等表现。本病为恶性病变、侵袭性生长，可早期出现脑脊液转移，2/3 在颅内，1/3 在颅外（溶骨转移常见），随访时要注意观察椎管内及全身骨质有无转移。

3. 髓母细胞瘤影像学表现

CT 平扫大多数为后颅窝高密度实性肿块，40％～50％的患者存在小的肿瘤内坏死，20％患者存在钙化，脑积水常见。增强可见相对均匀强化。MRI 检查，$T_1WI$ 上呈等信号或低信号，$T_2WI$ 上呈等信号或低高混杂信号，可见出血、坏死、囊变。增强可见相对均匀强化。50％的患者在最初的图像已有脑脊液转移。

## 六、思考题

1. 髓母细胞瘤的好发部位及年龄？
2. 髓母细胞瘤的影像学诊断及其鉴别诊断有哪些？
3. 髓母细胞瘤的主要临床表现有哪些？

（李文彬　蔡王莉）

# 案例 27
# 皮样囊肿

## 一、病史

男,49 岁,头痛 2 月余。

## 二、影像学资料及分析

影像学资料如图 27-1～图 27-6 所示。

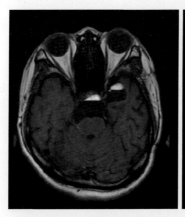

图 27-1　横断面 T₁WI

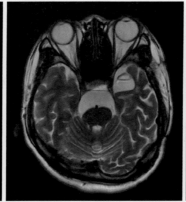

图 27-2　横断面 T₂WI

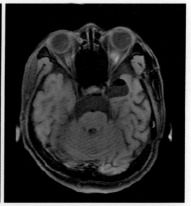

图 27-3　横断面压脂像

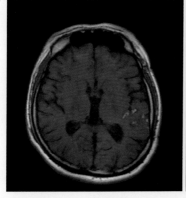

图 27-4　横断面 T₁WI

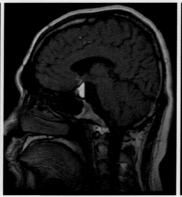

图 27-5　矢状面 T₁WI

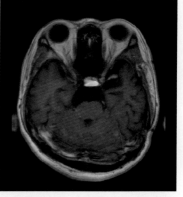

图 27-6　横断面 T₁WI 增强

读片分析:头颅横断面、矢状面 $T_1WI$ 显示左侧中颅窝异常高信号影,可见液平面,左侧外侧裂、部分脑沟内可见散在多发点状 $T_1$ 高信号影;横断面 $T_2WI$ 可见病灶呈稍高信号影;横断面压脂像可见 $T_1$ 高信号影消失;横断面 $T_1WI$ 增强未见明显强化。

## 三、诊断和鉴别诊断

1. 诊断

皮样囊肿。

2. 诊断依据

(1) 临床有头痛病史。

(2) 病灶 $T_1WI$ 呈高信号影,$T_2WI$ 呈稍高信号影,压脂像可见 $T_1$ 高信号影消失,增强未见明显强化。

(3) 左侧外侧裂、部分脑沟内可见散在多发点状 $T_1$ 高信号影,考虑为脂肪滴沿蛛网膜下隙播散所致。

3. 鉴别诊断

(1) 表皮样囊肿:较皮样囊肿多见,高 4～9 倍。囊壁被覆扁平上皮,无皮肤成分。病变位于中线外较中线多见,桥小脑角区占 40%～50%。大部分表皮样囊肿与脑脊液相似,不含脂肪。DWI 上弥散受限,呈高信号影。

(2) 畸胎瘤:内容物为三胚层组织,包含骨、脂肪、牙齿、毛发和皮肤等。最常见于松果体区,其次为鞍上。CT 平扫肿瘤有脂肪密度、高密度和钙化影,多有强化。MRI 检查表现为 $T_1WI$ 高、低信号,$T_2WI$ 低、等信号,可不规则强化。

(3) 脂肪瘤:病变常位于中线,如胼胝体压部附近、四叠体池和小脑上池,常伴有胼胝体发育不良。CT 平扫为均匀低密度。MRI 检查呈现为均匀短 $T_1WI$、长 $T_2WI$ 信号影,$T_1WI$ 脂肪抑制后为低信号。

(4) 黑色素瘤:脑实质和脑膜受累,病灶偏中线。CT 平扫为稍高密度影,病变周围有低密度水肿。MRI 检查呈现为短 $T_1WI$、短 $T_2WI$ 信号影,$T_1WI$ 脂肪抑制后高信号仍存在。增强扫描病变和脑膜明显强化。

## 四、影像学检查选择

主要影像学检查方法为 CT 及 MRI。CT 扫描可以判断病灶内是否含有钙化以便鉴别诊断。MRI 检查可清楚显示病变的短 $T_1WI$ 信号特征,对播散的脂肪滴检出很敏感,是首选的检查方法。$T_1WI$ 脂肪抑制序列是必须的检查序列。

## 五、要点和讨论

(1) 常位于中线的鞍内或鞍旁,也可位于脊髓和眶区。

(2) 为边界清楚的单房性囊肿,囊肿分泌物和上皮的脱屑可使囊肿增大,囊肿破裂可提高发病率和病死率。

(3) CT 平扫可见囊性肿块,含脂肪密度;$T_1WI$ 可呈脂肪信号。破裂时脂肪散布于脑池,在脑室内可见脂肪-液体平面。增强后一般无强化。

### 1. 皮样囊肿病理表现

皮样囊肿是胚胎残余组织形成的颅内胚胎类肿瘤样病变。多位于中线的鞍内或鞍旁,也可位于脊髓和眶区。大体病理表现为边界清楚的单房性囊肿,囊肿分泌物和上皮的脱屑可使囊肿增大,囊内混合有油脂、胆固醇碎屑,常含有头发。镜下可见纤维结缔组织构成外层壁。内衬有角质化的鳞状上皮、皮肤附属器。囊腔内容包含有脱落的角蛋白,细胞碎屑。可见到具有牙釉质的牙齿。

### 2. 皮样囊肿临床表现

可发生于头皮、颅骨或颅内轴外的肿块。本病为良性病变,生长缓慢。单纯的皮样囊肿最常见的症状为癫痫、头痛。较大囊肿破裂的概率增大,囊肿破裂可导致化学性蛛网膜炎,引起癫痫发作、昏迷、血管痉挛,甚至死亡。囊肿伴有皮肤窦道可导致感染、脑积水的发生。

### 3. 皮样囊肿影像学表现

CT 平扫常表现为圆形或结节状囊性肿块,含脂肪密度(极少数为实质性),20％有钙化。破裂时脂肪散布于脑池,在脑室内见到脂肪-液体平面。颅骨/头皮的囊肿可引起板障扩张。增强一般无强化。典型 MRI 检查表现为 $T_1WI$ 高信号,$T_2WI$ 稍高信号影。皮样囊肿破裂后脂肪滴沿蛛网膜下隙和脑室内播散,可见多发短 $T_1W$、等 $T_2WI$ 信号影。脂肪抑制后短 $T_1W$ 信号消失。频率编码方向可有化学位移伪影。

## 六、思考题

1. 皮样囊肿的好发部位?
2. 皮样囊肿的影像学诊断及其鉴别诊断有哪些?
3. 皮样囊肿的主要临床表现有哪些?

(李文彬　蔡王莉)

案例 *28*

# 表皮样囊肿

## 一、病史

女,36 岁,头痛半年余。

## 二、影像学资料及分析

影像学资料如图 28-1～图 28-4 所示。

**读片分析**:头颅 MRI 检查横断面 $T_1WI$ 示左侧桥小脑角区囊性灶,呈低信号影,边界欠清,脑干受压改变;横断面 $T_2WI$ 示病灶呈高信号影;DWI 呈等高信号影;增强扫描未见明显异常强化。

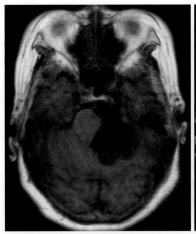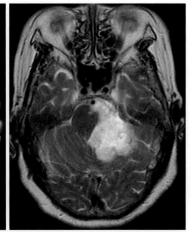

图 28-1　横断面 $T_1WI$　　　图 28-2　横断面 $T_2WI$

## 三、诊断和鉴别诊断

**1. 诊断**

表皮样囊肿。

**2. 诊断依据**

(1)临床有头痛病史。

(2)病灶为囊性灶,位于左侧桥小脑角区。

(3)MRI 检查病灶为 $T_1WI$ 低、$T_2WI$ 高信号囊性灶,DWI 呈等高信号影;增强扫描未见明显异常强化。

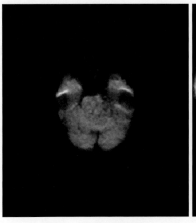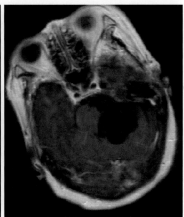

图 28-3　横断面 DWI　　　图 28-4　横断面 $T_1WI$ 增强

77

3. 鉴别诊断

（1）皮样囊肿：常位于中线的鞍内或鞍旁，CT 平扫可见囊性肿块，含脂肪密度，CT 值为负值；$T_1W$ 为高信号影，脂肪抑制后短 $T_1W$ 信号消失，DWI 上弥散不受限，呈低信号影。

（2）蛛网膜囊肿：囊肿的形态通常圆滑、规则。MRI 检查表现为均匀的 $T_1WI$ 低信号，$T_2WI$ 高信号，DWI 为低信号影。

（3）明显囊变的听神经瘤、颅咽管瘤：听神经瘤、颅咽管瘤的囊性部分在 DWI 上均表现为低信号，增强扫描肿瘤实性部分明显强化。

## 四、影像学检查选择

首选 MRI 检查。MRI 检查可清楚显示病变的信号特征，与邻近组织的关系及占位征象，是首选的检查方法。DWI、$T_1WI$ 脂肪抑制序列及增强检查有助于鉴别诊断。

## 五、要点和讨论

（1）最常见于桥小脑角区，占颅内肿瘤的 1%。

（2）为非肿瘤性异位囊肿，囊内无肿瘤成分。

（3）影像上常和脑脊液相似，DWI 高信号影，增强无强化。典型者表现为珍珠样的不规则分叶状或菜花样肿块。

1. 表皮样囊肿病理表现

表皮样囊肿以先天性多见，是在胚胎发育时来源于神经嵴的外胚层细胞异位残留包含于神经管内，这些残留的上皮成分成为日后发生表皮样囊肿的来源。获得性表皮样囊肿主要见于反复腰穿及外科手术损伤等情况，使上皮成分进入组织内而形成表皮样囊肿。大体病理可见囊肿质地柔软，外观呈珍珠样乳白色，故也称珍珠瘤。可向外呈分叶状生长，通过脑池潜行性生长延伸，围绕和包裹血管或神经。镜下可见囊壁为单纯层状立方鳞状上皮。囊内含坚固透明的胆固醇结晶，角蛋白碎屑。

2. 表皮样囊肿临床表现

20～60 岁均可发病，发病高峰为 40 岁左右。最常见于中线区外，75% 位于桥小脑角区，20% 位于第四脑室，5% 位于脑内其他部位。本病可以多年无临床症状。主要依病变的部位和生长方式出现相应的症状：头痛及第 V、Ⅶ、Ⅷ 对脑神经症状。

3. 表皮样囊肿影像学表现

CT 平扫 95% 多呈均匀的低密度，与脑脊液密度相似，10%～25% 可有钙化。增强多无强化，囊肿边缘有时可见轻微强化。MRI 检查显示病变形态多样，有沿脑池缝隙生长的趋势，通常为 $T_1WI$ 低信号，$T_2WI$ 高信号影。FLAIR 成像不被抑制。DWI 弥散受限，为高信号影。

## 六、思考题

1. 表皮样囊肿的好发部位？
2. 表皮样囊肿影像学诊断及其鉴别诊断有哪些？
3. 表皮样囊肿的主要临床表现有哪些？

（李文彬　蔡王莉）

# 蛛网膜囊肿

## 一、病史

女,61岁,常规体格检查。

## 二、影像学资料及分析

影像学资料如图 29-1~图 29-4 所示。

**读片分析:**头颅横断面 $T_1WI$、$T_2WI$ 见左侧中颅窝异常信号灶,呈长 $T_1WI$、长 $T_2WI$ 信号,边界清晰,左侧颞极受压,信号无明显异常改变;冠状面 $T_2WI$ 及矢状面 $T_1WI$ 亦可见左侧中颅窝长 $T_1WI$,长 $T_2WI$ 信号影,左侧颞极受压改变。

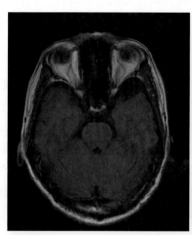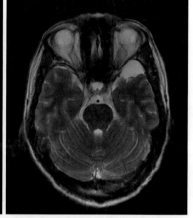

图 29-1　横断面 $T_1WI$　　　　图 29-2　横断面 $T_2WI$

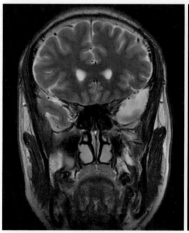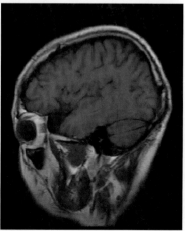

图 29-3　冠状面 $T_2WI$　　　　图 29-4　矢状面 $T_1WI$

## 三、诊断和鉴别诊断

1. 诊断

蛛网膜囊肿。

2. 诊断依据

(1)体格检查发现,无明显临床症状。

(2)病变位于左侧中颅窝,边界清晰。

（3）病灶和脑脊液信号相似，呈 $T_1WI$ 低、$T_2WI$ 高信号影，颞极受压移位。

3. 鉴别诊断

（1）表皮样囊肿：多位于桥小脑角区，有沿脑池缝隙生长的特征，呈分叶状珍珠样肿块，又称珍珠瘤。MRI 上信号不如蛛网膜囊肿均匀，FLAIR、DWI 为高信号影。

（2）脑囊虫病：多具有头节，常为多发病变，聚集成团，呈多腔性。

（3）囊性肿瘤：边缘可有强化、实性部分明显强化，听神经瘤常使内听道扩大。

## 四、影像学检查选择

主要影像学检查方法为 CT 及 MRI。CT 扫描可显示囊肿为低密度，细节显示不清楚，但 CT 的优势在于了解邻近骨质情况。MRI 检查可清楚显示病变的信号特征以及与邻近脑组织的关系，是首选的检查方法。

## 五、要点和讨论

（1）可发生于任何年龄，75％见于儿童。男：女＝3∶1～5∶1。

（2）占颅内肿块的 1％，颅中窝为最常见的发病部位，可有颞叶发育不良。

（3）影像上常和脑脊液相似，为边缘锐利的圆形或卵圆形脑脊液性囊肿。具有轴外肿块病变特点：脑皮质被推移；白质塌陷征。

1. 蛛网膜囊肿病理表现

蛛网膜囊肿占颅内肿瘤的 1％。大体病理可见蛛网膜包绕脑脊液膨胀形成囊肿。蛛网膜囊肿常引起血管神经推移，但不包绕血管及神经。镜下可见囊壁由扁平而正常的蛛网膜细胞构成，无炎症和肿瘤性改变。

2. 蛛网膜囊肿临床表现

本病可发生于任何年龄，儿童多见，占 75％，男：女＝3∶1～5∶1。最常见于颅中窝，亦可见于鞍上池、四叠体池、大脑凸面等部位。本病通常无明显临床症状，偶然发现。有时可见头痛、眩晕、面部痉挛。鞍上蛛网膜囊肿可致梗阻性脑积水的发生。

3. 蛛网膜囊肿影像学表现

病变与脑脊液影像特点相似，CT 平扫为均匀的低密度，囊内出血罕见，可使颅骨增厚或变形；MRI 检查通常为 $T_1WI$ 低信号，$T_2WI$ 高信号影，边界清晰，FLAIR 为高信号影，DWI 弥散受限，为高信号影。增强扫描病变无强化。

## 六、思考题

1. 蛛网膜囊肿的好发部位？
2. 蛛网膜囊肿影像学诊断及其鉴别诊断有哪些？
3. 蛛网膜囊肿的主要临床表现有哪些？

（李文彬　蔡王莉）

# 神经上皮囊肿

## 一、病史

女,28岁,头痛、头晕4月余。

## 二、影像学资料及分析

影像学资料如图30-1～图30-4所示。

> **读片分析:** 头颅横断面T₁WI,T₂WI显示左侧额叶均匀的长T₁WI,长T₂WI信号,边界清晰,周围脑实质未见水肿;横断面、矢状面T₁W增强显示左侧额叶病灶未见明显强化。

## 三、诊断和鉴别诊断

1. 诊断

神经上皮囊肿。

2. 诊断依据

(1) 临床头痛、头晕病史。

(2) 左侧额叶囊性灶,边界清。

(3) MRI检查呈长T₁WI、长T₂WI脑脊液信号,增强无明显强化。

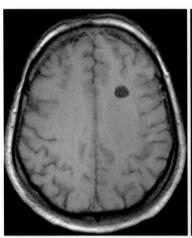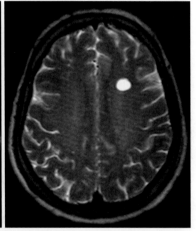

图30-1 横断面T₁WI      图30-2 横断面T₂WI

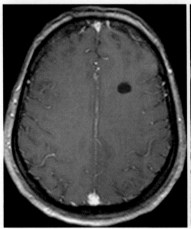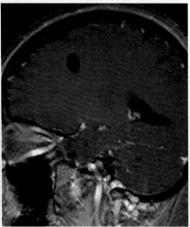

图30-3 横断面T₁WI增强      图30-4 矢状面T₁WI增强

3. 鉴别诊断

（1）脑软化灶：可结合病灶的位置、形态及其周围脑实质有无异常加以鉴别。脑软化灶位于脑实质内，$T_2WI$ 及 FLAIR 序列上可见到病灶周围伴有胶质增生。

（2）颅内蛛网膜囊肿：多位于脑池，罕见出现于脑室，影像学上有时鉴别有一定困难，需要进行免疫组化分析加以鉴别。

（3）脑囊虫病：常有典型病史，症状明显，囊内头节的发现有助于诊断。

（4）脑室局部增大：常见于脑外伤、脑血管病等引起局限性脑萎缩、脑软化灶，导致相邻脑室负占位效应。MRI 检查无囊壁显示。

## 四、影像学检查选择

主要影像学检查方法为 MRI 检查，冠状面及矢状面可清楚地显示囊肿形态以及与邻近脑组织的关系，是首选的检查方法。

## 五、要点和讨论

（1）好发于侧脑室三角区和脉络膜裂，亦可见于脑实质、三脑室、四脑室内。

（2）临床表现多样，可无临床症状；部分可有头痛、头晕、癫痫、偏瘫、视力障碍等表现。

（3）影像上常和脑脊液相似，CT 平扫为低密度，$T_1WI$ 低、$T_2WI$ 高信号影，FLAIR、DWI 为低信号影，增强无强化。

1. 神经上皮囊肿病理表现

神经上皮囊肿是指一组来源于原始神经上皮的中枢神经系统囊肿，具有原始室管膜或脉络膜丛，可能是由于神经外胚层在发育过程中隔离所致。根据其来源不同，可分为脉络丛囊肿和室管膜囊肿。大体病理可见圆形、光滑、单腔的囊肿，通常内含清亮的液体，类似脑脊液，也可为淡黄色、乳白色或绿色的液体。镜下可见囊壁由厚薄不一的疏松纤维结缔组织构成。

2. 神经上皮囊肿临床表现

本病好发于脉络膜裂和侧脑室三角区，亦可见于脑实质、三脑室、四脑室内。本病临床表现多样，可以多年无临床症状，体格检查时偶然发现。部分病例可有头痛、头晕、癫痫、偏瘫、视力障碍等表现。

3. 神经上皮囊肿影像学表现

CT 平扫表现为脑脊液样均匀低密度，边界清晰，囊肿周围脑实质通常无水肿，增强扫描无强化；MRI 检查表现为边界清楚的长 $T_1WI$、长 $T_2WI$ 信号影，FLAIR、DWI 为低信号影，增强扫描多无强化，少数可见边缘轻度强化。

## 六、思考题

1. 神经上皮囊肿的好发部位？

2. 神经上皮囊肿影像学诊断及其鉴别诊断有哪些？

3. 神经上皮囊肿的主要临床表现有哪些？

（李文彬　蔡王莉）

# 脉络膜裂囊肿

## 一、病史

女,21岁,头晕1年。

## 二、影像学资料及分析

影像学资料如图 31-1~图 31-4 所示。

读片分析:如图 31-1、图 31-2 所示,横断面 $T_1WI$, $T_2WI$ 显示右侧颞部均匀的长 $T_1WI$,长 $T_2WI$ 信号,边界清晰;如图 31-3 所示冠状面 $T_2WI$ 显示右侧脉络膜裂内长 $T_2WI$ 信号;图 31-4 所示矢状面显示右侧脉络膜裂内长 $T_1WI$ 信号。

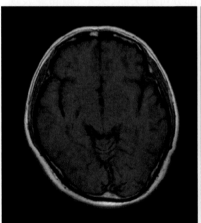

图 31-1 横断面 $T_1WI$

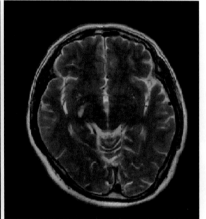

图 31-2 横断面 $T_2WI$

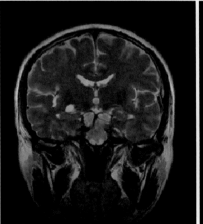

图 31-3 冠状面 $T_2WI$

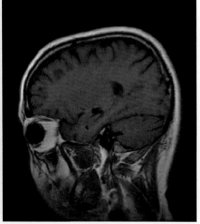

图 31-4 矢状面 $T_1WI$ 增强

## 三、诊断和鉴别诊断

1. 诊断

脉络膜裂囊肿。

2. 诊断依据

(1) 头晕为临床主要表现,无其他阳性表现。

(2) 右侧脉络膜裂内的囊性灶,边界清。

（3）MRI 检查呈长 $T_1WI$、长 $T_2WI$ 脑脊液信号，增强无明显强化。

3. 鉴别诊断

（1）侧脑室颞角扩大：单侧侧脑室颞角扩大或脉络膜裂神经上皮囊肿合并侧脑室颞角扩大时，CT 或 MRI 横断面不易与该病区分，可借助 MRI 冠状面鉴别。冠状面上扩大的侧脑室颞角位于海马外侧，囊肿则位于海马上方并可见其与脑室间的分割。

（2）脑软化灶：可结合病灶的位置、形态及其周围脑实质有无异常加以鉴别。脉络膜裂囊肿位于脉络膜裂内，具有一定占位效应，囊肿周围脑实质无异常。而脑软化灶位于脑实质内，$T_2WI$ 及 FLAIR 序列上可见到病灶周围伴有胶质增生。

## 四、影像学检查选择

主要影像学检查方法为 MRI 检查，冠状面及矢状面可清楚地显示囊肿形态以及与邻近脑组织的关系，是首选的检查方法。

## 五、要点和讨论

（1）常位于颞叶与岛叶之间的脉络膜内。

（2）多无临床症状，偶然发现；部分可有头痛、头晕、癫痫等表现。

（3）影像上常和脑脊液相似，CT 平扫为低密度，$T_1WI$ 低、$T_2WI$ 高信号影，FLAIR 为低信号影，增强无强化。

1. 脉络膜裂囊肿病理表现

脉络膜裂是人体胚胎发育过程中颈内动脉分支，携软脑膜伸入侧脑室下角参与脉络丛生成时所形成的裂隙，其内有脉络膜前动脉，脉络膜后外动脉及其分支走行，还含有少量脑脊液。脉络膜裂囊肿是发生在脉络膜裂内的蛛网膜囊肿。目前认为该囊肿属于神经上皮囊肿，具有原始室管膜和/或脉络膜丛的特征，其内衬有上皮组织，可以同时具有或缺乏基底膜。

2. 脉络膜裂囊肿临床表现

本病常位于颞叶与岛叶之间的脉络膜内。可以多年无临床症状，常为偶然发现。部分案例可有头痛、头晕、癫痫等表现。

3. 脉络膜裂囊肿影像学表现

CT 平扫表现为边界清晰的低密度，CT 值多在 $0\sim20$ Hu，病灶无钙化、出血，邻近脑实质通常无水肿，增强扫描无强化；MRI 检查表现为边界清楚的长 $T_1WI$、长 $T_2WI$ 信号影，FLAIR 为低信号影，增强扫描无强化。病灶可轻微推压海马，周围可见强化的脉络丛或小血管轻度受压移位。

## 六、思考题

1. 脉络膜裂囊肿的好发部位？
2. 脉络膜裂囊肿影像学诊断及其鉴别诊断有哪些？
3. 脉络膜裂囊肿的主要临床表现有哪些？

（李文彬　蔡王莉）

# 生殖细胞瘤

## 一、病史

男，28岁，头痛半年。

## 二、影像学资料及分析

影像学资料如图 32-1～图 32-4 所示。

> **读片分析：**头颅横断面 $T_1WI$、$T_2WI$ 示松果体区不规则软组织肿块影，呈 $T_1WI$ 等高、$T_2WI$ 低信号影，信号不均匀；横断面、矢状面 $T_1WI$ 增强扫描可见病灶明显强化，室管膜亦可见明显强化。

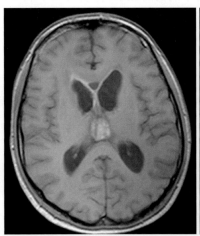 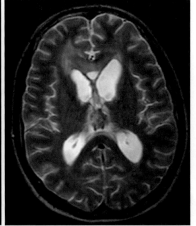

图 32-1 横断面 $T_1WI$　　图 32-2 横断面 $T_2WI$

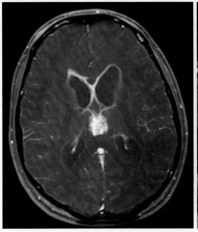 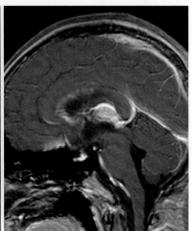

图 32-3 横断面 $T_1WI$ 增强扫描　　图 32-4 矢状面 $T_1WI$ 增强扫描

## 三、诊断和鉴别诊断

### 1. 诊断

生殖细胞瘤伴转移。

### 2. 诊断依据

(1) 临床有头痛病史。

(2) 病灶位于松果体区。

(3) MRI 检查病灶为 $T_1WI$ 等高、$T_2WI$ 低信号影，信号不均匀，增强扫描可见病灶明显强化，室管膜亦可见强化。

3. 鉴别诊断

（1）畸胎瘤：为第二常见的松果体区肿瘤，具有两个或更多的胚层，一般密度/信号更为混杂。

（2）松果体实质肿瘤：包括松果体细胞瘤和松果体母细胞瘤，前者多为边界清楚的圆形病变，脑脊液播散少见；后者为恶性，局部浸润，通常体积较大，质地不均。松果体实质肿瘤周边可有钙化，增强可见均匀或不均匀强化，影像学上有时难以与生殖细胞瘤相鉴别，但松果体实质肿瘤无性别倾向，平均年龄较生殖细胞瘤者大（多在 20 岁以上）。

（3）松果体囊肿：良性病变，多数较小，MRI 检查偶然发现。松果体区小而圆的囊肿，增强可见轻度环形强化，CT 扫描示囊内液体与脑脊液比呈等至高密度。

（4）脑膜瘤：松果体区脑膜瘤少见，多见于成人（常发生于 40～60 岁），常起源于小脑幕切迹游离缘，故常不在正中。CT 平扫为均匀稍高密度肿块，增强可见明显均匀强化，MRI 检查 $T_1WI$ 表现为等低信号，$T_2WI$ 为等高信号影，增强可见明显均匀强化，可见硬膜尾征。

## 四、影像学检查选择

主要影像学检查方法 MRI。矢状面 $T_1WI$ 可以显示微小的下丘脑及松果体区肿瘤，还可以显示神经垂体高信号的消失，增强扫描对于病变的显示，特别对微小病变的显示非常有用，增强扫描还有利于观察脑脊液播散的情况。

## 五、要点和讨论

（1）中枢神经系统生殖细胞肿瘤与生殖腺及生殖腺外肿瘤同源，占原发性中枢神经系统肿瘤的 0.1%～0.3%。

（2）儿童、青少年好发，高峰年龄 10～20 岁。男：女=2：1。

（3）病变多位于中线，最常见：第三脑室后方实质性肿块。

（4）影像学表现为 CT 平扫为等或高密度肿块；MRI 检查为 $T_1WI$ 等或稍低信号，$T_2WI$ 为高信号；增强后病灶明显强化。可"吞没钙化"的松果体。

1. 生殖细胞瘤病理表现

中枢神经系统生殖细胞肿瘤组织病理学改变与生殖腺及生殖腺外肿瘤类似，占原发性中枢神经系统肿瘤的 0.1%～0.3%。大体病理可见无包膜的实质性肿块，可有小的囊性变，肿瘤质软而脆，棕白色。常没有明显的坏死和出血。镜下肿瘤细胞大小一致，核大，胞质透明，富含糖原。间质常有多少不等的小淋巴细胞浸润。

2. 生殖细胞瘤临床表现：生殖细胞瘤儿童

青少年好发，高峰年龄 10～20 岁，男：女=2：1。中枢神经系统的生殖细胞瘤好发于紧靠中线部位，80%～90% 位于中线结构（松果体区＞鞍上＞两者都有），5%～10% 位于基底节、丘脑。按发生部位不同，可有不同的临床表现。松果体区的生殖细胞瘤：头痛（顶盖受压或侵袭），Parinaud 综合征（向上凝视麻痹和会聚障碍）；蝶鞍上的生殖细胞瘤：尿崩症、视力丧失、下丘脑-垂体机能障碍（生长发育迟缓、性早熟）；偏离中线的生殖细胞瘤：缓慢进展的轻偏瘫（由于内囊的受累和继发的华勒变性）、进展性的智能衰退、人格改变、原因不明的发热、手足徐动、偏盲、语言障碍等。

3. 生殖细胞瘤影像学表现

松果体区的生殖细胞瘤 CT 平扫常表现为第三脑室后部包绕的局限性的等或高密度肿块，包围有结节状、团簇状钙斑（被"吞没"了的松果体），可伴有脑积水。增强 CT 扫描可见明显均匀强化，有利于鞍上、室管膜等其他部位病变的发现。MRI 检查为 $T_1WI$ 等或稍低信号，$T_2WI$ 为高信号；有囊变者，信号可不均匀。增强后病灶明显强化。近 50% 为多发病变。

## 六、思考题

1. 生殖细胞瘤的好发部位及年龄？
2. 生殖细胞瘤的影像学诊断及其鉴别诊断有哪些？
3. 生殖细胞瘤的主要临床表现有哪些？

（李文彬　蔡王莉）

# 案例 33

# 松果体瘤

## 一、病史

男,24岁,头痛1年余。

## 二、影像学资料及分析

影像学资料如图33-1~图33-4所示。

读片分析:MRI检查横断面 $T_1WI$ 可见小结节状等信号影,横断面 $T_2WI$ 为低信号灶,边界清;矢状面 $T_1WI$ 增强、横断面 $T_1WI$ 增强亦可见病灶强化。

## 三、诊断和鉴别诊断

1. 诊断

松果体细胞瘤。

2. 诊断依据

(1) 临床有头痛病史。

(2) 病灶位于松果体区,边界清。

(3) 头颅 MRI 增强扫描明显强化。

3. 鉴别诊断

(1) 松果体囊肿:良性病

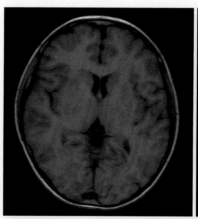

图 33-1 横断面 $T_1WI$

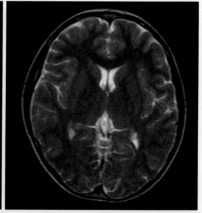

图 33-2 横断面 $T_2WI$

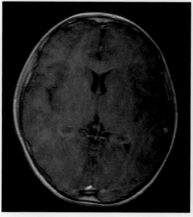

图 33-3 横断面 $T_1WI$ 增强

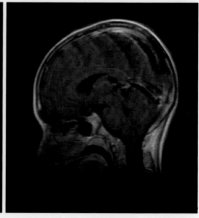

图 33-4 矢状面 $T_1WI$ 增强

变,多数较小,MRI 扫描检查偶然发现。松果体区小而圆的囊肿,增强可见轻度环形强化,CT 示囊内液体与脑脊液比呈等至高密度。

（2）生殖细胞瘤:儿童、青少年好发,高峰年龄 10～20 岁,病变多位于中线,最常见:第三脑室后方实质性肿块,影像学表现为 CT 平扫为等或高密度肿块;MRI 检查为 $T_1WI$ 等或稍低信号,$T_2WI$ 为高信号;增强后病灶明显强化。可"吞没钙化"的松果体。

（3）松果体区脑膜瘤:松果体区脑膜瘤少见,多见于成人(常发生于 40～60 岁),常起源于小脑幕切迹游离缘,故常不在正中。CT 平扫为均匀稍高密度肿块,增强可见明显均匀强化,MRI 检查 $T_1WI$ 表现为等低信号,$T_2WI$ 为等高信号影,增强可见明显均匀强化,可见硬膜尾征。

## 四、影像学检查选择

主要影像学检查方法为 CT 及 MRI 检查,CT 扫描可发现周围钙化灶,MRI 检查冠状面、矢状面及横断面可清楚地显示病变形态以及与邻近脑组织的关系。

## 五、要点和讨论

（1）占原发性脑肿瘤的 0.5%～1%,占松果体区肿瘤 15%。

（2）多见高度恶性的松果体母细胞瘤和成熟的松果体细胞瘤两种。

（3）松果体母细胞瘤多见混合密度和信号,增强后轻至中度不均匀强化,周边钙化常见;松果体细胞瘤多见等或低密度/信号肿块,周边钙化常见。

（4）"爆炸样"的松果体为其特征。

### 1. 松果体瘤病理表现

松果体瘤起源于松果体实质细胞或它们胚芽的前体。占原发性脑肿瘤的 0.5%～1%,占松果体区肿瘤 15%。一般可分为两种类型:松果体母细胞瘤和成熟的松果体细胞瘤。大体病理可见松果体母细胞瘤质软、易碎、边界模糊、浸润邻近组织;松果体细胞瘤边界清晰、灰色、可压迫邻近组织,但无侵袭性。镜下松果体母细胞瘤稀薄排列密集,体积小,未分化。核染色体浓密,呈圆形,胡萝卜形,胞质稀少。偶尔见菊形团。大部分坏死。有丝分裂常见;松果体细胞瘤肿瘤呈分叶状,被间充质细胞分隔。细胞成熟,大小均匀,与松果体细胞相似。可见大的纤维型的松果体细胞瘤样菊花团。囊变、出血不常见。偶尔可以出现有丝分裂,坏死,内皮增生。松果体母细胞瘤 WHO 分级Ⅳ级。松果体细胞瘤 WHO 分级Ⅱ级。

对松果体瘤的新分级方法:

1 级:松果体细胞瘤。

2 级:有丝分裂数目<6。

3 级:≥6 个有丝分裂像或<6 个有丝分裂像但没有神经微丝免疫染色者。

4 级:松果体母细胞瘤。

### 2. 松果体瘤临床表现

松果体瘤临床表现较其他松果体区肿瘤相似,可出现头痛(顶盖受压或侵袭),Parinaud 综合征(向上凝视麻痹和会聚障碍)。松果体母细胞瘤具有侵袭性,可出现中枢神经系统及骨转移;松果体细胞瘤较稳定,生长缓慢。

### 3. 松果体瘤影像学表现

CT 平扫松果体母细胞瘤表现为混杂密度,轻度到中度的不均匀强化,常见周围钙化;松果体细胞瘤表现为等/低密度肿块，外周可见钙化。MRI检查松果体母细胞瘤表现为不规则、边界不清的肿块，$T_1WI$等或低信号，$T_2WI$为高信号；增强可见中度不均匀强化。侵犯胼胝体、丘脑、中脑。松果体细胞瘤表现为边界清晰，圆形或分叶状肿块，$T_1WI$等或低信号，$T_2WI$为高信号；增强可见显著强化。可压迫中脑顶盖。

## 六、思考题

1. 松果体瘤的分类及发病率？
2. 松果体瘤的影像学诊断及其鉴别诊断有哪些？
3. 松果体瘤的主要临床表现有哪些？

（李文彬　蔡王莉）

# 松果体囊肿

## 一、病史

女,59岁,体格检查发现。

## 二、影像学资料及分析

影像学资料如图 34-1～图 34-4 所示。

**读片分析:**头颅横断面 $T_1WI$,$T_2WI$ 显示松果体区圆形的长 $T_1WI$,长 $T_2WI$ 信号,信号均匀,边界清晰,周围可见薄层囊壁;冠状面 $T_2WI$ 显示松果体区圆形长 $T_2WI$ 信号;矢状面 $T_1WI$ 显示松果体区圆形长 $T_1WI$ 信号。

## 三、诊断和鉴别诊断

1. 诊断

松果体囊肿。

2. 诊断依据

(1)体格检查发现,无明显临床不适。

(2)病灶为松果体区囊性灶,边界清。

(3)MRI 检查呈长 $T_1WI$、

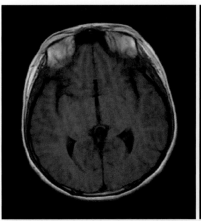
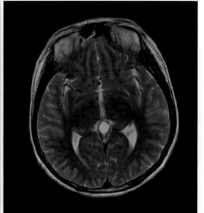

图 34-1 横断面 $T_1WI$　　　图 34-2 横断面 $T_2WI$

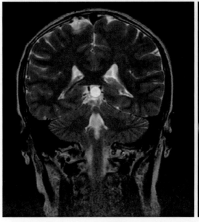
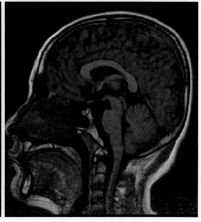

图 34-3 冠状面 $T_2WI$　　　图 34-4 矢状面 $T_1WI$

$T_2WI$ 脑脊液信号影。

3. 鉴别诊断

（1）正常松果体腺：松果体腺可以有 3 种解剖表现，分别为结节形（52%），新月形（26%），环样（22%）。

（2）松果体瘤：在影像上有时难以区分，定性诊断需要组织学证据，随访两者影像都没有变化。

## 四、影像学检查选择

主要影像学检查方法为 MRI 检查，冠状面、矢状面及横断面可清楚地显示囊肿形态以及与邻近脑组织的关系，是首选的检查方法。

## 五、要点和讨论

（1）位于中脑顶盖的上方和颅内侧脑室的下方，有时压迫中脑导水管。

（2）偶然发现，常较小且无症状，可增大甚至有出血。囊肿大小一般保持不变，部分女性在青少年期松果体囊性增大，其后随着年龄增长而减小。

（3）影像学上 CT 平扫可见边缘清晰、光滑的囊肿；囊肿液体与脑脊液密度相等或略高，部分可见囊壁钙化。MRI 信号具有多样性。

（4）增强后 60% 可见边缘部分强化或结节完全强化。

1. 松果体囊肿病理表现

松果体囊肿的病因主要有 3 种理论：①胚胎性松果体残腔的增大；②缺血性神经胶质变性，有或无出血性膨胀；③受激素的影响，先前存在的囊肿增大。大体病理可见光滑、柔软的棕褐色到黄色的囊壁。囊内常见黄色清亮或出血性液体。80% 小于 10 mm，可增大。镜下可见易碎的外层纤维层（常不完全），中间层是松果体实质，有或无钙化，内层是神经胶质组织，伴有不同的颗粒状小体，充满含铁血黄素的巨噬细胞。

2. 松果体囊肿临床表现

松果体囊肿位于中脑顶盖的上方和颅内侧脑室的下方，有时压迫中脑导水管，男：女＝1：3，平均年龄为 28 岁。松果体囊肿绝大多数无明显临床症状，常为偶然发现。囊肿大小一般保持不变，部分女性在青少年期松果体囊性增大，其后随着年龄增长而减小。大的囊肿（大于 1 cm）可有相应的临床症状：50% 可因中脑导水管受压，脑积水，从而出现头痛；10% 可因顶盖受压出现 Parinaud 综合征（向上凝视麻痹和会聚障碍）；极少数患者由于囊腔内出血引起"松果体卒中"，表现为急性脑积水和猝死。

3. 松果体囊肿影像学表现

松果体囊肿的 CT 平扫常表现为位于第三脑室后部的边缘锐利、光滑的囊肿。囊肿液体与脑脊液密度相等或略高。25% 囊壁钙化。增强可见边缘或结节状强化。MRI 检查信号表现多样性。40% 表现为 $T_1WI$ 低、$T_2WI$ 高的脑脊液信号；85%～90%PDWI 上高于脑脊液信号，可见出血和占位效应。增强扫描 60% 可见边缘部分强化或结节完全强化，延迟扫描可以充填，与实体性肿瘤相似。

## 六、思考题

1. 松果体囊肿的好发年龄及性别比？

2. 松果体囊肿的影像学诊断及其鉴别诊断有哪些？

3. 松果体囊肿的主要临床表现有哪些？

（李文彬　蔡王莉）

# 案例 35

# 髓内室管膜瘤

## 一、病史

（1）症状：男，33岁，颈肩部酸胀疼痛8个月。

（2）体格检查：左后枕颈、左上肢感觉异常，左上肢肌力Ⅳ级，肌张力增高，左侧 Hoffman 征阳性，左侧踝阵挛阳性。

## 二、影像学资料及分析

影像学资料如图 35-1 所示。

读片分析：颈椎矢状面、冠状面 MR 成像示 $C_1$～$C_2$ 水平髓内病变：$T_1$ 加权像上等于脊髓信号，$T_2$ 加权像上，病变信号略高于脊髓，病变由许多微囊组成，病变下缘 $T_1WI$、$T_2WI$ 均见含铁血黄素沉着线样低信号，肿瘤头、尾端见明显长 $T_1$、$T_2$ 囊腔，远端脊髓中央管扩张，病变两侧蛛网膜下腔变窄。增强后 MRI 检查显示病变呈明显不均匀强化，其边界显示清晰、锐利，肿瘤内囊变、坏死部分及肿瘤头、尾端囊腔、脊髓空洞无强化。

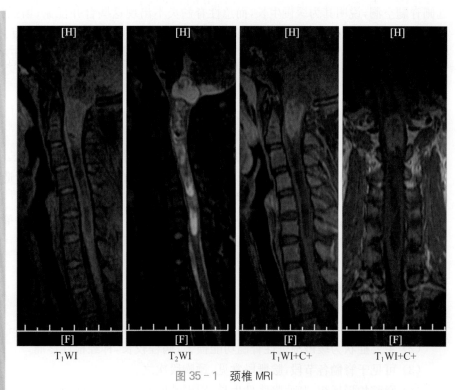

T₁WI       T₂WI       T₁WI+C+       T₁WI+C+

图 35-1　颈椎 MRI

93

## 三、诊断和鉴别诊断

1. 诊断

室管膜瘤。

2. 诊断依据

（1）好发于 30～50 岁，男性稍多于女性。

（2）症状为缓慢渐进性脊髓功能损害，病程较长，神经根性疼痛。

（3）见于脊髓各节段，腰骶段常见，颈胸段次之。

（4）肿瘤位于脊髓中央，膨胀性生长，周围蛛网膜下腔对称性狭窄。

（5）信号不均匀，囊变坏死多见，可伴出血，肿瘤远端可伴脊髓空洞。

（6）增强扫描：瘤体实性部分呈明显不均匀强化，囊变坏死区、脊髓空洞区不强化。

3. 鉴别诊断

（1）脊髓星形细胞肿瘤：室管膜瘤主要发生于 30 岁以后，而星形细胞瘤多见于儿童和青少年；室管膜瘤多发生于下部脊髓、圆锥及终丝，而星形细胞瘤颈髓及上部胸髓多见；星形细胞瘤增强时常呈不规则强化，境界欠清晰，而室管膜瘤强化常较锐利光整，境界清晰；室管膜瘤常累及整个脊髓，而星形细胞瘤常为偏心性，多位于脊髓的后部。

（2）血管母细胞瘤：典型表现为大囊伴小结节，壁结节明显均匀强化，囊壁一般无强化可与室管膜瘤鉴别，周围增粗的供血动脉及引流静脉的血管流空信号也是重要鉴别点。

（3）转移瘤：确切原发肿瘤病史，脊髓转移瘤较脊膜转移瘤少见，可伴其他脏器转移。

（4）急性脊髓炎：室管膜瘤多呈缓慢生长，肿瘤范围长时脊髓增粗多较显著，外缘可不规则，凹凸不平，而急性脊髓炎病变范围长，肿胀多较轻，均匀一致，外缘光整；室管膜瘤容易出现肿瘤囊变或近端和远侧脊髓空洞，说明其为缓慢生长，而急性脊髓炎不出现这些合并征象；增强扫描时室管膜瘤的实质部分强化显著，而急性脊髓炎一般不强化或呈轻度斑片状强化；发病急、病史短、病变范围长是诊断急性脊髓炎的有力依据，再结合临床有发热、感冒和腹泻等前驱症状，一般鉴别诊断不难。

## 四、影像学检查选择

（1）MRI：能精确显示肿瘤的大小、形态及其信号特征，是首选检查方法。

（2）CT：能大致显示肿瘤的大小、形态、密度特征及脊髓增粗情况，椎管造影后 CT 扫描可清晰显示阻塞部位，肿瘤与脊髓分界，两侧蛛网膜下腔狭窄情况。

（3）X 线平片：作为基础检查若肿瘤瘤体较小，平片可无阳性发现。肿瘤较大时，可见椎管及周围骨质改变。椎管碘水造影显示肿瘤两侧蛛网膜下腔狭窄。

## 五、要点和讨论

（1）好发于 30～50 岁，男性稍多于女性。

（2）主要症状为缓慢渐进性脊髓功能损害，病程较长，神经根性疼痛。

（3）可见于脊髓各节段，腰骶段常见，颈胸段次之。

（4）脊髓梭形增粗，肿瘤膨胀性生长，周围蛛网膜下腔对称性狭窄。

（5）多位于脊髓后部，实性或囊实性，可伴脊髓空洞及脑脊液种植转移。

（6）瘤体实性部分增强扫描呈明显不均匀强化,囊变坏死区不强化。

（7）肿瘤的发病部位与病理分型相关,细胞型易发生于颈髓,黏液乳头型易发生于腰骶部。

### 1. 生理病理改变

由于肿瘤起源于脊髓中央管的室管膜细胞或终丝等部位的室管膜残留物,故肿瘤中心多位于脊髓中央。肿瘤可累及一个或多个节段,大多为 3～5 个节段。终丝的室管膜瘤易发生黏液样变,易并发出血,约 45% 可发生囊变。骶部肿瘤可沿终丝进入神经孔向髓外和硬膜外生长。

### 2. 室管膜瘤临床

临床上多见于 30～50 岁,男性多于女性。表现为缓慢渐进性脊髓功能损害,病程较长,有人报告可以为 4～5 年左右,如肢体无力、肌肉萎缩或截瘫,肌张力和腱反射异常,甚至括约肌功能紊乱。若神经根受累可出现根性疼痛。

### 3. 室管膜瘤影像学表现

（1）X 线表现:X 线平片检查大多为阴性,少数可见超过几个节段的椎管膨大之骨质改变。肿瘤发生在终丝时,可以长得很大,甚至膨大如球形,此时可出现椎弓,椎板和椎体的压迫改变,甚至侵蚀骨质。椎管碘水造影大多可见脊髓增粗,无移位,其两侧蛛网膜下腔呈对称性狭窄,若肿瘤较大,可以产生完全堵塞,阻塞端呈大深杯口状改变。

（2）CT 表现:CT 平扫可见脊髓不规则增粗,多呈均匀低密度,或低等混合密度,肿瘤边缘模糊,与正常脊髓分界不清,有时肿瘤与脊髓密度相仿,但一般不会高于脊髓密度。静脉注射造影剂后,肿瘤呈轻度不均匀强化,有时近中央管附近异常强化。可有囊变,钙化少见。当肿瘤较大压迫临近骨质时,可见椎管扩大。椎管造影后 CT 扫描可显示病变段蛛网膜下腔变窄或闭塞。

（3）MRI 表现:矢状面 MR 成像很容易显示肿瘤形态,表现为局限性脊髓增粗,在 $T_1$ 加权像上肿瘤呈均匀的略低信号,肿瘤内有囊变或肿瘤上脊髓内有囊腔形成时,则呈等低混合信号。在 $T_2$ 加权像上,肿瘤呈均匀的高信号,与囊变区分界不清。增强后 $T_1$ 加权像上,肿瘤常因囊变、坏死呈不均质强化。横断面上显示脊髓增粗,蛛网膜下腔明显狭窄或闭塞。

由于肿瘤组织常占据整个脊髓,无论 CT 或 MRI 检查,在横断面上很难分清肿瘤与脊髓组织。

## 六、思考题

1. 室管膜瘤分类及各自影像学表现有哪些?

2. 室管膜瘤与星形细胞瘤鉴别诊断有哪些?

3. 室管膜瘤与血管母细胞瘤鉴别诊断有哪些?

（孙贞魁）

# 案例 *36*

# 髓内星形细胞瘤

## 一、病史

(1) 症状:男,56岁,双下肢麻木 2 年余伴行走困难。

(2) 体格检查:双侧膝反射(＋＋),踝反射(＋)。左侧 Babinski 征(＋),右侧 Babinsk(±)。

## 二、影像学资料及分析

影像学资料如图 36 - 1 所示。

**读片分析**:颈胸段矢状面、冠状面MR 成像示 $T_1 \sim T_8$ 水平脊髓增粗伴信号异常:$T_1$ 加权像上等于脊髓信号,$T_2$ 加权像上病变信号高于脊髓,病变两侧蛛网膜下腔变窄。增强后显示胸髓 $T_4 \sim T_8$ 水平,病变明显强化,而病变近端强化不明显,病变与脊髓边界欠清晰。

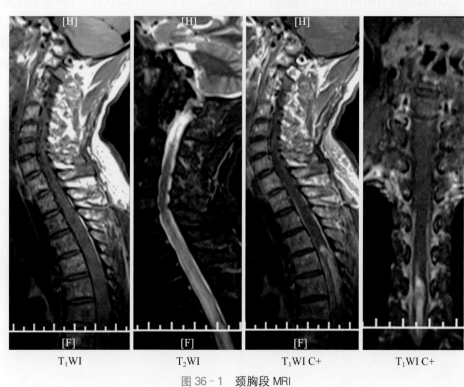

| | | | |
|---|---|---|---|
| $T_1WI$ | $T_2WI$ | $T_1WI\ C+$ | $T_1WI\ C+$ |

图 36 - 1 颈胸段 MRI

## 三、诊断和鉴别诊断

1. 诊断

星形细胞瘤Ⅲ级。

2. 诊断依据

(1) 可发生于任何年龄段,好发于 30～40 岁青壮年,男性稍多于女性。

(2) 症状为缓慢渐进性脊髓功能损害,病程较长,神经根性疼痛。

(3) 见于脊髓各节段,以胸段多见,其次为颈段。

(4) 脊髓梭形增粗,缓慢浸润性生长,范围较大,易累积多个节段,甚至整个脊髓,周围蛛网膜下腔对称性狭窄。

(5) 信号不均匀,囊变坏死多见。

(6) 增强扫描:瘤体实性部分呈明显不均匀强化,囊变坏死区不强化。

3. 鉴别诊断

(1) 脊髓室管膜瘤:室管膜瘤主要发生于 30 岁以后,而星形细胞瘤多见于儿童和青少年;室管膜瘤多发生于下部脊髓、圆锥及终丝,而星形细胞瘤颈髓及上部胸髓多见;星形细胞瘤增强时常呈不规则强化,境界欠清晰,而室管膜瘤强化常较锐利光整,境界清晰;室管膜瘤常累及整个脊髓,而星形细胞瘤常为偏心性,多位于脊髓的后部。

(2) 血管母细胞瘤:典型表现为大囊伴小结节,壁结节明显均匀强化,囊壁一般无强化可与星形细胞瘤鉴别,周围增粗的供血动脉及引流静脉的血管流空信号也是重要鉴别点。

(3) 转移瘤:确切原发肿瘤病史,脊髓转移瘤较脊膜转移瘤少见,可伴其他脏器转移。

(4) 急性脊髓炎:星形细胞瘤多呈浸润性缓慢生长,肿瘤范围长时脊髓增粗多较显著,而急性脊髓炎病变范围长,肿胀多较轻,均匀一致,外缘光整;星形细胞瘤瘤容易出现肿瘤囊变或伴发脊髓空洞,而急性脊髓炎不出现这些合并征象;增强扫描时急性脊髓炎一般不强化或呈轻度斑片状强化;发病急、病史短、病变范围长是诊断急性脊髓炎的有力依据,再结合临床有发热、感冒和腹泻等前驱症状,一般鉴别诊断不难。

## 四、影像学检查选择

(1) MRI:能精确显示肿瘤的大小、形态及其信号特征,是首选检查方法。

(2) CT:能大致显示肿瘤的大小、形态、密度特征及脊髓增粗情况,椎管造影后 CT 扫描可清晰显示阻塞部位,肿瘤与脊髓分界,两侧蛛网膜下腔狭窄情况。

(3) X 线平片:作为基础检查若肿瘤瘤体较小,平片可无阳性发现。肿瘤较大时,可见椎管及周围骨质改变。椎管碘水造影显示肿瘤两侧蛛网膜下腔狭窄。

## 五、要点和讨论

(1) 可发生于任何年龄段,好发于 30～40 岁,男性稍多于女性。

(2) 主要症状为缓慢渐进性脊髓功能损害,病程较长,神经根性疼痛。

(3) 可见于脊髓各节段,以胸段多见,其次为颈段。

(4) 脊髓梭形增粗,缓慢浸润性生长,范围较大,易累积多个节段,甚至整个脊髓,周围蛛网膜下腔对称性狭窄。

（5）多位于脊髓后部，偏心性，易囊变、坏死，信号不均匀。

（6）增强后病灶多有不同程度的强化，与周围脊髓实质分界不清，肿瘤及其上、下的脊髓易囊变坏死。

### 1. 生理病理改变

据报道约76％的脊髓星形细胞瘤为1～2级的低度恶性肿瘤。其发病部位以颈胸段最多，占3/4病例，脊髓两端发病者仅占1/4。肿瘤沿脊髓纵轴缓慢侵润性生长，较之室管膜瘤，星形细胞瘤更易累积多个节段，甚至整个脊髓。

### 2. 星形细胞瘤临床

临床上多见于30～40岁的青壮年，男女之比为1.5∶1。临床表现与室管膜瘤相似，病程进展极为缓慢。

### 3. 星形细胞瘤影像学表现

（1）X线表现：具有髓内肿瘤的共同特点，病变累及范围甚广。X线平片检查大多为阴性，少数可见超过几个节段的椎管膨大之骨质改变。肿瘤发生在终丝时，可以长得很大，甚至膨大如球形，此时可出现椎弓，椎板和椎体的压迫改变，甚至侵蚀骨质。椎管碘水造影大多可见脊髓增粗，无移位，其两侧蛛网膜下腔呈对称性狭窄，若肿瘤较大，可以产生完全堵塞，阻塞端呈大深杯口状改变。

（2）CT表现：CT平扫显示病变段脊髓不规则增粗，邻近蛛网膜下腔狭窄，肿瘤呈均匀略低密度或等密度，有囊变时呈等低混合密度，少数肿瘤内有出血时，可见有片状高密度，病灶边界不清常累及多个节段。静脉注射造影剂后，病灶呈不均匀强化，囊变部分不强化。椎管造影后CT扫描显示膨大的脊髓外形，周围蛛网膜下腔变窄或完全闭塞。由于肿瘤生长缓慢，可压迫骨质，引起椎管扩大。肿瘤钙化很少见到。

（3）MRI表现：由于肿瘤范围相当广泛，矢状位$T_1$加权像上可见多个节段的脊髓增粗，正常脊髓结构消失，代之以略低信号或等低混合信号，肿瘤可部分囊变或完全囊变，可呈水样信号，如囊内蛋白含量较高，其信号可高于脑脊液和脊髓，在$T_2$加权像上，肿瘤呈均匀的高信号，此时很难将肿瘤实质与囊变部分区分。增强后$T_1$加权像上可见肿瘤呈不均匀强化，囊变部分不强化。低度恶性肿瘤由于血脑屏障比较完整，可暂时不强化，延迟30～60 min后，强化范围扩大。MRI检查横断面上显示脊髓增粗，蛛网膜下腔狭窄或闭塞。

## 六、思考题

1. 脊髓星形细胞瘤影像学表现有哪些？
2. 脊髓星形细胞瘤与室管膜瘤鉴别诊断有哪些？
3. 脊髓星形细胞瘤与多发性硬化鉴别诊断有哪些？

（孙贞魁）

# 髓内转移瘤

## 一、病史

(1) 症状:男,60 岁,腰痛伴双下肢麻木 1 个月。

(2) 体格检查:左下肢肌力 Ⅱ 级,右下肢肌力 Ⅲ 级,四肢腱反射(＋＋＋),双下肢痛觉、深感觉减退,双侧病理征(一),双侧神经干牵拉征(＋)。

## 二、影像学资料及分析

影像学资料如图 37-1 所示。

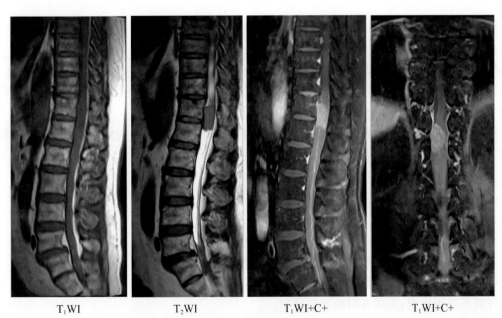

T₁WI         T₂WI         T₁WI+C+         T₁WI+C+

图 37-1 腰椎 MR

**读片分析**:腰椎矢状面、冠状面 MR 像示脊髓圆锥水平髓内病变:$T_1$ 加权像上等于脊髓信号,$T_2$ 加权像上,病变信号等于脊髓,信号均匀,肿瘤头端见大片状明显长 $T_2$ 水肿信号,病变两侧蛛网膜下腔变窄。增强后 MRI 显示病变呈明显均匀强化,其边界显示清晰、锐利,水肿区无强化。

## 三、诊断和鉴别诊断

**1. 诊断**

肺中低分化鳞癌髓内转移。

**2. 诊断依据**

（1）老年患者。

（2）症状为渐进性脊髓功能损害，神经根性疼痛。

（3）见于脊髓各节段，胸段常见。

（4）脊髓不规则增粗，周围蛛网膜下腔狭窄。

（5）肿瘤上下两端脊髓水肿明显。

（6）增强扫描：瘤体明显均匀强化，水肿区不强化。

**3. 鉴别诊断**

（1）脊髓星形细胞肿瘤：星形细胞瘤多见于儿童和青少年，颈髓及上部胸髓多见，常呈不规则强化，境界欠清晰，常为偏心性，多位于脊髓的后部。

（2）室管膜瘤多发生于下部脊髓、圆锥及终丝，强化常较锐利光整，境界清晰。

（3）血管母细胞瘤：典型表现为大囊伴小结节，壁结节明显均匀强化，囊壁一般无强化，周围增粗的供血动脉及引流静脉的血管流空信号也是重要鉴别点。

（4）急性脊髓炎：急性脊髓炎病变范围长，肿胀多较轻，均匀一致，外缘光整；增强扫描时急性脊髓炎一般不强化或呈轻度斑片状强化；发病急、病史短、病变范围长是诊断急性脊髓炎的有力依据，再结合临床有发热、感冒和腹泻等前驱症状，一般鉴别诊断不难。

## 四、影像学检查选择

（1）MRI：能精确显示肿瘤的大小、形态及其信号特征，是首选检查方法。

（2）CT：能大致显示肿瘤的大小、形态、密度特征及脊髓增粗情况，椎管造影后 CT 扫描可清晰显示阻塞部位，肿瘤与脊髓分界，两侧蛛网膜下腔狭窄情况。

（3）X 线平片：作为基础检查，若肿瘤瘤体较小，平片可无阳性发现。肿瘤较大时，可见椎管及周围骨质改变。椎管碘水造影显示肿瘤两侧蛛网膜下腔狭窄。

## 五、要点和讨论

（1）多见于老年，淋巴瘤及白血病可见于年轻患者。

（2）主要症状为渐进性脊髓功能损害，神经根性疼痛。

（3）可见于脊髓各节段，胸段最多见，可单发或多发，呈多节段跳跃式分布。

（4）脊髓不规则增粗，周围蛛网膜下腔狭窄。

（5）肿瘤信号均匀或不均匀，肿瘤上下两端脊髓水肿明显，可伴脊髓空洞。

（6）多数肿瘤有不规则的均匀或不均匀强化，或结节状强化。

**1. 生理病理改变**

由于转移瘤来源于不同的原发恶性肿瘤，其病理表现因病而易。种植转移者，常先侵及软膜，在软膜上形成单个或多个大小不等的结节，然后侵入髓内。黑色素瘤容易出血，淋巴瘤或白血病可以同时并发脊髓血管壁浸润,引起栓塞或出血,甚至脊髓软化。

### 2. 转移瘤临床

脊髓转移瘤可以来自中枢神经系统或其他系统,前者包括脑内的髓母细胞瘤,室管膜瘤,生殖细胞瘤等通过脑脊液循环种植后可侵入髓内,形成长节段脊髓受累;后者包括肺癌、乳房癌、肾癌等血行转移致脊髓。黑色素瘤、淋巴瘤及白血病也可以侵及脊髓。临床上转移瘤多见于老年,淋巴瘤及白血病可见于年轻患者。以脊髓胸段最多见,可呈多节段跳跃式分布,如神经根受累,疼痛则是最常见的症状,但最后均可出现脊髓功能损害症状。

### 3. 转移瘤影像学表现

(1) X线表现:X线平片与椎管造影所见与原发髓内肿瘤相似,如肿瘤同时侵犯硬膜外与骨质,可出现骨质破坏及硬膜外占位征象。椎管碘水造影大多可见脊髓增粗。经脑脊液种植转移者,可见硬膜下多发大小不等的圆形充盈缺损伴蛛网膜粘连,但很少引起蛛网膜下腔完全阻塞。

(2) CT表现:CT平扫显示病变节段脊髓增粗呈多发异常密度,均匀等密度或等低及低等高混合密度,肿瘤边界不清,少数案例可见脊髓内软化灶。增强后CT扫描显示病灶均匀或不均匀强化。椎管造影后CT扫描显示病变段脊髓增粗,蛛网膜下腔变窄,种植转移者可见硬膜下蛛网膜下腔有多个大小不一、结节状充盈缺损。

(3) MRI表现:矢状面$T_1$加权像上显示脊髓不规则增粗,病灶呈片状,低信号或等低混合信号,瘤内出血者局部可见有高信号,有软化灶形成时呈囊状水样信号,$T_2$加权像上病灶多呈均匀高信号。增强后$T_1$加权上多数肿瘤有不规则的均匀或不均匀强化,或结节状强化,肿瘤上下两端脊髓水肿明显,在$T_1$加权像上呈均质等、低信号,在$T_2$加权像上呈均质高信号。种植转移侵犯脊髓者沿脊髓表面多发小结节状强化,伴病变段脊髓增粗及信号异常。

## 六、思考题

1. 脊髓转移瘤影像学表现有哪些?
2. 脊髓转移瘤与其他髓内肿瘤鉴别诊断有哪些?
3. 脊髓转移瘤常见的哪三种转移途径?

(孙贞魁)

# 案例 38

# 脊 膜 瘤

## 一、病史

(1) 症状:女,56 岁,半年前无明显诱因出现双下肢无力,行走不稳,偶有头晕。

(2) 体格检查:双侧膝反射(++),踝反射(+)。左侧 Babinski 征(+),右侧 Babinski(±)。

## 二、影像学资料及分析

影像学资料如图 38-1 所示。

读片分析:
腰椎矢状面、冠状面 MR 成像示 $T_9$ 水平椎管内髓外硬膜下病变:$T_1$ 加权像上略低于脊髓信号,$T_2$ 加权像上,病变呈等信号,边缘清晰、光滑,脊髓受压左后方移位,病变侧两端蛛网膜下腔增宽。增强后 MRI 检查显示病变呈明显均匀强化,其边界更清晰、锐利,可见脊膜尾征。

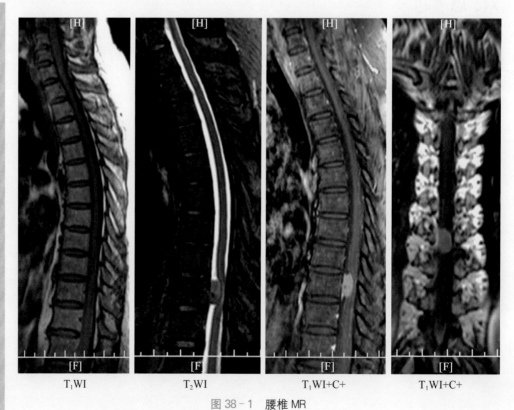

| T₁WI | T₂WI | T₁WI+C+ | T₁WI+C+ |

图 38-1 腰椎 MR

伴发。病理变化：此肿瘤经常有包膜，柔软或可有波动感，在刚切除的肿瘤具有完整包膜者呈淡红、黄或珍珠样灰白色，切面常可见变性所引起的囊肿，其中有液体或血性液体。极少数肿瘤为纤维性，故质地较硬。镜检可见包膜内肿瘤组织表现有明显变异，通常分为 Antoni 甲型及乙型两种。甲型者有下列特点：①Schwann 细胞通常排列成窦状或脑回状的束条，伴有细结缔组织纤维；②核有排列成栅栏状的倾向，同时与无核的区域相间，此点颇有特征性。此处肿瘤细胞核及纤维的排列形式表现为器官样结构，提示其组织来源可能为聚集的触觉小体，故有时称为 Verocay 小体。乙型组织则为疏松的 Schwann 细胞，排列紊乱，结缔组织呈细网状。此型组织可变性而形成小囊肿，融合可成大囊腔，其中充满液体。此种肿瘤的另一特点是在许多血管周围有一层厚的胶原纤维鞘。此肿瘤与神经纤维瘤一样，往往伴有较多的肥大细胞。

### 2. 神经鞘瘤临床

一般神经鞘瘤发生于后根，多首先表现为单侧的根性痛。患者表现为不同程度的颈部及上肢疼痛、麻木感及放射痛，休息时不能缓解。肿瘤增大时可呈串珠状或哑铃状出现，发生于神经根出神经孔处，引起神经根压迫的相应症状。巨大神经鞘瘤可侵蚀椎体及侵及椎旁软组织。当肿瘤进一步增大压迫脊髓可出现脊髓半切综合征。此肿瘤生长缓慢，属良性病变，外科切除后很少再发。虽有很少数恶性神经鞘瘤案例报告，但一般认为这些案例开始即为恶性，而不是由良性神经鞘瘤转变而来。

### 3. 神经鞘瘤影像学表现

①X 线表现：若肿瘤瘤体较小，平片可无阳性发现。肿瘤较大时，可见椎管改变，尤其是肿瘤呈哑铃状生长者，可见椎间孔扩大，椎弓、椎板和临近骨质压迫、推移和骨质吸收。位于胸段的哑铃状肿瘤之硬膜外部分在胸片上可表现为后纵隔肿瘤的征象。椎管碘水造影显示肿瘤侧近肿瘤上下缘蛛网膜下腔撑宽成三角形，其底为肿瘤边缘呈杯口状，离肿瘤阻塞之远方蛛网膜下腔逐渐变细向正常宽度移行。肿瘤对侧蛛网膜下腔被移位脊髓挤压而变窄；②CT 表现：CT 平扫显示肿瘤呈圆形或类圆形实质性肿块，密度均匀，略高于正常脊髓密度，肿瘤常沿椎间孔方向生长，肿瘤较大时可见相应椎管或椎间孔扩大，椎弓根骨质吸收破坏。静脉注射造影剂后，通常肿瘤呈中等度强化，当肿瘤较大，其内有囊变、坏死时，则囊变坏死部分不强化。肿瘤阻塞蛛网膜下腔时，椎管造影后 CT 扫描可清晰显示阻塞部位，肿瘤与脊髓分界清楚，脊髓受压移位，阻塞部位上下方蛛网膜下腔扩大。当肿瘤穿破硬膜囊、沿神经根鞘向硬膜外生长时，可见哑铃状肿瘤通过椎间孔涉及硬膜内外；③MRI 表现：MRI 检查可直接显示肿瘤的大小、形态及其信号特征。$T_1$ 加权像上低于脊髓信号，肿瘤边缘清晰、光滑，肿瘤较大时可同时累及数个椎体平面，相应脊髓受压变扁、移位，肿瘤两端蛛网膜下腔增宽，当肿瘤较大有囊变坏死时，局部呈明显低信号，肿瘤伴有出血时，局部为高信号。在质子和 $T_2$ 加权像上，肿瘤信号明显高于脊髓，肿瘤囊变坏死部分信号更高，与脑脊液相似。在冠状位或横断位图像上，常能清晰观察到肿瘤经椎间孔穿出硬膜的走行方向和哑铃状肿瘤全貌及扩大的椎间孔。增强后 MRI 检查显示肿瘤呈明显强化，其边界更清晰、锐利，与脊髓能明确区分，肿瘤的囊变、坏死部分无强化。椎管内神经瘤的 MRI 检查表现，归纳三种强化相：瘤体均质强化，肿瘤一般较小；明显不均质强化，瘤体较大，病理上存在坏死、囊变；"煤渣状"强化，镜下检存在小囊状改变，巨检无坏死。

## 六、思考题

1. 神经纤维瘤病的诊断及分型有哪些？
2. 髓外硬膜下肿瘤鉴别诊断有哪些？
3. 完全囊变神经鞘瘤与其他椎管内囊性病变鉴别诊断有哪些？

（孙贞魁）

# 案例 40

# 硬膜外淋巴瘤

## 一、病史

(1) 症状:男,53岁,体力劳动后出现胸痛16天,6天前双下肢感觉麻木,当地医院给予"输液、针灸、理疗"等治疗,症状不见好转,4天前双下肢无力,不能行走。

(2) 体格检查:胸背部棘突及椎旁压痛及叩击痛,不伴有双下肢放射性疼痛。剑突平面以下皮肤触痛觉减退,双侧膝反射(＋＋＋＋),双侧跟腱反射(＋＋＋＋)。双侧髌阵挛(＋),踝阵挛(＋)。

## 二、影像学资料及分析

影像学资料如图40-1所示。

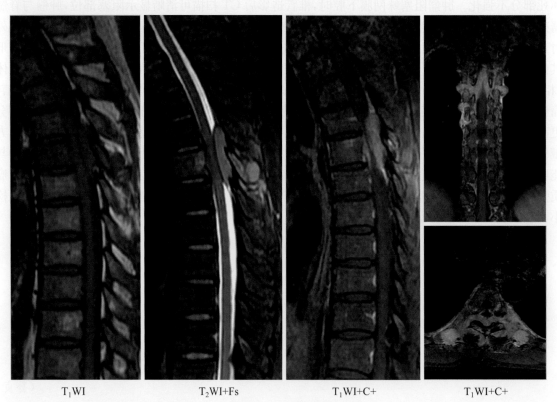

| T₁WI | T₂WI+Fs | T₁WI+C+ | T₁WI+C+ |

图40-1 胸椎MR

　　**读片分析**：胸椎矢状面、冠状面、横轴 MR 成像示胸 6 椎体及周围附件骨质破坏，伴 $T_5 \sim T_7$ 脊髓背面及 $T_{5/6}$、$T_{6/7}$ 双侧椎间孔处硬膜外周围软组织肿块；$T_1$ 加权像上等于脊髓信号，$T_2$ 加权像上，病变信号略高于脊髓，病变梭形纵向生长，沿硬膜外间隙包绕挤压脊髓，病变侧蛛网膜下腔变窄；增强后 MRI 检查显示病变呈明显均匀强化，肿瘤组织侵犯硬膜，$T_6$ 双侧神经根被肿瘤组织包裹。

## 三、诊断和鉴别诊断

　　**1. 诊断**

　　T 细胞非霍奇金氏淋巴瘤。

　　**2. 诊断依据**

　　(1) 好发于 40～60 岁，男性多于女性。

　　(2) 症状为持续性钝痛，脊柱淋巴瘤视肿瘤侵犯椎体及附件的程度及压迫情况，而出现不同的神经症状。

　　(3) 见于脊髓各节段，胸椎常见，腰椎、颈椎、骶椎次之。

　　(4) 病变以低信号硬脊膜为界与脊髓相隔，与脊髓分界清晰；肿瘤呈梭形纵向生长为主，沿硬膜外间隙包绕压迫脊髓；肿瘤呈等 $T_1$、稍长 $T_2$ 信号。

　　(5) 肿瘤沿神经根向椎管外生长并包绕神经根，椎间孔扩张，横轴位哑铃状。

　　(6) 增强扫描呈明显均匀强化。

　　**3. 鉴别诊断**

　　(1) 转移瘤：转移瘤以老年人多见，一般有恶性肿瘤病史，常见多个椎体及双侧椎弓根骨质破坏，椎间盘无破坏。

　　(2) 骨髓瘤：骨髓瘤亦以老年人多见，表现为弥漫性骨质疏松，多发椎体及附件骨质破坏，MRI 检查可见"椒盐征"，椎间盘无受累。

　　(3) 硬膜外脓肿：有明确感染病史，增强扫描表现为病变周边环形强化。

　　(4) 硬膜外血肿：信号变化符合血肿演变规律，无明显强化表现。

　　(5) 硬膜外白血病浸润：一般表现为全脊柱弥漫性病变，硬膜外病变一般较小，儿童为主，往往有全身骨痛及出血倾向；淋巴瘤硬膜外软组织占位一般较大，中年男性多见。

## 四、影像学检查选择

　　(1) MRI：能精确显示肿瘤的大小、形态及其信号特征，是首选检查方法。

　　(2) CT：能大致显示肿瘤的大小、形态及其密度特征，可清晰显示骨质破坏，椎管造影后 CT 扫描可清晰显示肿瘤与脊髓分界。

　　(3) X 线平片：作为基础检查若肿瘤瘤体较小，平片可无阳性发现。肿瘤较大时，可见椎管及周围骨质改变。椎管碘水造影显示肿瘤侧近肿瘤上下缘蛛网膜下腔狭窄。

## 五、要点和讨论

　　(1) 好发于 40～60 岁，男性多于女性。

　　(2) 主要症状为持续性钝痛，脊髓压迫症状。

（3）可见于脊髓各节段，胸椎常见，腰椎、颈椎、骶椎次之。

（4）肿瘤呈等 $T_1$、稍长 $T_2$ 信号，信号均匀或稍显混杂。

（5）肿瘤呈梭形纵向生长为主，沿硬膜外间隙包绕压迫脊髓。

（6）病变以低信号硬脊膜为界与脊髓相隔，与脊髓分界清晰。

（7）肿瘤可沿神经根向椎管外生长并包绕神经根，椎间孔扩张，横轴位哑铃状。

（8）增强扫描呈明显均匀强化。

### 1. 生理病理改变

椎管内硬膜外原发恶性淋巴瘤起源于硬膜外间隙内存在的正常淋巴组织，是较罕见的结外淋巴瘤，而全身恶性淋巴瘤晚期发生硬膜外侵犯引起脊髓压迫症状者并不少见，组织学上多为过渡型和低分化 B 细胞型，T 细胞型和高分化 B 细胞型少见。

### 2. 硬膜外淋巴瘤临床

男性多见，男女发病率比为 3.5∶1，年龄多在 40～60 岁，常累及胸椎，其次为腰椎、颈椎、骶椎。主要临床表现为脊髓压迫症而无系统性淋巴瘤的全身症状。患者就诊时一般情况良好，多表现为数月的持续性或间歇性腰背痛伴有双下肢无力，脊髓压迫症状一般在数天或一周内迅速恶化，而出现下肢运动、感觉障碍和括约肌功能紊乱。

### 3. 硬膜外淋巴瘤影像学表现

（1）X 线表现：若肿瘤瘤体较小，平片可无阳性发现。肿瘤较大时，可见明显骨质破坏，呈哑铃状生长者，可见椎间孔扩大。

（2）CT 表现：为迅速发展的溶骨性骨质破坏，伴受累骨的广泛骨质疏松，早期骨质破坏呈筛孔状，晚期破坏区融合成片，边缘模糊，皮髓质均受累，易合并病理骨折。肿瘤穿破骨皮质形成软组织肿块，内无瘤骨及钙化。脊椎发病常同时累及椎体和附件。

（3）MRI 表现：MRI 检查可直接显示肿瘤的大小、形态及其信号特征，肿瘤呈等 $T_1$、稍长 $T_2$ 信号，信号均匀或稍显混杂，肿瘤呈梭形纵向生长为主，沿硬膜外间隙包绕压迫脊髓，病变以低信号硬脊膜为界与脊髓相隔，与脊髓分界清晰，肿瘤可沿神经根向椎管外生长并包绕神经根，椎间孔扩张，横轴位呈哑铃状，增强扫描呈明显均匀强化。

## 六、思考题

1. 椎管内硬膜外淋巴瘤影像诊断有哪些？

2. 常见椎管硬膜外肿瘤及肿瘤样病变鉴别诊断有哪些？

3. 常见跨椎间孔生长"哑铃状"肿瘤及肿瘤样病变诊断及鉴别有哪些？

（孙贞魁）

# 硬膜外转移瘤

## 一、病史

(1) 症状:男,52 岁,反复腰痛 1 年,双下肢麻木 8 月,加重 3 月。

(2) 体格检查:腰椎活动无受限,双侧直腿抬高试验(一);加强试验(一);双侧跟臀试验(一);股神经牵拉试验(一);双侧下肢肌力 V⁻级;脐平面以下感觉减弱;双侧膝腱、跟腱反射活跃;腹壁反射、提睾反射存在;双侧巴氏征(+)。

## 二、影像学资料及分析

影像学资料如图 41-1 所示。

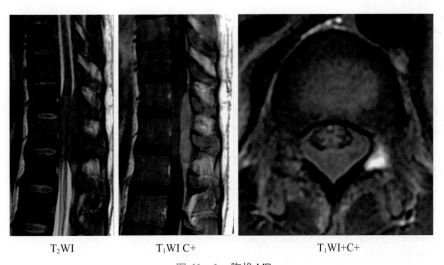

T₂WI          T₁WI C+          T₁WI+C+

图 41-1　胸椎 MR

**读片分析:**胸椎矢状面、横轴位 MR 成像示 T₇~₈水平椎管内硬膜外占位性病变,T₂ 加权像上,病变信号等于脊髓,病变梭形纵向生长,沿硬膜外间隙包绕挤压脊髓,病变侧蛛网膜下腔变窄;增强后 MRI 显示病变呈明显均匀强化。

## 三、诊断和鉴别诊断

1. 诊断

椎管内硬膜外转移瘤。

2. 诊断依据

（1）好发于中老年人。

（2）主要症状为疼痛，脊髓压迫症状。

（3）见于脊髓各节段，胸段常见，腰段次之、颈段少见。

（4）病变以低信号硬脊膜为界与脊髓相隔，与脊髓分界清晰；肿瘤呈梭形纵向生长为主，沿硬膜外间隙包绕压迫脊髓；肿瘤呈等 $T_1$、稍长 $T_2$ 信号。

（5）增强扫描呈明显均匀强化。

3. 鉴别诊断

（1）淋巴瘤：淋巴瘤多无椎体受累，椎管内肿瘤多为等 $T_1$、等 $T_2$ 条形信号；转移瘤多伴椎体受累，肿瘤呈长梭形包绕脊髓的长 $T_1$、长 $T_2$ 信号影。

（2）骨髓瘤：骨髓瘤亦以老年人多见，表现为弥漫性骨质疏松，多发椎体及附件骨质破坏，MRI 检查可见"椒盐征"，椎间盘无受累。

（3）硬膜外脓肿：有明确感染病史，增强扫描表现为病变周边环形强化。

（4）硬膜外血肿：信号变化符合血肿演变规律，无明显强化表现。

（5）硬膜外白血病浸润：一般表现为全脊柱弥漫性病变，硬膜外病变一般较小，儿童为主，往往有全身骨痛及出血倾向。

## 四、影像学检查选择

（1）MRI：能精确显示肿瘤的大小、形态及其信号特征，是首选检查方法。

（2）CT：能大致显示肿瘤的大小、形态及其密度特征，可清晰显示骨质破坏，椎管造影后 CT 扫描可清晰显示肿瘤与脊髓分界。

（3）X 线平片作为基础检查若肿瘤瘤体较小，平片可无阳性发现。肿瘤较大时，可见椎管及周围骨质改变。椎管碘水造影显示肿瘤侧近肿瘤上下缘蛛网膜下腔狭窄。

## 五、要点和讨论

（1）好发于老年人。

（2）主要症状为疼痛，很快出现严重的脊髓压迫症状。

（3）可见于脊髓各节段，胸段常见，腰段次之、颈段少见。

（4）肿瘤呈等 $T_1$、稍长 $T_2$ 信号，少数可呈低信号。

（5）病变局部硬膜外见一异常信号软组织肿块，硬脊膜囊和脊髓受压变形，肿块与脊髓之间硬脊膜呈一线样低信号。

（6）增强扫描呈明显异常强化。

1. 生理病理改变

转移瘤转移途径有：经动脉播散；经椎静脉播散；经淋巴系统播散；经蛛网膜下腔播散；临近病灶直

接侵入椎管。血性转移者多位于硬膜外之侧后方,可影响椎体及附件,但椎间盘不受侵犯。

2. 硬膜外转移瘤临床

原发病灶主要来自肺癌、乳腺癌、甲状腺癌、前列腺癌、子宫癌及直肠癌等,硬膜外转移瘤与椎体转移瘤常同时存在,以胸段最多见,腰段次之,颈段少见。临床上多见于老年人,疼痛是最常见的首发症状,很快出现严重的脊髓压迫症状。

3. 硬膜外转移瘤影像学表现

(1) X 线表现:若肿瘤瘤体较小,平片可无阳性发现。肿瘤较大时,可见明显骨质破坏,"椎弓根征"是病变直接侵犯椎弓根骨皮质的结果。

(2) CT 表现:CT 平扫病灶相邻椎体、椎弓根、椎板常有不同程度的骨质破坏,多为溶骨性破坏,但椎间盘和椎间隙保持正常。同时见硬膜外软组织肿块影,密度同椎旁肌肉组织相似,边缘不规则,可呈弥漫性浸润,与周围组织分界不清,硬膜外脂肪间隙消失,硬膜囊、脊髓受压移位。增强扫描,部分肿瘤可以强化。椎管造影后 CT 扫描见硬脊膜囊受压,蛛网膜下腔阻塞,脊髓受压移位,形态不规则等改变。

(3) MRI 表现:MRI 检查可直接显示肿瘤的大小、形态及其信号特征,肿瘤呈等 $T_1$、稍长 $T_2$ 信号,少数可呈低信号,局部硬膜外见一异常信号软组织肿块,硬脊膜囊和脊髓受压变形,肿块与脊髓之间硬脊膜呈一线样低信号,增强扫描呈明显异常强化。

## 六、思考题

1. 椎管内硬膜外转移瘤影像如何诊断?
2. 常见椎管硬膜外肿瘤及肿瘤样病变鉴别诊断有哪些?
3. 椎管内硬膜外转移瘤常见转移途径有哪些?

(孙贞魁)

# 案例 42

# 脊髓血管畸形

## 一、临床病史

(1) 症状：男性，45 岁，长途坐车后感觉双下肢麻木、无力，进行性加重，下地行走不便，大小便障碍。

(2) 体格检查：双侧下肢，脐平面以下皮肤感觉减退，双侧下肢肌张力Ⅱ～Ⅳ°。

## 二、影像学资料及分析

影像学资料如图 42-1 所示。

读片分析：如图 42-1(a)所示，脂肪抑制 $T_2W$ 像上显示下胸髓呈条状高信号(←)；如图 42-1(b)所示，MRM 成像显示脊髓表面迂曲扩张的管状流空信号(←)，累及胸髓全长；如图 42-1(c)所示，脊髓 MRA 显示脊髓表面迂曲扩张的血管影(←)；如图 42-1(d)所示，选择性插管入左侧 $T_{12}$ 肋间动脉 DSA 显示右侧 $T_{12}$ 肋间动脉脊髓支相当于 $T_{12}$ 右侧椎间孔平面呈细网状结构(←)，并显示静脉引流入椎管内脊髓表面呈扩张迂曲状，其表现与 MRM 和 MRA 所见相似。

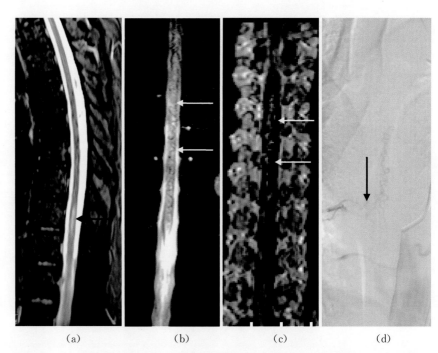

(a)      (b)      (c)      (d)

图 42-1 核磁共振像(a)$T_2W$＋脂肪抑制矢状面像；(b)MR 脊髓造影(MRM)冠状面像；(c)MR 血管造影(MRA)冠状面像；(d)DSA 正位像

## 三、诊断和鉴别诊断

### 1. 诊断

$T_{12}$右侧硬脊膜动静脉瘘。

依据：中年男性，呈进行性下肢无力伴运动时加重，$T_2W$像显示脊髓缺血性变性，MRM 和 MRA 检查显示脊髓表面增粗迂曲的血管影，DSA 检查显示 $T_{12}$ 右侧椎间孔平面的瘘口呈网状小血管，由右 $T_{12}$ 肋间动脉供血，引流静脉入脊髓表面，增多迂曲，范围广。

### 2. 鉴别诊断

(1) 其他脊髓血管畸形：①髓周动静脉瘘：瘘口位于脊髓表面，动静脉之间的直接交通，DSA 可鉴别，其他影像检查鉴别困难；②脊髓动静脉畸形：由位于髓内或髓周的畸形血管病巢及增粗的供养动脉和引流静脉组成，病巢在 MRI 检查呈混杂信号，DSA 检查显示病巢呈不成熟的血管团，可伴发动脉瘤。

(2) 侧枝静脉引流：下腔静脉阻塞可引起椎管内硬膜下、外静脉增粗。影像学上上腔静脉细小或未显示可有助于鉴别，腔静脉内滤器置放可为腔静脉阻塞的可能原因。

(3) 神经根迂曲：椎管狭窄可造成马尾神经迂曲，不存在流空效应、无强化，可资鉴别。

(4) 副血供肿瘤：增粗的供养动脉在 MRI 检查呈现管状流空信号，椎管内副血供的结节状肿块的显示有助于鉴别。

## 四、影像学检查选择

MRI 是基本检查，包括 $T_1W$、$T_2W$，脂抑后 $T_2W$ 和 MRM；脊髓 MRA 检查可明确脊髓血管畸形的诊断，并提示血管畸形的类型，并为 DSA 插管动脉的选择提供位置参考；DSA 是诊断不同类型脊髓血管畸形的金标准。

## 五、要点和讨论

(1) 硬脊膜动静脉瘘的瘘口位于椎间孔处硬脊膜外，由细小网状血管组成；髓周动静脉瘘口在脊髓表面软膜，是一动静脉的直接交通；脊髓动静脉畸形在髓内髓周存在一病巢。

(2) 硬脊膜动静脉瘘发病率占所有脊髓血管畸形的 80%，多见于青壮年，脊髓动静脉畸形和髓周动静脉瘘发病年龄较轻。

(3) MRI 检查均可显示脊髓缺血性变性，在 $T_2W$ 像呈高信号影，以及增粗增多的血管流空影，脊髓动静脉畸形可显示畸形血管病巢，并发出血和动静脉瘤也较多见。

(4) MRA 检查尚难区别增粗的动脉或静脉，但可根据血管显影的时间判别供养动脉的起源部位，为插管 DSA 提供位置参考。

(5) DSA 是鉴别不同血管畸形的可靠方法，但需要完整的肋间动脉、腰动脉等选择性插管，否则，有可能造成遗漏而误诊。

(6) 部分小的脊髓血管畸形，由于瘘口不大，目前的影像学方法可能难以显示其瘘口的部位，给明确诊断带来困难。

### 1. 脊髓血管畸形(spinal cord vascular malformation)的病理

沿用脑血管畸形分型分为动静脉畸形、海绵状血管瘤、静脉畸形和毛细血管扩张症。依据病变部位和血管构筑特点可分为四型：Ⅰ型，即硬脊膜动静脉瘘(dural arterio-venous fistula, dural AVF,

DAVF）；Ⅱ型，即髓内动静脉畸形（intramedullary arterio-venous malformation，glomus AVM）；Ⅲ型，即混合型动静脉畸形（intra- and extramedullary arterio-venous malformation，，Juvenile AVM）和Ⅳ型，即髓周动静脉瘘（peri-medullary arterio-venous fistula，PAVF）。脊髓血管畸形占脊髓疾病的3%～11%，目前病因尚不十分明了。硬脊膜动静脉瘘可能与腔静脉、椎旁静脉压力改变有关，剧烈运动、大量饮酒为可能的诱发因素。动静脉畸形系先天发育缺陷。

### 2. 硬脊膜动静脉瘘和髓周动静脉瘘

硬脊膜动静脉瘘占所有脊髓血管畸形的80%，其病理基础为神经根袖表面的异常动静脉通道，瘘口位于椎间孔处，呈现为细小的血管网。依据供养动脉多少分为两个亚型：a型，为单支供养动脉；b型，为两支以上供养动脉。髓周动静脉瘘的病理基础为脊髓表面根髓动脉分支与相应的脊髓静脉之间的直接交通，瘘口多位于脊髓腹侧面，两者之间无小血管网，供养动脉可为多支参与供血。依据其供养动脉和引流静脉的管径大小、数量和血流动力学改变，分为3个亚型：a型，瘘口小，分别由1支供养动脉和引流静脉组成，供养动脉无明显增粗，引流静脉轻度增粗、迂曲，血流速度缓慢；b型，瘘口较大，由1支或2支供养动脉供血，供血动脉增粗，引流静脉迂曲、扩张，血流速度快；c型，瘘口大，由多支明显增粗的供养动脉供血，引流静脉明显扩张、迂曲，循环时间明显加快。临床上以中老年男性发病常见，多为渐进性加重，或以某一诱发因素突然加重。表现为根痛、肌力下降、感觉减退等。以胸腰段多见，可合并蛛网膜下腔出血。硬脊膜动静脉瘘和髓周动静脉瘘造成椎管内血流动力学改变为血流量增加和引流静脉流压增高，致使相应脊髓的缺血、水肿、变性，脊髓表面扩张迂曲甚至动脉化的引流静脉压迫脊髓加重脊髓的病理改变。这些改变可以是局部节段性，也可累及很长一个节段，在$T_2W$像上呈高信号改变。迂曲扩张的引流静脉在MRM检查呈迂曲管状充盈缺损影，在$T_2W$像上呈流空信号，增强后可见强化。MRA除显示扩张的静脉外，尚可根据畸形血管充盈的时间间接判断瘘口的位置，为选择性血管造影提供插管动脉的位置参考。DSA检查的目的是明确瘘口的确切位置，选择性插管动脉往往需要覆盖较长范围，有时甚至需要覆盖脊髓全长。在胸腰段，Adamkiewicz动脉插管是首选的，有时还需要选择性插管入骶前动脉；在颈段，在双侧椎动脉造影的基础上，还需进行甲状颈干、椎动脉分支和脊髓中央动脉起始的选择性插管造影，明确瘘口位置以及识别供血动脉起源是决定治疗方案的前提。

### 3. 脊髓动静脉畸形

包括髓内AVM和混合型AVM，病理上由发育不成熟的位于髓内或脊髓表面的畸形血管团（病巢）、增粗的供养动脉和增粗的引流静脉构成，可伴发供养动脉动脉瘤、引流静脉静脉瘤或动静脉瘘。发病年龄平均为20～30岁，颈胸段为好发部位，临床体征多为畸形血管破裂出血所致，表现为突发脊髓功能障碍。MRI检查可完整显示畸形血管团呈混杂信号和增粗的供血动脉和引流静脉呈流空信号，脊髓继发性广泛的缺血性变性在$T_2W$像上呈高信号，合并髓内出血者，在$T_1W$和$T_2W$像上均呈混杂信号；MRM检查显示增粗迂曲的管状充盈缺损；MRA检查可较清楚显示畸形血管的结构；DSA检查能清晰显示畸形血管及其供养动脉和引流静脉。供血动脉可以是脊髓前中央及其分支或脊髓后外侧动脉及其分支，但往往是多支动脉供血，尤其是病变范围较大时。因此，在选择性插管造影时，需覆盖病变段上下缘3个椎体的双侧肋间动脉和腰动脉。混合型动静脉畸形其病巢位于髓外，可涉及脊髓、髓周、椎体、椎旁软组织等，其病理改变复杂，可为动静脉畸形、动静脉瘘、血管瘤等多种病变并存。

### 4. 其他

包括海绵状血管瘤、毛细血管扩张症、动脉瘤等。

（1）脊髓海绵状血管瘤：多数位于髓内，少数见于髓外硬膜下。根据瘤体血流多少，有无钙化，影像学表现不一。典型表现为局灶性结节伴钙化，在$T_1W$和$T_2W$像上呈爆米花样高信号和周围低信号环，如为钙化则呈无信号结节。

（2）脊髓动脉瘤：常伴发于高流量的动静脉畸形，单发者罕见，MR成像上表现为圆形流空信号，增强后造影剂充填。

（3）脊髓毛细血管扩张症：极其罕见。

# 六、思考题

1. 脊髓血管畸形的分型有哪些？
2. 硬脊膜动静脉瘘的病理基础和影像学诊断要点有哪些？

（李明华）

# 案例 43

# 脊髓积水和脊髓空洞症

## 一、病史

（1）症状：男，48岁，1月前出现双手麻木，持筷不稳，1周后出现双下肢麻木，主要集中在双侧膝关节以下至足底，自觉手套、袜套样麻木，同时出现双下肢无力，以左侧明显，病情呈进行性加重，性功能明显减退，无大小便功能障碍。

（2）体格检查：右侧肢体肌力4级，左侧肢体肌力$3^+$级。四肢肌张力稍减弱，腱反射消失，病理反射未引出。共济运动：双侧指鼻试验、轮替试验正常。深浅感觉均正常。

## 二、影像学资料及分析

影像学资料如图43-1所示。

**读片分析：**胸椎矢状面MR成像示$C_7 \sim T_{11}$水平髓内空洞样病变：$T_1$加权像上脑脊液样低信号，$T_2$加权像上，呈脑脊液样高信号，由于搏动伪影，信号欠均匀。增强后MRI检查显示病变无明显强化。

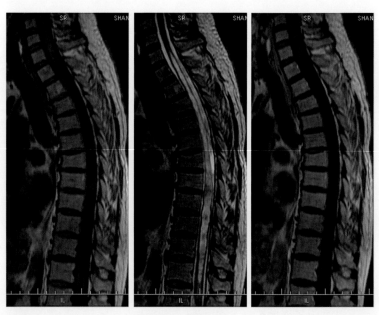

图43-1　胸椎MR

## 三、诊断和鉴别诊断

### 1. 诊断

脊髓积水和脊髓空洞症。

### 2. 诊断依据

（1）好发于中青年。

（2）主要症状为节段性分离感觉障碍，病变节段支配区肌萎缩、营养障碍。

（3）见于脊髓各节段，颈胸段常见。

（4）脊髓增粗，中央管扩张，呈 $T_1WI$ 低信号、$T_2WI$ 高信号。

（5）脊髓空洞可有间隔，空洞周围可有胶质增生。

（6）增强扫描脊髓空洞不强化。

### 3. 鉴别诊断

（1）脊髓星形细胞肿瘤：星形细胞瘤多见于儿童和青少年，颈髓及上部胸髓多见，增强时常呈不规则强化，境界欠清晰，常为偏心性，多位于脊髓的后部。

（2）室管膜瘤：室管膜瘤主要发生于 30 岁以后，多发生于下部脊髓、圆锥及终丝，强化常较锐利光整，境界清晰，常伴继发性脊髓空洞。

（3）血管母细胞瘤：典型表现为大囊伴小结节，壁结节明显均匀强化，囊壁一般无强化，周围增粗的供血动脉及引流静脉的血管流空信号也是重要鉴别点。

（4）转移瘤：确切原发肿瘤病史，瘤体小而水肿较大。

（5）急性脊髓炎：急性脊髓炎病变范围长，肿胀多较轻，均匀一致，外缘光整；一般不强化或呈轻度斑片状强化；发病急、病史短、病变范围长是诊断急性脊髓炎的有力依据，再结合临床有发热、感冒和腹泻等前驱症状，一般鉴别诊断不难。

## 四、影像学检查选择

（1）MRI：能精确显示病变的大小、形态及其信号特征，有利于区分原发性、继发性，并能进行术后随访，是首选检查方法。

（2）CT：能大致显示病变的大小、形态、密度特征及脊髓增粗情况，诊断价值有限。

（3）X 线平片：作为基础检查，平片一般无阳性发现，有时可以显示颈颅交界处畸形、脊柱畸形等。

## 五、要点和讨论

（1）发病年龄以中青年居多。

（2）主要症状为节段性分离感觉障碍，病变节段支配区肌萎缩、营养障碍。

（3）脊髓空洞分为交通性（Chiari 畸形）和非交通性（髓内肿瘤、外伤后脊髓坏死，脊髓炎症等）。

（4）可见于脊髓各节段，颈胸段常见。

（5）脊髓梭形增粗，空洞呈脑脊液样信号，常伴脑脊液搏动伪影。

（6）空洞可有间隔，空洞周围可见胶质增生。

（7）增强扫描病变不强化。

### 1. 生理病理改变

脊髓积水是指衬以室管膜的扩张的脊髓中央管，脊髓空洞症是指脊髓内衬以胶质细胞的囊腔，两者常同时存在，互相交通，如脊髓积水逐步发展破入到脊髓实质可以形成脊髓空洞，同样脊髓中的空洞性病变向脊髓中央管扩展，使脊髓中央管扩大形成脊髓积水，因此，影像学有时甚至病理学上也难将他们分清，所以近年国内外学者主张将两者合称为脊髓空洞积水症，简称脊髓空洞症。病因可以是先天性的，也可以是后天性的，前者常与第四脑室出口不畅有关，此时具有搏动性的脑脊液通过正中孔不断冲击中央管使之逐渐扩张。由于中央管的扩张，它与第四脑室或蛛网膜下腔相通，所以这种情况往往也称交通性脊髓积水，常见于 Chiari Ⅰ型及 Chiari Ⅱ型畸形或颈颅交界处发育不良等；后天性脊髓积水与髓内肿瘤、外伤后脊髓坏死，脊髓炎症等有关，也称非交通性积水，这是空洞内液体可能含有其他异常成分,如炎细胞、肿瘤细胞、蛋白、出血等。但是当这种积水与脊髓中央管相通,也可以变成交通性脊髓积水。还有一种少见的空洞找不到特殊原因,又称特发性脊髓空洞症。

### 2. 脊髓空洞症临床

发病年龄以中青年居多,典型的临床表现是痛觉与温觉功能紊乱,肌肉无力或肌萎缩,上肢深部键反射减弱,痉挛性偏瘫等。但是出现上述临床症状者并不多,约80%的患者仅表现为大腿僵硬,下肢和手无力,50%有疼痛感觉。

### 3. 脊髓空洞症影像学表现

(1) X线表现:有时可以显示颈颅交界处畸形、脊柱畸形等。

(2) CT表现:CT平扫可以发现80%的空洞,表现为髓内边界清楚的低密度囊腔,CT值接近脑脊液,但是对于部分囊腔小或囊液含蛋白成分高的积水,CT平扫可能漏诊,增强扫描对病因诊断有一定帮助,如脊髓肿瘤合并脊髓积水。椎管造影CT扫描不失为一种较有效的检查方法,它可以通过选择不同时期观察造影剂弥散到空洞中去,临床常在注入造影剂6 h扫描,此时空洞显示非常满意,空洞内的造影剂可能低于脑脊液造影剂,但高于脊髓,此时脊髓显示较满意,从而可能会发现病因,但是,其缺点是技术上较难把握,由于CT是采用横断面扫描,扫描前无法判断积水的平面,而一般脊髓积水累及的脊髓节段往往较多,因此扫描层数可能很多,太厚的扫描层面不利于发现真正的病因,因此,患者会接受过多的X线照射,另外选择合适的窗位窗宽也很重要。

(3) MRI表现:MRI的问世基本上取代了椎管造影CT扫描、它是诊断脊髓病变包括脊髓空洞症的最佳检查方法。尤其是矢状面扫描能很好反映病变的范围、程度,往往能同时发现病因如Chiari畸形、颈颅交界处畸形等先天性病变,造影增强能发现脊髓肿瘤引起的脊髓积水等。脊髓空洞症可以发生于脊髓任何节段,以颈髓、胸髓多见,常累及7~8个节段,有时可以累及全脊髓,积水的脊髓往往增粗,少数情况下积水的脊髓不粗甚至变细。脊髓中央管状的异常信号类似脑脊液,$T_1$加权像为低信号,$T_2$加权为明显高信号,有时由于脑脊液的搏动强烈,在$T_2$加权像上见积水信号丢失,可为低信号,这种现象称为脑脊液流空现象。

脑脊液流空现象的存在,提示积水压力较高,可能需要外科引流,同样它可用来监测术后疗效,如术后脊髓不再增粗、$T_2$加权像脑脊液流空效应消失提示临床治疗有效。有时积水可呈串珠状或多房样分隔,主要是胶质增生产生间隔所致。有时在$T_2$加权像上可见积水周围脊髓信号增高可能表示脊髓的胶质增生、脊髓水肿,或脊髓软化等。增强扫描脊髓积水不强化、但髓内肿瘤基本上都强化,有时外伤引起的脊髓胶质增生也可有强化,很难与肿瘤鉴别,必须结合临床考虑。轻度脊髓空洞症根据临床情况可以暂缓手术,但需随访,中到重度脊髓空洞积水症需积极处理,否则积水将会越来越严重,从而影响脊髓功能。

## 六、思考题

1. Chiari畸形分类及各自影像学表现有哪些?

2. 脊髓空洞症影像诊断及鉴别有哪些?

3. 何谓交通性、非交通性脊髓积水?

(孙贞魁)

# 颈部神经鞘瘤

## 一、病史

### 1. 现病史

患者,女性,54岁,左侧颈部饱胀感,近来左侧颌下摸及一肿块而来院检查。自诉既往无明显不适,否认高血压、糖尿病病史。

### 2. 体格检查

在本院五官科检查,左侧颌下深面摸及一肿块、质地中等、境界清、相对固定。约5 cm×4 cm大小,无压痛,实验室检查无特殊发现。分别作CT和MRI增强检查。

## 二、影像学资料及分析

影像学资料如图44-1~图44-5所示。

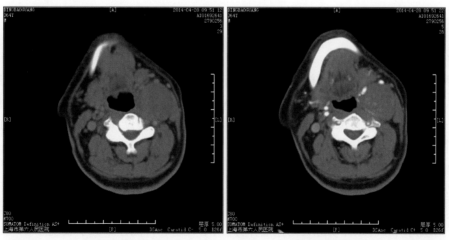

图44-1 CT平扫见左侧咽旁间隙等密度 肿块

图44-2 CT增强见肿块轻度强化,颈鞘 血管向前移位

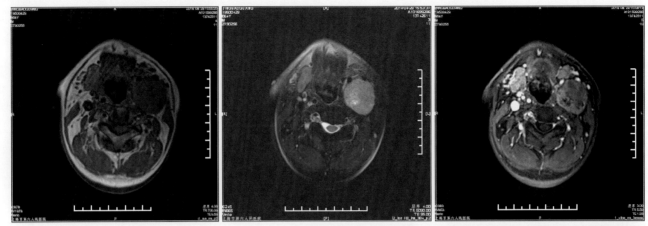

图 44-3    MRT₁W 左侧咽旁间隙见等信    图 44-4    T₂W 压脂像见肿块稍高信    图 44-5    MR 增强见肿块不均匀强化，
号、肿块                                                    号，境界清晰                                                颈内动脉向前偏内侧移位，
颈外动脉和颈内静脉均向前
外侧移位，颈内动脉与颈内
静脉分离约 120 弧度

**读片分析：**颈部神经鞘瘤多数位于咽旁间隙内，咽旁间隙传统上被分为茎突前和茎突后两个区域，茎突前间隙原发肿瘤多数来自腮腺深叶，以混合瘤最为多见。茎突后间隙含有后四组颅神经以及颈鞘血管，因此茎突后间隙的原发肿瘤与血管神经成分有关，常见有副神经节瘤和神经鞘瘤、神经纤维瘤等。神经鞘瘤单发、生长缓慢、有包膜，系起源于神经鞘膜许旺氏细胞的良性肿瘤，由于对周围组织结构没有侵犯，又受到下颌骨和胸锁乳突肌的遮盖，肿瘤可以长得较大而不被发现。颈部神经鞘瘤的 CT 平扫多为均匀低密度，增强后肿瘤轻度强化，而副神经节瘤由于血供丰富，可见明显强化，这也是区分两者的重要症像（见图 44-1、图 44-2）。MRI 检查可见肿瘤边界清晰、有包膜，T₁WI 呈均匀等信号，T₂WI 抑脂呈稍高信号，增强时可轻度强化，可有囊变，（见图 44-3～图 44-5）。根据肿瘤细胞成分变化，有的肿瘤可以不均匀强化，也有的可伴有钙化。

## 三、诊断和鉴别诊断

### 1. 影像诊断

本案例系女性中老年患者，因左侧颈部摸及一无痛性肿块而来院检查，临床检查为质地中等、境界清、相对固定。CT 和 MR 检查显示肿块位于颈动脉鞘内，境界清楚，密度、信号均匀，具轻度均匀强化，增强后见颈内颈脉向前内侧移位、颈外动脉和颈内静脉向前外侧移位，颌下腺受肿瘤压迫向前移位，颈部未见明显肿大淋巴结，符合颈部神经鞘瘤诊断。

### 2. 鉴别诊断

（1）颈动脉体瘤：是化学感受器瘤的一种，临床上无特异性体征，多为上颈部发现逐渐增大的肿块来就诊，肿瘤多为椭圆形、边界清楚、右包膜，肿块位于颈动脉分叉处，富血供，有明显强化。在 CTA 或 MRA 图像可见颈内动脉与颈外动脉夹角被瘤体撑开、增大这一特征性影像学表现。

（2）腮腺深叶混合瘤：咽旁间隙传统上被分为茎突前和茎突后两个区域，茎突前部原发肿瘤多数来自腮腺深叶，以混合瘤最为多见，颈动脉间隙向内侧、向后移位。但是少数来自咽腔小涎腺的肿瘤，则将颈动脉鞘向外推移，要注意鉴别。

（3）巨大淋巴结增生症（castleman）：纵隔及颈部多见，临床上无痛性淋巴结肿大为特点，肿块多为圆形或椭圆形，较大，直径最大可达 10 cm 以上。肿块边界清楚，血供丰富，少有出血、坏死。巨大淋巴结增生症病因不明，可能与慢性炎症、免疫功能异常等因素有个。它一般沿颈部淋巴链走行、分布，根据颈动脉间隙定位可与神经鞘瘤以鉴别。

（4）咽旁间隙内还有淋巴瘤、转移瘤等，根据病史和颈动脉间隙定位可进行鉴别。

## 四、要点和讨论

1. 诊断要点

（1）中年以上患者，上颈部（颌下多见）发现逐渐增大的、单发、无痛性肿块，质地中等、境界清、相对固定。

（2）CT 平扫呈类圆形的软组织肿块，均匀等密度，增强后轻度强化，肿块通常无钙化，颈鞘内血管往前或前外侧移位。

（3）MRI 检查可见肿瘤边界清晰、有包膜，$T_1WI$ 呈均匀等信号，$T_2WI$ 抑脂呈稍高信号，增强时可轻度强化，可有囊变，颈鞘内血管往前或前外侧移位。

2. 讨论

颈部神经鞘瘤多来源于交感或迷走神经，肿块较大时出现第Ⅸ、Ⅹ、Ⅺ、Ⅻ对颅神经受压的相应体征。颈动脉间隙内包含颈交感神经、颈总动脉（第 4 颈椎水平以上分为颈内、颈外动脉）、迷走神经、颈内静脉，它们由内向外按序排列：交感神经位于颈动脉的内侧深面、迷走神经位于颈总动脉（或颈内动脉）与颈内静脉之间的深面。因此，根据颈动脉和颈内静脉的走向来可以判断肿瘤是否神经鞘瘤，也可以确定肿瘤是来自交感神经还是迷走神经。本例神经鞘瘤 CT 和 MRI 可看见左侧颈内动脉向前偏内侧移位，颈外动脉和颈内静脉均向前外侧移位，颈内动脉于颈内静脉分离约 120 弧度，所以，我们可以断定它是来源于迷走神经的神经鞘瘤。

## 五、思考题

1. 颈动脉间隙内有哪些机构？常见的肿瘤有哪些？
2. 颈部神经鞘瘤的诊断要点是什么？
3. 颈部神经鞘瘤的鉴别诊断主要有哪 3 个？如何鉴别？

（庄奇新　潘玉萍）

# 案例 45

# 颈静脉球瘤

## 一、病史

### 1. 现病史

患者,女性,37 岁,左侧耳部闷胀感 2 年,近来感觉左耳听力明显下降来院检查。自诉既往无明显不适,否认慢性中耳炎病史。

### 2. 体格检查

在本院五官科检查,发现左侧外耳道鼓膜隆起,实验室检查无特殊发现。分别作 CT 和 MRI 增强检查。

## 二、影像学资料及分析

影像学资料如图 45-1～图 45-4 所示。

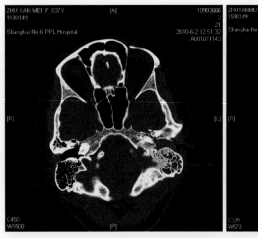

图 45-1 CT 平扫骨窗重建见左侧颈静脉孔增大,伴周围骨质吸收、破坏

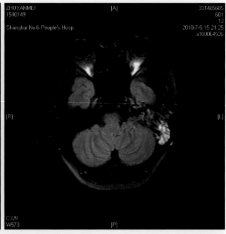

图 45-2 MR Flair 序列图像见左侧颈静脉孔区不均质信号肿块影

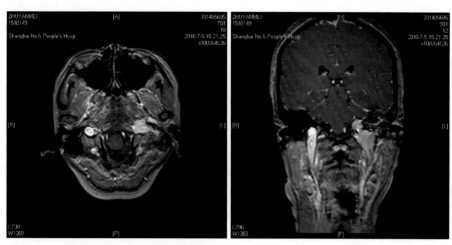

图 45-3　MR T₁W 增强见左侧颈静脉孔　图 45-4　MR T₁W 增强见左侧颈静脉孔
　　　　　区肿块明显强化　　　　　　　　　　　　区肿块呈锥形

　　**读片分析**：颈静脉球瘤是化学感受器瘤的一种，临床上无特异性体征，常常因为肿瘤侵犯到颞骨和耳道，出现相应症状来就诊，颈静脉球瘤发生于颅底颈静脉孔区域，它系富血供肿瘤。颈静脉球瘤 CT 扫描检查特征性表现是颈静脉孔的扩大，常伴有周围颞骨的骨质破坏和吸收，肿瘤常侵及内耳、中耳和外耳道（见图 45-1）。MR 检查冠状面图像可见肿瘤沿颈静脉孔向下呈锥形生长，边界清楚、有包膜，可有明显强化（见图 45-3、图 45-4）。在 MRI 成像上有时还可见到具有经典的影像学特征——"椒盐征"，这时瘤体内流空的血管低信号断面与肿瘤实质部呈现的高信号相间，如同花椒撒在白盐中（见图 45-2）。

## 三、诊断和鉴别诊断

### 1. 影像诊断

　　本案例系中年女性患者，左侧耳部闷胀感 2 年，近来感觉左耳听力明显下降来检查。CT 发现左侧颈静脉孔的扩大，并有骨质破坏和吸收，肿瘤侵及内耳、中耳和外耳道。在 MRI 图像上见肿瘤沿颈静脉孔向下呈锥形生长，边界清楚、有包膜，有明显强化，在 MR T₁ 图像见到"椒盐征"征像，因此，可以做出左侧颈静脉球瘤的影像学诊断。

### 2. 鉴别诊断

　　（1）颈动脉体瘤：也是化学感受器瘤的一种，但它位于颈动脉分叉处，肿瘤将颈内动脉与颈外动脉夹角撑开、增大，这是颈动脉体瘤的特征性影像学表现。由于瘤体内血管非常丰富，肿瘤有明显的强化。在 MRI T₁ 图像上，由于瘤体内多数匍行的血管内快速流动的血液产生的流空效应，在瘤体内可见不规则混杂低信号，这也是颈动脉体瘤在 MR 检查显示的特征性表现。

　　（2）颈部神经鞘瘤：CT 和 MRI 检查显示肿块位于颈动脉鞘内，境界清楚，密度、信号均匀，它与颈静脉球瘤的不同主要是血供不如它丰富，且不会有颈静脉孔的扩大和骨质破坏、吸收的表现。

　　（3）腮腺深叶混合瘤：咽旁间隙传统上被分为茎突前和茎突后两个区域，茎突前原发肿瘤多数来自腮腺深叶，以混合瘤最为多见，它与下颌骨与茎突之间的骨性通道呈哑铃状生长，颈动脉向内侧或向后移位。但是少数来自咽腔小涎腺的肿瘤，则将颈动脉鞘向外推移，要注意鉴别。

　　（4）巨大淋巴结增生症（Castleman）：纵隔及颈部多见，临床上无痛性淋巴结肿大为特点，肿大的淋巴结多为圆形或椭圆形,较大,最大直径可达 10 cm 以上。肿块边界清楚,血供丰富,少有出血、坏死。巨大淋巴结增生症病因不明,可能与慢性炎症、免疫功能异常等因素有个。它一般沿颈部淋巴链走行、分布。

## 四、要点和讨论

### 1. 诊断要点

(1)中年以上患者,听力持续发生异常,要作颞骨 CT 扫描检查,注意颈静脉孔有否增大,排除颈静脉球瘤的可能。

(2)CT 扫描发现颈静脉孔扩大伴有周围颞骨的骨质破坏和吸收要考虑颈静脉球瘤,应该进一步 CT 增强,注意颈静脉孔是否有明显强化的结节或肿块。

(3)在 MRI 检查 $T_1$ 像可见到瘤体内"椒盐征",这是颈静脉球瘤具有特征性的影像学表现。

### 2. 讨论

颈部副神经节瘤来源于神经嵴的细胞,这部分细胞在胚胎发育过程中,经迁移而风散在身体各处,如肾上腺、头、颈、纵隔、后腹膜等,它们聚集成副神经节,可分为肾上腺内和肾上腺外两类,位于肾上腺内者即为嗜铬细胞瘤,位于肾上腺外者很少有功能。在颈部主要有位于颈动脉分叉处的颈动脉体瘤、位于颈静脉孔区域的颈静脉球瘤和位于迷走神经部位的迷走神经副神经节瘤,其病理基础为肿瘤细胞呈巢状结构,周围富有血窦,因此形成影像学上强化明显、MRI 检查呈现流空的症像。颈静脉球瘤位于颈静脉孔处,肿瘤的生长可以将颈静脉孔扩大,周围骨质吸收、破坏,这是颈静脉球瘤的 CT 检查呈现特征性影像学表现。由于瘤体内血管非常丰富,因此瘤体强化十分显著,在 MRI 检查冠状面上,可见颈静脉孔区域锥形肿块,边界清楚、有包膜,有时可见"椒盐征",这些都是颈静脉球瘤在 MRI 检查呈现具有特征性的影像学表现。

## 五、思考题

1. 颈静脉球瘤的 CT 特征有什么?
2. 颈静脉球瘤的 MR 特征有什么?
3. 颈静脉球瘤的鉴别诊断主要有哪些? 如何鉴别?

(庄奇新)

# 颈动脉体瘤

## 一、病史

（1）现病史

患者，男性，39 岁，左侧颈部饱胀感，近来左侧颌下摸及一肿块而来院检查。自诉既往无明显不适，否认高血压、糖尿病病史。

（2）体格检查

在本院五官科检查，左侧颌下深面摸及一肿块、质地中等、境界清、相对固定。约 5 cm×4 cm 大小，无压痛，实验室检查无特殊发现。分别作 CT 和 MRI 增强检查。

## 二、影像学资料及分析

影像学资料如图 46 - 1～图 46 - 4 所示。

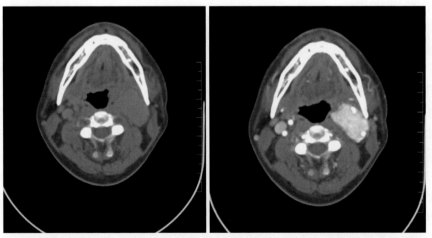

图 46 - 1　CT 平扫见左侧咽旁间隙等密度肿块　　图 46 - 2　CT 增强见肿块明显强化，颈内、外动脉夹角增大

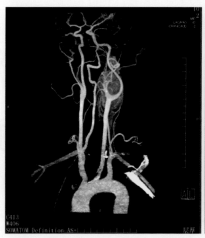 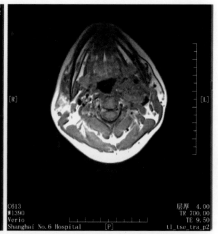

图 46－3　CTA 见左侧颈内、外动脉　　图 46－4　MR T₁W 瘤体内可见不规则混
　　　　　夹角　　　　　　　　　　　　　　　杂低信号影被瘤体撑开、增大

**读片分析**：颈动脉体瘤多数位于咽旁间隙，颈动脉分叉部，咽旁间隙传统上被分为茎突前和茎突后两个区域，茎突前间隙原发肿瘤多数来自腮腺深叶，以混合瘤最为多见。茎突后间隙含有后四组颅神经以及颈鞘血管，因此茎突后间隙的原发肿瘤与血管神经成分有关，常见副神经节瘤和神经鞘瘤、神经纤维瘤等。副神经节瘤由于血供丰富，可见明显强化，这是区分其他肿瘤的重要症像。颈动脉体瘤也是化学感受器瘤的一种，临床上无特异性体征，多为上颈部发现逐渐增大的肿块来就诊，肿瘤多为椭圆形，边界清楚、右包膜，肿块位于颈动脉分叉处，CT 平扫时为等密度肿块（见图 46－1），增强后有明显强化（见图 46－2），在 CTA 扫描成像上可见颈内动脉与颈外动脉夹角被瘤体撑开、增大这一特征性影像学表现（见图 46－3），由于瘤体内血管非常丰富，由于快速流动的血液产生的流空效应，在 MR 检查 T₁ 像可见瘤体内不规则混杂低信号（见图 46－4），这是在瘤体内匍行的血管影，它是颈动脉体瘤在 MR 检查，具有特征性表现。

## 三、诊断和鉴别诊断

### 1. 影像诊断

本案例系中年男性患者，因左侧颈部摸及一无痛性肿块而来院检查，临床检查为质地中等、境界清、相对固定。CT 扫描显示肿块位于咽旁间隙颈动脉分叉处，境界清楚，平时呈均匀等密度，具明显强化，并可见颈内动脉与颈外动脉夹角被瘤体撑开、增大这一特征性影像学表现。在 MR 检查 T₁ 像也见到瘤体内不规则混杂低信号，提示瘤体内丰富的血管信号，因此，颈动脉体瘤的影像学诊断成立。

### 2. 鉴别诊断

（1）颈静脉球瘤：也是化学感受器瘤的一种，发生于颅底颈静脉孔区域，它也是血供肿瘤，可以明显强化。颈静脉球瘤等特征性表现是颈静脉孔的扩大，并有骨质破坏和吸收，肿瘤可侵及中耳、颅底或外耳道，肿瘤多为类圆形，边界清楚、有包膜。在 MRA 成像可见到具有经典的影像学特征——"椒盐征"，这是瘤体内流空的血管低信号断面与肿瘤实质部呈现的高信号相间，如同花椒撒在白盐中。

（2）颈部神经鞘瘤：CT 和 MRI 检查显示肿块位于颈动脉鞘内，境界清楚，密度、信号均匀，它与颈动脉体瘤的不同主要是血供不如它丰富，且不会有颈内动脉与颈外动脉夹角被瘤体撑开、增大这一特征性影像学表现。

（3）腮腺深叶混合瘤：咽旁间隙传统上被分为茎突前和茎突后两个区域，茎突前部原发肿瘤多数来自腮腺深叶，以混合瘤最为多见，它与下颌骨与茎突之间的骨性通道呈哑铃状生长，颈动脉间隙向内侧、向后移位。但是少数来自咽腔小涎腺的肿瘤，则将颈动脉鞘向外推移，要注意鉴别。

（4）巨大淋巴结增生症：纵隔及颈部多见，临床上无痛性淋巴结肿大为特点，肿块多为圆形或椭圆形，较大，最大直径可达 10 cm 以上。肿块边界清楚，血供丰富，少有出血、坏死。巨大淋巴结增生症病因不明，可能与慢性炎症、免疫功能异常等因素有关。它一般沿颈部淋巴链走行、分布，根据颈动脉间隙定位可与神经鞘瘤以鉴别。

（5）咽旁间隙内还有淋巴瘤、转移瘤等根据病史和颈动脉间隙定位可进行鉴别。

## 四、要点和讨论

### 1. 诊断要点

（1）中年以上患者，咽旁间隙颈动脉分叉处发现逐渐增大的、单发、无痛性肿块，质地中等、境界清、相对固定。

（2）CT 扫描显示肿块具明显强化，并可见颈内动脉与颈外动脉夹角被瘤体撑开、增大这一特征性影像学表现。

（3）在 MR 检查 $T_1$ 图像上可见到瘤体内不规则混杂低信号，提示瘤体内丰富的血管信号，这也是颈动脉体瘤的特征性影像学表现。

### 2. 讨论

副神经节瘤来源于神经嵴的细胞，这部分细胞在胚胎发育过程中，经迁移而风散在身体各处，如肾上腺、头、颈、纵隔、后腹膜等，它们聚集成副神经节，可分为肾上腺内和外两类，位于肾上腺内者即为嗜铬细胞瘤，位于肾上腺外者很少由功能。在颈部主要有位于颈动脉分叉处的颈动脉体瘤，和位于迷走神经的迷走神经副神经节瘤，其病理基础为肿瘤细胞呈巢状结构，周围富有血窦，因此形成影像学上强化明显、流空的症像。颈动脉体瘤位于颈动脉分叉处，因此它可以将颈内动脉与颈外动脉夹角撑开、增大，这是颈动脉体瘤的特征性影像学表现。由于瘤体内血管非常丰富，快速流动的血液产生的流空效应，在 MR $T_1$ 图像可见瘤体内不规则混杂低信号，它们是瘤体内匍行的血管影，这是颈动脉体瘤在 MR 检查具有特征性表现。

## 五、思考题

1. 颈动脉体瘤的 CT 特征有什么？
2. 颈动脉体瘤的 MR 特征有什么？
3. 颈动脉体瘤的鉴别诊断主要有哪些？如何鉴别？

（庄奇新　李明华）

# 案例 47

# 甲状腺腺瘤

## 一、病史

### 1. 现病史

患者女性,52 岁,发现双侧甲状腺结节 2 年,近期左侧结节增大。

### 2. 体格检查

双侧甲状腺增大,内部扪及多个结节,质韧,活动。实验室和辅助检查 TSH 5.59 IU/ml,$T_3$、$T_4$ 正常。超声:双侧甲状腺多个混合性回声结节,形态规则,边缘尚清。左侧结节 CDFI 未见血流。右侧结节少许血流信号。

## 二、影像学资料及分析

影像学资料如图 47-1～图 47-2 所示。

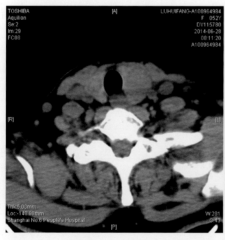

图 47-1 甲状腺 CT 平扫见双侧甲状腺增大

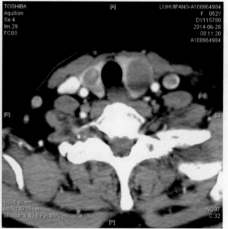

图 47-2 CT 增强动脉期

双侧甲状腺结节边缘清晰,右侧甲状腺内结节呈轻度强化,边缘未见强化。左侧甲状腺结节未见强化

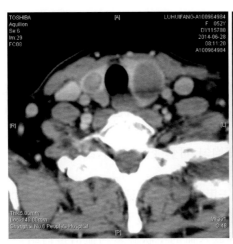
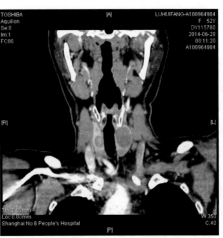

图47-3 描静脉期

右侧甲状腺结节中央斑片状强化,边缘清,
左侧甲状腺内未见强化。

图47-4 CT冠状位重建

右侧甲状腺内见强化结节,左侧甲状腺结
节呈低密度,边缘清。

**读片分析:**甲状腺腺瘤为最常见的甲状腺良性肿瘤,发病年龄多在40岁以下,女性多见,临床上多无自觉症状。结节可单发也可多发,多位于近甲状腺峡部,质较硬、光滑、无压痛、呈椭圆形或球形、边缘清楚,结节随吞咽上下活动,生长慢,但恶变、囊性变和出血后,瘤体可迅速增大。病理上分滤泡状和乳头状腺瘤两种。

CT表现:平扫甲状腺组织内低密度结节,边缘光整,密度均匀,可囊变,少数瘤体见粗钙化,增强扫描见结节与甲状腺界限清楚,轻度强化,囊变区无强化(见图47-1~图47-4)。

# 三、诊断与鉴别诊断

### 1. 影像诊断

多见于青壮年,常低于40岁,女性多见,无自觉症状,无意中发现颈部结节,圆形,表面光滑,边缘清,随吞咽活动。超声表现:腺瘤内部回声均匀,可合并囊变,结节边缘清楚,有包膜,周边见晕征。CDFI结节周边明显环绕血管,内部血供程度不等。CT扫描检查表现为低密度结节,边缘光整,密度均匀,可囊变,结节轻度强化。

### 2. 鉴别诊断

(1)甲状腺癌:女性较多见,年龄多大于40岁,多单发结节,结节质地硬,边缘不清,活动度差。癌瘤边界不规整,密度不均,注入造影剂见不均质强化,瘤内可出现点状或细簇状钙化点,可囊性变。颈部可见淋巴结转移。

(2)甲状腺囊肿:边缘锐利、均匀一致的水样密度,无增强,囊壁不明显。

(3)结节性甲状腺肿:甲状腺多呈普遍肿大,触及多发结节,质地较硬。该病常有流行区域,在病理上,甲状腺腺腺瘤的单发结节有完整包膜,界限清楚。而结节性甲状腺肿内可见多发结节,无完整包膜,界限也不清楚。

## 四、要点与讨论

### 1. 诊断要点

(1) 多见于青壮年,无自觉症状,无意中发现颈部结节,结节表面光滑,边缘清,随吞咽活动。

(2) 超声表现:腺瘤内部回声均匀,可合并囊变,结节边缘清楚,有包膜,周边见晕征。CDFI 结节周边明显环绕血管,内部血供程度不等。

(3) CT 扫描表现为低密度结节,边缘光整,密度均匀,可囊变,增强后,结节轻度强化。

### 2. 讨论

甲状腺腺瘤是甲状腺最常见的良性肿瘤。好发于甲状腺功能的活动期。临床分滤泡状和乳头状腺瘤两种。常为甲状腺内单个边界清楚的结节,有完整的包膜,大小为 1~10 cm。

甲状腺有合成、贮存和分泌甲状腺素的功能,释放入血的甲状腺素与血清蛋白结合,其中 90% 为 $T_4$,10% 为 $T_3$。甲状腺素的主要作用是:加快全身细胞利用氧的效能,加速蛋白质、碳水化合物和脂肪的分解,全面增高人体的代谢,增加热量产生,促进人体的生长发育。

甲状腺腺瘤在女性的发病率为男性的 5~6 倍,有一定的家族遗传因素。

由于甲状腺位于颈部浅表,因此超声检查有明显优越性,彩色多普勒血流显像(color doppler flow imaging, CDFI)可清晰显示甲状腺腺瘤边界清楚,血供不丰富,可有囊性变。部分甲状腺腺瘤可发生癌变。具有下列情况者,应当考虑恶变的可能性:①肿瘤近期迅速增大;②瘤体活动受限或固定;③出现声音嘶哑、呼吸困难等压迫症状;④肿瘤硬实、表面粗糙不平;⑤出现颈淋巴结肿大。

以往 CT 被认为有气道伪影,MR 被认为存在咽部运动伪影,它们均有碍于甲状腺的成像和诊断。

近年来,随着 CT 和 MR 设备的软、硬件快速发展,气道伪影、咽部运动伪影多已经被有效地克服,颈部影像质量得到了明显提高,尤其是能谱 CT 技术、MR 功能成像的应用对甲状腺病变的诊断将有望进入一个新的阶段。

## 五、思考题

1. 甲状腺腺瘤的病理与影像表现有哪些?
2. 甲状腺腺瘤与甲状腺癌的影像鉴别有哪些?

(张国滨　庄奇新)

# 甲状腺癌

## 一、病史

(1) 症状患者女,31 岁,右侧甲状结节 1 年,自觉近期增大,无痛。

(2) 体格检查右侧甲状腺增大,扪及一质硬结节,边缘欠清。

(3) 实验室和辅助检查:CA125 40.23 IU/ml,$T_3/T_4/TSH$ 正常。超声检查:右侧甲状腺形态饱满,内部回声不均匀,多个强回声点弥漫性分布,中部见一低回声结节,边界模糊,边缘分叶状,未见包膜。CDFI 内部血流异常丰富。

## 二、影像学资料及分析

影像学资料如图 48-1～图 48-4 所示。

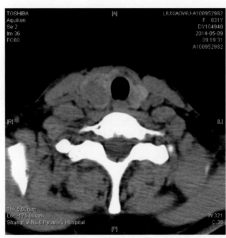

图 48-1 甲状腺 CT 平扫

右侧甲状腺增大,内见一低密度结节,边缘欠清

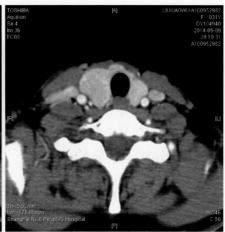

图 48-2 CT 增强扫描动脉期

右侧甲状腺结节呈中度均匀强化,结节呈分叶状

**133**

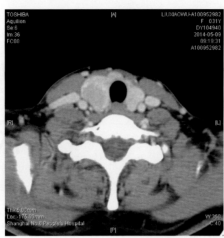

图 48-3 CT 增强扫描静脉期

右侧甲状腺结节呈低密度

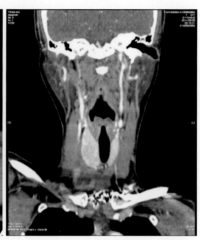

图 48-4 甲状腺 CT 冠状位重建

右侧甲状腺体积增大,内见一结节,
边缘欠清

**读片分析:**甲状腺癌是头颈部常见的恶性肿瘤,女性较多见。由于甲状腺位于颈部浅表,因此超声检查有明显优越性,超声表现:①癌瘤边界不规整,呈锯齿状或蟹足状;②内部呈不均质低回声;③癌瘤内可出现点状或簇状钙化点;④囊性变时常液化不全;⑤CDFI 有新生血管及动静脉瘘现象;⑥周围小血管内可形成癌栓;⑦向颈部淋巴结转移而肿大;⑧侵犯喉返神经,引起声带麻痹。

本案例 CT 扫描见右侧甲状腺增大,结节与正常甲状腺分界不清,呈低密度,见沙砾样钙化(见图 48-1),增强后呈低度强化,甲状腺包膜不完整,(见图 48-2~图 48-4),结合超声检查,考虑甲状腺癌。

本案例手术病理结果为右侧甲状腺乳头状癌,大小 3 cm×2 cm。

肿瘤组织免疫标记结果:TPO(部分+)、G-3(+)、CK19(+)、HBME-1(+)、P53(局灶弱+)、TG(+)、TTF-1(+)、Ki67(1%+)。

# 三、诊断与鉴别诊断

### 1. 影像诊断

甲状腺癌:女性较多见,多单发结节,结节质地硬,边缘不清,活动度差。癌瘤边界不规整。超声见结节内部呈不均质低回声,瘤内可出现点状或簇状钙化点,可囊性变。

CT 扫描可见甲状腺结节与正常甲状腺分界不清,呈低密度,见沙砾样钙化,增强后呈低度强化,甲状腺包膜不完整,颈部局部淋巴结肿大。

### 2. 鉴别诊断

(1) 甲状腺腺瘤:多单发结节,边缘清,质地较为柔软,有完整包膜,超声见结节内部回声均匀,可囊性变,颈部无淋巴结肿大。

(2) 结节性甲状腺肿:甲状腺多呈普遍肿大,触及多发结节,质地较硬。该病常有流行区域,在病理上,甲状腺腺瘤的单发结节有完整包膜,界限清楚。而结节性甲状腺肿的单发结节无完整包膜,界限也不清楚。

(3) 良恶性甲状腺结节鉴别:良性结节轮廓边缘光整、质地较为柔软,有包膜,超声见结节内均质回声,后壁回声增强。恶性结节边缘不规则,无包膜,超声见内部回声不均质,后壁回声不规则,有局部侵犯征像。CT 扫描见甲状腺结节与正常甲状腺分界不清,有时可见沙砾样钙化,具不均质强化。对于诊断困难的案例,应该及时地进行穿刺活检,以免延误诊断。

## 四、要点与讨论

### 1. 诊断要点

(1) 女性较多见,多为单发结节,结节质地硬,边缘不清,活动度差。

(2) 超声见结节内部呈不均质低回声,有局部侵犯征像。

(3) CT 扫描见肿瘤边界不规整,瘤内可出现点状或簇状钙化点,可囊性变,注入造影剂后有不均匀强化,肿瘤晚期可突破甲状腺外膜,向邻近的咽喉部、气管、食管侵犯,病容易向颈部、纵隔淋巴结以及肺部、骨骼转移。

(4) MR 检查对甲状腺癌可以作辅助诊断,尤其肿瘤晚期的病变对周围组织的侵犯以及肿瘤的出血、囊变的观察要优于超声和 CT 检查。

### 2. 讨论

甲状腺癌的初期多无明显症状,有时可因颈淋巴结肿大而就医。随着病情进展,肿块逐渐增大,肿瘤质硬,发展迅速,侵犯周围组织。晚期可产生声音嘶哑、呼吸困难、吞咽困难、颈淋巴结发生转移及远处脏器转移(肺、骨、中枢神经系统等)。

甲状腺癌在病理上主要分为乳头状腺癌、滤泡状腺癌、髓样癌、甲状腺未分化癌四种。

(1) 乳头状腺癌是最常见的类型,约占 70%。一般分化较好,恶性度低,以颈部淋巴结转移为常见。

(2) 滤泡状腺癌约占甲状腺癌的 20%。播散途径虽然可经淋巴转移,单主要通过血液转移到肺、骨、和肝脏。

(3) 髓样癌约占 2%～5%,起源于甲状腺 C 细胞,肿瘤多为单发结节,偶为多发,质硬固定,有淀粉样沉积。

(4) 甲状腺未分化癌占甲状腺癌 5%,主要发生在中年以上患者,男性多见,恶性度大,生长迅速,一般短期内就可浸润周围气管、肌肉、神经和血管,引起吞咽和呼吸困难,颈部可出现淋巴结肿大,也可肺转移。

(5) 由于甲状腺位于颈部表浅,超声检查十分简便,超声是病变性价比高的检查手段,超声下的细针穿刺活检(FNA)更能作出甲状腺病变正确诊断。对于低回声、实性结节、微钙化灶、丰富的血流信号、边界不清晰以及晕圈缺如等超声检查描述,均要考虑甲状腺癌的可能。

近年来,随着 CT 和 MR 设备的软、硬件快速发展,气道伪影、咽部运动伪影多已经被有效地克服,颈部影像质量得到了明显提高,尤其是能谱 CT 技术、MR 功能成像的应用对甲状腺病变的诊断将有望进入一个新的阶段。

CT 和 MR 检查对甲状腺癌的诊断也有重要意义,尤其对肿瘤的侵犯范围以及颈部淋巴结转移、远处转移的确定优于超声。

## 五、思考题

1. 甲状腺癌病理分型有哪些?

2. 甲状腺癌的影像表现与鉴别有哪些?

(张国滨　庄奇新)

# 案例 49

# 腮腺混合瘤

## 一、病史

### 1. 现病史

患者,女性,48岁,右侧颈部肿块一年而来院检查。自诉既往无明显不适。临床医生检查:肿块位于耳后、位置较深且固定、无触痛,而作影像学检查。

### 2. 体格检查

在本院五官科作口腔检查,两侧咽部未见明显异常,实验室检查无异常。

## 二、影像学资料及分析

影像学资料如图 49-1~图 49-4 所示。

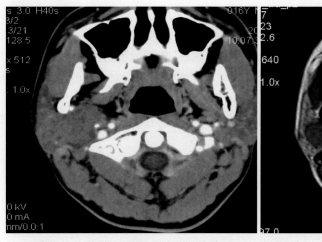

图 49-1 颈部 CT 增强见右侧腮腺肿大

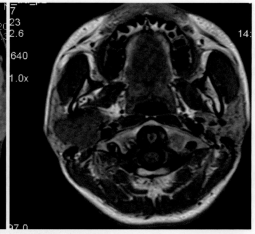

图 49-2 MR 横断面 $T_1WI$ 见右侧腮腺深叶边界清楚的等信号肿块

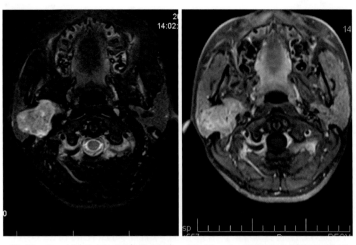

图 49-3　MR T$_2$WI 抑脂像见肿　　图 49-4　MR TIWI 增强扫描见
块呈均匀高信号　　　　　　　肿块轻度均匀强化

**读片分析**:腮腺多形性腺瘤(pleomorphic adenoma)又称混合瘤(mixed tumor),约占所有涎腺肿瘤的 60%。发病的年龄范围广泛,患者的平均就诊年龄为 40~50 岁左右,女性略多见。临床上,多形性腺瘤生长缓慢,主要表现为无痛性、孤立性软组织肿块。虽偶尔可见疼痛和面神经麻痹,但肿瘤一般不会对唾液腺的分泌功能和面神经功能产生影响。

影像学表现:直径较小的多形性腺瘤 CT 扫描检查多表现为密度均匀且高于正常的腮腺组织的软组织肿块,较大的多形性腺瘤 CT 扫描多表现为密度不均的软组织肿块,其内可有低密度的液化坏死、陈旧性出血和囊变区,有时病变内部还有高密度的出血和钙化斑点显示。对比剂注入后,较小的肿块可无明显强化,或为均匀强化,而较大的肿块可呈现为不均匀强化表现,如图 49-1 所示。MRI 检查,多形性腺瘤在 T$_1$WI 上多呈均匀低或中等信号,在 T$_2$WI 上既可表现中等信号,也可表现为不均匀高信号。静脉注入 Gd-DTPA 后,病变信号可呈不均匀增高,如图 49-2~图 49-4 所示。多形性腺瘤多有完整或不完整包膜显示,T$_2$WI 上此包膜呈弧线状低信号表现。

## 三、诊断和鉴别诊断

### 1. 影像诊断

本案例患者是中年女性患者,因右侧颈部发现肿块一年,而来院检查。影像学检查发现右侧腮腺深叶约 3 cm×4 cm 大小肿块,CT 平扫密度稍高于腮腺,没有钙化,注入造影剂后轻度强化,同侧咽旁间隙轻度受推压。MR 检查见肿块与周围结构边界清楚,T$_1$WI 为等信号,T$_2$WI 压脂像为稍高信号、没有囊变,考虑腮腺混合瘤的影像学诊断。

### 2. 鉴别诊断

(1) Warthin 瘤(Warthin tumor):又称腺淋巴瘤(adenolymphoma),是一种由腺样和通常是囊性结构组成的良性肿瘤,它是继多形性腺瘤之后腮腺的第二常见肿瘤,该肿瘤多见于中老年男性患者,患者诊断时的平均年龄为 62 岁,40 岁以前发病者少见。Warthin 瘤与吸烟关系密切,吸烟者的 Warthin 瘤的发病率是非吸烟者的 8 倍。病变常发生在腮腺后下极,可双侧腮腺同时发生。Warthin 瘤一般表现为圆形或类圆形肿块,肿瘤直径超过 4 cm 者少见。病变边界清晰,多可见完整包膜。

CT 扫描,该肿瘤既可以是低密度的囊性变表现,也可以是均匀的软组织密度表现。肿瘤一般在 MR 检查 T$_1$WI 上表现为低或中等信号,偶有高信号出现;在 T$_2$WI 上表现为中等信号或高信号。静脉注入 Gd‐DTPA 后,病变有轻度强化,或无明显强化表现。

(2) 腮腺其他良性肿瘤:①腮腺肌上皮瘤(myoepithelioma):由片状、岛状或条索状排列的具有肌上皮分化特点的细胞组成,约占所有涎腺良性肿瘤的 1%,多见于成年人,通常小于 3 cm,缓慢生长的无痛性肿块,活动而边界清晰,通常无感觉障碍。平扫 CT 上,多数肌上皮瘤呈均匀软组织密度表现,少数肿瘤内部可见高密度钙化斑点,均匀强化或环形强化表现;②基底细胞腺瘤(basal cell adenoma):一般见于 60~70 岁成人,缓慢生长的无痛性肿块,边界清晰,病理上,基底细胞腺瘤有境界清晰的包膜,实性亦可为囊性,或为囊性和实性混合,CT 扫描见肿瘤为软组织密度,可见囊性低密度区,增强实性部分多表现为中度强化。

(3) 腮腺恶性肿瘤:常见的有黏液表皮样腺癌、腺样囊性癌、腺泡细胞癌、淋巴上皮癌、腮腺鳞癌、腮腺淋巴瘤等。腮腺良、恶性肿瘤的表现可有交替或重叠。

腮腺良、恶性肿瘤的鉴别比较困难,肿瘤边界模糊、增强时有局部环性强化、肿瘤内见不规则血管时要注意可能有恶性趋向。恶性肿瘤在影像学增强检查时有早期强化的特点,MRI 检查 DWI 的 ADC 值要高于良性肿瘤。

## 四、要点和讨论

### 1. 诊断要点

(1) 多形性腺瘤发病年龄为 40~50 岁左右,女性略多见,多形性腺瘤生长缓慢,主要表现为无痛性、孤立性软组织肿块。易复发和具有恶变可能。

(2) 肿瘤较小时,通常呈圆形,它的密度、信号多均匀。大于 3 cm 时可呈分叶状,肿瘤边缘通常光整,可有或无包膜。它的密度、信号可均匀也可不均匀,增强后可以均匀或不均匀强化。

(3) 多形性腺瘤动态增强时,TIC 线(时间—信号强度曲线)为缓慢持续强化,DWI 图像上 ADC 值较恶性肿瘤为低,但黏液区域高于其他组织成分区域。

### 2. 讨论

腮腺多形性腺瘤组织细胞成分很多,显微镜下,多形性腺瘤有较高程度的形态学变异。主要成分有包膜、上皮和肌上皮细胞、间叶或间质成分,因此多形性腺瘤具有多形性或混合性特征。肿瘤主要由肿瘤性上皮组织、黏液样组织和软骨样组织混合而成。由于成分复杂,加上肿瘤容易坏死、出血、囊变、钙化,因此肿瘤的影像学表现是多种多样的。腮腺多形性瘤的影像学表现具有不稳定性,与恶性肿瘤的表现可有交替或重叠,如果发现有边界模糊、增强时有局部环性强化,要注意可能有恶性趋向。

腮腺多形性瘤在 MRI 检查时,黏液成分较多区域 $T_2WI$ 为高信号,低信号区代表黏液较少的区域。动态增强时,TIC 线(时间-信号强度曲线)为缓慢持续强化,在 DWI 图像上,ADC 值较恶性肿瘤为低,但黏液区域高于其他组织成分区域。

治疗腮腺多形性腺瘤以手术切除为主。虽然多形性腺瘤是良性肿瘤,但因其易复发和具有恶性变的危险性,因此,手术后应该定期随访复查。

## 五、思考题

1. 腮腺多形性瘤的 CT 和 MRI 表现各是什么?
2. 腮腺多形性瘤的鉴别诊断有哪几个?
3. 腮腺良恶肿瘤如何鉴别?

(庄奇新)

# 眼眶海绵状血管瘤

## 一、病史

(1) 现病史:男性,44 岁,发现左眼肿胀、突出半年余。

(2) 体格检查:左眼球突出,无明显压痛,无视野缺损,无复视。

(3) 实验室检查:无殊。

## 二、影像学资料及分析

影像学资料如图 50-1~图 50-4 所示。

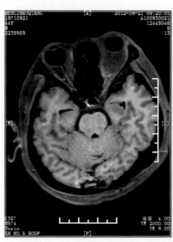 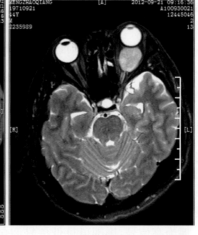

图 50 - 1　眼眶 MRI 横断面 T₁WI 显示左眼肌锥内椭圆形等信号肿块

图 50 - 2　MRI 横断面 T₂WI 显示肿块呈高信号,内部散在细小稍低信号,眼外肌受压向外侧推移,眼球突出

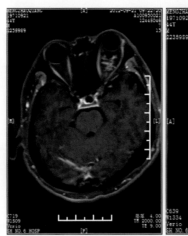 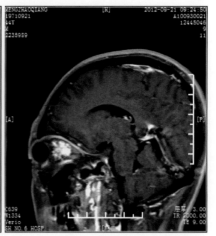

图 50 - 3　MRI 横断面 T₁WI　　图 50 - 4　MRI 矢状面 T₁WI 增强晚期
　　　　　增强显示肿块内　　　　　　　　显示肿块强化更加明显、强
　　　　　部呈菜花状不均　　　　　　　　化范围进一步扩大
　　　　　匀强化

**读片分析：** 眼眶内有肌锥内间隙、肌锥外间隙、骨膜下间隙和巩膜周围间隙等。肌锥内间隙由肌锥围成，主要为脂肪充填，内有视神经通过。肌锥外间隙指肌锥与眶骨膜之间的间隙，主要为脂肪充填。骨膜下间隙指眶骨膜与眶骨之间的潜在间隙，常见病变包括骨膜下血肿、炎症、转移瘤、脑膜瘤等。巩膜周围间隙指 Tenon 囊与眼球壁巩膜之间的潜在间隙，常见病变包括出血、炎症和眼球内恶性肿瘤侵犯等。肌锥内间隙，是血管源性肿瘤及神经源性肿瘤的好发部位，前界为眼球筋膜及眶膜，周围以眼外肌和肌筋膜为界，呈锥形。

　　眼眶海绵状血管瘤 CT 表现为肌锥内类圆形边界清楚之占位，软组织密度，可见结节状钙化，注入造影剂后，呈渐进性强化，为该病的特征表现。肿块占位效应较轻，肿块较大时眼外肌受压向外侧移位，眼球向前方突出。MRI 检查时，病灶的 T₁WI 信号和肌肉类似如图 50 - 1 所示，若有血栓形成，可表现为不规则高信号，T₂WI 呈类圆形高信号，内偶可见细小低信号分隔，周围假包膜呈低信号，通常没有囊变或坏死如图 50 - 2 所示。MRI 多平面扫描可以清晰显示肿块的边界，其与视神经、眼球、眼外肌分界清楚，见渐进性强化如图 50 - 3、图 50 - 4 所示。

# 三、诊断及鉴别诊断

### 1. 影像诊断

　　本案例系中年男性，因左眼突出半年就诊，MRI 检查发现左侧眼眶肌锥内较大类圆形占位，边缘非常光滑，与视神经、眼球、眼外肌分界清楚，周围眼外肌轻度推移，左眼球轻度向前突出，肿块 T₁WI 表现为肌肉信号，T₂WI 表现为高信号，周围可见低信号假包膜，增强后肿块呈渐进性强化，符合海绵状血管瘤的影像表现。

### 2. 鉴别诊断

　　（1）视神经脑膜瘤：也是导致突眼的常见原因，钙化也较为多见，但一般表现絮状、斑片状钙化，不同于海绵状血管瘤的结节状或蚓状钙化，病灶 T₂WI 信号比海绵状血管瘤低，但强化更加明显。病变有两种类型，一种为硬膜下生长的肿块，表现为视神经管状增粗，呈局限性或累及视神经眶内段全长，增强后病灶明显强化，视神经在中央呈低密度，表现为特异性的"轨道征"；另一种为外生性肿块，由眶尖到眼内呈宽基基底,可沿着视神经向颅内蔓延,引起视神经孔扩大、眶尖骨质硬化。

（2）淋巴瘤:也是导致突眼的常见原因,多发生在 50～70 岁中老年,发病率仅次于炎性假瘤及海绵状血管瘤,病灶边界不清,呈分叶状,可累及眼外肌包绕眼球生长,也可眶内弥漫性生长,CT 扫描病灶呈肌肉密度,很少有钙化,表现为均匀轻度到中度强化,和眼外肌强化程度类似,MRI 检查 $T_1WI$ 为低信号,$T_2WI$ 稍高信号,病灶均匀、弥散受限是其特点,表现为 DWI 为高信号。

（3）炎性假瘤:炎性假瘤可在眶内软组织内形成肿块,通常跨越肌间隙生长,肿块边界部分清晰、部分不清晰,眶尖脂肪组织经常受累,占位效应较轻,增强后轻度到中度强化,钙化非常少见,临床上多有反复发作的炎症病史。

## 四、要点和讨论

### 1. 诊断要点

（1）肌锥内类圆形软组织密度肿块,轻度占位效应,钙化常见。

（2）MRI 检查 $T_1WI$ 为低信号,$T_2WI$ 为高信号,周围可见低信号假包膜。

（3）增强后病灶呈较为典型的渐进性强化方式。

### 2. 讨论

海绵状血管瘤为眶内常见的占位性病灶,约占所有眶内肿瘤的 5％～7％,可以出现在眶内任何部位,但 83％位于肌锥内,并多位于外侧部分。女稍多见,男女发病比例约 1:2,20～40 岁为好发年龄。临床表现为渐进性突眼,可伴有复视或视野缺损。它和毛细血管瘤均为血管发育畸形,是血管瘤的不同类型,缓慢生长,具有轻度占位效应,与肿瘤类似,但不是肿瘤。病灶由衬有内皮细胞的窦腔状血管组成,没有细胞增生,外有纤维性假包膜,无明显供血动脉。由于血流缓慢、窦腔较大,经常会有血栓形成。对于偶然发现的病灶,建议定期 MRI 随访,对于症状明显或随访过程中明显增大的病灶则需要眼外科切除。

## 五、思考题

1. 眼眶分为哪几个解剖间隙？描述肌锥的分界及内容。
2. 请描述眼眶海绵状血管瘤的影像诊断要点及病理特点有哪些？
3. 肌锥内有哪些常见的肿瘤？分别阐述其影像特点及鉴别要点有哪些？

（潘玉萍　辛鸿婕　庄奇新）

# 案例 51

# 慢性中耳乳突炎－胆脂瘤

## 一、病史

### 1. 现病史
患者,女性,43 岁,右耳反复流脓 2 月余。

### 2. 体格检查
耳镜检查见右侧鼓膜穿孔、外耳道见脓性分泌物。听力测试:传导性耳聋。

### 3. 实验室和辅助检查
血常规、肿瘤全套指标正常。

## 二、影像学资料及分析

影像学资料如图 51-1～图 51-4 所示。

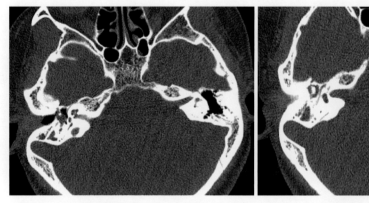

图 51-1　CT 骨窗图像见右鼓室内异常软组织 影

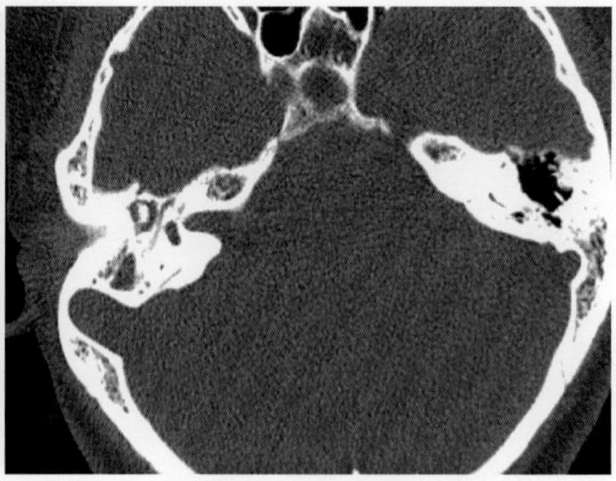

图 51-2　CT 骨窗 CT 见右鼓室内听小骨周边 模糊

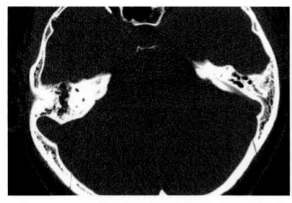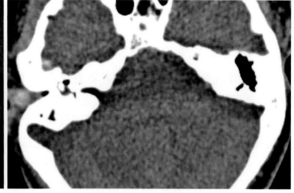

图 51-3　CT 骨窗见右乳突鼓窦区局部骨质吸收，其内见不规则软组织影

图 51-4　CT 软组织窗见右鼓室内听小骨及周围软组织影。

**读片分析：**鼓室经咽鼓管与咽腔相通，咽部、鼻腔的炎性组织可沿咽鼓管进入鼓室，尤其在咽腔压力改变时容易发生，如游泳、喷嚏等，一旦细菌进入鼓室，就容易产生中耳炎，临床会有耳痛、发热等症状，若炎症不能控制，演变成化脓性中耳炎，便会鼓膜穿孔。外耳道上皮组织经鼓膜穿孔处移行爬入鼓窦区，堆积成团，形成胆脂瘤或胆脂瘤性肉芽肿，儿童、青少年多见。

单纯性中耳炎 CT 扫描可见鼓室、乳突少许渗出，鼓室和乳突气房模糊、密度增高。MR 检查见鼓室、乳突少许渗出积液，严重者可见听小骨和听骨链周边模糊、硬化、变小，甚至消失。若 CT 扫描发现鼓室黏膜增厚，鼓室—鼓窦—乳突区见不规则软组织影，边界欠清，周边骨质受压侵蚀、吸收，如图 51-1～图 51-4 所示，则要考虑有胆脂瘤或胆脂瘤性肉芽肿形成。由于胆脂瘤或胆脂瘤性肉芽肿含脂质成分，因此在 MR 检查时 $T_1WI$ 呈等信号、$T_2WI$ 等高信号，胆脂瘤性肉芽肿周边可轻度强化。

## 三、诊断和鉴别诊断

### 1. 影像诊断

本案例系中青年女性，因右耳反复流脓 2 月余入院就诊。影像学 CT 检查发现右侧乳突硬化，乳突气房模糊，鼓室鼓窦及乳突区异常软组织影，听小骨形态不规则，鼓窦乳突区骨质轻度不规则侵蚀、吸收，符合慢性中耳乳突炎—胆脂瘤诊断。

### 2. 鉴别诊断

（1）中耳恶性肿瘤：常见于中癌鳞癌和横纹肌肉瘤，多表现为颞骨的破坏和软组织肿块，周围骨质呈虫蚀样破坏，周边多无骨质硬化，增强扫描肿块多不均匀强化。

（2）中耳鼓室球瘤：系化学感受器瘤或非嗜铬性副神经节瘤，系中耳腔软组织小肿块，边缘多光滑，增强扫描有明显强化，临床上有博动性耳鸣、兰色鼓膜等症状。

（3）面神经鞘瘤：多见于内耳与鼓室交界处的膝状神经节处软组织结节影。面神经鞘瘤主要的临床症状是面神经麻痹或面肌痉挛，可伴听力下降。

## 四、要点和讨论

### 1. 诊断要点

（1）中耳乳突炎的 CT 表现：主要表现为中耳鼓室黏膜增厚及乳突区密度增加、乳突气房积液或硬化，听小骨和听骨链周边模糊、硬化、变小，甚至消失。

（2）慢性中耳乳突炎的基础上，发现鼓窦-乳突区的软组织影，其周围骨质受压侵蚀或破坏吸收，有时周边见高密度硬化圈，增强扫描无明显强化或周围轻度强化，则要考虑胆脂瘤或胆脂瘤性肉芽肿形成。

（3）胆脂瘤或胆脂瘤性肉芽肿 MRI 检查时 $T_1WI$ 呈等信号、$T_2WI$ 等高信号，注入造影剂时胆脂瘤不强化，胆脂瘤性肉芽肿周边可轻度强化。

### 2. 讨论

胆脂瘤或胆脂瘤性肉芽肿是在慢性中耳乳突炎的基础上形成，但极少数是先天性的，它没有慢性中耳乳突炎的病史，它是残留在鼓室内的上皮组织慢慢堆积形成。

鼓室—鼓窦区的胆脂瘤或胆脂瘤性肉芽肿可逐渐增大，吸收破坏周围骨质，常会突破鼓室天盖（上壁），引起后果严重的颅内感染，若发现胆脂瘤已经侵蚀鼓室天盖，就需要手术治疗。CT 为最简便易行的检查方法，如有慢性中耳炎的病史，鼓窦-乳突区发现边缘清楚的软组织肿块，则是胆脂瘤或胆脂瘤性肉芽肿的特征性表现，CT 扫描冠状面、矢状面重建可以观察鼓室盖是否受侵。胆脂瘤注入造影剂时不强化，胆脂瘤性肉芽肿周边可轻度强化。

## 五、思考题

1. 中耳乳突炎和胆脂瘤或胆脂瘤性肉芽肿形成机理是什么？
2. 慢性中耳乳突炎-胆脂瘤型的影像诊断要点是什么？

（陆　靖　庄奇新）

# 面神经鞘瘤

## 一、病史

### 1. 现病史

患者,女性,42岁,右耳听力逐步下降2年,近来加重伴右侧面瘫而来院检查。自诉既往无明显不适,否认慢性中耳炎病史。

### 2. 体格检查

在本院五官科检查,发现右侧鼓膜隆起,右侧听力明显下降,右侧面瘫,实验室检查无特殊发现。分别作CT和MRI增强检查。

## 二、影像学资料及分析

影像学资料如图52-1～图52-5所示。

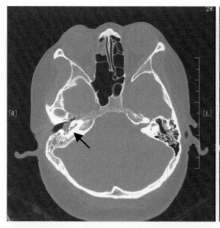

图52-1 CT平扫骨窗重建见右侧中耳鼓室内见约一厘米大小软组织结节。

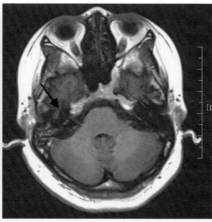

图52-2 MR T₁W见右侧中耳鼓室内结节呈等信号。

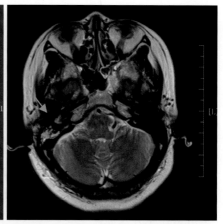

图52-3 MRT₂W见右侧中耳鼓室内结节呈等高信号。

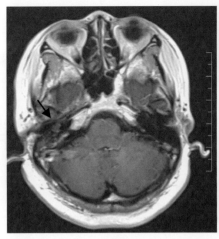 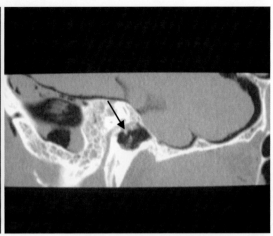

图 52 - 4　MR T$_1$ 增强见右侧中耳鼓室　图 52 - 5　右侧面神经管 CT 曲面重建图像,可见面
　　　　内结节轻度强化。　　　　　　　　　　　神经从桥小脑处进入内耳,再由迷路进
　　　　　　　　　　　　　　　　　　　　　　　　入鼓室,贴着鼓室后壁沿茎乳孔进入腮
　　　　　　　　　　　　　　　　　　　　　　　　腺(内耳与鼓室交界处的膝状神经节可
　　　　　　　　　　　　　　　　　　　　　　　　见结节样面神经鞘瘤)

　　**读片分析**:面神经鞘瘤多见于面神经位于内耳与鼓室交界处的膝状神经节的面神经管内,它使面神经管扩大,CT 扫描可见鼓室内沿后壁的软组织结节影及周围骨质的吸收或破坏,如图 52 - 1 所示,在 MR 图像上,面神经瘤呈等或等高信号,具轻度强化,如图 52 - 2～图 52 - 4 所示,面神经鞘瘤主要的临床症状是面神经麻痹或面肌痉挛,可伴听力下降。由于患者临床症状出现较早,因此初次发现的面神经鞘瘤通常不大,需要我们仔细地进行影像学观察,否则容易遗漏。生长得比较大的面神经瘤,可以见到神经鞘瘤特有的囊实性结节,及其相应的影像学表现。

## 三、诊断和鉴别诊断

　　1. 影像诊断

　　本案例系中年女性患者,右耳听力逐步下降,近有加重伴右侧面瘫而来院检查,CT 扫描发现右侧中耳鼓室内有约 1 cm 大小软组织结节,MR 扫描见右侧中耳鼓室内结节,T$_1$W 呈等信号,T$_2$W 为等高信号,具轻度强化,面神经 CT 扫描曲面重建图像见内耳与鼓室交界处的膝状神经节呈结节样增粗,符合面神经鞘瘤的影像诊断。

　　2. 鉴别诊断

　　(1)胆脂瘤:一般都有慢性中耳乳突炎的病史,由于鼓膜穿孔,外耳道上皮细胞移行进入中耳鼓室,聚集成胆脂瘤。CT 扫描可见骨棘破坏、听小骨破坏吸收,鼓室鼓窦区见软组织影,但是通常不会强化。乳突多数呈骨质硬化性改变。胆脂瘤会逐渐增大,对周边骨质吸收、破坏,甚至突破鼓室天盖,引发脑脓肿等严重并发症。

　　(2)鼓室球瘤:鼓室球瘤系副神经节瘤,它来源于神经嵴的细胞,主要的临床表现是博动性耳鸣、传导性耳聋以及面瘫等面、听神经受损的临床症状,五官科耳镜检查可见兰色鼓膜。其病理基础为肿瘤细胞呈巢状结构,周围富有血窦,因此影像学上强化明显。CT 和 MR 检查可发现鼓室内结节,注入造影剂后有明显强化,这些都可以和面神经瘤鉴别。

（3）听神经瘤：听神经瘤大多数位于桥小脑角，CT 和 MR 检查可发现内听道扩大、面神经增强可明显强化。虽然听神经瘤也可以有面听神经受损的临床表现，但是影像学上可以和面神经鞘瘤鉴别。

## 四、要点和讨论

### 1. 诊断要点

（1）中年以上患者，面神经麻痹或面肌痉挛者，要作颞骨 CT 或 MR 检查，注意面神经径路尤其是膝状神经节有无异常。

（2）CT 薄层扫描后，用曲面重建方法，可以清晰地显示面神经的全貌，注意鼓室内有无结节或肿块。

（3）在 MR 成像上，面神经鞘瘤 $T_1W$ 呈等信号，$T_2W$ 为等高信号，具轻度强化。

### 2. 讨论

面神经系第七对颅神经，面神经鞘瘤多见于面神经的膝状神经节（前膝）。面神经共分六段：

（1）颅内段：亦称脑池段，始于脑干经桥小脑池处与前庭神经、蜗神经相伴（称面听神经复合束）进入内耳道。

（2）内耳段：面听神经复合束由内耳道进入内耳，面神经位于前庭、蜗神经的前、上方，（MR 检查内听道斜矢状面薄层 $T_2$ 加权像可清楚显示）。

（3）迷路段：面神经从内耳进入鼓室前，有一个弯曲隆起到膝状神经节（前膝）。

（4）鼓室段：亦称面神经水平段，面神经从膝状神经节进入鼓室的面神经管，沿后壁行进到鼓室锥隆起。

（5）乳突段：亦称面神经垂直段，面神经从鼓室进入到茎乳孔也有一个弯曲，称面神经后膝。

（6）腮腺段：亦称颅外段，面神经经过后膝出茎乳孔，进入腮腺。

CT 薄层扫描后，用曲面重建方法，可以清晰地显示面神经的全貌如图 52-5 所示。

## 五、思考题

1. 面神经瘤的临床症状主要是什么？
2. 面神经瘤的影像学表现是什么？
3. 面神经瘤的鉴别诊断主要有哪些？如何鉴别？

（庄奇新）

# 案例 53

# 鼻咽纤维血管瘤

## 一、病史

### 1. 现病史

患者,男性,26 岁,经常性鼻出血 2 年,近来感觉咽部闷胀感。

### 2. 体格检查

鼻咽镜发现鼻咽肿块,表面光滑,呈紫红色,双侧颈部未及明显肿大淋巴结。

### 3. 实验室和辅助检查

血常规正常。

## 二、影像学资料及分析

影像学资料如图 53-1~图 53-4 所示。

读片分析:鼻咽纤维血管瘤是青少年常见鼻腔病变,临床主要的症状是经常性鼻出血,系良性肿瘤。

鼻咽纤维血管瘤多位于后鼻孔、鼻咽区或蝶腭孔区,CT 平扫为等密度,MR 平扫 $T_1WI$ 为低~中等信号强度,$T_2WI$ 为中~高信号强度,CT 和 MR 增强扫描肿瘤明显强化。部分可见 MRI 丰富的流空信号,反映肿瘤组织富血供特性。MRI 检查还可以明确肿瘤与鼻腔、鼻窦之间的边界,对肿瘤累及范围描述更加准确,如图 53-1~图 53-4 所示。

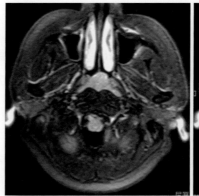

图 53-1 横断位 $T_2WI$ 见鼻咽顶壁光滑软组织影,呈较高信号

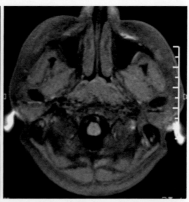

图 53-2 横断位 $T_1WI$ 病变呈稍低信号

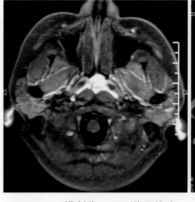

图 53-3 横断位 $T_1WI$ 增强检查,病灶明显均匀强化

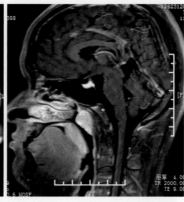

图 53-4 矢状位 $T_1WI$ 增强检查,病灶明显强化

## 三、诊断和鉴别诊断

### 1. 影像诊断

本案例系年轻男性患者,经常性鼻出血来院检查。影像学发现鼻咽顶壁近后鼻孔区软组织影,边缘光滑,境界稍欠清,CT 平扫为等密度,MR $T_1WI$ 呈稍低信号,$T_2WI$ 呈稍高信号,增强扫描明显强化,无钙化、囊变等。符合鼻咽纤维血管瘤表现。

### 2. 鉴别诊断

(1) 鼻咽癌:肿瘤呈弥漫浸润性生长,与周围组织分界不清,且常有颈部淋巴结转移,颅底骨质破坏等。鼻咽纤维血管瘤血供极丰富,增强后强化极显著,与周围组织分界较清楚。

(2) 淋巴瘤:强化不如鼻咽纤维血管瘤明显,若全身其他部位淋巴结肿大,支持淋巴瘤诊断。

(3) 鼻息肉:也可表现为鼻腔后鼻孔软组织肿块,范围局限,边界清晰,中等度强化,有时可见到肿瘤蒂,结合患者年龄、强化表现有助于鉴别。

## 四、要点和讨论

### 1. 诊断要点

(1) 鼻咽-后鼻孔区或蝶腭孔区不规则形软组织肿块,多单侧性,边界清楚,病变广泛累及周围并有沿自然孔道与裂隙生长的趋向。

(2) 鼻咽纤维血管瘤 CT 表现:主要为膨胀性软组织影,密度均匀,囊变坏死少见,无明确钙化和骨质残留,边界清晰,持续慢性病程导致邻近窦腔窦壁及颅底孔道塑形变形,增强扫描肿瘤明显强化,边界清晰。

(3) 鼻咽纤维血管瘤 MRI 表现:MRI 成像点状、条状流空信号以及增强后明显强化的特点基本可以肯定诊断。MRI 检查还可以明确肿瘤与鼻腔鼻窦阻塞性炎症之间的边界。

### 2. 讨论

鼻咽纤维血管瘤是发生于青少年较少见的良性富血供肿瘤,好发于 10～25 岁青春期男性,故也称之为青春期鼻咽纤维血管瘤(juvenile nasopharyngeal angiofibroma, JNA)。其常呈侵袭性生长、可广泛侵犯周围组织结构,故行手术切除或介入治疗后肿瘤复发率高。

由于该肿瘤系颈外咽升动脉供血、血供丰富,术前不恰当手术方式包括穿刺活检都可引起难以控制的出血,临床经常用介入血管栓塞治疗,因此术前明确诊断,确定肿瘤范围及供血甚为关键,这对指导临床手术入路、减少创面及完整暴露手术野十分必要。CT 和 MRI 检查诊断准确率高,能较好地确定本病的诊断。

## 五、思考题

1. 鼻咽纤维血管瘤的 MRI 诊断要点是什么?
2. 鼻咽纤维血管瘤的鉴别诊断主要有哪些? 如何鉴别?

(陆　靖　庄奇新)

# 案例 54

# 鼻腔内翻乳头状瘤

## 一、病史

### 1. 现病史

患者,男性,70岁,鼻塞、鼻腔有分泌物1月余。

### 2. 体格检查

鼻镜检查见左侧鼻腔内新生物。

### 3. 实验室和辅助检查

血常规、肝肾功能、凝血全套、尿常规正常。

## 二、影像学资料及分析

影像学资料如图 54-1～图 54-4 所示。

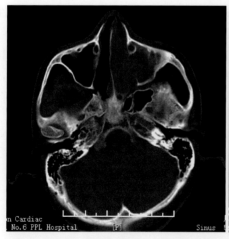

图 54-1 CT 见左鼻腔及上颌窦软组织肿块内侧壁骨质吸收、窦口扩大

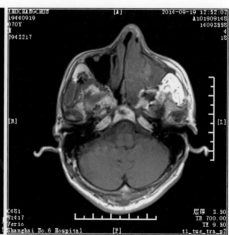

图 54-2 MRT₁WI 病灶呈等信号,不甚均匀

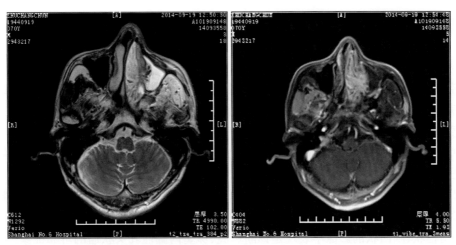

图54-3　MRT$_2$WI 图像见鼻腔内病灶有栅栏状高信号,部分伸入右侧上颌窦,窦腔见积液

图54-4　MRT$_1$WI 增强图像　见病灶脑回样强化

**读片分析:**鼻腔内翻性乳头状瘤的发生与鼻的黏膜浆液性腺体内管道系统鳞状细胞化生有关,在组织学上虽属良性,但瘤体局部具有浸润性。男女比例为(2~4):1,高发年龄50~70岁,单侧发病多见。

内翻乳头状瘤的影像表现具有一定的特征性,在 CT 或 MR 成像上可见病灶在从鼻腔伸入同侧副鼻窦。在 MRI 检查可见多呈分叶状,边界清楚。CT 检查可见相邻的副鼻窦骨质吸收,如图54-1所示,若骨质有破坏时提示恶变可能。与邻近肌肉比较,病灶 T$_1$WI 多呈等、稍低信号,T$_2$WI 多呈不均匀稍高信号,如图54-2、图54-3所示,增强扫描多为明显不均匀强化,有时可见到局部有栅栏状或脑回状表现,如图54-4所示。

## 三、诊断和鉴别诊断

### 1. 影像诊断

本案例系中老年男性,因鼻塞、分泌物增加1月余来院就诊。临床检查和 CT、MR 检查发现左侧鼻腔及上颌窦见软组织样异常信号,局部骨质受压吸收,未见明显破坏,病变范围广泛,未见明显钙化、囊变,病变 T$_1$WI 呈等信号,T$_2$WI 呈稍高信号,增强扫描可见明显不均匀强化,部分呈脑回样强化。符合鼻腔内翻乳头状瘤表现。

### 2. 鉴别诊断

(1) **鼻息肉:**常双侧发病,常见鼻腔内结节状新生物,副鼻窦也可见鼻息肉,常伴有炎症,鼻腔和副鼻窦病灶一般不会连通。

(2) **鼻腔恶性肿瘤:**鼻腔恶性肿瘤常见鳞癌、横纹肌肉瘤,常有明显侵蚀性,周围脂肪层模糊,显示不规则形骨质破坏,强化程度不一,无典型内翻乳头状瘤的表现,易侵犯鼻外结构。内翻乳头状瘤恶性变与之鉴别困难。

(3) **鼻腔淋巴瘤:**可见鼻翼、鼻背皮肤增厚,病灶周围骨组织可见吸收、破坏改变,病灶信号均匀,T$_2$WI 信号轻度增高,增强扫描呈轻中度强化,DWI 检查对鉴别诊断帮助,淋巴瘤 ADC 值可见明显减低。

## 四、要点和讨论

### 1. 诊断要点

（1）鼻腔内翻乳头状瘤多原发于鼻腔侧壁，常蔓延到邻近鼻窦，几乎均是单侧发病，双侧发病极少见。内翻乳头状瘤可恶变，属交界性肿瘤，恶变时，形态多不规则，明显侵犯周围结构，明显骨质破坏。

（2）鼻腔内翻乳头状瘤 CT 扫描可见肿块弥漫生长，冠状位能更清晰地显示病灶与鼻道、与副鼻窦的关系，对肿块周边骨质破坏改变的显示具有优越性，增强扫描可明确区分与鼻窦阻塞性炎症。当骨质破坏时，要提示内翻乳头状瘤恶变的可能，术后再次复发案例要警惕其恶变。

（3）MRI 检查不但可以清楚地显示病变的起源部位、生长方向、大小，可区分肿瘤和伴发的阻塞性炎症、息肉，对于病变侵及眼眶、颅内及翼腭窝等鼻外部位蔓延的范围价值更大。在 $T_2WI$ 或增强 $T_1WI$ 上，病变内部栅栏状、脑回状的影像学表现是诊断鼻腔、鼻窦内翻性乳头状瘤的可靠征象。

### 2. 讨论

鼻腔及鼻窦内翻性乳头状瘤为良性肿瘤，呈匍行性生长，经窦腔黏膜表面蔓延，肿瘤也有局部浸润性，可引起骨质改变，手术后易复发，部分案例可癌变，组织学特点是上皮成分向基质内呈内翻性增生，增生的上皮可呈指状、舌状和乳头状等，因此影像学会有栅栏状、脑回状的表现，上皮细胞以移行上皮为多，且基底膜完整（基底膜是否完整是有无恶变的主要鉴别依据）。鼻内翻乳头状瘤与癌两者之间关系密切，鼻腔内翻乳头状瘤约有 5%～15% 案例可转化为或在相同部位伴有鳞癌。

手术后容易复发，术前准确定位、定性，明确肿瘤的范围，术中完整切除肿瘤是减少复发的关键。鼻腔及鼻窦内翻性乳头状瘤的影像学特征常能确定本病的诊断，并可明确病变部位、范围及与邻近器官的关系，为临床医生制订手术方案提供可靠的影像学依据。

## 五、思考题

1. 鼻腔内翻乳头状瘤的影像诊断要点是什么？
2. 鼻腔内翻乳头状瘤的鉴别诊断主要有哪些？如何鉴别？
3. 鼻腔内翻乳头状瘤恶变的影像表现？

（陆　靖　庄奇新）

# 鼻咽癌

## 一、病史

### 1. 现病史

患者,女性,70 岁,回缩性涕血伴右耳闷塞感、听力下降 8 月,近 6 个月右侧面部刺痛。

### 2. 体格检查

五官科鼻咽镜检查发现右侧鼻咽部隆起、咽隐窝变浅,右侧下颌角后可触及淋巴结。

### 3. 实验室和辅助检查

血常规、肿瘤全套指标正常。

## 二、影像学资料及分析

影像学资料如图 55-1～图 55-4 所示。

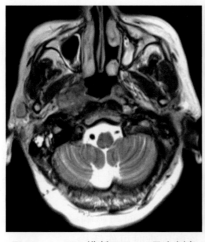 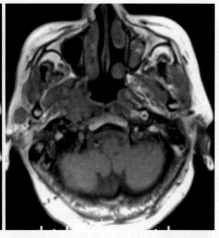

图 55-1 MRI 横断面 T₂WI 见右侧鼻 咽侧壁异常增厚,呈稍高 信号,右侧腮腺小结节

图 55-2 横断面 T₁WI 病灶呈稍低信号

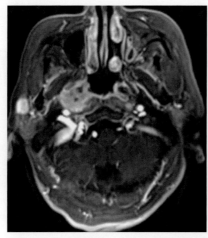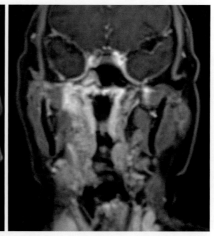

图 55-3　横断面 $T_1WI$ 增强显示病灶　　图 55-4　冠状位 $T_1WI$ 增强显示右腮
明显强化　　　　　　　　　　　　　腺见强化淋巴结

读片分析:鼻咽部上起自颅底,后壁为上颈椎前缘,前与鼻腔相通,鼻咽侧壁有咽隐窝、咽鼓管隆突和咽旁间隙等重要结构,下界为软腭平面。

鼻咽癌是鼻咽部常见的恶性肿瘤。鼻咽癌好发于鼻咽部侧咽隐窝的黏膜表层,使局部黏膜增厚、咽隐窝闭塞或形成肿块,致鼻咽腔不对称变浅。MR 检查见肿瘤组织的信号强度较均匀,$T_1WI$ 呈稍低信号,$T_2WI$ 呈稍高信号,增强后肿块强化较明显。部分肿块的边缘较清楚,可呈肿块样突入鼻咽腔,或向黏膜下生长突入咽旁间隙的内后方,如图 55-1~图 55-4 所示。部分鼻咽癌可呈浸润性生长,肿瘤与周围结构分界不清,脂肪间隔消失。鼻咽癌淋巴转移较常见,第一站常出现在同侧的咽旁淋巴结,晚期可侵犯颅底骨质和脑组织,转移至肺、肝等。

## 三、诊断和鉴别诊断

### 1. 影像诊断

本案例系老年女性,右耳闷塞感、听力下降 8 月,回缩性血涕 1 月余来院就诊。临床和影像学检查发现右侧鼻咽部肿胀、咽隐窝消失,局部可见不规则软组织肿块,侵犯右侧咽旁间隙,MRI 检查 $T_2WI$ 信号稍高,增强扫描明显强化,右侧腮腺另见小结节,信号改变与右侧鼻咽病变一致。符合鼻咽癌诊断,伴右腮腺淋巴结转移。

### 2. 鉴别诊断

(1) 鼻咽部淋巴瘤:头颈部淋巴瘤多见,但是鼻咽部淋巴瘤相对少见,CT 和 MRI 检查常可显示双侧颈部、韦氏环、纵隔等全身多发淋巴结有肿大,可资鉴别。对仅局限于鼻咽部的肿块,DWI 对鉴别诊断帮助较大,淋巴瘤的 ADC 值明显低于鼻咽癌的 ADC。

(2) 鼻咽部慢性炎症:鼻咽部慢性炎症可使鼻咽部增厚。有时与鼻咽癌难以鉴别。但鼻咽癌一般病灶不对称和较局限,增强扫描可见鼻咽黏膜线中断,诊断困难时可作活检。

(3) 鼻咽部淋巴组织增生(腺样体增生):青少年多见,但是近年来,老年人也常见鼻咽部淋巴组织增生。鼻咽部淋巴组织增生者,除了鼻咽部以外,扁桃腺、舌根部、软腭往往都可以发现对称性淋巴组织增生,鼻咽部淋巴组织增生者,颈部淋巴结不肿大。

## 四、要点和讨论

### 1. 诊断要点

（1）鼻咽癌最主要的临床症状是回缩性涕血。鼻咽癌起于鼻咽部的侧咽隐窝，鼻咽镜可见局部软组织明显增厚或软组织肿块。

（2）鼻咽癌 CT 表现：早期鼻咽癌可表现为一侧咽隐窝变浅或消失，通过两侧比较可早期发现病灶，增强扫描病灶明显强化。CT 检查可发现晚期鼻咽癌对枕骨斜坡、鞍区、中颅窝底等骨质的侵犯以及两侧咽旁间隙及颈部肿大淋巴结。

（3）鼻咽癌 MRI 检查表现：可显示鼻咽腔形态的异常，肿瘤对邻近的腭帆提肌、腭帆张肌、翼内肌的侵犯以及向咽后间隙和椎前间隙进犯。鼻咽癌 MR 检查 $T_1WI$ 呈稍低信号，$T_2WI$ 呈稍高信号，但较正常鼻咽腔黏膜信号略低，增强扫描明显强化。

### 2. 讨论

鼻咽癌是我国常见恶性肿瘤之一，多数是鳞癌，约占鼻咽部肿瘤的 70%。影像学检查为肿瘤的正确分期及合理地制定放射治疗方案提供了依据。

1997 美国癌症联合学会对鼻咽癌分期：

$T_1$ 期肿瘤局限于鼻咽部；$T_2$ 期肿瘤侵犯至口咽或鼻腔；

$T_2a$ 期无咽旁侵犯；$T_2b$ 期有咽旁侵犯；

$T_3$ 期肿瘤侵犯骨质或副鼻窦；$T_4$ 期肿瘤侵犯颅内和或侵犯颅神经，颞下窝，下咽或眼眶。

## 五、思考题

1. 鼻咽癌的影像诊断要点是什么？
2. 鼻咽癌的鉴别诊断主要有哪些？如何鉴别？
3. 鼻咽癌的分期如何？

（陆　靖　庄奇新）

# 案例 56

# 喉 癌

## 一、病史

### 1. 现病史

患者，男性，72岁，因咽喉炎在外院治疗多年。近半年咽部异物感，两个月来逐出现声嘶而来院就诊。自诉既往无明显不适，吸烟、饮酒30多年。

### 2. 体格检查

经本院五官科喉镜检查，发现左侧声门区增厚、声门运动障碍以及杓会厌皱襞充血水肿、增厚。

### 3. 实验室和辅助检查

WBC $8.9 \times 10^9$/L，N 69.9%，快速超 CRP<2.50，血糖 5.83 mmol/L；胸部 X 线摄片未见明显异常。

## 二、影像学资料及分析

影像学资料如图 56-1~图 56-4 所示。

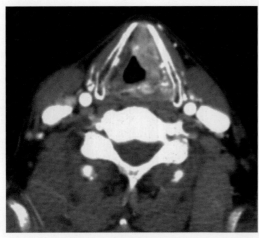

图 56-1  喉部 CT 增强扫描见左侧声门及杓会厌区异常强化

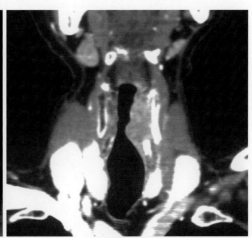

图 56-2  矢状面重建见肿块跨声门生长，同侧甲状软骨肿块，不均匀强化及杓状软骨密度增高、髓腔闭塞

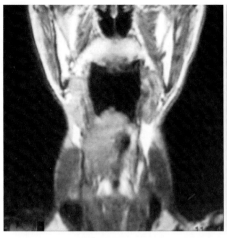
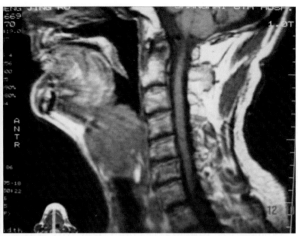

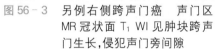

图56-3　另例右侧跨声门癌　声门区 MR冠状面 $T_1$ WI见肿块跨声门生长,侵犯声门旁间隙

图56-4　矢状面 $T_1$ WI见肿块侵犯下咽、食管入口

**读片分析**:会厌根部、喉室深处、前联合及声门下区是喉镜检查的盲区,因此影像学检查是喉部病变最重要的检查方法。

CT是喉部最常用的影像学检查方法。它能明确肿瘤的部位、大小、判断癌肿浸润的深度、喉旁间隙的侵犯、喉软骨的破坏以及颈部淋巴结转移等等,对喉癌的 TNM 分期十分有帮助。用骨窗对喉软骨的观察十分有意义,软骨密度明显增高、边缘毛糙、变小、断裂或移位是软骨受侵的表现,这对喉癌的手术治疗很重要,如图56-1、图56-2所示。

MRI检查冠状面成像能很好地显示声带、室带及喉室的情况,并可观察声门旁间隙及颈部深层结构,了解有无淋巴结肿大。矢状面成像对会厌前间隙、会厌、杓状软骨结构显示较好,横断面对甲状软骨、环状软骨及邻近组织的显示较清楚。冠状面和矢状面能反映喉部的全貌及其周围的关系,横断面和冠状面则有利于左右对比,如图56-3、图56-4所示。MRI检查对软骨受侵的显示也十分敏感,成年人的软骨内含有黄骨髓,因此 $T_1$ WI多为高信号,若喉软骨 $T_1$ WI为中等或低信号,$T_2$ WI为高信号,则被认为是软骨受侵,软骨是否侵犯对手术方案的制订十分重要,若能将CT与MRI检查结合起来观察,可提高诊断率。

## 三、诊断和鉴别诊断

### 1. 影像诊断

本案例系男性老年患者,咽部异物感,二个月前出现声嘶而来院就诊。CT检查发现左侧跨声门区肿块,肿瘤侵及声门上、声门、声门下区,注入造影剂后,肿块呈不均匀强化,侵犯同侧声门旁间隙、梨状窝和杓会厌皱襞,左侧甲状软骨和杓状软骨密度增高、髓腔闭塞,考虑左侧喉软骨受侵犯,双侧颈动脉鞘见小淋巴结。符合左侧跨声门癌侵犯左侧喉软骨的影像诊断。

### 2. 鉴别诊断

(1) **喉部炎症**:急性喉炎常见于小儿,临床有声音嘶哑,进而出现呼吸促迫或"风箱样呼吸"。成人急性喉头水肿常见于中毒、过敏;如碘造影剂过敏,即刻出现呼吸窘迫、不能发声。喉部急性炎症通常不用作影像检查,根据病史和临床表现即可明确诊断。慢性咽喉炎CT和MRI检查可见咽喉部、声门上和声门区水肿,治疗后复查,水肿区逐步减小或消退。

(2) **声带息肉**:常见,由声带慢性炎症、外伤或过度发声等引起,声带息肉好发于声带前、中三分之一交界处,临床主要是声嘶。CT扫描可见一侧声带前-中部边缘清晰、光滑的结节,通常没有明显强化;

MR 扫描 $T_1WI$ 为等低信号，$T_2WI$ 为略高信号。

（3）喉部良性肿瘤：喉部良性肿瘤比喉癌要少见得多，其中乳头状瘤多，特点是声带或会厌等结构表面乳头状肿物突入气道，轻度强化，它不会像喉癌那样侵犯周围组织，乳头状瘤手术切除后易复发，部分案例易发生癌变。其他还有脉管来源、神经源性、肌源性肿瘤等。血管瘤注入造影剂后有显著的强化可与其他肿瘤相鉴别。

## 四、要点和讨论

### 1. 诊断要点

（1）咽部异物感、声嘶患者应该作 CT 或 MR 检查。

（2）若发现声门区结节或肿块，影像学检查具不规则强化，并向周围间隙侵犯，要考虑喉癌的影像学诊断。

（3）喉癌患者应该进行喉部 MRI 和 CT 检查，明确肿瘤侵犯范围、有无颈动脉鞘和颈部间隙淋巴结肿大，尤其要注意喉软骨有无受侵，尽量为临床提供有价值的信息。

### 2. 讨论

喉癌起自黏膜，在临床上分声门上型、声门型、声门下型和混合型。混合型又称跨声门型。

（1）声门癌：大多发生于声带前半段，肿瘤先向前联合扩展，CT 和 MRI 检查可见声带表面局部增厚或隆起，前联合侵犯时表现为声带前端间软组织增厚。进而，肿瘤向声门上或声门下扩展，亦可侵犯对侧声带，周围软组织可弥散性地肿胀，如声门旁间隙、杓会厌皱襞等，MRI 检查表现为 $T_1WI$ 等、低信号，$T_2WI$ 高信号。

（2）声门上癌：肿瘤好发于梨状窝、会厌，表现为局部不规则增厚，可向杓会厌皱襞、会厌前间隙、室带扩展，进而侵占喉前庭。CT、MRI 检查可清楚显示梨状窝、会厌前间隙受侵情况，晚期声门上癌可沿黏膜向喉腔扩展，也可向外侵犯累及披裂。

（3）声门下癌　声门下癌少见，多是声门癌下移而来，MRI 及 CT 检查冠状面重建显示较佳，为声门下气管壁增厚或软组织块影。

（4）跨声门癌　喉癌的分型是根据肿瘤的部位而来决定的，但肿瘤的扩展是沿着黏膜下跨部位生长的，尤其是肿瘤晚期，往往都会跨声门生长，因此跨声门癌的 CT 和 MRI 检查表现往往涉及声门上、下和声门等部位。

喉癌时，甲状软骨板、杓状软骨和环状软骨常常受侵，CT 检查对软骨早期或微小的受侵有优势，可发现软骨边缘毛糙、软骨变小、断裂或受肿块的推移。MRI 检查主要根据软骨脂肪髓信号改变，如 $T_1WI$ 信号减低、$T_2WI$ 信号为高信号则提示软骨受侵。声门区缺乏淋巴组织，因此，声门癌较少转移。声门上、下和跨声门癌约有 50% 发生淋巴结转移、声门上癌常转移至颈动脉鞘、二腹肌旁，声门下癌则多转移至喉前和气管旁淋巴结。

喉癌常侵犯邻近组织，声门上癌可沿杓会厌皱襞侵犯喉咽，会厌癌可沿会厌前间隙侵犯舌甲膜和舌骨下肌群，声门下癌可侵犯气管和甲状腺。

## 五、思考题

1. 慢性咽喉炎与喉癌的鉴别。
2. 喉软骨受侵的诊断要点是什么？
3. 喉癌分几型？它们最容易侵犯那些结构？

（庄奇新）

# 案例 57

# 下 咽 癌

## 一、病史

1. 现病史

患者,男性,68 岁,进行性吞咽困难 3 个多月,近半月经常发生进食时呛噎、继发性肺炎而来院检查。否认高血压、糖尿病病史,嗜烟、酒 30 多年。

2. 体格检查

患者外观消瘦,双侧颈部摸及多数小淋巴结。

3. 实验室和辅助检查

WBC 9.9×$10^9$/L, N 73.9%,快速超 CRP<2.50(正常值 0.0~10.0),胸部 CT 见两肺上叶多数斑片状慢性炎症。

## 二、影像学资料及分析

影像学资料如图 57－1~图 57－4 所示。

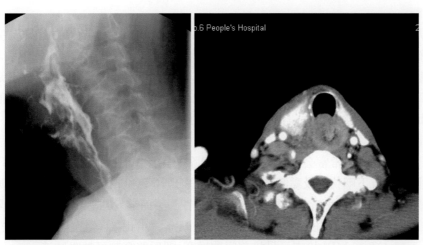

图 57－1　食管吞钡检查见食管入口狭窄、内腔壁不规则

图 57－2　颈部 CT 增强见下咽肿块,具轻度强化,黏膜破坏、腔外软组织增厚

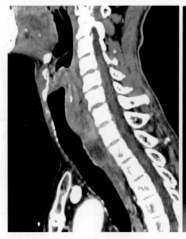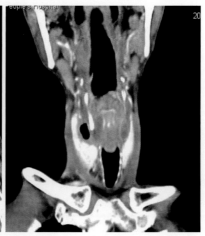

图 57-3　矢状面重建见下咽部颈椎与环、杓软骨间距增宽,肿瘤向上侵犯喉咽向下侵犯颈段食管

图 57-4　冠状面重建见肿瘤

> **读片分析**:下咽系咽和食管的连接部位,下咽癌并不少见,它目前是老年人常见的恶性肿瘤之一(男性居多),治疗十分困难。早期下咽癌最早出现的临床症状是吞咽不适,随着病变进展,逐出现吞咽障碍、吞咽困难等症状。常规 X 线吞钡检查是最好的影像学检查方法,可发现钡剂通过下咽时受阻、下咽狭窄及黏膜破坏等征象,如图 57-1 所示,CT 和 MRI 检查能发现咽—食管连接处椎前软组织增厚,杓状软骨—椎体间距、环状软骨—椎间距或甲状软骨-椎间距增大等下咽占位的影像学表现。一旦诊断下咽癌,应该进一步检查和观察下咽周围组织和结构是否受侵,如:喉咽、喉、颈段食管、甲状腺等,还要注意有否颈部淋巴结的转移,如图 57-2～图 57-4 所示。

# 三、诊断和鉴别诊断

### 1. 影像诊断

本案例系男性老年患者,长期嗜烟、酒,因进行性吞咽困难 3 个多月,近半月经常发生进食时呛噎继发性肺部感染而来院诊治。食管吞钡检查,发现食管入口狭窄、黏膜破坏、腔外软组织增厚。颈部 CT 增强扫描见下咽肿块,具轻度强化,腔壁不规则,肿块与周围组织境界模糊,矢状面重建见下咽部颈椎与环、杓、甲状软骨间距增宽,肿瘤向上侵犯喉咽向下侵犯颈段食管,冠状面重建见肿瘤侵犯双侧甲状软骨和甲状腺,下咽癌的影像学诊断成立,且肿瘤已经侵犯了周围组织和结构。

### 2. 鉴别诊断

(1) 咽喉部慢性炎症:也常常会引起吞咽障碍,但除了食管吞钡检查会有钡剂通过下咽

(2) 迟缓外,不会有下咽狭窄及黏膜破坏等影像学表现,CT 和 MRI 检查也不会发现异常。

(3) 咽后脓肿:并不少见,患者常因异物、外伤或慢性咽炎而继发咽后化脓性感染,或

(4) 因 $C_{4\sim6}$ 结核继发寒性脓疡。临床表现有高热、咽痛、吞咽困难等症状,因体位关系,脓液多积聚在咽后壁的中、下部,CT 和 MRI 检查可见椎前间隙增宽,咽后壁穿刺可抽吸脓液。

(5) 咽后间隙血肿:头颈部的外伤,尤其是颈部的撞击伤往往可造成咽后间隙血肿,可伴有颈椎或附件的骨折,患者除了有头颈部神经症状外,还可有咽后部肿痛、吞咽困难等症状,MRI 检查可发现咽

后间隙增宽，$T_1WI$ 和 $T_2WI$ 图像都呈高信号表现。

（6）颈椎间盘前突：椎间盘多数向后突出，但少数患者颈椎间盘明显地向前突出，压迫下咽，而发生吞咽不适的症状，CT 和 MRI 检查可发现椎间盘向前突出，挤压下咽。

# 四、要点和讨论

### 1. 诊断要点

（1）渐进性的吞咽障碍患者要想到下咽癌的可能，食管吞钡检查是首选的影像学检查方法，发现钡剂通过下咽迟缓、受阻，甚或食管入口狭窄、黏膜破坏等影像学表现，要考虑下咽癌的诊断，应该作 CT 或 MRI 进一步检查。

（2）CT 或 MRI 检查若发现咽-下咽部椎前软组织肿块、杓状软骨-椎体间距、环状软骨-椎间距或甲状软骨-椎间距增大（大于 1 cm）等影像学表现，要考虑下咽占位，建议作食管吞钡检查，观察下咽有否狭窄、黏膜是否破坏。

（3）一旦诊断下咽癌，应该进一步检查观察下咽周围组织、结构是否受侵，如喉咽、喉、颈段食管、甲状腺等，还要注意有否颈部淋巴结的转移。

### 2. 讨论

下咽也称食管入口（esophageal inlet）、咽-食管连接（pharyngoesophageal junction）、环咽（cricopharyngeus）、食管上括约肌（upper-esophageal sphincter）、环后区（postcrioid region），也可称咽-食管段（pharyngoesophageal segment）。它距门齿约 15 cm。组成下咽的横纹肌，与人体其他部位的横纹肌有显著不同，这些肌纤维含氧量高并含有丰富的有弹性的肌骨膜和结缔组织，它受迷走神经支配，接受中枢的指令，食物通过时开放或关闭下咽。

早期下咽癌最早出现的临床症状是吞咽不适，随着病变进展，逐出现吞咽障碍、吞咽困难等症状。常规 X 线吞钡检查是最好的影像学检查方法，可发现钡剂通过下咽时受阻、下咽狭窄及黏膜破坏等征象，CT 和 MRI 检查能发现咽—食管连接处椎前软组织增厚、杓状软骨-椎体间距、环状软骨-椎间距或甲状软骨-椎间距增大等下咽占位的影像学表现。

# 五、思考题

1. 下咽在解剖学和临床上有哪些名称？
2. 下咽癌的诊断要点是什么？
3. 下咽癌常侵犯周围哪些组织和结构？

（庄奇新　顾一峰）

# 案例 58

# 口咽淋巴瘤

## 一、病史

### 1. 现病史

患者,男性,78 岁,因吞咽不适一个多月伴低热,左侧颈部摸及一肿块而来院检查。自诉既往无明显不适,否认高血压、糖尿病病史,吸烟 30 多年。临床医生初诊为扁桃腺感染而作影像学检查。

### 2. 体格检查

在本院五官科作口咽检查,发现双侧腭扁桃腺肿大,左侧较明显。左侧颈部摸及约 3 cm×4 cm 大小肿块。

### 3. 实验室和辅助检查

WBC 11.9×10⁹/L, N 93.9%,快速超 CRP<2.50(正常值 0.0~10.0),血糖 4.83 mmoL/;胸部 CT 见右肺上叶片状炎症。

## 二、影像学资料及分析

影像学资料如图 58-1~图 58-4 所示。

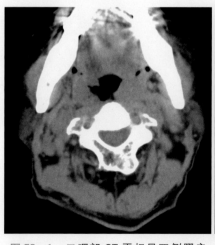 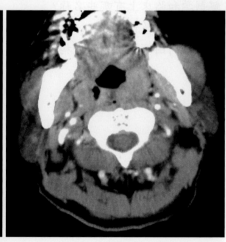

图 58-1 口咽部 CT 平扫见双侧腭扁 桃腺增大

图 58-2 增强扫描见增大的腭扁桃腺轻 度均匀强化

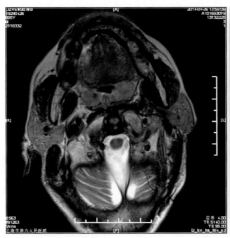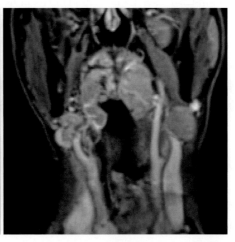

| 图58-3 | 口咽部MR横断面T$_2$WI见双侧扁桃腺增大,呈均匀等高信号,境界清楚 | 图58-4 | 口咽部MR冠状面T1WI压脂增强扫描,见双侧增大的腭扁桃腺、咽扁桃腺呈轻度均匀强化,双侧颈血管鞘见大小不等肿大淋巴结,亦见轻度均匀强化 |
|---|---|---|---|

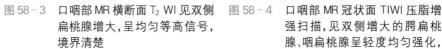

**读片分析**:口咽部由腭扁桃体、舌根扁桃体及口咽壁、软腭、会厌等淋巴组织和软组织构成,口咽淋巴瘤多见于腭扁桃体,鼻咽、舌根及口咽壁常累及,近年来,口咽部淋巴瘤发病率呈明显上升趋势,以中老年患者居多。

口咽淋巴瘤的CT表现具有特征性,形态为一侧或双侧类圆形的软组织肿块,(双侧发病时通常大小不对称)境界清楚,一般直径2~3 cm,大者可达4~5 cm。平扫时为均匀等密度,增强时可轻度强化,无钙化,通常没有囊变或坏死,相邻结构不易受侵犯,由Waldeyer环向咽腔突出生长,如图58-1、图58-2所示。

口咽部淋巴瘤在MR扫描时,T$_1$WI呈均匀稍低信号或等信号,T$_2$WI呈均匀稍高信号,T$_2$WI抑脂呈均匀高信号,通常没有囊变或坏死的更高信号,肿块轮廓规整,与相邻组织界限清楚,增强时可轻度均匀强化,MRI冠状面、矢状面成像,可以清楚地发现颈血管鞘、脂肪间隙内淋巴结肿大,如图58-3、图58-4所示。

## 三、诊断和鉴别诊断

### 1. 影像诊断

本案例系男性老年患者,因咽痛一个多月伴低热,左侧颈部摸及一肿块而来院检查。影像学检查发现口咽部双侧腭扁桃腺肿大,左侧较明显,CT和MR检查显示肿块境界清楚,密度、信号均匀,没有钙化、囊变,具轻度均匀强化,MRI检查冠状面见双侧颈血管鞘内淋巴结肿大,左侧见约2 cm×3 cm大小肿大淋巴结,淋巴结的信号改变与病变腭扁桃腺的信号改变一致。符合口咽部淋巴瘤诊断。

### 2. 鉴别诊断

(1) 口咽部鳞癌(包括鼻咽、腭扁桃体、舌根、侧咽壁、软腭等部位鳞癌):它们的CT和MRI表现与淋巴瘤不同,肿块表面多不光整,密度和信号不均匀,多有坏死,囊变,常见环形强化。可侵犯周围软组织结构,也可侵犯颅底骨质,颈部转移淋巴结也多呈不均质增强、有坏死囊变、呈环形强化。

（2）口咽部淋巴组织增生（常见腭扁桃体、舌根、鼻咽、软腭等部位，发生在鼻咽部也可称为腺样体增生）青少年多见于鼻咽、腭扁桃腺，老年人多见于舌根、软腭等部位，多为对称性增大，颈血管鞘无淋巴结肿大。口咽部淋巴增生组织多为对称性增大，且无颈部淋巴结肿大，它们的 CT 和 MRI 的图像密度和信号均匀，与周边组织境界清楚。

（3）口咽部感染（最常见扁桃腺感染），儿童扁桃腺感染最常见，临床有咽痛、发热、白细胞计数升高，口咽部检查见扁桃腺充血、肿大，表面可见脓苔，诊断不难。

## 四、要点和讨论

### 1. 诊断要点

（1）口咽淋巴瘤发生在咽淋巴环（韦氏环，Waldeyer ring），可单个结构发病（如一侧腭扁桃腺），也可多个结构发病（如一侧腭扁桃腺和舌扁桃腺），也可双侧发病（如双侧腭扁桃腺，但大小、形态多不对称），颈血管鞘和颈深筋膜间隙常见肿大淋巴结。

（2）口咽淋巴瘤 CT 平扫呈类圆形的软组织肿块，均匀等密度，增强后轻度强化，肿块无钙化，通常无环死、囊变。

（3）口咽淋巴瘤 MRI 检查 $T_1WI$ 等低信号，$T_2WI$ 等高信号，信号均匀，与周围组织界限清晰，轻度均匀强化。

### 2. 讨论

口咽部淋巴组织异常丰富，它以腭扁桃体、鼻咽扁桃体、舌根扁桃体及口咽壁、软腭等淋巴组织组成的咽淋巴环为中心（韦氏环，Waldeyer ring），与颈部诸多的淋巴管网和淋巴结群相连通，如图 58-5 所示。口咽淋巴瘤多见于腭扁桃体，鼻咽、舌根及口咽壁常累及。

近年来颈部淋巴瘤发病率呈明显上升趋势，颈部淋巴瘤在颈部恶性肿瘤中占第二位，绝大多数为非何杰金淋巴瘤（NHL），少数为何杰金淋巴瘤（HL），且多属 B 细胞型，少数为 T 细胞型。B 细胞型淋巴瘤的细胞学特征变化多样，核大而不规则，可以分叶或有核裂，细胞边界非常清楚。免疫组织化学对淋巴瘤的诊断和分类是必不可少的，B 细胞标记 CD19、CD20、CD22、CD79a 和 CD45 均为阳性。

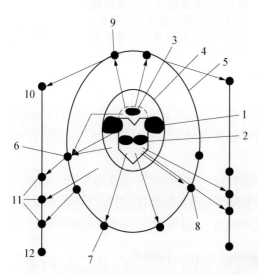

图58-5　waldeyer 环与颈部淋巴结群引流草图（箭为引流通道）

1. 腭扁桃体；2. 舌扁桃体；3. 咽扁桃体；4. 内环；5. 外环；6. 下颌角淋巴结；7. 颏下淋巴结；8. 下颌下淋巴结；9. 咽后淋巴结；10. 颈静脉淋巴结链；11. 颈深淋巴结中群；12. 颈深淋巴结下群

## 五、思考题

1. 何为 Waldeyer 环？请描述它与颈部淋巴结群的关系。

2. 口咽部淋巴瘤的诊断要点是什么？

3. 口咽部淋巴瘤的鉴别诊断主要有哪三个？如何鉴别？

（庄奇新　朱莉莉）

# 支气管扩张

## 一、病史

(1) 主诉:男性,53 岁,反复咯血 3 周。

(2) 体格检查:左下肺可及湿啰音。

(3) 实验室检查:血常规(一)。

## 二、影像学资料及分析

影像学资料如图 59-1~图 59-4 所示。

**读片分析:**(1) X 线胸片:左下肺心影后方肺纹理增多、紊乱或呈网状,隐约可见大小不一的圆形透亮影。

(2) CT 表现:左肺下叶后基底段、外侧基底段支气管呈多发囊性透亮影,呈戒指环状,管径明显大于与其伴行的肺动脉,冠状面重建图像上呈平行排列的轨道状的扩张增厚的支气管壁清晰可见。

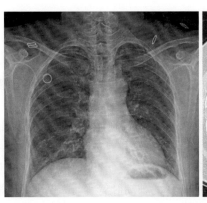

图 59-1 X 胸正片

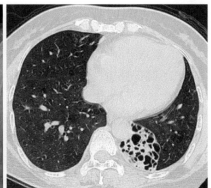

图 59-2 CT 平扫肺窗

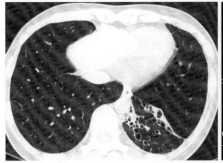

图 59-3 平扫肺窗

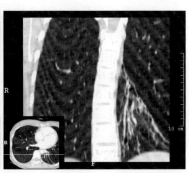

图 59-4 CT 平扫冠状面重建

## 三、诊断与鉴别诊断

1. 诊断

左肺下叶后基底段、外侧基底段支气管柱状扩张。

2. 鉴别诊断

（1）肺隔离症：囊状支气管扩张应同囊性叶内型肺隔离症鉴别，叶内型肺隔离症好发于左肺下叶，表现为多发囊性改变，并非沿支气管走行的囊状影，周围可见异常增多扭曲的血管影，增强扫描可见伴发的体循环供血。

（2）先天性囊肿：支扩与血管伴行，而先天性囊状没有这样的表现，本案例冠状面显示可见支气管柱状扩张，鉴别没有困难；囊状支气管扩张应同先天性囊肿鉴别，在高分辨 CT 扫描，如果出现沿支气管走行的囊状影，并且周围可发现伴行的较细血管影则诊断不困难，后者壁薄，周围无炎性浸润，一般没有伴血管影。

## 四、影像学检查选择

在诊断上，高分辨 CT 已经成为支扩诊断的首选标准，它既确立支气管扩张的定性诊断，也能明确病变的范围、类型和合并感染，重建图像可更加直观明确地显示病变，X 线检查只能提示囊状支气管扩张的存在和范围，其他类型支扩很难确诊，而支气管造影由于操作繁琐，损伤较大基本被淘汰。MRI 空间分辨率不及 CT，故其对支扩的诊断价值不大。

## 五、要点和讨论

1. 要点

（1）肺部感染（包括 TB 等）后由于支气管及其周围肺组织慢性化脓性炎症和纤维化，使支气管壁破坏，导致支气管变形及持久扩张。

（2）病程漫长，长期慢性咳嗽、咳脓痰或反复咯血症状，反复合并肺部感染，50～60 岁多见，男多于女。

（3）分型：柱状支扩、囊状支扩、曲张形和混合型支气管扩张。

（4）CT 检查是诊断支扩的金标准，表现为支气管管径规则或不规则的增大，或局部囊样增大，最重要的依据是病变的支气管管径大于所伴行的肺动脉管径，或肺外周带显示支气管。病变内有气液平面或周围肺组织呈现渗出性改变则说明支扩合并感染。

2. 讨论

支气管扩张是指支气管持久性扩张并伴有支气管壁的破坏，是由于支气管及其周围肺组织慢性化脓性炎症和纤维化，使支气管壁的肌肉和弹性组织破坏，导致支气管变形及持久扩张。主要致病因素为支气管感染、阻塞和牵拉，部分有先天遗传因素。

典型的临床症状有慢性咳嗽、咳大量脓痰和反复咯血，并伴发反复感染。病理早期病理变化是支气管壁和肺泡间大量淋巴细胞集聚，向管腔内凸出，造成支气管阻塞，继而引起感染，结果首先是破坏支气管壁的弹力纤维，其次为平滑肌组织，最后为软骨，这些损伤的组织为纤维结缔组织所代替，致使支气管壁僵化和管腔扩大。根据扩张形态可分为柱状、囊状和曲张型三种，也常混合存在。

3. 影像学表现

（1）X 线胸片：早期轻度支气管扩张在平片上可无异常发现。对较明显的支气管扩张，则多能发现支气管扩张的某些直接和(或)间接征象。分述如下:①肺纹理的改变:支气管及肺间质的慢性炎症引起管壁增厚及纤维增生,表现为肺纹理增多、紊乱或呈网状。扩张而含气的支气管可表现为粗细不规则的管状透明影。扩张而含有分泌物的支气管则表现为不规则的杵状致密影。囊状扩张的支气管则可表现为多个薄壁空腔,其中可有液面;②肺内炎症:在增多、紊乱的肺纹理中可伴有小斑片状模糊影;③肺不张:病变区可有肺叶或肺段不张,表现为密度不均的三角形致密影,多见于中叶及下叶。肺膨胀不全可使肺纹理聚拢,失去其正常走行与分布;④慢性肺原性心脏病表现:见于病变广泛而严重的案例。

支气管扩张的造影所见分为柱状、囊状及混合型。柱状扩张,造影表现为支气管腔粗细不匀,失去正常时由粗渐细的移行状态,有时远侧反较近侧为粗。并发肺不张时,扩张的支气管可有聚拢现象;囊状扩张,造影表现为支气管末端呈多个扩张的囊,状如葡萄串。造影剂常部分充盈囊腔,在囊内形成液面;混合型扩张,表现为柱状和囊状扩张混合存在,病变多较广泛。

(2) CT(高分辨率CT)表现:①柱状支气管扩张时,在CT扫描成像上,当支气管水平走行时可表现为"双轨"征,即扩张增厚的支气管壁呈平行排列的轨道状。当支气管呈垂直走行时可表现为扩张的支气管断面呈戒指环状。与其伴行的肺动脉断面呈圆点状。正常时支气管与其伴行的动脉管径近似,但发生扩张时则支气管管径大于动脉管径。②囊状支气管扩张时则见支气管远端呈囊状膨大,成簇的囊状扩张可形成葡萄串状阴影,舍并感染时囊内可出现液平及囊壁增厚。③混合型是上述两者并存,故而两种CT表现兼而有之。④曲张形支气管扩张可表现支气管径呈粗细不均的囊柱状改变,呈不规则的串珠状扩张。⑤当扩张的支气管腔内充满黏液栓时,CT扫描可显示为柱状、分枝状或结节状高密度阴影。

支气管扩张的诊断,一是要确定支扩的有无,二是确定其范围。在高分辨CT扫描检查,如果出现沿支气管走行的囊状影,并且周围可发现伴行的较细血管影则诊断不困难,如果病变内有气液平面或周围肺组织呈现渗出性改变则说明支扩合并感染,另外,外周带如果出现典型的小叶中央性圆形影,则应考虑细支气管扩张的存在,同时,支扩的诊断应包括全肺各个区域,这对治疗方案的制定很重要,因此必须进行全肺的高分辨CT扫描。

# 六、思考题

1. 支气管扩张的 CT 表现类型有哪些?
2. 支气管扩张的诊断和鉴别诊断有哪些?

(朱珠华)

# 案例 60
# 肺 气 肿

## 一、病史

（1）现病史：男性，70岁，气急，活动后加重。

（2）体格检查：胸廓前后径增大，呈桶状胸，呼吸运动减弱，语音震颤减弱，叩诊过清音，心脏浊音界缩小，肝浊音界下移，呼吸音减低，可及干啰音，心音低远。

（3）实验室检查：未见明显异常。

## 二、影像学资料及分析

影像学资料如图 60-1～图 60-3 所示。

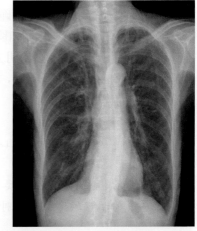

图 60-1　X 线胸片正位

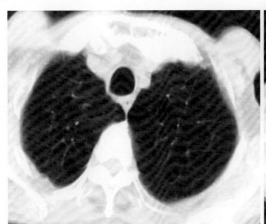

图 60-2　CT 平扫肺窗

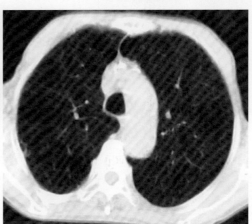

图 60-3　CT 平扫肺窗

读片分析:(1) X线胸片:两侧肺野透亮度增加,肺纹理稀疏、变细、变直;胸廓呈桶状,肋间隙变宽,横膈位置低,心影表现为狭长的垂位心型。

(2) CT表现:双肺出现弥漫不均匀分布的形态稍不规则的小圆形、无壁的低密度区,以肺下叶和前部最明显,病变区肺血管纹理减少。

## 三、诊断与鉴别诊断

### 1. 诊断

重度小叶中心型肺气肿(累及全肺)。

### 2. 鉴别诊断

(1) 多发性肺囊肿:肺内腔隙性病灶,直径大于1 cm,有薄壁,边缘清楚,内衬上皮组织。

(2) 囊性支气管扩张:好发于下肺,与肺动脉伴行,呈丛状分布,形成葡萄串、印戒状改变,与细支气管相通并存柱状支扩,有壁且较厚。

(3) 肺淋巴管肌瘤病:双肺弥漫分布、大小不一的含气囊状影,囊壁薄而均一,周围是正常的肺组织,临床上多数为女性。

(4) 肺组织细胞增生症:双上肺常见,呈散在多发、大小不一、形态不规则的含气囊状影,囊壁清楚且不规则,可伴发蜂窝肺、肺动脉高压改变,临床上多数有吸烟史。

(5) 特发性间质纤维化晚期蜂窝肺:病灶多位于双下肺胸膜下,与间质性改变如磨玻璃影、网格状阴影并存,囊状影间隔纤维化明显。

## 四、影像学检查选择

X平片是首选的常规检查手段,但有一定限度,只能用于比较严重的弥漫性阻塞性肺气肿的案例。CT检查尤其是HRCT能在肺小叶水平上显示肺气肿的病理改变,是最敏感的检查方法,高分辨率CT扫描可清晰显示病变内部的细微结构和周围结构,CT不仅能诊断肺气肿,还能帮助明确肺气肿的范围、分型、形成原因和合并症,合并气胸时,CT检查还可发现X线平片难以发现的少量气胸。

## 五、要点和讨论

### 1. 要点

(1) 肺气肿是由各种原因引起的肺泡和肺泡管异常扩大和肺泡壁破坏,使肺内残气量增多的一种病理状态。

(2) 慢性阻塞性肺气肿,是肺气肿最多见的一种类型,也是慢性支气管炎最常见的并发症之一。

(3) 肺气肿发病缓慢,多有慢性咳嗽、咳痰史,呼吸困难早期不明显,病情加重后明显并影响生活和工作;

(4) 肺气肿的X线表现:两侧肺野透亮度增加,肺纹理稀疏、变细、变直,胸廓呈桶状,前后径增加,肋间隙变宽,横膈低平,心影狭长,可伴肺大疱;

(5) 肺气肿CT主要表现为肺内多发或弥漫分布的小圆形、无壁的低密度区,根据其分布特点及其与小叶结构之间的关系可以分为小叶中心型、全小叶型、小叶间隔旁型和肺大疱4类。

2. 讨论

肺气肿(pulmonary emphysema)是慢性阻塞性肺疾病(COPD)的一个组成部分,是指呼吸细支气管以远的末梢肺组织因残气量增多而呈持久性扩张,并伴有肺泡间隔破坏,以致肺组织弹性减弱,容积增大的一种病理状态,终末细支气管远端(呼吸细支气管、肺泡管、肺泡囊和肺泡)的气腔弹性减退,过度膨胀、充气和肺容积增大。长期慢性支气管炎症,气道阻力增加,终末细支气管远端气腔过度膨胀伴有气腔壁的破坏,逐步形成慢性阻塞性肺气肿,进而影响通气和气体交换的功能。慢性阻塞性肺气肿还可因支气管扩张、支气管哮喘、尘肺、肺结核等疾病所引起。

影像学表现。

(1) X 线胸片:轻度阻塞性肺气肿,X 线诊断有一定限度。较严重的慢性弥漫性阻塞性肺气肿,X线表现比较明显,有以下特点:

① 两侧肺野透明度增加,呼气与吸气时肺野透亮度改变不大,肺内可见肺大疱;肺纹理稀疏、变细、变直;胸廓呈桶状,前后径增加,肋间隙变宽;膈位置低,动度明显减弱,侧位片见胸骨后间隙增宽;心表现为狭长的垂位心型。

② 局限性阻塞性肺气肿的 X 线表现为肺局部透明度增加,范围取决于支气管阻塞的部位。范围较小时,可无胸廓及膈的改变。支气管异物引起者常伴有纵隔摆动。局限性肺气肿可为早期支气管肿瘤的表现,发现后应作体层摄影或支气管造影以确定病因。

(2) CT 表现:主要表现为肺内多发或弥漫分布的小圆形、无壁的低密度区,根据其分布特点及其与小叶结构之间的关系可以分为小叶中心型、全小叶型、小叶间隔旁型和肺大疱 4 类。①小叶中心型肺气肿:多发生在肺上叶,上叶尖段、后段和下叶背段,肺野出现散在分布的小圆形、无壁的低密度区,直径约 0.2~1 cm;②全小叶型肺气肿,小叶内均匀破坏而形成较大范围的低密度区,无明显边界,病变区肺血管纹理减少,形成弥漫的简化的肺结构,双肺病变分布弥漫而不均匀,以肺下叶和前部最明显;③小叶间隔旁型肺气肿,累及小叶末端,常在胸膜下或小叶间隔旁,也可以发生在瘢痕组织旁,也称瘢痕型,表现为胸膜下、间隔旁支气管、血管周围类圆形的气体影或伴随支气管、血管周围的线条状气体影,高分辨率CT 可以观察到细支气管、血管周围的气体,小叶间隔增宽并见细线状的透亮影。间隔旁型肺气肿常常融合形成肺大疱,甚至气胸、纵隔积气、皮下积气;④肺大疱,是直径超过 1 cm、壁厚≤1 mm 的圆形大囊泡,边缘锐利,单发或多发。肺大疱最常见的合并症是气胸。

# 六、思考题

1. 慢性阻塞性肺气肿的形成原因和病理过程有哪些?
2. 肺气肿的分型和影像学有哪些?
3. 简述间隔旁型肺气肿的 CT 表现有哪些?
4. 小叶中心型肺气肿的鉴别诊断有哪些?

(朱珠华)

# 肺隔离症

## 一、病史

（1）现病史：男性，49岁，反复咳嗽、咳痰，有时伴发热。

（2）体格检查：未见明显异常。

（3）实验室检查：未见明显异常。

## 二、影像学资料及分析

影像学资料如图 61-1～图 61-5 所示。

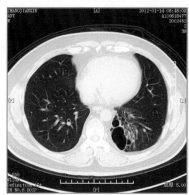

图 61-1　CT 平扫肺窗

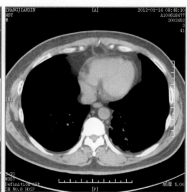

图 61-2　CT 平扫纵隔窗

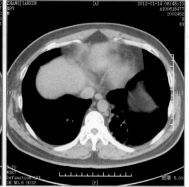

图 61-3　CT 平扫纵隔窗

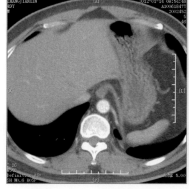

图 61-4　CT 增强纵隔窗

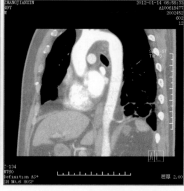

图 61-5　CT 增强纵隔窗

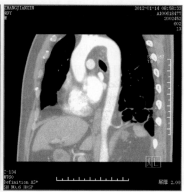

图 61-6　增强矢状位

**读片分析**：CT 表现左肺下叶后基底段多房性囊型病灶，内部不强化，部分合并气液平，囊壁增厚、模糊并强化，周围肺组织明显受压，病灶内侧底部似见扩张的小血管，增强扫描可见降主动脉发出分支供应该病灶，斜冠状面重建显示更为清晰。

## 三、诊断与鉴别诊断

### 1. 诊断

左肺下叶后基底段多房囊性灶伴体循环供血，考虑为肺隔离症。

### 2. 鉴别诊断

（1）先天性支气管肺囊肿合并感染：发生在肺实质的支气管囊肿，与支气管相通，单发或多发，散在分布，无恒定的好发部位，囊壁光整，为正常的肺动脉供血，没有伴发的体循环供血。

（2）支气管扩张合并感染：在高分辨 CT 扫描，表现沿支气管走行的囊状影，并且周围可发现伴行的较细血管影，没有伴发的体循环供血。

（3）先天性囊腺瘤样畸形：非常少见，常见于儿童，伴受累肺发育不良和纵隔偏移，病灶与支气管相通，正常的肺动脉供血，单发或多发或囊实性，没有伴发的体循环供血。

（4）先天性膈疝：腹腔脏器经膈肌缺损突入胸腔，左侧多见，常伴发叶外型肺隔离症，根据 CT 扫描的形态鉴别不困难。

## 四、影像学选择

显示异常供血动脉是诊断肺隔离症的关键。增强 CT 扫描是诊断病变首选的检查手段。平片可显示肺内病变及部位，不能发现异常供血动脉，可用于病变发现和定位；CT 扫描不仅可清晰显示病变内部的细微结构，可显示病变周围的结构以及可疑的血管，在此基础上行增强扫描和 CTA 扫描以明确显示供血血管。MRI 和 MRA 检查血管显示有较大的优越性，可作为该病变重要的检查手段。

## 五、要点和讨论

### 1. 要点

（1）肺隔离症也称为有异常动脉供血的肺囊肿症，是临床上相对多见的先天性肺发育畸形，其临床特点为存在异常动脉供血。

（2）肺隔离症多见于青少年，年龄在 10～40 岁，男性多于女性。

（3）肺隔离症分叶内型和叶外型两种。叶内型多见，占 75%，好发于双肺下叶，其中左下叶后基底段最常见，占 60%～70%。

（4）寻找异常动脉供血也是诊断肺隔离症的关键，肺隔离症平扫 CT 主要表现为下肺基底部囊性、囊实性或实性阴影伴周围迂曲增粗的血管，增强 CT 扫描可显示大多数患者的异常血管，是诊断该病变的主要检查方法。

### 2. 讨论

肺隔离症是指一种较为常见的先天性肺发育畸形，在肺的发育过程中，连接原始主动脉和原始肺的血管未退化，由异常体循环动脉供血的部分肺组织受压、发育不良发生囊性变和纤维化形成囊性肿块，其特点是由异常体循环动脉供血，与支气管树相通或不相通，不相通时不会出现任何呼吸道症状，当与支气管相通时,可造成反复发作的局限性感染。

肺隔离症发病率约为 0.15%～6.4%。根据异常肺组织有无完整的胸膜与正常肺组织分界,肺隔离症分叶内型和叶外型两种。叶内型隔离肺叶包含在正常肺叶的脏层胸膜内,多见,占75%,好发于双肺下叶,其中左下叶后基底段最常见,占 60%～70%。主要异常供血动脉多来自降主动脉及其分支,少数为肋间动脉、胸廓内动脉等,叶内型血液回流入肺静脉产生左到右分流,叶内型部分与气道相通,可有反复感染。叶外型,异常肺组织与正常肺组织完全分离,有独立的脏层胸膜覆盖,占肺隔离症的 25%,主要异常供血动脉多来自腹主动脉上段,血液回流入奇静脉、半奇静脉或门脉系统,可位于纵隔、膈下、心包或肺内,常伴有其他先天畸形(先心、膈肌缺损和膈疝等)。

3. 影像学表现

(1)X线胸片:叶内型肺隔离症可表现为下叶后或内基底段(左侧常见)紧贴膈面的密度均匀、边界清楚的致密阴影,或者单发或多发的囊性空腔影,部分内含液平;或者形态不规则的片状阴影,左侧多于右侧,上胸部罕见;表现类型可分为实质型、囊肿型和不典型型,如与支气管相通并伴感染时,则表现为带液平的囊性改变或周围炎性改变,炎症吸收阴影缩小、液平,但绝不会完全消失。

叶外型肺隔离症的胸部 X 线片常显示均匀、呈三角形、尖端指向肺门,可以位于隔上,也可以见于其他部位(如心包、纵隔、膈肌和腹膜后),胸片显示困难,常以胸内肿块诊断不明而开胸探查。

(2)CT 表现:常见的可表现为囊实性、实性、囊性或其他不典型改变,叶内型多以囊性和囊实性为多见,其中最常见位于左肺下叶后基底段;囊实性表现为实性部分内含单个或多个囊变区,可有气液平面,实性部分不均匀强化;实性表现为边缘清楚、密度均匀的软组织肿块,增强扫描强化均匀或不均匀;囊性表现为单个或多个囊性病变,内部不强化,合并感染时可有气液平面,囊壁增厚、模糊并强化,周围多发扩张的血管;其他可表现为单纯片状或条状致密影,或仅为肺血管影增多增粗。边缘一般较清楚,合并感染时,周围可呈现模糊渗出性改变,反复感染后呈现慢性炎性表现或合并肺不张,与周围肺组织分界欠清;周围可见局限性肺气肿;周围支气管可受压狭窄、阻塞。增强 CT 扫描可显示大多数患者的异常的体循环供应动脉,大多来自降主动脉,部分直接来自腹主动脉或其分支,多排螺旋 CT 和多种后处理血管显示技术可帮助显示异常血管。

## 六、思考题

1. 肺隔离症的分型有哪些?
2. 肺隔离症的诊断要点和鉴别诊断有哪些?
3. 叶内型肺隔离症的好发部位和 CT 表现有哪些?

(朱珠华)

# 案例 62

# 肺 炎

## 一、病史

(1) 症状:男性,68 岁,咳嗽一周,高热、咳黄痰、气急 3 日。

(2) 体格检查:心率加快,右肺呼吸音下降,闻及湿啰音。

(3) 血常规:WBC $10.6 \times 10^9/L$, N 80%,MO 0.8%。

## 二、影像学资料及分析

影像学资料如图 62-1～图 62-3 所示。

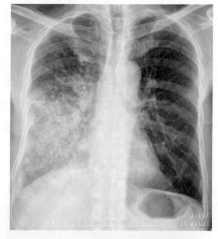

图 62-1　起病当日胸部 X 线

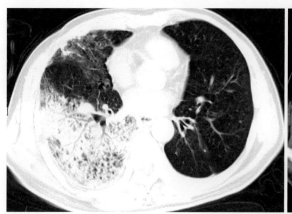
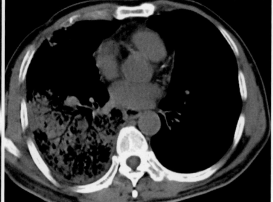

图 62-2　起病当日胸部 CT

**读片分析**:(1)胸部 X 线片示:右中、下肺野透亮度降低,以下肺野明显;右肺纹理模糊,中下肺野可见大片致密影,边界不清;右侧肺门影增大、增浓、模糊;右侧各级支气管影可见隐约显示。

(2)胸部 CT 平扫肺窗示:右肺下叶大片实变影,内部密度不均匀,可见支气管充气征,支气管管壁光整,右侧斜裂轻度前移;右肺中叶见少量类似渗出性改变及少量纤维条索。抗生素等治疗后 3 周复查,显示右肺中、下叶实变影大部分吸收。

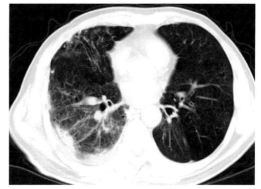

图 62-3 治疗 3 周后,胸部 CT 复查

## 三、诊断和鉴别诊断

1. 诊断

右肺中、下叶感染。

2. 诊断依据

(1)咳嗽、咳痰、发热病史,体格检查示肺部啰音。

(2)白细胞计数及中性粒细胞比例增高。

(3)X 线示右肺野透亮度降低,可见实变影。

(4)CT 扫描示右肺下叶渗出性实变,可见支气管充气影。

(5)抗感染治疗有效。

3. 鉴别诊断

肺癌所致的阻塞性肺炎、干酪性肺炎、肺不张、胸腔积液。一般来说,肺癌引起的阻塞性肺炎可以找到导致相应支气管阻塞的原发灶;干酪性肺炎可以有肺结核的常见症状、并咳出干酪样物,CT 扫描常呈现虫蚀样透亮区、邻近肺叶可见播散,痰细菌学检查可以明确;肺不张可表现为肺叶、肺段实变,但实变原因是各种原因引起的肺组织含气量降低、消失,所以肺叶、段的体积减少,叶间裂或纵隔可以向患侧偏移;中到大量胸腔积液,X 片平片常显示单侧的透亮度降低,但一般上缘呈内地外高影,CT 扫描容易鉴别。

## 四、影像学检查选择

(1)CT。

(2)X 线平片,X 线平片是基础检查,CT 检查是用作进一步诊断和鉴别诊断。

## 五、要点和讨论

1. 呼吸道的生理病理改变

呼吸道有其自身的免疫防御机制,如支气管内的黏液-纤毛运载系统、肺泡内的吞噬细胞等,使气管隆突以下的呼吸道保持无菌状态。多种因素致免疫防御机制损伤、人体自身免疫功能降低,病原菌抵达下呼吸道,引起一系列肺炎的病理过程。

2. 肺炎临床

(1)按病因分类:其一,感染为最常见,如:①细菌性肺炎,可以是需氧革兰氏染色阳性菌、需氧革兰氏染色阴性菌或厌氧杆菌;②病毒性肺炎,如腺病毒、呼吸道合胞病毒、流感病毒等;③支原体肺炎;④真菌性肺炎;⑤其他病原体,如立克次体、衣原体、弓形虫、原虫、寄生虫等;其二,非感染因素,如理化因素、免疫性、过敏性及药物等。

(2) 按解剖分类:①大叶性肺炎;②小叶性肺炎;③间质性肺炎。

(3) 按病程分为急性肺炎(病程<1 个月)、迁延性肺炎(病程 1~3 个月)和慢性肺炎(病程>3 个月)。

一般治疗后预后很好,但年老、有心肺肝肾及代谢等基础病变、体温及白细胞计数不高、有免疫缺陷、有严重并发症的,预后较差。

3. 肺炎影像学

一般按解剖学或病理学分类。

(1) 大叶性肺炎(lobar pueumonia),多为肺炎球菌引起的非坏死性炎症。病原体先在肺泡引起炎性改变,经 Cohn 孔向其他肺泡蔓延,至肺段、肺叶发生炎性改变,经历充血期(12~24 h)、红色肝变样期(2~3 天)、灰色肝变样期(4~5 天)和消散期(7~10 天)。①充血期:X 线呈现大多为纹理增多,CT 扫描可见病变区弥漫、浅淡的渗出影,呈磨玻璃样,密度或不均匀;②红色及灰色肝变样期:影像上表现为按段、叶分布的均匀实变,内见充气的支气管影是本病的特征,支气管走行自然,管内壁光整,可合并同侧少量胸腔积液;③消散期:原先实变区范围缩小、消失,密度多不均匀。CT 扫描所见病灶消散常滞后于临床症状的改善。病程在 4 周以上未完全吸收者转变为慢性,伴有不同程度的纤维化及肉芽组织形成,或转归成机化性肺炎。

(2) 小叶性肺炎(lobular pneumonia),多为金黄色葡萄球菌、肺炎链球菌、腺病毒、流感病毒及肺炎支原体引起,经支气管入侵,引起细支气管、终末支气管及肺泡的化脓性炎症。X 线显示为沿肺纹理分布的不规则斑片状渗出影,边缘模糊,以两肺下野较多,病灶可部分融合成节段状。CT 扫描早期可见小叶中心结节和树芽征,当细支气管炎伴部分气腔阻塞,可出现小叶性肺气肿或不张,出现三角形致密阴影或在片絮状阴影见出现不规则透亮区。进展期表现为沿支气管血管束分布的片絮状、斑点状模糊影,部分气腔阻塞可致磨玻璃样影。长期不吸收可演变为机化性肺炎。

(3) 间质性肺炎(internstitial pneumonia),多由细菌、病毒、支原体、衣原体、真菌或肺孢子菌等病原体引起。主要累及支气管壁及支气管周围间质,有肺泡壁增生及间质水肿,肺泡很少累及。所以 X 线可见肺纹理增多、紊乱,交织呈网状或呈弥漫性的磨玻璃样影,下肺野明显。CT 扫描,尤其是 HRCT 可以显示小叶间隔的增厚,可见明显的网格及结节样改变,可广泛分布于左右两叶,累及小叶时可呈小片状磨玻璃样影或实变影,若引起局限性淋巴管炎和淋巴结炎,导致肺门淋巴结肿大。慢性间质性肺炎易导致肺间质纤维化及牵拉性支气管扩张等改变。

# 六、思考题

1. 肺炎的病理基础特点和分类有哪些?
2. 肺炎的影像特点有哪些?
3. 肺炎的鉴别诊断要点有哪些?

(谢添智)

# 肺脓肿

## 一、病史

患者,男,13 岁。

(1) 症状:发热 15 天,前 7 天 38～38.5℃,近 8 天来热升,最高时 40.4℃,阵发咳嗽,痰多而臭,有胸痛。

(2) 体征:鼻扇,气促,三凹征(＋),心率加快,呼吸音粗,左下呼吸音粗、减弱。

(3) 血常规:WBC $17.5×10^9/L$, N 86.3%, MO 5.6%。

## 二、影像学资料及分析

影像学资料如图 63-1～图 63-2 所示。

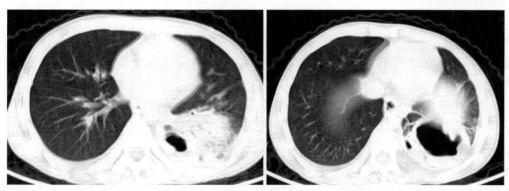

图 63-1　初诊时 CT

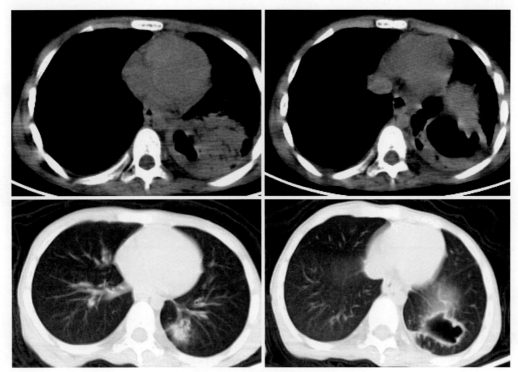

图63-2 抗感染3周后复查CT

读片分析：CT示：左肺下叶大片实变影，内部肺纹理模糊不清，可见少量支气管充气影，背段及后基底段可见两个类圆形空洞形成，空洞壁较厚，厚度均匀，内壁较光整，后基底段空洞底部见少量液平，未见明显结节及肿块影，外壁不清；所见肺门及纵隔淋巴结无明显肿大；左侧胸腔少量积液。抗感染3周后复查，示左肺下叶大片实变影吸收、消散，下叶背段较小的空洞影闭合、消失，局部仅见少量渗出影及少许纤维条索；后基底段空洞较3周前缩小，空洞壁变薄，周围见少量纤维条索，局部可见少量胸膜增厚及粘连影。

## 三、诊断和鉴别诊断

### 1. 诊断
左肺下叶感染伴脓肿形成。

### 2. 诊断依据
（1）年轻男性，咳嗽、发热，近期热升，咳痰增多；血常规显示白细胞计数及中性粒细胞百分比明显升高。
（2）CT扫描示左肺下叶实变，实变影中见厚壁空洞影，内壁较光整，患侧见少量胸腔积液。
（3）抗感染治疗有效。

### 3. 鉴别诊断
主要与结核性空洞和肺癌空洞鉴别。一般来说，结核性空洞病程较长，有比较典型的肺结核症状（低热、盗汗、乏力等），一般为薄壁空洞，大多无气液平，病灶周围多有播散灶；慢性纤维性空洞多位于中上肺，有沿支气管分布趋势，实验室检查结核菌素试验、痰检结核菌阳性。肺癌性空洞，一般起病隐匿，少有发热，常伴痰血，病灶边缘较清楚但不光整，可见分叶征、毛刺征，空洞一般呈偏心状，壁较厚且厚薄不均匀，内壁不规则或凹凸不平，增强后可见强化，液平少见，痰检可找到癌细胞。其他如支气管囊肿合并感染，一般有支气管囊肿病史，继发感染时大多无明显中毒症状和脓痰，常单发、壁薄、无液平，纤维组织增生和周围炎症少见。

## 四、影像学检查选择

（1）CT。

（2）X线，X线平片是基础检查。

## 五、要点和讨论

### 1. 肺脓肿的生理病理改变

呼吸道有其自身的免疫防御机制，如支气管内的黏液-纤毛运载系统、咳嗽反射、肺泡内的吞噬细胞等，使气管隆突以下的呼吸道保持无菌状态。肺脓肿是多种病原菌引起的肺部化脓性感染。早期，表现为肺组织的感染性炎症；约1周左右发生坏死、液化；约10天到2周左右，肉芽组织包绕形成脓肿，若引流支气管通畅，坏死物排出，空气可进入形成空洞。

### 2. 肺脓肿临床

发病男性多于女性。因感染的途径不同，病原菌也有不同。①吸入性肺脓肿，多为厌氧菌感染，经口鼻咽吸入致病。常为单发，右侧多见，以上叶后段或下叶背段、基底段多见。②某些细菌性肺炎、支气管扩张、支气管囊肿、支气管肺癌、肺结核空洞等继发感染可导致继发性肺脓肿，多是混合感染；膈下或肝脓肿穿破者，多为大肠杆菌、粪链球菌等。③血源性肺脓肿，多起自皮肤外伤感染、痈疖、骨髓炎所致的败血症，脓毒菌栓经血行播散到肺，引起小血管栓塞、炎症、坏死而形成肺脓肿，常表现为两肺外周的多发性病变。积极抗炎治疗，肺脓肿可以痊愈，预后极佳；若感染经久不愈，或支气管引流不通畅，坏死物滞留在弄起内无法排出，炎症持续存在，则可转变为慢性脓肿（超过3个月）。

### 3. 肺脓肿的影像学

X线和CT，尤其是CT扫描，可以清楚、直接显示肺的渗出、实变影，脓腔的位置、形态、密度、周边和内部情况，CT检查能更准确的定位及发现较小的脓肿。①早期的炎症在X线表现为大片致密模糊影，边缘不清，或为团片状浓密阴影，分布在一个或数个肺段；②肺组织坏死、脓肿形成后，出现圆形透亮区及液平面，四周有浓密的炎症渗出影所环绕，这是肺脓肿影像的特征性表现。脓肿壁厚而均匀，无明显壁结节，也可见多个透亮区融合成较大的脓腔，内壁光整或略不规则；③经脓液引流和抗生素治疗后，肺脓肿周围炎症先吸收，逐渐缩小至脓腔消失，最后仅残留纤维条索影。

慢性肺脓肿大多自急性肺脓肿迁延而来，脓腔壁增厚，内壁不规则，有时可见多房，周围有纤维组织增生及邻近胸膜增厚，肺叶收缩，纵隔可向患侧移位。靠近胸膜的可有不同程度的胸膜反应。贴近胸膜的肺脓肿可破入胸膜腔引起脓胸或脓气胸。

血源性肺脓肿，常呈散在的、局限性炎性渗出，或边缘整齐的球形灶，中央有小脓腔和液平面。炎症吸收后，可能会有局灶纤维化或小气囊样影遗留。

## 六、思考题

1. 肺脓肿的影像表现有哪些？

2. 肺脓肿空洞的鉴别诊断有哪些？

3. 血源性肺脓肿的病理基础与相关的影像表现有哪些？

（谢添智）

# 案例 64

# 肺 结 核

## 一、病史

患者,男性,65 岁,糖尿病 7 年。

(1) 症状:糖尿病复查,近日纳差、乏力,有咳嗽、咳痰,闭塞、流涕。

(2) 体征:右肺呼吸音粗、模糊。

(3) 结核 PPD 试验:阳性。痰涂片:抗酸杆菌(+)~(+++)。

## 二、影像学资料及分析

影像学资料如图 64-1~图 64-2 所示。

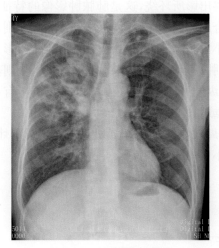

图 64-1  X 线胸部平片

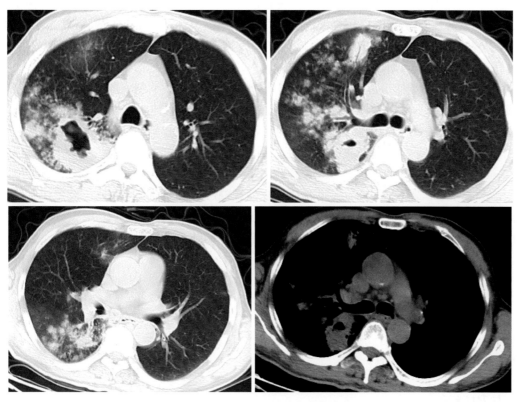

图64-2 CT平扫(肺窗+纵隔窗)

**读片分析:** (1) X线平片:右肺野透亮度不均匀降低,以中上肺野为主,可见散在斑片影,部分边界清晰、密度增高,右肺上野中内带可见一薄壁空洞,底部可见液平,下肺野纹理模糊,右侧肺门影增浓、增大、模糊。左肺尖见少量高密度结节影。

(2) CT:右肺上叶后段、前段及下叶背段可见多发斑点、结节、团块状影,密度不均匀,部分边缘模糊,部分边缘清晰、密度较致密,支气管无明显狭窄,管壁光整,右肺上叶尖后段见两个空洞影,外界模糊,壁较厚,大的空洞内壁欠光整,小的内壁光整,小气液平形成,未见明显壁结节。左肺尖可见多发小结节影,边缘清晰,部分可见钙化。纵隔内无明显肿大淋巴结。

## 三、诊断和鉴别诊断

### 1. 诊断

右肺浸润性肺结核,伴右肺上叶尖后段空洞形成。依据:①患者为糖尿病患者;②右肺上叶及下叶背段多发渗出、增殖灶,尖后段见新旧不一的空洞形成;③痰结核PPD试验阳性。

### 2. 鉴别诊断

不同的影像表现需要与不同的疾病鉴别。

(1) 表现为肺门、纵隔淋巴结肿大,需要鉴别:①恶性淋巴瘤:多位于血管前、气管旁,有融合趋势,可包绕、侵犯血管,增强后均匀强化,肺浸润时主要累及间质,可见其他部位的淋巴结肿大、融合;②结节病:双侧肺门、纵隔淋巴结肿大,多呈对称性肿大、均匀强化,肺门小结节多以肺门为中心、沿支气管血管束弥漫分布;③肺癌淋巴结转移,可见肺内原发灶,与肺内病灶的淋巴引流途径一致。

(2) 表现以实变为主的病变,主要与肺部感染性疾病鉴别,后者多以大片、斑片渗出为主,无增殖性病灶。

(3) 表现为粟粒样结节,需要鉴别:①血行转移性肿瘤:病灶大小分布不均匀,以下肺为主,肺外周多见,大多有原发恶性肿瘤病史;②癌性淋巴管炎:结节大小不等,散在分布于两肺,常见小叶间隔呈串珠样增厚;③矽肺:有明确的矽尘接触史,两肺病灶以中肺野最多,肺尖一般无病灶,结节大小大多一致,边缘清楚,肺背景呈网格样改变,多伴有肺气肿。

(4) 结核球样结节或肿块,需要鉴别:①周围型肺癌,肿块边缘呈毛刺、分叶状,可见空泡征、棘突征、集胸膜凹陷征,钙化少见,无卫星灶,增强后呈明显的不均匀强化;②肺内良性肿瘤及类肿瘤病变(如肺炎性假瘤等),病程较长,境界较清晰光整,密度均匀,周围无明显卫星灶。

(5) 以空洞为主表现,需要鉴别:①肺癌性空洞;②肺脓肿;③支气管囊肿感染等(详见肺脓肿章节)。

(6) 结核性胸膜炎,需要鉴别:①胸膜恶性间皮瘤,胸膜结节状、匍匐状增厚、大多伴有胸腔积液;②胸膜转移瘤,胸膜结节状、肿块状增厚,大多伴有胸腔积液,可见查见原发灶。

(7) 支气管狭窄表现的,需要与中央型肺癌及其他原因的肺不张鉴别。

## 四、影像学检查选择

(1) CT。

(2) X线平片作为基础检查。

## 五、要点和讨论

### 1. 肺结核生理病理改变

肺结核是由结核分枝杆菌引起的慢性传染病,可累及全身多个脏器,以肺部最为常见(占全身结核病的 80%~90%)。呼吸道感染是肺结核主要的感染途径,所以肺结核病排菌者是重要的传染源。人体的免疫力及变态反应性、结核菌入侵的数量及毒力,与结核病变的性质、范围及病理类型的转变均有密切关系。

(1) 渗出性病变:以充血、水肿和白细胞浸润为表现,常出现于肺结核的早期或病灶恶化阶段。

(2) 增殖性病变,以类上皮细胞聚集、中央出现朗汉斯巨细胞,外围有较多淋巴细胞、成纤维细胞,而形成结核结节,常出现于机体抵抗力强、细胞免疫占主导地位或病变处于恢复阶段。

(3) 变质为主的病变(干酪样坏死),常发生在渗出或增生性病变的基础上,是结核菌毒力强、量多、机体超敏反应增强、抵抗力低下的表现。三种病变可同时存在于一个肺部病灶中,但常以某一种为主。疾病好转、免疫力强时可以表现为病灶吸收、纤维化、钙化;病情进展、免疫力低下可表现为病灶液化、空洞形成、血行或支气管播散。在 AIDS、糖尿病患者等并发肺结核常有不典型的临床与影响表现。

### 2. 肺结核临床

除了少量急性起病的患者外,大多呈慢性经过。临床上可无明显症状,也可表现为低热(午后低热多见)、盗汗、乏力等全身症状,咳嗽、咳痰、咯血、胸痛等呼吸系统症状。出现血行播散时可出现高热、寒战、神志不清等全身中毒症状。

### 3. 肺结核影像学

(1) 原发性肺结核(Ⅰ型)(primary pulmonary tuberculosis):常见于儿童和青少年。表现为原发综合征(primary complex),具有"哑铃样"的三个典型的影像征象:①肺内斑片或大片实变影,多位于中上肺野、近邻胸膜,即是原发灶;②肺门、纵隔淋巴结肿大,即结核性淋巴结炎;③不规则索条影,位于斑片实变影和肺门之间,是结核性淋巴管炎的表现。也可仅表现为肺门、纵隔淋巴结肿大的胸内淋巴结结核,淋巴结内可见坏死或钙化,周围可见浸润。

(2) 血行播散型肺结核(Ⅱ型)(hemo-disseminated pulmonary tuberculosis):经肺动脉、支气管动脉或体静脉系统血行播散的肺结核。分为:①急性血行播散型肺结核(又称急性粟粒型肺结核,acute miliary tuberculosisi),出现双肺弥漫性粟粒样结节,直径约1~3 mm,病理上为干酪病灶伴周围炎,结节具有"三均匀"的特征性表现:结节分布均匀,大小均匀,密度均匀;②亚急性、慢性血行播散型肺结核,常"三不均",表现为结节分布不均匀、大小不均匀、密度不均匀,可见纤维条索、胸膜增厚。

(3) 继发性肺结核(Ⅲ型)(post-primary pulmonary tuberculosis):多发生于成人,病变以一侧或双侧肺尖、上叶后段、下叶背段多见,包含①浸润性肺结核,X线及CT表现多样,可用来判断浸润性肺结核的活动性。其一,活动的浸润性肺结核常见征象:斑片状实变;肺段或肺叶实变,可见支气管充气征或/和空洞形成;结核性空洞;支气管播散。其二,稳定的浸润性肺结核常见征象:间质结节,常排列成"花瓣状";结核球,常有钙化、裂隙样或新月形空洞,周围可见卫星灶。其三,浸润性结核灶痊愈的征象:出现钙化及纤维索条。②慢性纤维空洞型肺结核(chronic fibrous cavitary tuberculosis),为长期迁延不愈的病灶,以空洞伴慢性纤维病变为主,多位于中上肺野,空洞内壁较光整,周围可见纤维条索、斑片实变、小结节及钙化灶;患侧肺叶萎缩、肺门上抬,下叶纹理呈"垂柳征",胸膜见增厚、粘连,胸廓变小、肋间隙变窄;健侧出现代偿性肺气肿;支气管播散常见。肺组织的广泛破坏、纤维组织增生,可导致肺叶或全肺收缩,成"毁损肺"。

(4) 结核性胸膜炎(Ⅳ型)(tuberculous pleuritis),结核菌及代谢产物引起的胸膜变态反应性炎症。分为:①干性胸膜炎,无明显表现,或仅表现为肋膈角变钝,膈肌活动受限;②渗出性胸膜炎,可见游离或局限性的胸腔积液,可同时有胸膜增厚、粘连、钙化。

(5) 其他肺外结核(Ⅴ型)。

肺结核按病变的活动的程度可分为三期:①进展期:新发现的活动性病变;病变较前恶化、增多;新出现空洞或空洞增大;痰检呈阳性;②好转期:病变较前吸收,空洞闭合或缩小,痰菌转阴;③稳定期:病变无活动,空洞闭合,痰菌连续阴性(每个月至少查痰1次)达6个月以上;若空洞持续存在,痰菌连续1年以上阴性。

# 六、思考题

1. 肺结核不同类型的影像特点有哪些?
2. 肺结核鉴别诊断有哪些?
3. 肺结核病理改变有哪些?

(谢添智)

# 案例 65

# 特发性肺间质纤维化

## 一、病史

患者,女性,65 岁。

(1) 症状:胸闷、气急、气喘、咳嗽数年,近日加重。

(2) 体格检查:无明显特殊。

## 二、影像学资料及分析

影像学资料如图 65 - 1～图 65 - 3 所示。

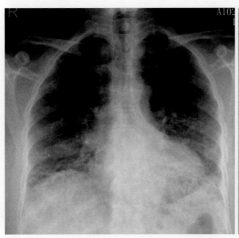 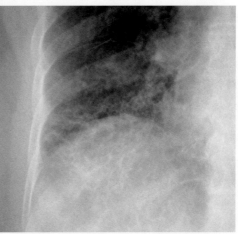

图 65 - 1　X 线平片(两肺下野呈网格样改变)　　图 65 - 2　X 线平片右下肺局部放大图

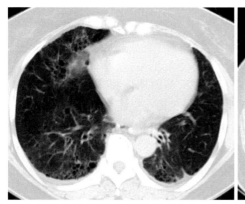
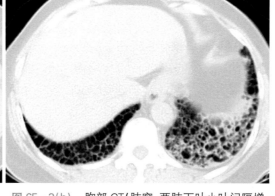

图 65-3(a)　　　　　　图 65-3(b)　胸部 CT(肺窗:两肺下叶小叶间隔增厚,呈网格样、蜂窝样改变)

　　**读片分析**:(1) X 线平片示两肺纹理增多、紊乱,两中下肺透亮度稍降低,两下肺野可见网格样及蜂窝样影。两侧肋膈角变钝,左侧明显。

　　(2)CT 扫描肺窗示两肺呈磨玻璃样影,可见多个细网状影及小囊样透亮区,壁较薄,周围结构光整,两肺下叶基底段、胸膜下可见多层网格样、蜂窝样影,网格及蜂窝灶大小不一,左肺下叶基底段蜂窝间质不同程度明显增厚,见少量支气管轻度扩张,部分似见小液平。两侧胸膜增厚、粘连,左侧明显。

## 三、诊断和鉴别诊断

### 1. 诊断

两肺特发性肺间质纤维化。依据:①患者是老年患者,有气急、气喘、咳嗽病史;②两下肺广泛蜂窝状改变,外周性分布,下肺及后部为著;③支气管肺活检明确。

### 2. 鉴别诊断

不同时期表现有明显差别,所以鉴别点也不同。

(1)早期表现为外周不规则小叶间隔增厚和斑片磨玻璃样影,需鉴别:①间质性肺水肿:光滑的小叶间隔增厚,磨玻璃样影常见于肺门旁和肺中央带。②非特异性间质性肺炎(NSIP):鉴别困难,一般来说,以磨玻璃影为主倾向于 NSIP,以不规则小叶间隔为主多考虑 IPF,出现两下肺和外围分布的蜂窝影时首先考虑为 IPF。

(2)晚期出现蜂窝肺,需鉴别:①结节病:肺部改变常累及轴向间质,可见肺内结节;典型的是引起肺上叶支气管中央的纤维化,小的改变与 IPF 难于区分,纵隔及两侧肺门淋巴结常呈对称性肿大;②石棉沉着病:有石棉接触史,胸膜下网状结构伴蜂窝灶,纤维化比 IPF 粗糙,可见胸膜斑,支气管灌洗及肺活检发现石棉小体即可确诊;③慢性过敏性肺泡炎:分布弥散或不规则,倾向于中上叶分布,早期呈特征性的磨玻璃样密度,边缘见模糊结节。

还需排除有无有害气体、污染环境接触史、相关药物使用史等。

## 四、影像学检查

影像学检查可选择 X 线平片、CT,尤其是 HRCT 是理想的诊断方法。

## 五、要点和讨论

### 1. 特发性肺间质纤维化生理病理基础

约占弥漫性肺疾病的 25%～50%，不明原因，但可能与免疫、基因遗传和病毒感染有关。病理改变均以两肺下叶最明显，可见正常肺、间质炎症、纤维条索及蜂窝改变相互交织。在病变早期，主要呈肺泡炎改变，肺泡间隔细胞成分增大，以淋巴细胞为主。随病情进展，肺泡间隔纤维成分增多，肺泡壁增厚，毛细血管床明显减少。继而肺泡结构破坏、扩大、融合成囊状，囊壁由纤维组织和增生的肺泡细胞组成，有细支气管周围炎和纤维化，小气道狭窄或扩张，小叶间隔和脏层胸膜纤维增厚。肺泡壁炎症和肺泡内巨噬细胞提示有活动性且具有可逆性，纤维化和蜂窝改变则是不可逆改变。

### 2. 特发性肺间质纤维化临床

好发年龄为 40～60 岁，男性略多于女性。典型的临床表现：进行性呼吸困难和干咳。一般起病隐匿，开始时表现为活动后呼吸困难，之后进行性加重，表现为进行性气急，干咳少痰或少量白黏痰，晚期有不同程度紫绀和杵状指，出现以低氧血症为主的呼吸衰竭症状。查体可见胸廓呼吸运动减弱，双肺可闻及细湿罗音或捻发音，晚期可出现右心衰竭体征。临床主要诊断标准包括：除外已知病因的间质性肺病；肺功能呈限制性通气障碍或弥散功能障碍；HRCT 常见双肺基底部或胸膜下斑片状磨玻璃样影、网状影，晚期伴有肺结构变形，牵拉性支气管和细支气管扩张、蜂窝肺改变等；经支气管肺活检和支气管肺泡灌洗不支持其他疾病的证据。次要诊断标准：年龄＞50 岁；隐匿起病，不能解释的活动后呼吸困难；持续时间超多 3 个月；肺底可闻及吸气性爆裂音。一般，急性型少见，多发生于儿童和青年，病程短，在 2 周至半年内死亡。绝大多数为慢性型，有报道约 40% 的病例死于呼吸衰竭，15% 死于心力衰竭，诊断后一般存活的平均时间为 3.5 年。另外，IPF 患者还有 3 个重要的并发症，即肺感染、肺癌和急性进展。

### 3. 特发性肺间质纤维化影像学

HRCT 对估计类型、分布、纤维范围及蜂窝样阴影等方面更准确、更敏感，且具有特征性，CT 对活检选择磨玻璃区域、避开蜂窝肺区有独特的优势，并可随访疗效。

（1）X 线平片：两下肺磨玻璃样影，之后出现网状、不规则影，晚期呈网状影，最后为广泛蜂窝状改变，其中据报道可有 10%～15% 的假阴性。

（2）HRCT：早期，见中下肺、胸膜下斑片磨玻璃样影或实变影，提示病变有活动，或合并感染或肺水肿可能。蜂窝肺改变是病变的晚期表现，小叶间质增厚，不规则界面征，蜂窝状影，以外周性分布为特点，下肺及后部为著。在复查的患者中，蜂窝状阴影的囊状改变缓慢增大，小叶内细支气管显示，晚期广泛纤维化可导致较大支气管的扩张扭曲。

## 六、思考题

1. 特发性肺间质纤维化的定义？
2. 特发性肺间质纤维化的影像表现和特点有哪些？
3. 特发性肺间质纤维化的鉴别诊断有哪些？

（谢添智）

# 结 节 病

## 一、病史

(1) 症状:女性,56 岁,胸闷、气急 2 月。

(2) 体格检查:呼吸音粗。

## 二、影像学资料及分析

影像学资料如图 66-1~图 66-3 所示。

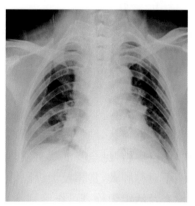

图 66-1　X 线平片　两侧肺增大,两肺广泛网格样改变,以两侧肺门为主

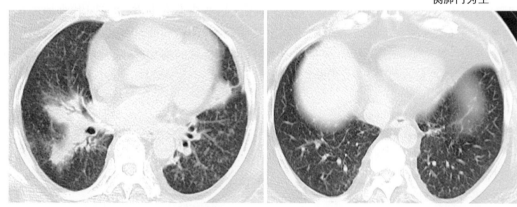

图 66-2　CT 扫描(肺窗:两肺多发微小结节,沿支气管血管束分布,右肺中叶及下叶实变,小叶间隔呈结节样改变)

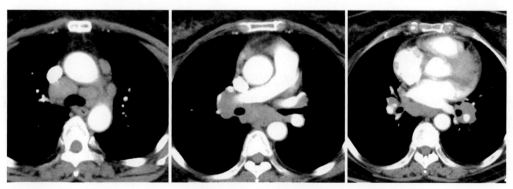

图 66-3　CT 扫描(增强　纵隔窗:纵隔及两侧肺门多发淋巴结肿大)

*读片分析*：X线平片：两肺纹理增多、紊乱、模糊，两侧肺门影明显增大、增浓，边缘模糊，纵隔影增宽。

CT扫描肺窗示两肺门增大，肺门旁纹理结构紊乱，可见多个微小点状致密影，沿支气管血管束分布的增厚片状影，叶间裂下明显，可见少量纤维条索。纵隔窗示纵隔内、血管气管旁见大量肿大淋巴结，两侧肺门肿大的淋巴结呈对称分布；增强后可见淋巴结均匀强化，部分可见融合，邻近组织结构受压、移位。

## 三、诊断和鉴别诊断

### 1. 诊断

两肺及肺门、纵隔改变符合结节病表现。诊断依据：①中年女性；②起病隐匿，无明显症状，仅有胸闷；体格检查多无异常；③肺功能检查通气功能障碍肺功能检查通气功能障碍；④X线和CT扫描显示沿支气管血管束分布的网结节影；⑤纵隔及两侧肺门较对称分布的淋巴结肿大；⑥淋巴结活检病理证实。

### 2. 鉴别诊断

（1）以淋巴结肿大明显的结节病，需要鉴别：①肺门淋巴结结核：患者较年轻，多在20岁以下，常有低度毒性症状，结核菌素试验多为阳性，肺门淋巴结肿大一般为单侧性，有时钙化，可见肺部原发病灶。②淋巴瘤：常见全身症状有发热、消瘦、贫血等，胸膜受累，出现胸腔积液，胸内淋巴结肿大多为单侧或双侧不对称肿大，常累及上纵隔，隆凸下和纵隔淋巴结。纵隔受压可出现上腔静脉阻塞综合征。结合其他检查及活组织检查可作鉴别。③肺门转移性肿瘤：肺癌和肺外癌肿转移至肺门、纵隔淋巴结，皆有相应的症状和体征，对原发灶的查找可助鉴别。

（2）两肺内表现为弥漫性肺内微结节，需要鉴别：①癌性淋巴管播散：常位于支气管血管周围间质和小叶间隔内，但支气管血管边缘和胸膜下的结节并不像结节病那么丰富，常可见找到原发灶；②播散型肺结核：播撒病灶于外围更明显，支气管血管周围不明显，有结核病的全身和肺部中毒症状。③其他肉芽肿病，如外源性肺泡炎、铍病、矽肺、感染性、化学性因素所致的肉芽肿，应与结节病相鉴别，结合临床资料及有关组织病理检查综合分析、判断。

## 四、影像学检查选择

（1）CT。

（2）X线平片是基础检查。

（3）MRI，对肺实质病变显示有限，但对心脏及纵隔等的评价优于CT。

## 五、要点和讨论

### 1. 肺结节病的生理病理改变

结节病是一种原因不明、全身多器官受累的、非干酪性坏死性肉芽肿性疾病，最常累及的部分为肺和胸内淋巴结（占发病率90％以上），肺内病灶主要集中于气道黏膜、血管周围，小叶间隔和胸膜内，随病情发展，可消散，或为纤维组织代替，形成不同程度的纤维化。

### 2. 肺结节病临床

多见于20～40岁，女性略多于男性；发病高峰多见于50岁以上的中年女性。最常侵犯胸内淋巴结和肺,无明显临床症状或表现轻微,仅在胸部 X 线摄片时发现。晚期发展为广泛纤维化时可出现呼吸困难、发绀或发展成肺心病。体表淋巴结活检,支气管镜黏膜或肺活检,是诊断的有效办法,必要时需要胸腔镜或开胸活检进行病理检查。结节病的诊断依赖于临床病史、X 线检查、组织病理学检查(组织活检或 Kveim 氏皮肤试验),并需排除其他可能的疾病(如结核,真菌感染和肿瘤性病变等)。本病约 2/3 患者病程自限,预后良好。结节病的死亡率为 14%,常见死亡原因为呼吸功能不全和心肌受累。

### 3. 肺结节病影像学

X 线:是发现和诊断结节病的重要手段,约 90% 的患者有异常表现。CT 扫描检查,尤其是 HRCT:比常规 X 线平片具有更高的敏感性和特异性,可以清晰显示结节病的早期肺部异常,以及病变的类型、分布特征、累及范围和伴随征象等。

结节病在 X 线上被分为三期:

(1) Ⅰ 期结节病的典型表现为两侧对称性肺门和/或纵隔淋巴结肿大,边缘清楚,多不融合。纵隔淋巴结肿大,多见于气管旁、主肺动脉窗、隆突下及前纵隔,后纵隔较少累及,重大的淋巴结可见钙化。对于肺部的早期病变,X 线平片显示不如 CT 扫描直接、清楚、明确。

(2) Ⅱ 期患者的肺内表现主要包括网结节影、模糊斑片状实变影和大结节影 3 个类型,可单独也可混杂出现。①网结节影:大多数直径 2~4 mm,大小不一,两肺对称性/或不对称分布,支气管壁可见增厚,叶间裂增厚等。在 HRCT 扫描表现为支气管血管束不规则增厚,可见多发微小结节影沿典型的淋巴道分布——沿中轴间质(支气管血管束和小叶核心周围)和周围间质(小叶间隔、叶间裂和胸膜下)分布,使支气管血管束、小叶间隔和叶间裂呈串珠样、结节样变或不规则增厚,可伴有相关肺叶变形。结节大小为 1~5 mm,边缘不规则,可以融合成更大结节或肿块,以中上肺野分布为主。组织病理学上结节病灶代表聚集的肉芽肿,这种改变具有一定特征性。②斑片实变影可见于任何区域,但以中肺野或中上肺野分布为主,多呈两侧多发灶性阴影,边缘模糊;③大结节(直径>10 mm)相对少见,病灶边缘清楚,常两侧多发,可见于任何区域,周围可见大量小卫星灶,称为银河星系征(galaxy sjgn)。

(3) Ⅲ 期结节病的表现较混杂,但以纤维化为主,在 X 线平片上的典型表现为两肺粗条状影,从肺门向两侧中上肺野放射,肺门上提,两上肺容积减少,可见透亮区(肺大疱形成)。

结节病从演变过程来说可分为两个部分:①可逆性病变——微结节、小叶间隔增厚、磨玻璃影、实变影和大结节影;②不可逆性病变——肺结构变形、肺气囊、牵拉性支气管扩张和纤维化病变则为不可逆性病变。

## 六、思考题

1. 肺结节病的病理基础及预后有哪些?
2. 肺结节病的影像特点有哪些?
3. 与肺结节病鉴别的有哪些?

(谢添智)

# 案例 67

# 中央型肺癌

## 一、病史

（1）症状：患者，女性，74岁，刺激性干咳3月，偶尔痰中带血丝，最近一周发热咳嗽。

（2）体格检查：右肺湿罗音明显。

（3）实验室检查：肿瘤标志物NSE和CEA升高。

## 二、影像学资料及分析

影像学资料如图67-1～图67-6所示。

图67-1～图67-6：右肺下叶支气管开口处管壁增厚、管腔轻度狭窄；增强后可见管壁异常，轻中度强化；右肺下叶阻塞性肺炎伴轻度肺不张；右侧胸腔少量积液。

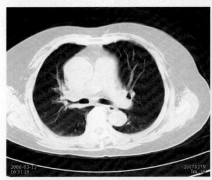

图67-1　CT（一）

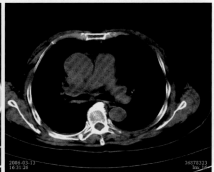

图67-2　CT（二）

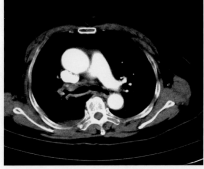

图67-3　CT（三）

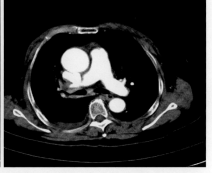

图67-4　CT（四）

和肺,无明显临床症状或表现轻微,仅在胸部 X 线摄片时发现。晚期发展为广泛纤维化时可出现呼吸困难、发绀或发展成肺心病。体表淋巴结活检,支气管镜黏膜或肺活检,是诊断的有效办法,必要时需要胸腔镜或开胸活检进行病理检查。结节病的诊断依赖于临床病史、X 线检查、组织病理学检查(组织活检或 Kveim 氏皮肤试验),并需排除其他可能的疾病(如结核,真菌感染和肿瘤性病变等)。本病约 2/3 患者病程自限,预后良好。结节病的死亡率为 14%,常见死亡原因为呼吸功能不全和心肌受累。

### 3. 肺结节病影像学

X 线:是发现和诊断结节病的重要手段,约 90% 的患者有异常表现。CT 扫描检查,尤其是 HRCT,比常规 X 线平片具有更高的敏感性和特异性,可以清晰显示结节病的早期肺部异常,以及病变的类型、分布特征、累及范围和伴随征象等。

结节病在 X 线上被分为三期:

(1) I 期结节病的典型表现为两侧对称性肺门和/或纵隔淋巴结肿大,边缘清楚,多不融合。纵隔淋巴结肿大,多见于气管旁、主肺动脉窗、隆突下及前纵隔,后纵隔较少累及,重大的淋巴结可见钙化。对于肺部的早期病变,X 线平片显示不如 CT 扫描直接、清楚、明确。

(2) II 期患者的肺内表现主要包括网结节影、模糊斑片状实变影和大结节影 3 个类型,可单独也可混杂出现。①网结节影:大多数直径 2~4 mm,大小不一,两肺对称性/或不对称分布,支气管壁可见增厚,叶间裂增厚等。在 HRCT 扫描表现为支气管血管束不规则增厚,可见多发微小结节影沿典型的淋巴道分布——沿中轴间质(支气管血管束和小叶核心周围)和周围间质(小叶间隔、叶间裂和胸膜下)分布,使支气管血管束、小叶间隔和叶间裂呈串珠样、结节样变或不规则增厚,可伴有相关肺叶变形。结节大小为 1~5 mm,边缘不规则,可以融合成更大结节或肿块,以中上肺野分布为主。组织病理学上结节病灶代表聚集的肉芽肿,这种改变具有一定特征性。②斑片实变影可见于任何区域,但以中肺野或中上肺野分布为主,多呈两侧多发灶性阴影,边缘模糊;③大结节(直径>10 mm)相对少见,病灶边缘清楚,常两侧多发,可见于任何区域,周围可见大量小卫星灶,称为银河星系征(galaxy sjgn)。

(3) III 期结节病的表现较混杂,但以纤维化为主,在 X 线平片上的典型表现为两肺粗条状影,从肺门向两侧中上肺野放射,肺门上提,两上肺容积减少,可见透亮区(肺大疱形成)。

结节病从演变过程来说可分为两个部分:①可逆性病变——微结节、小叶间隔增厚、磨玻璃影、实变影和大结节影;②不可逆性病变——肺结构变形、肺气囊、牵拉性支气管扩张和纤维化病变则为不可逆性病变。

## 六、思考题

1. 肺结节病的病理基础及预后有哪些?
2. 肺结节病的影像特点有哪些?
3. 与肺结节病鉴别的有哪些?

（谢添智）

# 案例 67

# 中央型肺癌

## 一、病史

(1) 症状:患者,女性,74 岁,刺激性干咳 3 月,偶尔痰中带血丝,最近一周发热咳嗽。

(2) 体格检查:右肺湿罗音明显。

(3) 实验室检查:肿瘤标志物 NSE 和 CEA 升高。

## 二、影像学资料及分析

影像学资料如图 67 - 1～图 67 - 6 所示。

图 67 - 1～图 67 - 6:右肺下叶支气管开口处管壁增厚、管腔轻度狭窄;增强后可见管壁异常,轻中度强化;右肺下叶阻塞性肺炎伴轻度肺不张;右侧胸腔少量积液。

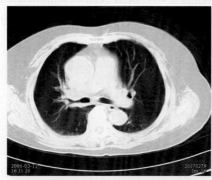
图 67 - 1　CT(一)

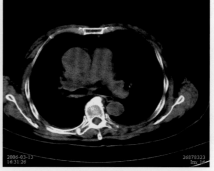
图 67 - 2　CT(二)

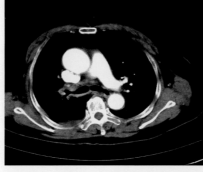
图 67 - 3　CT(三)

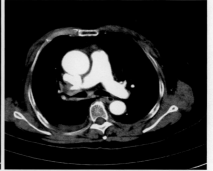
图 67 - 4　CT(四)

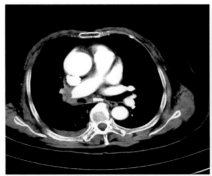
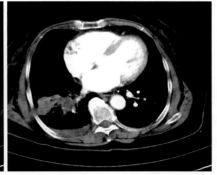

图67-5　CT(五)　　　　　　　图67-6　CT(六)

**读片分析：**CT表现：右肺下叶支气管开口处周围软组织肿物、管壁增厚、管腔狭窄或梗阻，右肺下叶阻塞性肺炎伴轻度肺不张，右侧肺门及纵隔多发淋巴结肿大并强化部分融合，右侧胸腔积液。

## 三、诊断与鉴别诊断

### 1. 诊断

右肺下叶支气管起始部软组织肿块伴狭窄，符合中央型肺癌伴阻塞性炎症和纵隔、右侧肺门淋巴结转移。

### 2. 鉴别诊断

（1）支气管内膜结核：主要表现为支气管狭窄、壁增厚，也可合并肺不张、实变，但肺不张是可复性的，相应肺叶和周围呈现结核性改变，即斑点状、斑片状及粟粒状、树芽状改变，肺门、纵隔淋巴结可以肿大，鉴别还需结合临床症状、实验室检查，必要时支气管镜检。

（2）支气管良性肿瘤：少见，表现为支气管腔内结节和梗阻，无支气管壁增厚和向心性狭窄，一般不合并肺门和纵隔淋巴结转移。

（3）单纯纵隔肺门淋巴转移瘤：肺部原发灶结节，纵隔、肺门淋巴结肿大，有时并可见癌性淋巴管改变和胸腔积液等改变，支气管呈受压性狭窄，而非梗阻，阻塞性肺炎相对较少。

（4）纵隔淋巴瘤：比较少见，纵隔、双侧肺门多发不规则结节团块影，部分结节融合成团块，增强扫描多呈不均匀强化，有时伴肺部浸润；支气管轻度受压性狭窄，而非梗阻，也未见支气管管腔内结节，阻塞性肺炎相对较少；临床上淋巴瘤以青年患者多见，可全身出现不同部位的浅表淋巴结肿大。

中央型肺癌形成较大肺门肿块，合并肺不张、阻塞性肺炎和/或并有纵隔直接侵犯和淋巴结转移时，诊断并不困难。但当肿瘤较小，沿支气管壁生长时，难与炎症性病变、结核性支气管狭窄或其他良性肿瘤鉴别，确诊需结合临床资料和支气管镜检查。

## 四、影像学检查选择

X平片作为初步筛检方法可用于发现病变和定位，但对早期中央型肺癌漏诊率较高；CT扫描检查明显优于X平片，是首选的检查手段。CT扫描可以发现平片不能发现的支气管早期改变和纵隔改变，CT增强扫描和高分辨率薄层扫描可清晰显示病变内部的细微结构、边缘特征、强化特点并观察周围组织的改变，从而帮助定性和分期。MRI和MRA检查血管显示有较大的优越性，对纵隔和胸壁显示较好,但对肺显示欠佳,可作为辅助检查手段。

## 五、要点和讨论

### 1. 要点

(1) 中央型肺癌系起自三级支气管以内的肺癌,约占支气管肺癌的 3/4,病理上多数为肺鳞癌;

(2) 中央型肺癌按生长类型分为:管内型、管壁型和管外型。

(3) 中央型肺癌主要表现为支气管管腔不规则狭窄或梗阻、管腔内结节或肿物、支气管管壁增厚及肺门支气管旁肿块,间接征象有阻塞性肺不张、阻塞性肺炎、阻塞性肺气肿,晚期可合并纵隔直接侵犯和淋巴结转移。但当肿瘤较小、沿支气管壁生长时,对于同部位反复感染或肺不张或局限性肺气肿的患者须作高分辨率 CT 扫描检查仔细甄别,并作痰脱落细胞检查和支气管镜检查。

### 2. 临床概况和病理生理改变

中央型肺癌系起自三级支气管以内的肺癌。约占支气管肺癌的 3/4,病理组织分型发生于支气管的肺癌多数为肺鳞癌,也可为未分化癌,腺癌少见。按生长类型分为:

(1) 管内型:癌肿自支气管黏膜表面向管腔内生长,形成乳头、息肉或菜花样肿块,逐渐引起支气管阻塞。

(2) 管壁型:癌瘤沿支气管壁内浸润生长,管壁轻度增厚或明显增厚。管腔不同程度狭窄或梗阻。

(3) 管外型:癌瘤穿过支气管外膜,在支气管壁外形成肿块,支气管可有不同程度的狭窄。临床表现:咳嗽,以刺激性干咳多见;血痰,多为血丝痰,间断性,也可出现咯血;胸痛,一般较轻;发热,热度多不高,为癌组织坏死、毒素吸收所致。当转移时,转移部位不同,临床症状也不同,如淋巴结压迫上腔静脉可出现颈静脉怒张;喉返神经受侵导致声带麻痹、声音嘶哑;颅内转移出现恶心、头痛、呕吐等颅内高压症状等。

### 3. 实验室检查

TPA 或角蛋白,神经元特异性异性烯醇化酶 NSE、CEA、LAT、CA50、SCC 都是与支气管肺癌有关,其中 CEA 和 SCC 在鳞癌的诊断中较有帮助。

痰脱落细胞检查是诊断支气管肺癌的最常用的方法,简单、无创、经济,支气管镜检查是临床确诊肺癌的主要手段。

### 4. 影像学表现

(1) X 线胸片:肺癌早期局限于黏膜内,可无异常发现。病变发展,使管腔狭窄先引起肺叶或一侧肺的阻塞性肺气肿,但在实际工作中难于发现。不少患者由于支气管狭窄,引流不畅而发生阻塞性肺炎,表现为相应部位反复发作、吸收缓慢的炎性实变。继而癌瘤可将支气管完全阻塞而引起肺不张。肺不张的范围取决于肿瘤的部位。如肿瘤同时向腔外生长或/和伴有肺门淋巴结转移时,则可在肺门形成肿块。发生于右上叶支气管的肺癌,肺门部的肿块和右肺上叶不张连在一起可形成横行"S"状的下缘。有时肺癌发展迅速、较大,其中心可发生坏死而形成空洞,多见于鳞癌,表现为内壁不规则的偏心性空洞。

(2) 体层摄影或支气管造影对中心型肺癌的诊断有重要意义,支气管有以下几种改变:①支气管内息肉样充盈缺损或软组织影;②支气管壁不规则增厚,管腔呈环状或不规则的狭窄;③管壁增厚,管腔呈锥状或鼠尾状狭窄及阻塞;④管壁明显增厚,管腔变窄,呈截断现象,断端平直或呈杯口状。

(3) CT 表现:

① 支气管改变:支气管管腔不规则狭窄或梗阻(截断、杯口样改变)、支气管内软组织肿物、支气管管壁增厚及肺门支气管周围肿块,肿瘤沿肺段支气管长轴生长,可侵及整个肺段、形成类似实变的团块,但边缘有膨隆、分叶或切迹。

② 阻塞性改变:有阻塞性肺炎、肺不张、肺气肿及支气管扩张。阻塞性肺炎 CT 扫描表现为肺段或肺叶实性高密度影,增强扫描时,其中可见液性支气管像,常伴发肺段或肺叶体积缩小。

③ 肺门及纵隔淋巴结肿大:可为单发,亦可为多发,多数淋巴结融合,形成较大肿块。

④ 胸腔积液:多在肺癌同侧。CT 扫描显示与胸廓内面形状一致,宽窄不同的弧形胸腔积液。

⑤ 肺癌转移:多数肺癌首先转移至肺门和纵隔淋巴结,表现为肺门增大及纵隔旁肿块。中心型肺癌,有时原发癌与肺门转移淋巴结混在一起形成较大的肿块,易误为纵隔肿瘤。纵隔淋巴转移也可间接表现为气管,支气管的移位、食管受压、膈升高及予盾运动等。胸膜转移表现为胸腔积液。当大量积液与肺不张同时存在时,表现为一侧肺野密度增高,但无纵隔向健侧移位,也无肋间隙增宽,因为肺不张的牵引力与大量积液的推力相抵消。肺癌也可发生肺的转移,于肺野出现多发圆形致密影。沿淋巴管转移时,肺内可出现沿细支气管分布的网状结节影、小叶间隔不规则串珠状增厚。肺癌转移或直接蔓延至骨性胸廓,可发生胸骨、肋骨、锁骨及胸椎的破坏或病理骨折。还可通过血行转移至其他脏器。

## 六、思考题

1. 中央型肺癌的病理类型有哪些?
2. 中央型肺癌的分型有哪些?
3. 中央型肺癌的影像学表现有哪些?

(朱珠华)

# 案例 68

# 周围型肺癌

## 一、病史

(1) 症状:患者,女性,81岁,发热咳嗽一周余,胸痛数月。

(2) 体格检查:两肺呼吸音清、未及明显啰音。

(3) 实验室检查:未见明显异常。

## 二、影像学资料及分析

影像学资料如图 68-1~图 68-2 所示。

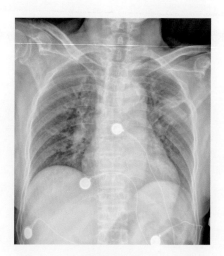

图 68-1　X线胸部平片:左肺上野分叶状肿块影,边缘欠光滑、周围可见毛刺

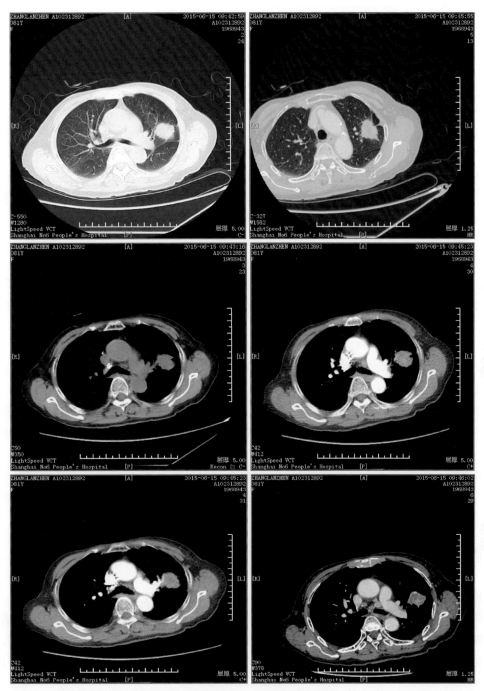

图 68-2　胸部 CT 显示左肺上叶舌段软组织肿块,有毛刺征及分叶征,支气管分支在病灶内截断,邻近胸膜出现胸膜凹陷征,周围另有 2 个小结节,病灶增强后可见不均匀强化

　　**读片分析**:(1) X 表现:左上肺密度较高、轮廓模糊的团块状病灶,密度较高稍不均匀,边缘欠光滑、有分叶状改变和毛刺形成。

　　(2) CT 扫描表现:平扫密度均匀,增强扫描强化不均匀,边缘不规则,有毛刺征及分叶征,未见中心坏死,支气管分支在病灶内截断,并见周围血管集束征象,邻近胸膜出现胸膜凹陷征,周围另有 2 个小结节,纵隔、正常肺门可见多发肿大的淋巴结。

## 三、诊断与鉴别诊断

1. 诊断

左肺上叶软组织肿块，周围型肺癌合并周围卫星灶、左侧肺门、纵隔淋巴结转移。

2. 鉴别诊断

肺孤立结节是胸部影像学检查最为常见的征象，以结节为表现形成的病因很多，包括肿瘤（良性和恶性）、感染、炎症、血管性、创伤性和先天性病变，除了周围性肺癌，最常见的鉴别诊断有结核球、炎性假瘤、错构瘤和肺淋巴瘤等。必须仔细观察病变的部位、形态、轮廓、密度、内部结构和周围改变，分叶征、毛刺征、棘状突起、内部空泡征与细支气管充气征和胸膜凹陷征是周围性肺癌的特征性改变，除了形态特征，肺癌的生长速度对判断肿瘤良恶性有一定帮助。肺癌的倍增进间平均为 78～88 天。倍增时间少于 30 天者多为非癌性病变。

（1）结核球：常发生在上叶尖后段或下叶背段，肿块边缘光整，密度常均匀较低，病灶附近常有散在卫星灶，局部胸膜多增厚、肿块周边有弧状钙化或粘连，内中常见钙化，增强扫描病灶内中不强化，有时可见环形强化。

（2）炎性假瘤：一般位于下肺野外围，圆形或椭圆形，也可位于胸膜下、形态呈三角形或楔形，尖端指向肺门，与胸膜分界清晰，结节内常可见液化的低密度影，增强扫描明显强化或不强化，一般无肺门和纵隔淋巴结肿大。

（3）错构瘤：比较少见，常无症状，并以孤立结节形式存在，圆形或类圆形，边缘光滑，可以稍不规则，肺错构瘤内可有脂肪和爆米花样钙化，增强扫描肿块轻度强化或无强化，而肺癌肿块轮廓可呈深分叶状，且有毛刺，其内空泡征、支气管充气征、肿瘤血管集束征、胸膜凹陷征，钙化少见、量少呈细沙样，增强后结节多有明显强化，增强后病灶增强时间—密度曲线呈持续升高、缓慢下降型或平台型。

（4）单发转移瘤：比较少见，主要见于肾癌、直肠癌等，边缘光滑或浅分叶，密度均匀，下肺多见。

## 四、影像学检查选择

CT 检查明显优于 X 平片，是首选的检查手段。平片可用于发现病变和定位；CT 扫描可以发现平片不能发现的微小病变、早期病变和隐蔽部位的病变，CT 增强扫描和高分辨率薄层扫描可清晰显示病变内部的细微结构、边缘特征和强化特点并观察周围组织的改变，从而帮助定性和分期。MRI 和 MRA 检查显示血管有较大的优越性，对胸壁和纵隔显示较佳，但对肺显示欠佳，可作为辅助检查手段。

## 五、要点和讨论

1. 要点

（1）周围型肺癌是指起自三级支气管以下，呼吸性细支气管以上的肺癌，约占支气管肺癌的 1/4，以腺癌多见。

（2）周围型肺癌一般早期没有明显症状，中晚期可以表现为咳嗽、痰中带血、胸痛、低热等。

（3）周围型肺癌的 X 线胸片早期多数表现为密度较高、轮廓模糊的结节状，部分为肺炎样小片状浸润，密度可不均匀；而后表现为边缘光滑或有毛刺的分叶状球形病灶。

（4）周围型肺癌 CT 表现有一定的特征性，早期为磨玻璃样小结节，边缘清楚、内部密度不均匀；而后为结节或肿块，边缘常不规则，呈多发棘状突起或毛刺状改变，分叶征，内部密度多不均匀，可形成壁厚薄不均空洞,还可见到空泡征、支气管充气征、胸膜凹陷征和血管集束征等表现。

2. 临床概况和病理生理改变

周围型肺癌是指起自三级支气管以下,呼吸性细支气管以上的肺癌,约占支气管肺癌的 1/4,以腺癌多见。临床上早期周围型肺癌的症状不明显,而到明显症状时已经进入晚期。

临床表现:

(1)咳嗽、痰中带血。

(2)胸痛:是本病主要症状,局限在胸、肩某一部位,常无压痛点,轻度胸痛不一定伴有胸膜侵犯,但严重胸痛常见于本病晚期,且伴有广泛胸膜转移灶。

(3)发热:是周围型肺癌的一个症状,多见于癌灶直径稍大者(约 2 cm 以上),与中心型肺癌不同,发热不是由炎症所引起,使用一般抗炎治疗无效,但消炎痛、皮质激素等能暂时退热,停药后发热重现。这是由于癌肿坏死,分解产物被吸收所致。

(4)其他压迫或侵犯周围组织器官产生的症状。

3. 影像学表现

(1)X 线胸片:早期较小,直径多在 2 cm 以下。表现为密度较高、轮廓模糊的结节状或球形病灶,有时表现为肺炎样小片状浸润,密度可不均匀。癌瘤逐渐发展,结节状癌灶由于生长速度不均衡以及局部淋巴播散灶的融合,可形成分叶状肿块;球形病灶如生长均衡,则可形成边缘较光滑的肿块;如呈浸润性生长则边缘毛糙常有短细毛刺。毛刺的形成与肿瘤浸润及癌性淋巴管炎有关。生长快而较大的肿块,边缘可锐利光滑,但中心可以坏死而发生空洞。肺癌也可发生肺的转移,于肺野出现多发圆形致密影。

(2)CT 表现:早期周围性肺癌可表现为边缘清楚的磨玻璃样小结节,其内部密度不均匀的磨玻璃样小结节、空泡征、细支气管充气征及边缘毛糙、分叶改变更提示周围性肺癌可能;稍晚期则一般表现为结节或肿块,有时可表现为多个堆积的小结节,结节边缘常不规则,呈多发棘状突起或毛刺状改变;结节边缘可见分叶征,分叶的深浅对良恶性的鉴别有帮助;结节内部征象,肺癌其内部密度多不均匀,若中心坏死,可形成厚壁、壁厚薄不均的空洞,肺癌还可见到结节内的空泡征、支气管充气征;肺癌内钙化少见,仅占 2%～5%。肿块或结节可有周围血管集中表现;邻近胸膜出现胸膜凹陷征;增强扫描结节多有明显强化,增强后病灶增强时间—密度曲线呈持续升高、缓慢下降型或平台型。肺内转移征象,两肺可见大小不同结节灶,两下肺较多见。多数肺癌首先转移至肺门和纵隔淋巴结,表现为肺门增大及纵隔旁肿块。。胸膜转移表现为胸腔积液。胸膜及胸壁侵犯,较大肺癌可累及邻近胸膜至胸壁,在 CT 扫描显示肿块与胸膜界面不清楚;有时可见胸膜面小结节甚至相应肋骨破坏。沿淋巴管转移时,肺内可表现间质性改变,呈网状结节影,即称之为癌性淋巴管炎;肺癌转移或直接蔓延至骨性胸廓,可发生胸骨、肋骨、锁骨及胸椎的破坏或病理骨折。还可通过血行转移至其他脏器。

另外,肺癌的生长速度对判断肿瘤良恶性有一定帮助。在动态观察中常以肿瘤的倍增时间(doubling time)即肿瘤体积增长一倍所需的时间说明肿瘤生长的速度。倍增时间少于 30 天者多为非癌性病变。肺癌的倍增时间为 30～450 天,平均为 78～88 天。倍增时间越长,预后越好,如大于 100 天则的手术后 5 年生存率较高,手术切除率较大,反之,少于 60 天,则预后较差。

# 六、思考题

1. 肺部孤立性结节的诊断和鉴别诊断有哪些?
2. 试述空泡征的病理基础有哪些?
3. 肺部 CT 磨玻璃样结节的诊断与鉴别诊断有哪些?

(朱珠华)

# 案例 69

# 转移性肺癌

## 一、病史

(1) 症状：患者，男性，11 岁，股骨下段骨肉瘤手术后一年，咳嗽低热一周。

(2) 体格检查：两肺未及明显啰音。

(3) 实验室检查：未及明显异常。

## 二、影像学资料及分析

影像学资料如图 69-1～图 69-4 所示。

图 69-2～图 69-4 胸部 CT 平扫与增强：两肺多发大小不等结节，边界清晰，增强后可见均匀强化。

**读片分析：**(1) X 线胸片：双肺多发球形病变，密度均匀、大小不一、轮廓清楚似棉球状。以两肺中、下野外带较多。

(2) CT 扫描检查表现：双肺结节，密度均匀、大小不一、轮廓光滑清楚，与周围肺组织分界清楚，增强扫描病灶轻度均匀强化，以两中下肺野外 1/3 带或胸膜下弥漫分布为多，大小不一，最大长径约 1.3 cm。

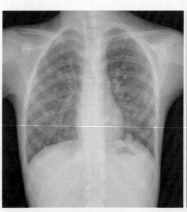

图 69-1　X 线胸部平片　两肺野内多发类圆形大小不等结节，结节边界清楚

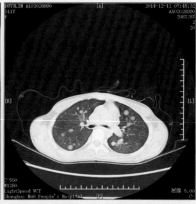

图 69-2　CT 平扫

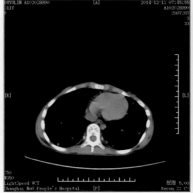

图 69-3　CT 增强(一)

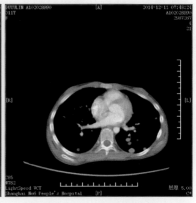

图 69-4　CT 增强(二)

## 三、诊断与鉴别诊断

### 1. 诊断

双肺多发结节,结合临床符合转移瘤。

### 2. 鉴别诊断

(1) 肺结核瘤:好发于双上肺,多发、伴空洞,多呈厚壁、内壁光滑,可见局限弧形、环形或弥漫性斑点状钙化。与肺门间常有索条状阴影相连,周围有卫星灶。

(2) 肺感染:有些肺部重度感染形成多发性脓肿,脓肿还未形成空洞时需与转移鉴别,临床表现为发热咳嗽,血常规白细胞明显升高,CT 表现为多发结节样、片状阴影,边缘模糊、周围有晕症(渗出和实变)改变,部分病灶位于胸膜下呈三角形或楔形改变、尖端指向肺门。

(3) 粟粒性肺结核:当转移性肺癌表现为肺部多发性细小结节时,需要与粟粒性肺结核鉴别。粟粒性肺结核多发生在较年轻的患者,常常有结核中毒症状,痰检常能查到结核杆菌,血沉加快。

## 四、影像学检查选择

X 平片是发现和诊断的最经济、简便的检查手段,可用于发现病变和定位;CT 可以发现平片不能发现的微小病变、早期病变和隐蔽部位的病变,CT 增强扫描和高分辨率薄层扫描可清晰显示病变内部的细微结构、边缘特征并观察周围组织包括骨骼等结构的改变,从而帮助定性和分期。MRI 对肺显示欠佳,对胸壁、胸膜侵犯、转移和纵隔淋巴结转移显示较佳,可作为辅助检查手段。

## 五、要点和讨论

### 1. 要点

(1) 临床上有原发肿瘤病史,人体许多部位的恶性肿瘤可以转移至肺部,其中最常见的有甲状腺癌、乳腺癌、肾癌、绒毛膜癌、骨肉瘤等。

(2) X 线片和 CT 检查主要表现为双肺多发球形病灶,大小不一、边缘清楚光滑,部分表现为多发粟粒性结节,少数为磨玻璃样结节,以两肺中、下野外带较多。

(3) 其他常见的表现为:胸腔积液、癌性淋巴管炎、肺门、纵隔淋巴结肿大。

### 2. 临床概况和病理生理改变

转移性肺癌是指任何部位的恶性肿瘤通过各种转移方式转移至肺部的肿瘤。约 60% 以上的恶性肿瘤初次就诊时就有肿瘤转移,其中 30%～50% 肿瘤转移到肺部。人体许多部位的恶性肿瘤可以经血行、淋巴或由邻近器官直接蔓延等途径转移至肺部。所以在恶性肿瘤的诊断与治疗中,肺部 X 线、CT 检查被列为常规。不同部位的肿瘤转移到肺部的发生率不同,其中,甲状腺癌、乳腺癌、肾癌、绒毛膜癌、骨肉瘤发生率最高,可达 60%～90%,肝癌、胃癌、结直肠癌、前列腺癌次之,为 35%～55%,肺脏是骨肉瘤和软骨肉瘤唯一的转移器官。

肺转移瘤以血行转移最为常见,血行转移为肿瘤细胞经腔静脉回流到右心而转移到肺。淋巴道转移多由血行转移至肺小动脉及毛细血管床,继而穿过血管壁侵入支气管血管周围淋巴结。常发生于支气管血管周围间质、小叶间隔及胸膜下间质,并通过淋巴管在肺内播散。肿瘤向肺内直接转移的原发病变为胸膜、胸壁及纵隔的恶性肿瘤。

转移性肺癌大多数无特异性临床表现,约 2/3 患者无症状,1/3 患者出现不典型的症状,如咳嗽、咳痰、咯血、胸闷、胸痛及气短,晚期可以出现呼吸困难、低热、消瘦等表现。转移性肺癌临床症状轻重与原发肿瘤的组织类型、转移途径、受累范围有密切关系,如果转移性肺癌并发癌性淋巴管炎、大量胸腔积液、肺不张或上腔静脉受压时,则呼吸困难更为明显。继发感染可有发热。转移性肺癌的临床症状随转移部位的不同而不同,如果转移发生在肺间质,为孤立性结节时,常无临床症状;如果转移灶位于支气管内膜,患者可出现呼吸道症状;临床出现胸痛常见于同时有肋骨转移者;少数病例的支气管黏膜受侵犯可出现小量咯血,但绒膜癌肺转移可发生大咯血;当转移瘤侵犯胸膜、主支气管或邻近结构时,可出现与原发性支气管肺癌相同的症状,如咳嗽、痰中带血丝、胸痛、胸闷、气急等。

转移性肺癌的发生时间一般在原发肿瘤治疗后的 7 个月到 3 年间,有 15%～30% 可首先出现肺部转移,而原发肿瘤尚未查出或难于查出,这多见于消化系统肿瘤,如胃癌、肝癌、胰腺癌等。

### 3. 影像学表现

（1）X 线胸片：

① 血行转移:肿瘤细胞可经静脉回流至右心而发生肺转移。多表现为多发球形病变,密度均匀、大小不一、轮廓清楚似棉球状。以两肺中、下野外带较多,也可局限于一侧肺野;少数可为单发球形灶;血供丰富的原发瘤可以发生粟粒状转移表现为中、下肺野较多的粟粒状病灶;也可表现为多数小片状浸润,类似支气管肺炎;某些肺转移瘤中可以发生薄壁或厚壁空洞。骨肉瘤的转移瘤中可以出现钙化或骨化。

② 淋巴转移:是肺门及纵隔淋巴结的转移瘤逆行播散至肺内淋巴管,多发生于胃癌和乳癌。表现为两肺门或(和)纵隔淋巴结增大。自肺门向外呈放射状分布的索条状影,沿索条状影可见微细的串珠状小的致密点状影。肺外带纹理常呈网状。也可与血行转移并存。

③ 邻近器官恶性肿瘤直接侵犯肺部:纵隔、胸膜和胸壁组织的恶性肿瘤,可直接蔓延至肺部,出现大小不等的转移灶。

（2）CT 表现：

① 多发结节肿块型:最常见的表现类型,两中下肺野外 1/3 带或胸膜下弥漫分布的多发小结节影。大小从几毫米到几厘米不等,密度一般均匀,边缘光滑,呈球形,与周围肺组织分界清楚。

② 单发结节肿块型:不典型类型,边缘光整或不规则.密度均匀,边缘可有分叶,毛刺少见。

③ 淋巴管型为淋巴管转移性肺癌的常见表现,常伴肺门、纵隔淋巴结肿大,并可见自肺门向肺野作放射状分布的树枝状或索条状影。高分辨率 CT 扫描呈网状结节影,通常沿支气管及分支分布,支气管壁增厚呈轨道症,小叶间隔不规则增厚呈串珠状。

④ 粟粒播散型两侧肺野可见无数细小结节,呈粟粒样,大小为 2～5 mm 不等,边缘清楚。

⑤ 肺炎型:通常为孤立病灶,但也有多发的,类似于肺炎或原发性肺癌,边缘模糊,往往局限于一肺叶,也可为散在多发斑片状模糊影。

⑥ 混合型指上述两种以上类型同时存在。

⑦ 伴胸膜转移:胸腔积液,胸膜面多发小结节、斑片。

⑧ 其他比较少见的表现有:空洞形成;钙化,骨肉瘤转移常伴钙化;晕症,当瘤周出血发生时形成;自发性气胸等。

## 六、思考题

1. 肺部是哪些恶性肿瘤的好发转移部位?
2. 肺转移性肿瘤的影像学典型和不典型表现有哪些?
3. 肺转移性肿瘤的主要鉴别诊断有哪些?

（朱珠华）

# 错 构 瘤

## 一、病史

(1) 主诉:患者,男性,50 岁,体格检查胸片发现肺部结节。

(2) 体格检查:未及明显异常。

(3) 实验室检查:未见明显异常。

## 二、影像学资料及分析

影像学资料如图 70-1～图 70-4 所示。

图 70-1～图 70-4 胸部 CT 平扫与增强:左肺下叶类圆形肿块,边缘光滑,瘤灶内斑点状钙化,呈爆米花样改变,增强扫描未见明显强化

**读片分析:**CT 表现:左肺下叶类圆形肿块,直径约 2.7 cm,边缘光滑清楚,瘤灶内见多发的小斑片状钙化,呈爆米花样改变,增强扫描未见明显强化。

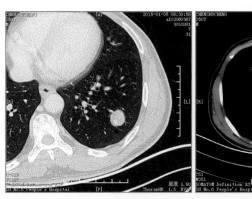

图 70-1  CT 平扫          图 70-2  增强

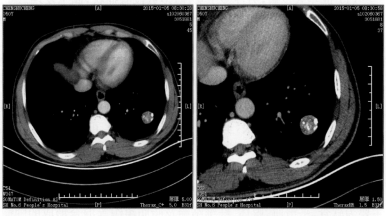

图 70-3  增强          图 70-4  增强

# 三、诊断与鉴别诊断

### 1. 诊断

左肺下叶良性肿瘤，错构瘤可能大。

### 2. 鉴别诊断

（1）周围型肺癌：肺错构瘤常无症状，并以孤立结节形式存在，边缘光滑或略不规则，内部可见爆米花样钙化，故需与无症状的早期周围型肺癌相鉴别。肺癌肿块轮廓可呈深分叶状，且有毛刺，其内空泡征、支气管充气征、肿瘤血管集束征、胸膜凹陷征、钙化少见、量少呈细沙样，增强后结节多有明显强化，增强后病灶增强时间—密度曲线呈缓慢持续升高型，肺错构瘤内可有多种不同组织成分，如脂肪、钙化、软组织等，圆形或类圆形、边缘光滑。

（2）结核球：错构瘤需与结核球相鉴别。后者常在上叶尖后段或下叶背段，外形轮廓光整的肿块，密度常均匀，病灶附近常有散在卫星灶，局部胸膜多增厚、肿块周边有弧状钙化或粘连，内部钙化呈不规则形，无脂肪，增强扫描有时呈环形强化。而错构瘤为孤立结节，周围无卫星灶，内含有脂肪及典的爆米花样钙化，具有特征性，且在肿瘤内散在分布，少数位于肿瘤的周围部。

（3）转移瘤：大部分为多发，有时单发并有钙化，但伴钙化的原发肿瘤大多数来源于骨和滑膜。

（4）硬化性血管瘤：中年女性多发，边缘光滑，密度均匀，增强扫描多数强化，可以有囊变，可有条状钙化。

既无钙化又无脂肪的错构瘤，鉴别诊断较为困难。

# 四、影像学检查选择

平片可用于发现病变和定位，是首选的检查手段；CT 扫描检查可以提高错构瘤的确诊率，发现平片不能发现的微小病变和隐蔽部位的病变，CT 增强扫描和高分辨率薄层扫描可清晰显示病变内部的细微结构、边缘特征和强化特征，显示钙化和脂肪，从而帮助定性。MRI 检查可显示脂肪，但对肺显示欠佳，可作为辅助检查手段。

# 五、要点和讨论

### 1. 要点

（1）成年人发病，男性多于女性，多数没有症状，偶尔发现。

（2）单发，发病部位无特异性，多数生长在肺的周边部，紧贴于肺的脏层胸膜之下，有时突出于肺部表面。

（3）系正常肺组织因胚胎发育异常，形成肿瘤样畸形。病理学特征是正常组织的不正常组合和排列，其主要组织成分包括软骨、脂肪、平滑肌、腺体和上皮细胞，有时包括骨组织和钙化。

（4）胸片：圆形或椭圆形肿块阴影，边缘清楚，密度均匀，爆米花征是肺错构瘤的特征性表现。

（5）CT：结节或肿块，呈球形，边缘光滑清楚、可呈浅分叶，错构瘤瘤灶内见局限性脂肪性低密度区或散在高密度钙化灶具有定性诊断价值，部分肿瘤呈均匀实性密度。

### 2. 临床概况和病理生理改变

肺错构瘤系正常肺组织因胚胎发育异常，形成肿瘤样畸形，不是真性肿瘤，是起源于支气管的胚基，主要为软骨、平滑肌、腺体、纤维结缔及脂肪组织等混合形成的肿瘤样病变，因其性质及影像学特征近似良性肿瘤,故列为良性肿瘤范围内。病理学特征是正常组织的不正常组合和排列,这种组织学的异常可能是器官组织在数量,结构或成熟程度上的错乱,其主要组织成分包括软骨、脂肪、平滑肌、腺体和上皮细胞,有时包括骨组织和钙化。其边缘整齐、可以轻度分叶状。根据其成份分为软骨型、平滑肌型或纤维型,根据部位分中央型和周围型,发生于肺内的称周围型,周围型多位于胸膜下,发生于气管、叶支气管黏膜下称中央型,前者少见,仅占 10％～20％。肺错构瘤一般为单发,多发者极为罕见,右侧较左侧多,下叶较多,右中叶和左上叶舌段次之。错构瘤一般为实质致密的球形,卵圆形,也可以是分叶状或结节状,大多数直径在 3 cm 对下。

错构瘤的好发年龄多数在 40 岁以上,男性多于女性。绝大多数错构瘤(约 80％以上)生长在肺的周边部,紧贴于肺的脏层胸膜之下,有时突出于肺表面,因此临床上一般没有症状,查体也没有阳性体征,只有当错构瘤发展到一定大小,足以刺激支气管或压迫支气管造成支气管狭窄或阻塞时,才出现咳嗽,胸痛,发热,气短,血痰,甚至咯血等临床症状,这时也可以出现相应临床体征,如哮鸣音或管性呼吸音。

3. 影像学表现

(1) X 线表现:错构瘤的发病部位没有特异性,多数生长在肺的周边部。

① 周围型:在胸片上呈圆形或椭圆形肿块阴影,无分叶或有浅分叶,边缘清楚,密度均匀或肿瘤阴影内爆米花样钙化。软骨型一般块较小,以 2～3 cm 多见,纤维型大于 5 cm 多见。爆米花征是肺错构瘤的特征性表现,但不多见而且不是肺错构瘤所独有。

② 中央型:主要是气管或支气管内错构瘤引起的肺不张,在胸片上可表现为肺叶或相邻两叶大片状阴影或肺透过度增加,在支气管体层片上,于含气支气管内可见球形或半球形软组织阴影,管壁厚度正常。

(2) CT 检查表现:周围型软骨型错构瘤,肿瘤直径多在 2.5 cm 以下,较大肿瘤直径可超过 5 cm,边缘光滑清楚,可呈浅波浪状,无典型分叶征。有的错构瘤呈球形。错构瘤的密度对于定性诊断有价值。瘤灶内见局限性脂肪性低密度区或散在高密度钙化灶应考虑为错构瘤。少数瘤灶内可见弥漫性钙化,错构瘤的钙化多为斑点张、斑片状,典型的呈爆米花样,有的肿瘤呈均匀实性密度。平滑肌型或纤维型错构瘤以纤维组织为主要成分,肿瘤为均匀实性肿块,根据肿瘤的大小、边缘和密度与周围型肺癌鉴别比较困难。

中央型错构瘤在 CT 扫描表现为主支气管或叶支气管内软组织密度的球形肿物,边缘光滑。远端肺可伴阻塞性肺炎或肺不张,呈现范围不同的片状高密度影。

## 六、思考题

1. 错构瘤是肿瘤吗? 病理特点和分类有哪些?
2. 错构瘤的影像学检查方面鉴别诊断?

(朱珠华)

# 案例 71

# 胸 腺 瘤

## 一、病史

(1) 现病史:患者,男性,60岁,胸前区隐痛不适半年。

(2) 体格检查:呼吸音清,胸前区无明显扣痛。

(3) 实验室检查:血常规、肝肾功能及肿瘤标志物均正常。

## 二、影像学资料及分析

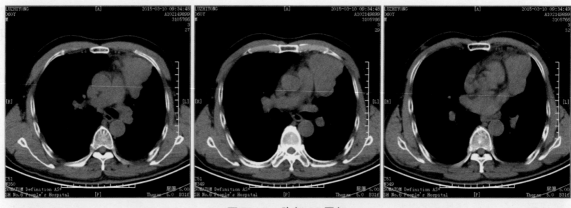

图 71-1 胸部 CT 平扫

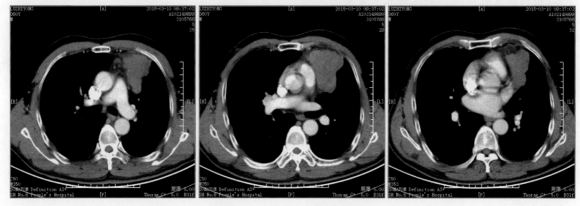

图 71-2 胸部 CT 增强动脉期

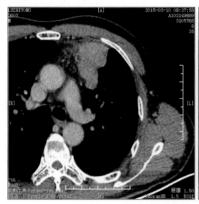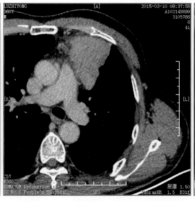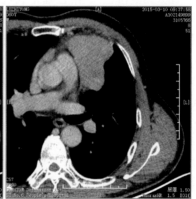

图 71-3　胸部 CT 增强延迟期

（3）胸部 CT 扫描（见图 71-1~图 71-3）：提示左前纵隔软组织密度肿块，形态不规则，边缘可见分叶和波浪样改变，密度较均匀，CT 值约 45 Hu，增强后动脉早期轻度强化，CT 值约 54 Hu，延迟期可见显著持续渐进性强化，CT 值约 82 Hu。肿块局部层面与肺动脉及左心耳分界不清，脂肪间隙消失。

**读片分析：**本例患者的病灶定位于前纵隔，前纵隔好发的肿瘤及肿瘤样病变包括胸骨后甲状腺肿、胸腺囊肿、胸腺瘤、胸腺癌、淋巴瘤、生殖细胞肿瘤及心包囊肿。诊断的关键在于观察病灶和周围结构的分界和关系，肿块成分和强化程度，以及患者的年龄。本例患者的病灶上缘与甲状腺无直接联系，可除外甲状腺来源病变。病灶在 CT 扫描表现为实质性肿块，可除外囊肿性病变。增强后表现为不均匀的渐进性强化，未看见脂肪或钙化成分，而且患者年龄较大，因此典型的畸胎瘤或精原细胞瘤的可能性相对较小。增强后肿块局部可见与周围大血管的边界不清，脂肪间隙消失，提示病变具有一定的侵袭性，可符合侵袭性胸腺瘤或淋巴瘤表现。但患者中纵隔及肺门未见明显肿大淋巴结。因此最终诊断将侵袭性胸腺瘤放在首位。手术病理证实该例患者为侵袭性胸腺瘤。

# 三、诊断与鉴别诊断

### 1. 影像诊断

胸腺瘤：胸腺瘤是前纵隔最常见的原发性肿瘤，主要发生成年人，病理上胸腺瘤起源于胸腺上皮干细胞，分为非侵袭性（A，AB）、侵袭性胸腺瘤（B1~B3）及胸腺癌。影像上表现为前纵隔边界清楚的圆形、椭圆形或分叶状肿块，增强扫描呈轻至中度均匀强化，可出血、坏死、囊变及钙化，其内不具有脂肪组织。

### 2. 鉴别诊断

（1）胸腺囊肿：在影像上通常表现为均匀水样密度，壁薄而光滑，边界锐利，无强化偶尔可因出血或高蛋白含量而被误认实行肿块，此时可通过 MR 进行鉴别。有时易与胸腺瘤囊变或纵隔其他囊性肿瘤（如畸胎瘤）混淆。

（2）纵隔生殖细胞肿瘤：典型的畸胎瘤常混杂有脂肪、钙化、骨骼或牙齿等成分，在影像上较具有特征性，易与胸腺瘤鉴别。精原细胞瘤不常见，多见于 20~40 岁男性，影像表现为前纵隔边界清楚分叶状肿块，通常均质软组织密度，坏死、囊变和钙化均少见，可侵犯邻近纵隔及肺组织，亦可转移至区域淋巴结、肺、骨、胸膜等部位。非精原细胞肿瘤如胚胎性癌、内胚窦瘤和绒毛膜癌极少见，多累及男性，单凭影像检查很难与胸腺瘤鉴别。实验室检查如甲胎蛋白（AFP）或促性腺激素升高有助于提示恶性生殖细胞瘤。

（3）纵隔淋巴瘤：淋巴瘤常表现为全身性疾病,仅约5％的淋巴瘤局限于纵隔内,影像表现为前纵隔内分叶状肿块(淋巴结融合或累及胸腺的肿块)或多发肿大淋巴结,与周围血管关系密切,肿块通常呈均匀软组织密度影,较大肿块可局部发生出血、坏死、囊变而密度不均,肿块或淋巴结内钙化在治疗前极为少见。

（4）胸骨后甲状腺肿：为颈部甲状腺肿的胸内延伸,通常位于胸骨后气管前间隙,少数可延伸至气管后方,影像上可根据其发生部位及与颈部甲状腺的关系、结合病变形态、密度及强化特征,一般不难与胸腺瘤鉴别。

# 四、检查方法与选择

X线能提示病变,但对于准确定位及定性有难度。CT和MRI检查能更好地显示肿块的位置、大小、特点及与周围结构的关系。增强CT扫描是首选的影像学检查方法。

# 五、要点和讨论

### 1. 诊断要点

（1）成年人患者,部分可有类癌综合征或重症肌无力症状。

（2）前纵隔区域边界清楚的圆形、椭圆形或分叶状肿块,增强扫描呈轻至中度均匀强化,可出血、坏死、囊变及钙化,其内不具有脂肪组织。

（3）与邻近其他器官(如甲状腺)无明显关系。

（4）侵袭性胸腺瘤或胸腺癌可侵犯邻近结构,肿块与大血管或心包之间脂肪间隙消失,可出现胸腔积液或心包积液。

### 2. 讨论

胸腺瘤是前纵隔最常见的原发性肿瘤,95％位于前纵隔,主要发生成年人,好发年龄为40～60岁,无性别差异,20岁以下少见,儿童罕见。部分可有类癌综合征或重症肌无力症状。病理上胸腺瘤起源于胸腺上皮干细胞,分为非侵袭性(A,AB)、侵袭性胸腺瘤(B1～B3)及胸腺癌,根据WHO(2004)组织学分类,其中A,AB,B1型为低危性,而B2和B3为高危性,约34％的肿瘤可突破包膜侵犯周围结构。容易转移至同侧胸膜及心包。

影像学上表现:

（1）X线:纵隔增宽或前纵隔肿块,多呈圆形或卵圆形,边界清楚,凸向一侧肺野,向双侧凸出者少见。

（2）CT:前纵隔边界清楚的圆形、椭圆形或分叶状密度均匀的肿块,贴邻心包及大血管前外侧缘表面,多数大小约5～10 cm,小的胸腺瘤往往位于中线的一侧,大的胸腺瘤可位于中线两侧,甚至延伸到中、后纵隔,增强扫描呈轻至中度均匀强化,当出现低密度区时代表出血、坏死或囊变,少数可见包膜或瘤内弧形、斑点状或粗大钙化。约1/3胸腺瘤可不同程度可侵犯临近结构(包括血管、心脏和心包),若肿块边界锐利,与周围结构间有完整、规则的脂肪间隙则提示为非侵袭性,肿瘤与周围结构的脂肪间隙消失可能是由于挤压或与周围结构发生了纤维性粘连,不能作为判断有无侵袭性的可靠依据,应以病理镜下诊断为标准。胸腺瘤是否为侵袭性没有明确的界限,侵袭性胸腺瘤分叶、囊变、钙化以及边缘的毛刺发生率远高于非侵袭性。侵袭性胸腺瘤可沿着胸膜、心包膜种植转移,可经横隔侵入腹腔,很少发生淋巴转移和血行转移。胸腔积液及肺内转移少见。

（3）MR:$T_1W$呈中等或略低信号,$T_2W$呈中高信号,肿瘤内的囊变坏死在$T_1W$呈低信号、$T_2W$高信号,如存在出血则在 $T_1W$ 及 $T_2W$ 上均可高信号,增强可轻中度强化,MRI 在评价肿瘤包膜、瘤内纤维分隔及出血方面优于 CT,但难显示钙化。

## 六、思考题

1. 典型胸腺瘤的影像学表现有哪些?
2. 侵袭性胸腺瘤或胸腺癌的诊断要点有哪些?
3. 前纵隔实质性占位的鉴别诊断有哪些?

(张佳胤 余蒙蒙)

# 案例 72

# 畸 胎 瘤

## 一、病史

(1) 现病史:患者,男性,22岁,体格检查发现胸部阴影。

(2) 体格检查:呼吸音清,胸前区无明显扣痛。

(3) 实验室检查:血常规、肝肾功能及肿瘤标志物均正常。

## 二、影像学资料及分析

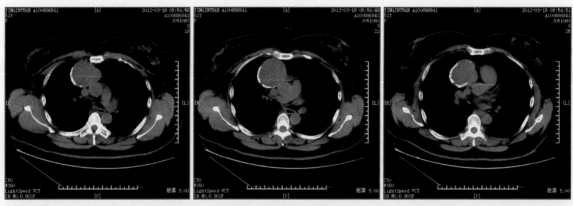

图 72-1　胸部 CT 平扫

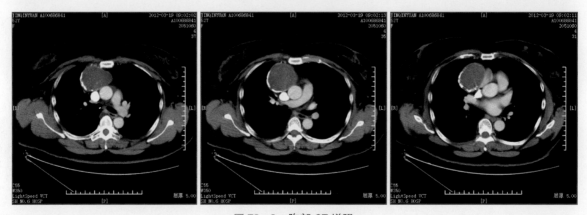

图 72-2　胸部 CT 增强

胸部CT(见图72-1~图72-2)提示右前纵隔软组织密度占位,边界清晰,边缘光滑并可见环形钙化,与周围大血管结构之间脂肪间隙存在。增强后病灶内部可见不均匀轻度强化。

**读片分析:**本例患者的病灶定位于前纵隔且有较明显的钙化。前纵隔好发的钙化性肿瘤及肿瘤样病变包括胸骨后甲状腺肿、畸胎瘤及血管瘤。诊断的关键在于观察病灶和周围结构的分界和关系,肿块成分和强化程度,以及患者的年龄。本例患者的病灶上缘与甲状腺无直接联系,可除外甲状腺来源病变。病灶在CT扫描表现为实质性肿块,增强后表现为轻度强化,虽然未看见脂肪成分,但病灶强化程度弱于典型血管瘤。而且钙化不但分布于病灶内,也出现在病灶外壁,这一点与血管瘤的钙化形态不符合(血管瘤钙化多为点状、出现在病灶内部)。因此最终诊断将畸胎瘤放在首位。手术病理证实该例患者为成熟性畸胎瘤。

## 三、诊断与鉴别诊断

### 1. 影像诊断

畸胎瘤:占生殖细胞肿瘤60%,是最常见的良性生殖细胞肿瘤,超过80%的畸胎瘤位于前纵隔。CT或MRI表现为多囊腔性肿块,壁厚薄不均,边缘成分和肿瘤内部的分隔可有强化,期内可含有脂肪、钙化、液体和软组织。

### 2. 鉴别诊断

(1) 胸腺瘤:胸腺瘤是前纵隔最常见的原发性肿瘤,主要发生成年人,影像上表现为前纵隔边界清楚的圆形、椭圆形或分叶状肿块,增强扫描呈轻至中度均匀强化,可出血、坏死、囊变及钙化,其内不具有脂肪组织,此点可与成熟畸胎瘤相鉴别。

(2) 纵隔淋巴瘤:淋巴瘤常表现为全身性疾病,仅约5%的淋巴瘤局限于纵隔内,影像表现为前纵隔内分叶状肿块(淋巴结融合或累及胸腺的肿块)或多发肿大淋巴结,与周围血管关系密切,肿块通常呈均匀软组织密度,偶有坏死,常于增强后显示,肿块或淋巴结内钙化在治疗前极为少见。

(3) 精原细胞瘤:最常见的恶性生殖细胞肿瘤,通常见于年轻男性,实验室检查可有促性腺激素升高;前纵隔肿块,骑跨中线,体积较大,有分叶,密度均匀,可含有小囊性密度减低区,钙化罕见,可与畸胎瘤鉴别,可转移到局部淋巴结或骨骼。

(4) 纵隔脂肪沉积症:纵隔内过多的无包膜脂肪,与库欣综合征、类固醇和肥胖有关;CT上见纵隔脂肪量增多,密度均匀,边缘光滑,纵隔对称性增宽。而典型的畸胎瘤常混杂有脂肪、钙化、液体和软组织等,影像表现典型。

(5) 胸腺脂肪瘤:罕见,最常见的年龄是10~50岁,常无症状,发现时较大,主要呈脂肪密度,伴条状软组织影。

## 四、检查方法与选择

常规胸部X线检查若能发现纵隔肿块内钙化或牙齿,高度提示畸胎瘤。CT及MRI检查不但能确定肿块大小、位置及其邻近结构,还可以通过肿块内含有多种密度或信号成分而确诊为畸胎瘤。增强胸部CT是首选的影像学检查方法。

## 五、要点和讨论

### 1. 诊断要点

（1）年轻患者，发病年龄为 20～30 岁，大多无症状，肿瘤内的消化酶可破入肺或气管，咳出毛发样结构。

（2）前纵隔肿块，边界清楚；CT 或 MRI 表现为多囊腔性肿块，壁厚薄不均，边缘成分和肿瘤内部的分隔有可有强化，其内可含有脂肪、钙化、液体和软组织。含有脂肪和钙化是畸胎瘤特征性的影像学表现。

（3）恶性畸胎瘤表现为肿块内实质性成分增多，部分少见者，可无影像学可见的脂肪成分。肿瘤可侵犯邻近结构，肿块与大血管或心包之间脂肪间隙消失，可出现胸腔积液或心包积液。

### 2. 讨论

纵隔畸胎瘤是最常见的生殖细胞肿瘤，约占全部纵隔生殖细胞肿瘤的 50%～70%，占全部纵隔肿瘤的 7%～9%。超过 80% 的成熟畸胎瘤位于前纵隔，3%～8% 位于后纵隔，2% 位于中纵隔，13%～15% 病例累及纵隔多个分区。临床多见于成年人，平均发病年龄 28 岁（范围 18～60 岁），女性略多于男性，而未成熟畸胎瘤几乎均发生于男性。大多数患者无症状，若肿瘤内的消化酶可破入肺或气管，患者可咳出毛发样结构。畸胎瘤出生时即已形成，起源于胚胎发育过程中残留在纵隔内的原始生殖细胞，由来自两个或三个胚层数种成熟和/或不成熟体细胞组织构成。根据组织分化程度不同将畸胎瘤分为成熟性和未成熟性。成熟畸胎瘤由成熟的成人型组织构成，多以外胚层成分为主，常为囊性。未成熟性畸胎瘤可仅含有未成熟的胚胎性或胎儿型组织，或同时含有来自三个胚层的成熟组织。成熟型畸胎瘤和大多数未成熟畸胎瘤为良性肿瘤。

影像学上表现：

（1）X 线：前纵隔中部肿块，呈圆形、类圆形或分叶状肿块，常向一侧肺野凸出，部分可向双侧凸出，边界清楚，密度多不均匀，部分囊壁可发生钙化，典型者呈蛋壳样钙化，如于肿瘤内发现骨骼或牙齿状阴影则为畸胎瘤的特异性征象。

（2）CT：成熟性畸胎瘤多表现为单房囊性或较大单一囊腔为主的肿块，未成熟性畸胎瘤往往复杂多房囊性或以实性成分为主，但肿块内亦可有脂肪或钙化的成分。成熟性畸胎瘤可有自发破裂的倾向，肿瘤穿破纵隔胸膜破入肺内，可以引起肺的继发感染。恶性畸胎瘤表现为肿块内实质性成分增多，部分少见者，可无影像学可见的脂肪成分，肿瘤侵犯邻近结构，肿块与大血管或心包之间脂肪间隙消失，可出现胸腔积液或心包积液。

（3）MRI：MRI 检查能显示畸胎瘤内的脂肪、液体成分，脂肪呈短 $T_1$、长 $T_2W$ 信号，液体呈长 $T_1$、长 $T_2$ 信号，MR 检查对显示钙化不及 CT，只有当钙化较大时才能在 $T_1W$ 和 $T_2W$ 上均呈低信号而得以识别。

## 六、思考题

1. 典型畸胎瘤的影像学表现有哪些？
2. 前纵隔含有脂肪病灶的鉴别诊断有哪些？
3. 前纵隔含有钙化病灶的鉴别诊断有哪些？

（张佳胤    余蒙蒙）

## 一、病史

(1) 现病史:女性,53 岁,反复发热三月。

(2) 体格检查:呼吸音清,胸前区无明显扣痛。双侧腋下、颈部可及肿大淋巴结。

(3) 实验室检查:血常规、肝肾功能及肿瘤标志物均正常。血沉升高。

## 二、影像学资料及分析

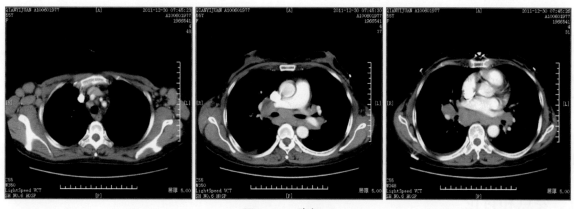

图 73-1　胸部 CT

　　胸部 CT 增强扫描(见图 73-1)提示双侧腋下、肺门及纵隔多发肿大淋巴结,密度均匀,中度强化,部分淋巴结融合成团。

　　**读片分析**:本例患者的病灶为多发,双侧腋下、肺门及纵隔均可见肿大成团的淋巴结。淋巴结内未见明显钙化,增强后表现为均匀强化的实质性病灶。肺内未见明显结节灶。鉴别诊断主要考虑淋巴瘤、淋巴结转移、结节病以及淋巴结结核。首先该病灶为均匀非环形强化,且肺内未见病变,故淋巴结结核的可能性小。其次双侧腋下亦可见肿大淋巴结,结节病的可能性也较小。该患者无明确原发肿瘤病史,因此最终诊断将淋巴瘤放在首位。手术病理证实该例患者为滤泡性淋巴瘤。

## 三、诊断与鉴别诊断

### 1. 影像诊断

淋巴瘤:纵隔淋巴瘤影像学表现为异常增大的孤立性淋巴结或多发融合成团的肿大淋巴结,密度均匀,强化均匀,无明显钙化或囊变坏死。可同时累及前纵隔、中纵隔、肺门、腋下以及锁骨上区。

### 2. 鉴别诊断

(1)结节病:是一种原因不明、多系统器官受累的非干酪性肉芽肿性疾病。胸内淋巴结和非实质受累见于90%以上的病例,典型表现是双侧肺门淋巴结对称性肿大,可同时伴有纵隔多区淋巴结肿大,受累淋巴结很少融合,肺内表现为沿支气管血管束可见多发微小结节,呈典型的淋巴道分布,中上肺野为主。仅有纵隔淋巴结肿大而无肺门淋巴结肿者很少见。

(2)淋巴结转移瘤:多有原发病史,患者年龄一般较大。多见于肺癌,常转移至同侧肺门和(或)相应纵隔引流区淋巴结,但小细胞肺癌常引起肺门及纵隔淋巴结广泛转移,并相互融合成不规则团块状,可类似恶性淋巴瘤表现,鉴别诊断需要考虑到此种病的可能。

(3)淋巴结结核:肿大淋巴结多位于中纵隔及肺门,典型影像学表现为环形强化淋巴结,代表病灶内病理上的干酪样坏死。晚期淋巴结内可见出现多发钙化。肺内多伴有相应结核表现。

(4)胸腺瘤:是前上纵隔最常见的原发性肿瘤,成分叶状,增强有中度强化,有时可见包膜(或边缘)或瘤内见弧形、斑点状或粗大钙化,而淋巴瘤在治疗前极少见钙化;侵袭性胸腺瘤常沿胸膜种植转移,但胸腔积液很少见。

(5)生殖细胞瘤:成熟畸胎瘤常混着有脂肪、钙化、骨骼和牙齿等成分,影像表现较有特征,易鉴别;非畸胎瘤累生殖细胞瘤如精原细胞瘤、内胚窦瘤等,以精原细胞瘤最多见,多见于20~40岁男性,影像表现为前纵隔边界清楚分叶状肿块,通常均质软组织密度,坏死、囊变和钙化均少见。实验室检查如甲胎蛋白(AFP)或促性腺激素升高有助于提示恶性生殖细胞瘤。

## 四、检查方法与选择

X线能提示肺门和纵隔淋巴结肿大。CT和MRI检查能更好地显示肿块的位置、大小、特点及与周围结构的关系。增强胸部CT是首选的影像学检查方法。

## 五、要点和讨论

### 1. 诊断要点

(1)淋巴瘤常表现为全身性疾病,纵隔淋巴结可以孤立原发存在,但更常见的是作为全身性病变的一部分,与其他部位的病同时或先后发生。

(2)霍奇金淋巴瘤(尤其是结节硬化型)好发于前纵隔及胸腺细胞,非霍奇金淋巴瘤(大B细胞淋巴瘤和成淋巴结细胞淋巴瘤)好发生于中后纵隔及心旁及内乳淋巴结,可呈跳跃式分布。

(3)影像学特异性表现为异常增大孤立性淋巴结或融合成团的肿物,密度均匀,强化均匀,与周围血管关系密切。

(4)治疗后的淋巴结可钙化(边缘或桑葚状钙化)。

### 2. 讨论

淋巴瘤是原发于淋巴结或结外组织的恶性肿瘤,根据病理学分为霍奇金和非霍奇金淋巴瘤,两者均可累及纵隔。纵隔淋巴瘤可原发孤立存在,但更常见的是作为淋巴瘤全身性病变的一部分,与其他病变同时或先后发生。①霍奇金淋巴瘤:发病年龄有两个高峰,第一个高峰出现在 15~34 岁的青壮年期,第二个小高峰出现在 50 岁以后,组织学特征为 R-S 细胞,结节硬化型约占纵隔 HL 的 80%,最常累及前纵隔,尤其是胸腺,而其他类型的 HL 较少累及纵隔且通常累及淋巴结而非胸腺;②非霍奇金淋巴瘤:起源于 B 细胞、T 细胞及 NK 细胞,大 B 细胞和前体 T 淋巴母细胞是原发性 NHL 最常的亚型,除惰性淋巴结瘤外,一般发展较迅速,易早期远处扩散,结外受累也较多,原发纵隔大 B 细胞淋巴瘤好发于 30~40 岁,女性多见,前体 T 细胞淋巴结瘤好发 10~20 岁,男性多见。

纵隔淋巴瘤影像学表现:

(1) X 线:前上纵隔增宽或胸骨后间隙内分叶状肿块影。

(2) CT:前纵隔异常增大的孤立性淋巴结或多发融合成团的软组织肿块,密度均匀,强化均匀,可引起占位效应、侵犯邻近纵隔结构,包绕周围大血管,较大的肿块可因局灶性的出血、坏死囊变而呈不均匀密度,肿块或淋巴结内钙化在治疗前极为少见,在治疗后月 1% 的病例可出现钙化,通常在治疗后一年内。并且病灶可同时累及前纵隔、中纵隔、肺门、腋下以及锁骨上区。

(3) MRI:肿块在 $T_1W$ 上呈相对均匀的低信号,信号强度与肌肉相似,在 $T_2W$ 上呈相对高信号,等于或略高于脂肪信号,增强后可见轻中度均匀强化。

## 六、思考题

1. 纵隔淋巴瘤的典型影像学有哪些表现?
2. 纵隔淋巴结肿大的鉴别诊断有哪些?

（张佳胤　余蒙蒙）

# 案例 74

# 神经源性肿瘤

## 一、病史

(1) 现病史:女性,44 岁,体格检查发现后纵隔占位。

(2) 体格检查:呼吸音清,胸前区无明显扣痛。

(3) 实验室检查:血常规、肝肾功能及肿瘤标志物均正常。

## 二、影像学资料及分析

胸部 CT(见图 74-1~图 74-2)显示后纵隔脊柱左旁哑铃型软组织密度肿块,边界清晰,边缘光滑,左侧椎间孔明显增宽扩大,肿块通过椎间孔同时累及椎管内外。平扫 CT 值约 35 Hu,增强后肿块可见均匀中度强化,CT 值约 49 Hu。

**读片分析**:本例患者的病灶定位于后纵隔椎旁,病灶的形态学特点为哑铃状,通过扩大的椎间孔同时累及椎管内外,该表现为神经源性肿瘤较为特异性的征象,因此最终诊断将神经源性肿瘤放在首位。手术病理证实该例患者为神经鞘瘤。

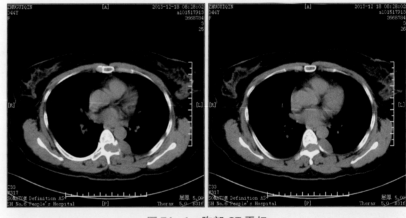

图 74-1 胸部 CT 平扫

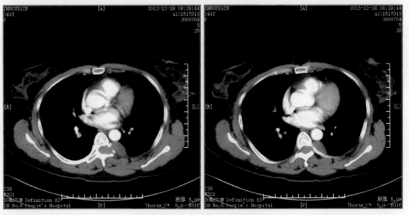

图 74-2 胸部 CT 增强

## 三、诊断与鉴别诊断

### 1. 影像诊断

神经源性肿瘤：为后纵隔最常见的肿瘤性病变，典型影像学表现为椎旁圆形或分叶状肿物伴邻近骨质压迫吸收性改变，密度均匀或不均匀，10％椎间孔扩大，肿瘤呈哑铃状。

### 2. 鉴别诊断

（1）髓外造血：是一种生理性代偿现象，多见于慢性贫血（溶血）疾病，或原位造血功能障碍患者。影像学表现为脊柱旁沟单发或多发软组织肿块，边缘光滑，多为分叶状，以胸椎下段多见，常两侧对称。活动期增强明显强化，缓解期可转化为黄骨髓而成脂肪成分。

（2）脊膜膨出：为脊膜经椎间孔或伴发的脊柱先天性缺损区突出于椎管外而形成，肿块内为均一脑脊液成分，无实性成分亦无强化。

（3）椎旁脓肿：多见于胸椎结核患者，表现为椎旁梭形软组织肿块，脓肿相对应的椎体骨质破坏，椎间隙狭窄。多伴有肺结核。

（4）巨大淋巴结增生症：是一种罕见、原因不明的淋巴结增生性病变。表现为肺门或纵隔内孤立性球形肿块，边界清楚或略分叶，平扫密度均匀，增强后均匀显著强化，可有分支状及斑点状钙化，在 MR 上肿块内或其周围有扭曲扩张的流空血管影为其典型表现。要与副神经节瘤鉴别，后者可伴有儿茶酚胺分泌过多症状，对鉴别诊断有一定帮助。

## 四、检查方法与选择

对于较大的后纵隔肿块，X 线能提示病变，但对于准确定性有难度。对于较小的病灶，X 线（尤其是正位片）容易漏诊。CT 和 MRI 检查能更好得显示肿块的位置、大小、特点及与周围结构的关系，尤其是观察后纵隔病变与椎管的关系，椎间孔有无扩大。增强胸部 CT 扫描是首选的影像学检查方法。

## 五、要点和讨论

### 1. 诊断要点

（1）在纵隔肿物中，神经源性肿瘤占 10％～20％，其中 90％位于后纵隔，80％为良性。可分为周围神经瘤（施旺细胞瘤或神经鞘瘤、神经纤维瘤、恶性神经鞘瘤，常见于成人）；交感神经节瘤（节细胞神经瘤，神经节成神经细胞瘤、成神经细胞瘤，常见于 10 岁以下儿童），而副神经节瘤则少见。

（2）周围神经鞘膜瘤：以神经鞘瘤及神经纤维瘤为最常见，而两者的发生比例为 3：1，影像学表现为椎旁圆形或分叶状肿物伴邻近骨质压迫吸收性改变，密度均匀或不均匀，10％椎间孔扩大，肿瘤呈哑铃状；多发性神经源性肿瘤及蔓状神经纤维瘤可确诊为多发神经纤维瘤病。

（3）交感神经节瘤：多表现为跨越 3～5 个椎体的长条状阴影，与脊柱前侧缘广泛接触。密度均匀或不均匀（可见点状钙化）。

（4）副神经节瘤：来自副交感神经的神经节，可产生儿茶酚胺，主肺动脉窗或后纵隔典型部位软组织肿块，常为高血供，瘤内可有囊变区，有时瘤内或瘤周有粗大迂曲的供血血管。

### 2. 讨论

神经源性肿瘤在成年人原发性纵隔肿瘤中约占 20％，在儿童约占 35％，绝大多数发生于脊柱旁沟，约占原发后纵隔肿瘤的 75％，其中 70％～80％为良性。约 50％的患者无症状，偶尔可引起压迫或神经症状,根据肿瘤的细胞来源可分为三类:①起源于周围神经鞘膜(神经鞘瘤、神经纤维瘤病、恶性外周神经鞘瘤);②起源于交感神经节(神经节细胞瘤、神经节母细胞瘤和神经母细胞瘤);③起源于副神经节瘤。

神经鞘瘤又称雪旺细胞瘤,是起源于周围神经鞘膜的施旺细胞,它好发于 30～50 岁,男女比例相当,往往为单发病变,在起源于神经的侧旁生长并压迫和推移神经,通常位于后纵隔脊柱旁沟,少数可沿迷走神经、膈神经或肋骨生长,或位于前纵隔、臂丛、胸壁等部位,极少数可发生于椎体和气管,组织学包括两种成分:肿瘤细胞丰富、排列规则的区域为束状型(Antoni A 型);基质丰富、肿瘤细胞稀少的区域为网状型(Antoni B 型)。

影像学表现:

(1) X 线:边界光滑的圆形或椭圆形肿块,偶尔呈分叶状,多位于后纵隔脊柱旁沟、肋骨下缘或胸廓入口处,有时可见邻近骨质改变,如椎间孔扩展、肋骨或椎体良性压迹、椎间隙增宽等。

(2) CT:境界清楚的圆形或类圆形肿块,肿瘤易出血、囊变,平扫时绝大多数肿瘤表现为均匀的低密度或等密度肿块,约 13% 的患者可见瘤内有钙化,增强扫描可均匀或不均匀强化,强化不均是由于肿瘤内存在富细胞区、乏细胞区、囊变、出血等因素所致,约 10% 的神经鞘瘤和神经纤维瘤可经邻近椎间孔向椎管内生长,呈"哑铃状"改变或"沙漏状"外观。

(3) MRI:$T_1W$ 呈低至中等信号,$T_2W$ 呈不均匀中至等高信号,有时候肿瘤内可见明显高信号,$T_2W$ 信号不均匀是由于肿瘤内 Antoni A 型和 Antoni B 型组织交织存在所致,而明显高信号是由于囊变所致。

## 六、思考题

1. 后纵隔神经源性肿瘤的典型影像学表现有哪些?
2. 后纵隔占位的鉴别诊断有哪些?

(张佳胤　余蒙蒙)

# 气　胸

## 一、病史

(1) 现病史：男性，24岁，运动时突发右侧胸痛3小时。

(2) 体格检查：右侧胸部呼吸音减弱。

(3) 实验室检查：无。

## 二、影像学资料及分析

胸部X线正位片(见图75-1)显示右侧肺野大片无纹理透亮区，右侧肋间隙增宽、右侧膈肌低平，纵隔轻度左偏，右侧肋膈角变钝。胸部CT(见图75-2)提示右侧胸腔内大量气体影，右肺压缩不张。

**读片分析**：本例患者病史为突发右侧胸痛、急性起病。胸部X线正位片和胸部CT扫描提示右侧肺野外中带大片透亮无纹理区，右侧肺门可见压缩不张之肺组织、右侧肋间隙增宽、右侧膈肌低平，纵隔轻度左偏，右侧肋膈角变钝。所有征象均提示大量气胸的诊断。

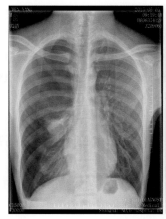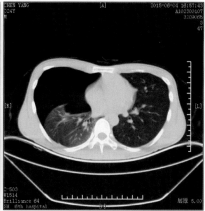

图75-1　胸部X线正位片　　　图75-2　胸部CT平扫

## 三、诊断与鉴别诊断

### 1. 影像诊断

气胸：X线表现为一侧胸腔内透亮无纹理带。少量气胸时立位胸片透亮影出现在肺尖部、床边片透亮影出现在肋膈角处。随着气胸量的增加，可出现同侧肋间隙增宽，膈肌低平，纵隔向对侧偏移。CT扫描可直接显示胸腔内气体影以及其他可能病因(如肺大疱)。

**2. 鉴别诊断**

根据临床表现及典型 X 线表现,气胸的诊断并不困难,但还是要与以下疾病鉴别。

(1) 巨大胸膜下肺大泡:X 线上,肺大泡的外侧和见少许肺组织结构,其内侧壁呈凹面朝向胸壁,CT 扫描可以显示肺大泡的轮廓、其内纤细分隔及周围受压的肺组织,并且没有脏层胸膜线。

(2) 皮肤边缘、肩胛骨、头发、外体的生命监护或支持导管影:影像表现为一个边缘而不是一条线,常延伸到胸壁外;与真正的脏层胸膜相比边缘更厚,并向外缘延伸逐渐消失。

## 四、检查方法与选择

立位正侧位 X 线胸片是最常用的检测方法,绝大多数病例可确诊。如气体量较少而不能确诊时,可行胸部 CT 扫描检查以明确。

## 五、要点和讨论

### 1. 诊断要点

(1) 气胸可分为原发性与继发性气胸。①原发性气胸:自发性气胸,身材高大是主要危险因素;②继发性气胸:外伤,医源性气胸,结节病,肺囊性疾病(淋巴管平滑肌瘤病、朗汉斯组织细胞增多症),类感染疾病或感染后(肺孢子虫肺炎、葡萄球菌肺炎),肿瘤(骨肉瘤转移)。

(2) 平片敏感性很高,表现为平行于胸壁的线样胸膜影及其间无肺实质结构的透亮带状影(但患者卧位难以显示以上典型征象),肋间隙增宽,膈肌低平,心脏呈锤形心。CT 扫描可直接显示胸膜腔内的气体影。

### 2. 讨论

气胸是指脏层或壁层胸膜破裂,空气进入胸膜腔内,可分为原发性与继发性气胸,主要临床表现为突发呼吸困难及胸痛。脏层胸膜破裂主要是胸膜下肺大疱破裂或胸膜下肺组织坏死至脏层胸膜破溃,少数患者并无明显的临床症状,突然用力(剧烈咳嗽等)时胸腔内压升高,只是肺泡及脏层胸膜破裂而形成气胸,称自发性气胸,常见于瘦高体型的青少年男性;壁层胸膜破裂主要由胸壁外伤所致,气体从外伤通道进入胸膜腔,称为外伤性气胸,胸腔穿刺、结节病、肺囊性疾病(淋巴管平滑肌瘤病、朗汉斯组织细胞增多症)、类感染疾病或感染后(肺孢子虫肺炎、葡萄球菌肺炎)、肿瘤(骨肉瘤转移)、气管胸膜瘘、食管胸膜瘘等也可以引起气胸。

影像学表现:

(1) X 线:胸膜腔内气体表现为均匀低密度密度,位于较高部位(包裹性气胸例外),同时可见受压的肺组织,并向肺门方向收缩。

(2) CT:可见脏层胸膜线,呈弧形线样软组织影,与胸壁平行,并向胸壁方向凸出,其外侧为无肺组织的透亮区。

(3) MRI:很少用于气胸的诊断,但在液气胸时,可了解胸腔内的液体成分,如血性胸水在 $T_1W$ 和 $T_2W$ 上均为高信号。

## 六、思考题

1. 气胸的典型影像学表现?
2. 气胸的常见原因有哪些?
3. 气胸在卧位胸部 X 线的表现?

(张佳胤　余蒙蒙)

# 胸腔积液

## 一、病史

(1) 现病史:女性,39 岁,右侧胸痛数天。

(2) 体格检查:右侧胸底呼吸音略减弱,未及明显啰音。

(3) 实验室检查:无。

## 二、影像学资料及分析

胸部 X 线正位片(见图 76 - 1)显示右侧肋膈角变钝,右侧膈面模糊不清。胸部 CT 扫描(见图 76 - 2)提示右侧胸腔内弧形低密度影。

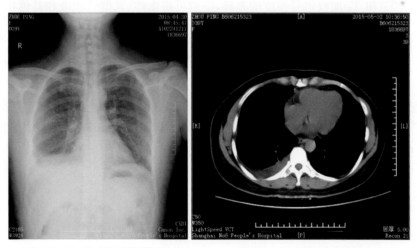

图 76 - 1　胸部 X 线正位片　　　图 76 - 2　胸部 CT 平扫

读片分析:本例患者胸部 X 线正位片显示右侧肋膈角变钝,右侧膈面模糊不清。胸部 CT 扫描提示右侧胸腔内弧形低密度影。均为胸腔积液的典型影像学表现。

## 三、诊断与鉴别诊断

### 1. 影像诊断

胸腔积液:肋膈角变钝是 X 线胸片诊断游离性胸腔积液最早出现的征象,胸腔积液超过 50 ml 时,在侧位 X 线胸片可见后肋膈角变钝,超过 200 ml 正位 X 线胸片可见侧肋膈角变钝,超过 500 ml 时,肋膈角消失,膈面被遮盖。CT 扫描表现为胸膜下的弧形低密度阴影,呈液性密度,增强检查更易区分强化的软组织和不强化的液体。

### 2. 鉴别诊断

(1) 结核性胸腔积液:是结核性胸膜炎的主要表现,X 线胸片可见单侧胸腔积液,但多不能显示肺内病变。CT 扫描显示肺部病变有优势,当伴发结核性脓胸时,可见胸膜增厚,晚期可见多房气腔,片状有结节状胸膜钙化。

(2) 细菌性肺炎:亦可伴发胸腔积液,CT 扫描除见患侧胸腔积液外,还表现为邻近非实变,可见支气管充气征。

(3) 恶性肿瘤转移性胸腔积液:男性以肺癌多见,女性以乳癌多见,两者占恶性胸腔积液的 50％～60％,肺癌多为肿瘤同侧胸腔积液,双侧少见,乳癌也有相同特点;90％以上为大量胸腔积液,CT 扫描对胸膜结节及增厚均有较高特异性。

(4) 膈下腹腔积液:①膈脚移位征:胸水将膈肌推向前推移,远离脊柱;②膈肌征:液体在膈肌的内侧为腹水,在外侧为胸水;③界面征:腹水与肝的临界面清晰,而胸腔积液与肝的临界面略模糊;④肝裸区征:由于肝裸区无腹膜覆盖,腹水不会出现在肝裸区的后方。

(5) 心力衰竭:左侧心力衰竭多为双侧积液,单侧者多位于右侧,另外可合并心脏增大,肺动脉高压及肺水肿等表现。

(6) 胸膜肿瘤:包裹性积液要与胸膜肿瘤鉴别,前者一般 CT 值为 ±10 Hu,而后者一般为实性占位。MR 检查根据 $T_1$ 和 $T_2$ 加权信号强度的差异,一般可将血性、乳糜性积液和其他积液区分。

## 四、检查方法与选择

X 线胸片是最常用的检查方法,侧卧位水平投照对于检出游离性胸腔积液敏感性较高,而卧位胸片最容易漏诊;CT 扫描检查可以明确显示胸腔积液以及肺部有无相关病变,有助于对胸腔积液的病因做出诊断。

## 五、要点和讨论

### 1. 诊断要点

(1) 游离性胸腔积液:肋膈角变钝是 X 线胸片诊断游离性胸腔积液最早出现的征象,胸腔积液超过 50 ml 时,在侧位 X 线胸片可见后肋膈角变钝,超过 200 ml 正位 X 线胸片可见侧肋膈角变钝,超过 500 ml 时,肋膈角消失,膈面被遮盖;侧卧位可以发现 50 ml 以上的微量游离性胸腔积液。

CT 扫描表现为胸膜下的弧形低密度阴影,呈液性密度,增强检查更易区分强化的软组织和不强化的液体;MR 能鉴别漏出液和渗出液,在 $T_2W$ 上高信号的积液和胸膜外脂肪能反衬出相对低信号的脏层胸膜。

(2) 包裹性胸腔积液:是由于脏壁层胸膜粘连、增厚,是多量液体局限于胸腔的某一部位而形成,以结核性最为常见,化脓性胸膜炎也可引起,亦见于胸膜原发性恶性肿瘤或转移性种植,胸部较大手术也可伴发包裹性积液。

X 线胸片示肺野外中带片状密度增高影,切线为显示为梭形;CT 表现为胸壁均匀液性密度影,可为多个部位,增强扫描可见胸膜强化,炎性病变多成均匀一致的强化,恶性病变可见胸膜厚薄不一的多个结节。

2. 讨论

胸膜腔正常情况下含有 1～5 ml 少量液体,其产生和吸收保持动态平衡,任何病理原因均可使液体产生过多或吸收减少,产生胸腔积液:胸膜本身、肺内或肺外疾病。胸腔积液可分为游离性胸腔积液和包裹性胸腔积液,积液可分为:①渗出液:恶性肿瘤、感染性病变、血栓栓塞性疾病、结缔组织病、胰腺炎等导致毛细血管通透性增加;②漏出液:左心衰竭、肝硬化、肾病综合征等引起的低蛋白血症是毛细血管静水压升高而胶体渗透压降低。少量胸腔积液可无临床表现,中等至大量胸腔积液可导致患者呼吸困难、病灶同侧呼吸运动减弱、肋间隙增宽等临床表现。

影像学表现:

(1) X 线:肋膈角变钝是 X 线胸片诊断游离性胸腔积液最早出现的征象,下胸部胸腔内密度均匀、外高内低的弧形密度影,大量胸腔积液可占据患侧胸腔全部或除肺尖以外的大部分位置,呈均匀一致的密度影,常使纵隔向对侧移位,而包裹性胸腔积液则表现为局限于胸腔某一部位的梭形均匀一致高密度影,边界清晰。

(2) CT:胸膜下的弧形液性密度影,如为血性胸腔积液则表现为高密度影,包裹性胸腔积液则胸壁均匀梭形密度影。

(3) MR:根据 $T_1W$ 和 $T_2W$ 信号特点的不同,有助于鉴别漏出液和渗出液,在 $T_2W$ 上高信号的积液和胸膜外脂肪能反衬出相对低信号的脏层胸膜。

## 六、思考题

1. 胸腔积液的 X 线表现有哪些?
2. 胸腔积液的 CT 表现有哪些?
3. 包裹下胸腔积液的影像学表现有哪些?

(张佳胤　余蒙蒙)

# 案例 77

# 纵隔气肿

## 一、病史

(1) 现病史:男性,20岁,剧烈咳嗽后胸痛数小时。

(2) 体格检查:两肺呼吸音可,未及明显啰音。

(3) 实验室检查:无。

## 二、影像学资料及分析

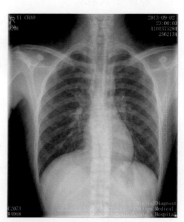

图 77-1 胸部 X 线

胸部 X 线(见图 77-1)提示颈根部、纵隔内及心缘旁条状透亮影。胸部 CT 平扫(见图 77-2)提示纵隔大血管周围间隙内及支气管鞘周围多发气体密度影。

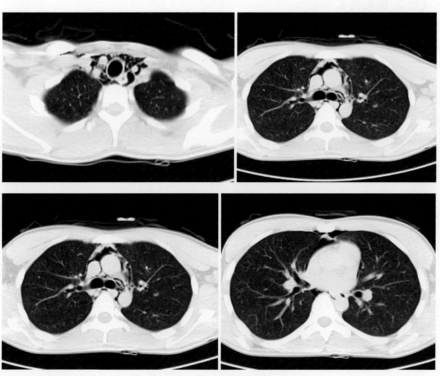

图 77-2 胸部 CT 平扫

# 胸腔积液

## 一、病史

(1) 现病史:女性,39 岁,右侧胸痛数天。

(2) 体格检查:右侧胸底呼吸音略减弱,未及明显啰音。

(3) 实验室检查:无。

## 二、影像学资料及分析

胸部 X 线正位片(见图 76-1)显示右侧肋膈角变钝,右侧膈面模糊不清。胸部 CT 扫描(见图 76-2)提示右侧胸腔内弧形低密度影。

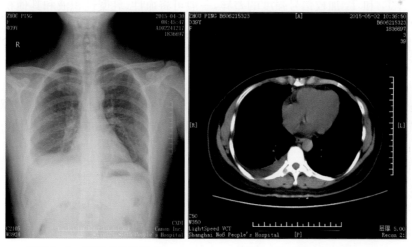

图 76-1　胸部 X 线正位片　　　　图 76-2　胸部 CT 平扫

**读片分析:** 本例患者胸部 X 线正位片显示右侧肋膈角变钝,右侧膈面模糊不清。胸部 CT 扫描提示右侧胸腔内弧形低密度影。均为胸腔积液的典型影像学表现。

## 三、诊断与鉴别诊断

### 1. 影像诊断

胸腔积液:肋膈角变钝是 X 线胸片诊断游离性胸腔积液最早出现的征象,胸腔积液超过 50 ml 时,在侧位 X 线胸片可见后肋膈角变钝,超过 200 ml 正位 X 线胸片可见侧肋膈角变钝,超过 500 ml 时,肋膈角消失,膈面被遮盖。CT 扫描表现为胸膜下的弧形低密度阴影,呈液性密度,增强检查更易区分强化的软组织和不强化的液体。

### 2. 鉴别诊断

(1) 结核性胸腔积液:是结核性胸膜炎的主要表现,X 线胸片可见单侧胸腔积液,但多不能显示肺内病变。CT 扫描显示肺部病变有优势,当伴发结核性脓胸时,可见胸膜增厚,晚期可见多房气腔,片状有结节状胸膜钙化。

(2) 细菌性肺炎:亦可伴发胸腔积液,CT 扫描除见患侧胸腔积液外,还表现为邻近非实变,可见支气管充气征。

(3) 恶性肿瘤转移性胸腔积液:男性以肺癌多见,女性以乳癌多见,两者占恶性胸腔积液的 50%～60%,肺癌多为肿瘤同侧胸腔积液,双侧少见,乳癌也有相同特点;90% 以上为大量胸腔积液,CT 扫描对胸膜结节及增厚均有较高特异性。

(4) 膈下腹腔积液:①膈脚移位征:胸水将膈肌推向前推移,远离脊柱;②膈肌征:液体在膈肌的内侧为腹水,在外侧为胸水;③界面征:腹水与肝的临界面清晰,而胸腔积液与肝的临界面略模糊;④肝裸区征:由于肝裸区无腹膜覆盖,腹水不会出现在肝裸区的后方。

(5) 心力衰竭:左侧心力衰竭多为双侧积液,单侧者多位于右侧,另外可合并心脏增大,肺动脉高压及肺水肿等表现。

(6) 胸膜肿瘤:包裹性积液要与胸膜肿瘤鉴别,前者一般 CT 值为 ±10 Hu,而后者一般为实性占位。MR 检查根据 $T_1$ 和 $T_2$ 加权信号强度的差异,一般可将血性、乳糜性积液和其他积液区分。

## 四、检查方法与选择

X 线胸片是最常用的检查方法,侧卧位水平投照对于检出游离性胸腔积液敏感性较高,而卧位胸片最容易漏诊;CT 扫描检查可以明确显示胸腔积液以及肺部有无相关病变,有助于对胸腔积液的病因做出诊断。

## 五、要点和讨论

### 1. 诊断要点

(1) 游离性胸腔积液:肋膈角变钝是 X 线胸片诊断游离性胸腔积液最早出现的征象,胸腔积液超过 50 ml 时,在侧位 X 线胸片可见后肋膈角变钝,超过 200 ml 正位 X 线胸片可见侧肋膈角变钝,超过 500 ml 时,肋膈角消失,膈面被遮盖;侧卧位可以发现 50 ml 以上的微量游离性胸腔积液。

CT 扫描表现为胸膜下的弧形低密度阴影,呈液性密度,增强检查更易区分强化的软组织和不强化的液体;MR 能鉴别漏出液和渗出液,在 $T_2W$ 上高信号的积液和胸膜外脂肪能反衬出相对低信号的脏层胸膜。

(2) 包裹性胸腔积液:是由于脏壁层胸膜粘连、增厚,是多量液体局限于胸腔的某一部位而形成,以结核性最为常见,化脓性胸膜炎也可引起,亦见于胸膜原发性恶性肿瘤或转移性种植,胸部较大手术也可伴发包裹性积液。

X线胸片示肺野外中带片状密度增高影,切线为显示为梭形;CT表现为胸壁均匀液性密度影,可为多个部位,增强扫描可见胸膜强化,炎性病变多成均匀一致的强化,恶性病变可见胸膜厚薄不一的多个结节。

2. 讨论

胸膜腔正常情况下含有1~5 ml少量液体,其产生和吸收保持动态平衡,任何病理原因均可使液体产生过多或吸收减少,产生胸腔积液:胸膜本身、肺内或肺外疾病。胸腔积液可分为游离性胸腔积液和包裹性胸腔积液,积液可分为:①渗出液:恶性肿瘤、感染性病变、血栓栓塞性疾病、结缔组织病、胰腺炎等导致毛细血管通透性增加;②漏出液:左心衰竭、肝硬化、肾病综合征等引起的低蛋白血症是毛细血管静水压升高而胶体渗透压降低。少量胸腔积液可无临床表现,中等至大量胸腔积液可导致患者呼吸困难、病灶同侧呼吸运动减弱、肋间隙增宽等临床表现。

影像学表现:

(1) X线:肋膈角变钝是X线胸片诊断游离性胸腔积液最早出现的征象,下胸部胸腔内密度均匀、外高内低的弧形密度影,大量胸腔积液可占据患侧胸腔全部或除肺尖以外的大部分位置,呈均匀一致的密度影,常使纵隔向对侧移位,而包裹性胸腔积液则表现为局限于胸腔某一部位的梭形均匀一致高密度影,边界清晰。

(2) CT:胸膜下的弧形液性密度影,如为血性胸腔积液则表现为高密度影,包裹性胸腔积液则胸壁均匀梭形密度影。

(3) MR:根据 $T_1W$ 和 $T_2W$ 信号特点的不同,有助于鉴别漏出液和渗出液,在 $T_2W$ 上高信号的积液和胸膜外脂肪能反衬出相对低信号的脏层胸膜。

# 六、思考题

1. 胸腔积液的 X 线表现有哪些?
2. 胸腔积液的 CT 表现有哪些?
3. 包裹下胸腔积液的影像学表现有哪些?

（张佳胤　余蒙蒙）

# 案例 77

# 纵隔气肿

## 一、病史

(1) 现病史:男性,20岁,剧烈咳嗽后胸痛数小时。

(2) 体格检查:两肺呼吸音可,未及明显啰音。

(3) 实验室检查:无。

## 二、影像学资料及分析

胸部 X 线(见图 77-1)提示颈根部、纵隔内及心缘旁条状透亮影。胸部 CT 平扫(见图 77-2)提示纵隔大血管周围间隙内及支气管鞘周围多发气体密度影。

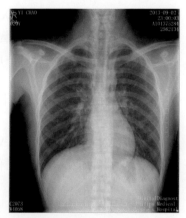

图 77-1　胸部 X 线

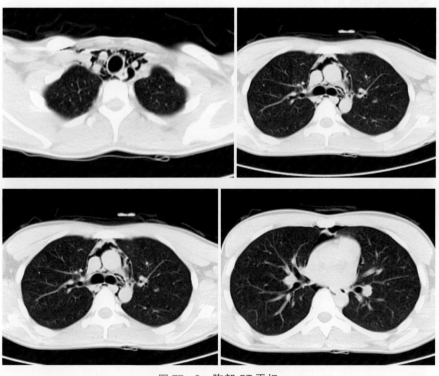

图 77-2　胸部 CT 平扫

**读片分析**：本例患者胸部 X 线提示颈根部、纵隔内及心缘旁条状透亮影。胸部 CT 平扫提示纵隔大血管周围间隙内及支气管鞘周围多发气体密度影。均为纵隔气肿的典型影像学表现。

# 三、诊断与鉴别诊断

### 1. 影像诊断

纵隔气肿：X 线正位可表现纵隔影增宽，纵隔胸膜内的结缔组织中有多发的不规则透亮区或条索状透亮带。CT 可发现纵隔内的少量积气，表现为纵隔气管间隙脂肪组织内多少不等，分布不均的气体密度影，常伴有颈部及上胸部皮下含气带。

### 2. 鉴别诊断

(1) 气胸：当纵隔积气延伸到肺尖或沿纵隔顶分布或进入胸骨后组织内时需要与气胸鉴别，变换体位，气体为静止的则为纵隔积气，如气体能向外移位则为气胸，两者可同时存在，气胸常为单侧不伴有纵隔积气，而纵隔积气常为双侧。

(2) 心包积气：当少量气体仅局限于一侧心缘时，让患者改变体位，气体分布随患者体位改变而改变者为心包积气，反之为纵隔积气。

# 四、检查方法与选择

仅 X 线平片的诊断率为 30%，CT 扫描检查不仅可以发现少量纵隔气肿及对积气做准确解剖定位，还可以估计气体含量，对临床疑似病例或潜在原因、肺部原发病变者建议 CT 检查。

# 五、要点和讨论

### 1. 诊断要点

(1) 纵隔气肿是指纵隔间隙中出现气体积聚，其原因多种多样，可分为自发性、外伤性、食管或气管破裂、胸部手术后以及其他原因继发于气胸、腹膜后充气及颈部术后如气管切开等。自发性纵隔气肿最为常见，大多继发于间质性肺气肿，多见于男性青壮年，属于自限性疾病，本病可引起气胸、心包积气、气腹和腹膜后积气。

(2) X 线正位可表现纵隔影增宽，纵隔胸膜内的结缔组织中有多发的不规则透亮区或条索状透亮带。明显的纵隔气肿常伴心包积气。侧位片可显示胸骨后、心脏后以及上纵隔有游离气体，升主动脉前缘轮廓特别清楚，有时环状透亮影将肺动脉影勾勒称为动脉周围环征。儿童纵隔积气可出现胸腺"三角帆"征及位于奇静脉下方或心包的积气影。

(3) CT 扫描可发现纵隔内的少量积气，表现为纵隔气管间隙脂肪组织内多少不等，分布不均的气体密度影，常伴有颈部及上胸部皮下含气带；CT 扫描还可显示纵隔气管受压情况，尤其还可发现肺内支气管鞘周围气肿，即血管支气管旁平行的透亮影。

### 2. 讨论

游离气体进入纵隔的结缔组织间隙称为纵隔气肿，其原因多种多样，可分为自发性、外伤性、食管或气管破裂、胸部手术后以及其他原因继发于气胸、腹膜后充气及颈部术后如气管切开等。自发性纵隔气肿最为常见，大多继发于间质性肺气肿，多见于男性青壮年，属于自限性疾病。纵隔少量气肿可无症状，中量气肿可有胸闷、胸骨后疼痛，如突然发生纵隔中至大量积气并发张力性气胸者胸痛剧烈，呼吸困难、心悸、心率增快合并感染等;严重的纵隔积气可压迫胸内大血管影响血液循环障碍。查体可发现颈胸部触及"握雪感"。

影像学表现:

(1) X线:后前位胸片表现为纵隔胸膜向两侧移位,形成与纵隔轮廓平行的高密度线状阴影,其内侧含气体的透亮影,通常在上纵隔和纵隔左缘比较明显,部分患者尚可在胸主动脉旁或肺动脉旁发现含气透亮带,侧位胸片表现为胸骨后一增宽的透亮增高区域,将纵隔胸膜向后推移,心脏及升主动脉前缘与胸骨间距离增大。纵隔气肿如向下扩散至心脏与横隔之间,使两侧横隔与纵隔连续状充气,称为"膈联系征"。有时在颈部、胸部皮下组织内能看到积气征。

(2) CT:表现为环绕纵隔的气体密度影,纵隔胸膜被气体向肺野方向推移,形成高密度线状影,CT还可以显示纵隔气肿的原因以及纵隔血肿、颈胸椎骨折、气胸、心包血肿等并发症。

## 六、思考题

1. 纵隔气肿的典型影像学表现有哪些?
2. 纵隔气肿的鉴别诊断有哪些?

(张佳胤　余蒙蒙)

# 风湿性心脏病

## 一、病史

（1）现病史：女性，60岁，胸闷气促，有风湿性心脏病史多年。

（2）体格检查：两肺呼吸音可，可及少量湿啰音。

（3）实验室检查：无。

## 二、影像学资料及分析

胸部X线（见图78-1）提示全心显著增大，肺动脉段膨隆，气管隆突夹角增宽，右心缘可见双房影，左心缘可见四弓影。胸部CT（见图78-2）增强可见全心增大、以左房为著，左房内可见多发附壁血栓形成。心包少量积液。结合患者风湿性心脏病史，考虑为风湿性瓣膜病表现（二尖瓣）。

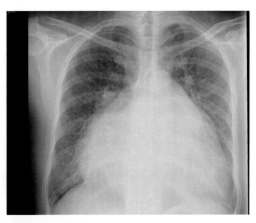

图78-1 胸部X线正位片

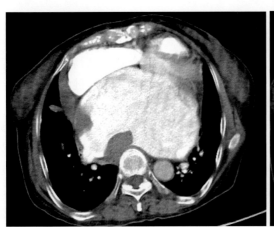 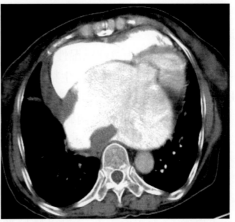

图78-2 胸部CT增强

读片分析:本例患者有风湿性心脏病史多年。胸部 X 线提示全心显著增大,肺动脉段膨隆,气管隆突夹角增宽,右心缘可见双房影,左心缘可见四弓影。胸部 CT 增强可见全心增大、以左房为著,左房内可见多发附壁血栓形成。心包少量积液。符合二尖瓣病变伴心功能不全、肺动脉高压表现。

## 三、诊断与鉴别诊断

### 1. 影像诊断

风湿性瓣膜病:X 线不同体位表现如下:两肺瘀血,上肺静脉扩张,下肺静脉变细,血管模糊,重者出现肺静脉高压征象,如间质性或肺泡性水肿、Kerley 线等;左心房增大可导致右心缘见双房影,重者左支气管上抬,气管分叉角增大。主动脉结缩小,肺动脉段膨隆,左下心缘平直。增强 CT 可有助于观察有无附壁血栓形成。

### 2. 鉴别诊断

风湿性心脏病主要与其他累及心脏瓣膜的病变进行鉴别,包括:

(1) 先天性主动脉瓣/二尖瓣狭窄或关闭不全:主动脉瓣表现为瓣叶发育不全、增厚,二瓣化畸形。二尖瓣表现为瓣叶及腱索异常、二尖瓣交界处异常融合、先天性乳头肌发育异常、先天性瓣上环形狭窄和先天性混合型狭窄。患者多出生后即有血流动力学狭窄,婴幼儿起病,与风湿性心脏病不难鉴别。

(2) 老年瓣膜退行性变:以侵犯主动脉瓣为主,瓣膜增厚、卷缩、钙化,致使瓣膜硬化、开放受限,发生狭窄和关闭不全。二尖瓣以腱索黏液瘤样变性为特点,致使其失去张力和弹性,腱索伸长及断裂,出现房-室瓣脱垂及反流。

## 四、检查方法与选择

心脏超声是首选的影像学检查方法,可观察瓣膜开放关闭、有无瓣叶增厚或赘生物,评价反流。X 线可显示心脏大小的变化,增强 CT 有助于判断有无左房附壁血栓形成。

## 五、要点和讨论

### 1. 诊断要点

(1) 风湿性心脏病分为急性风湿性心肌炎和慢性风湿性心脏病两个阶段,后者为急性期后遗留下来的心脏病变,在心脏瓣叶交界处发生粘连、瓣口缩小,加之腱索纤维化、缩短与腱索间的粘连,加重了瓣膜的狭窄。其中以二尖瓣狭窄最为常见,并常伴有关闭不全。

(2) X 线不同体位表现如下:两肺瘀血,上肺静脉扩张,下肺静脉变细,血管模糊,重者出现肺静脉高压征象,如间质性或肺泡性水肿、Kerley 线等;左心房增大可导致右心缘见双房影,重者左支气管上抬,气管分叉角增大。主动脉结缩小,肺动脉段膨隆,左下心缘平直,心尖上翘。

(3) CT 和 MR:MSCT 通过对容积数据进行多期相重建,即可多角度、动态观察瓣膜形态,同时应用心功能软件还可测量左心室射血分数等。MR 的诊断价值较大,以心长轴位相的四腔心切层显示最佳,可见左心房增大,左心室不大;主肺动脉扩张,右心室肥厚,右心室腔亦增大。MRI 成像可显示二尖瓣狭窄的形态及严重程度,收缩期可见左心室低信号血流束,在继发二尖瓣关闭不全是可见收缩期的反流血流信号,亦可评估其反流量。

2. 讨论

风湿性心脏病以风湿性瓣膜病最常见，根据我国的病理解剖资料统计，二尖瓣受累占 100%，主动脉瓣占 48.5%，三尖瓣及肺动脉瓣分别占 12.2% 和 6.5%。风湿性二尖瓣损害是瓣膜炎的后果，包括二尖瓣狭窄及关闭不全。二尖瓣狭窄时，左房血液进入左室发生障碍，左房压力增高，致左房增大，肺静脉和肺毛细血管压增高而引起慢性肺淤血，这时肺动脉压升高，右心室肥厚；当合并关闭不全时，左心室收缩除将大部分血液推入主动脉外，尚有部分血液回流到左心房，是左心房血液充盈而发生扩张，而左心室也因接受额外的左心房回流血液，产生容量的过度负荷，因而左心室也发生扩张。

临床症状以劳累后心悸为主，重者可有咯血、端坐呼吸、肝大、下肢水肿等右心衰竭的症状和体征。后期可有左心衰竭。

影像学表现：

（1）X 线不同体位表现如下：两肺瘀血，上肺静脉扩张，下肺静脉变细，血管模糊，重者出现肺静脉高压征象，如间质性或肺泡性水肿、Kerley 线等；左心房增大可导致右心缘见双房影，重者左支气管上抬，气管分叉角增大。主动脉结缩小，肺动脉段膨隆，左下心缘平直，心尖上翘。

（2）CT 和 MR：MSCT 检查通过对容积数据进行多期相重建，即可多角度、动态观察瓣膜形态，同时应用心功能软件还可测量左心室射血分数等。MR 的诊断价值较大，以心长轴位相的四腔心切层显示最佳，可见左心房增大，左心室不大；主肺动脉扩张，右心室肥厚，右心室腔亦增大。MRI 成像可显示二尖瓣狭窄的形态及严重程度，收缩期可见左心室低信号血流束，在继发二尖瓣关闭不全是可见收缩期的反流血流信号，亦可评估其反流量。

# 六、思考题

1. 风湿性心脏病的病理生理基础有哪些？
2. 风湿性二尖瓣病变的典型影像学表现有哪些？

（张佳胤　余蒙蒙）

# 案例 79

# 心包积液

## 一、病史

(1) 现病史:男性,55岁,胸闷气促,有肺癌化疗病史。

(2) 体格检查:两肺呼吸音减弱,可及少量湿啰音。

(3) 实验室检查:血常规提示白细胞升高。心包穿刺可见血性积液。

## 二、影像学资料及分析

影像学资料如图 79-1~图 79-2 所示。

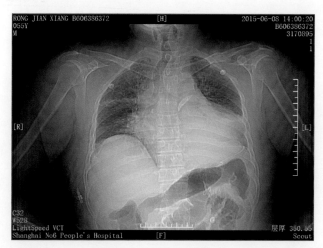

图 79-1 胸部 CT 定位片

胸部 CT 定位片可见心影显著增大、呈球形改变。横断面纵隔窗可见心包内大量等密度积液,左肺下叶可见肺不张。

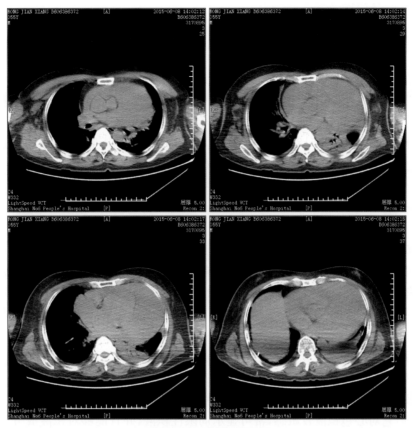

图 79 - 2 胸部 CT 平扫

**读片分析**:本例患者胸部 CT 扫描可见心包内大量等密度积液,提示积液的性质并非单纯的漏出液,可能为血性或渗出液。结合其肺癌病史以及心包穿刺结果,首先考虑转移性心包积液可能大。

# 三、诊断与鉴别诊断

**1. 影像诊断**

心包积液:胸部 X 线表现为心影增大、呈"烧瓶样"或球形改变,正常弧度消失。胸部 CT 扫描表现为脏层和壁层心包之间低密度或等密度影。

**2. 鉴别诊断**

(1) 与风湿性心脏病、二尖瓣狭窄所致的心脏增大鉴别:风心病是心脏瓣膜病的一种类型,慢性风心病中,二尖瓣受累达 100%,主动脉受累达 48.5%,三尖瓣受累达 12.2%,肺动脉瓣 6.5%,瓣叶增厚,瓣叶交界处粘连,开放受限,成鱼嘴样改变,左心房、右心室增大,并且有肺淤血的表现,结合实验室检测和临床病史,可鉴别。

(2) 各种"大心脏"的先天性心脏病:X 线检测提示肺血增多,除右心室增大通常合并有右心房或左心室增大,则有利于与心包积液相鉴别。同时结合临床病史,是否发绀,查体发现各种心脏杂音以及 B 超检测,有利于鉴别。

(3) 心包增厚:边缘僵直,局部伴有粘连,厚度基本一致,行增强扫描时可有强化,并且形态不会随着体位的变化而变化;而心包积液外缘较光滑,内缘与心脏紧贴,增强扫描时不会强化,形态会随着体位的变化而变化。

## 四、检查方法与选择

B超是首选的方法,具有方便普及、可行床旁检查的特点,且可以直接引导穿刺引流。X线对于大量心包积液具有提示作用,但明确诊断仍需超声或CT。CT扫描可明确显示积液的量和密度,有无相应的心包增厚,对定性诊断具有一定的价值。MRI检查具有一定的软组织分辨率,可对积液成分做出初步分析,可弥补超声的不足,同时对心包积液较敏感,常可显示局限性积液,并且能够对积液成分(出血、蛋白等)做出分析。

## 五、要点和讨论

### 1. 诊断要点

(1) X线检查特点:心包积液超过200 ml才能有明确的征象,心影向两侧扩大,正常弧度消失,成普大或球形,不伴有明显的肺静脉淤血等肺循环异常的表现。

(2) CT扫描表现:平扫发现心包厚度增加(>4 mm),密度随着积液的性质而异,多为水样密度,也可为出血样高密度,增强扫描时积液密度无变化。一般将心包积液分三度:

Ⅰ:少量,积液量<100 ml,舒张期心包脏壁层间距5~15 mm;

Ⅱ:中等量,积液量100~500 ml,舒张期心包脏壁层间距>15~25 mm;

Ⅲ:大量积液,积液量>500 ml,舒张期心包脏壁层间距>25 mm。

(3) MR表现:它对心包积液较敏感,常可显示局限性积液,并且能够对积液成分(出血、蛋白等)做出分析。

### 2. 讨论

心包积液容易诊断,但病因很难确定,有结核性、化脓性、病毒性、风湿性、转移性等。积液的性质有漏出液、渗出液和血性。积液先在后下陷窝(心包腔最低部位),然后向两侧及后前部聚集,少量心包积液或慢性心包积液可无明显临床症状,但是急性或大量心包积液可有心脏压塞症状,呼吸困难,颈静脉怒张等表现。

影像学表现:

(1) X线:心影向两侧扩大,呈"烧瓶样"或球形改变,心脏的正常弧度消失,伴或不伴胸腔积液、肺静脉淤血等肺循环异常的表现。

(2) CT扫描:环形异常密度影围绕整个心脏,CT值因心包积液的性质不同而不同,多为水样密度,也可为出血样高密度,增强扫描时积液密度无变化,另外CT扫描有助于明确有无心肌或心腔内、心包和纵隔内的占位性改变,腔静脉有无扩张,有无合并胸腔积液等。

(3) MRI检查:它对心包积液较敏感,并且能够对积液成分(出血、蛋白等)做出分析。

## 六、思考题

1. 心包积液X线的典型表现有哪些?
2. 心包积液的病因有哪些?

(张佳胤　余蒙蒙)

# 主动脉瘤

## 一、病史

（1）现病史：男性，65 岁，下腹部不适数月。

（2）体格检查：腹软，无明显压痛或反跳痛。

（3）实验室检查：无。

## 二、影像学资料及分析

CTA 提示腹主动脉及髂动脉弥漫性粥样硬化改变，管壁不规则，可见多发钙化。横断面可见局部管腔呈瘤样扩张，并可见低密度附壁血栓形成（见图 80 - 1）。

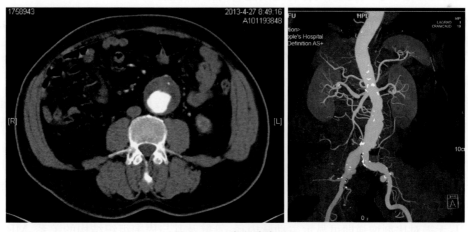

图 80 - 1　腹主动脉 CTA

**读片分析**：本例患者 CTA 扫描提示腹主动脉及髂动脉弥漫性粥样硬化改变，管壁不规则，可见多发钙化。横断面可见局部管腔呈瘤样扩张，测量其直径，超过相邻管径的 1.5 倍，并可见低密度附壁血栓形成。属于腹主动脉瘤的典型影像学表现。

## 三、诊断与鉴别诊断

### 1. 影像诊断

主动脉瘤:扩张的主动脉内径大于邻近正常管径的 1.5 倍以上者称为主动脉瘤。根据病理解剖和瘤壁的三层结构完整是否可分为:真性动脉瘤和假性动脉瘤。前者由动脉壁的三层组织结构构成,后者为动脉瘤破裂后由血肿与周围包绕的结缔组织构成。增强 CT 扫描除了显示扩张的主动脉瘤腔以及附壁血栓,还可评估主动脉瘤破裂的危险因素,包括:绝对直径>6 cm、随访每年直径增长超过 1 cm、主动脉壁钙化完整性中断、主动脉壁内出现新月形高密度壁内血肿。主动脉瘤发生破裂时,CT 可见腹膜后或胸腔内积血,局部管壁完整性中断,与腰大肌分界不清,活动性造影剂外渗。

### 2. 鉴别诊断

(1) 主动脉夹层:临床常有突发撕裂样胸痛史;由于血液通过血管内膜破口进入使得主动脉壁的各层分离,典型表现有移位的内膜片,呈 X 双腔征(真假腔),假腔内可见造影剂充盈。

(2) 穿透性动脉粥样硬化性溃疡:是指穿透血管弹力层与主动脉壁中层内血肿形成相关的动脉粥样硬化性溃疡;典型影像学表现为血管腔呈火山口样突出,主动脉壁增厚,由于血管壁内的血肿而使钙化的血管内膜向前内移位。通常有邻近主动脉严重粥样硬化的证据。

(3) 老年性主动脉迂曲扩张:老年性主动脉迂曲扩张是普遍性扩张且程度较轻。

## 四、检查方法与选择

X 线仅能显示主动脉走行迂曲或增宽。增强 CT 扫描是首选的检查方法,可明确病变的性质(真性主动脉瘤、假性主动脉瘤或主动脉夹层)和累及范围,评估危险因素。MRI 检查可在无需对比剂的情况下仍能显示动脉瘤形态、大小、类型,可作为定期随访的检查方法。

## 五、要点和讨论

### 1. 诊断要点

(1) X 线表现:纵隔影增宽或局限性肿块(与主动脉相连),透视下肿块有扩张性搏动;瘤壁常发生钙化,瘤体压迫或侵蚀周围气管(如气管、骨等)。腹主动脉在平片上常无法显示,有时可见局部膨胀性动脉瘤的钙化。

(2) CT:平扫可显示动脉瘤的形态、大小、部位、瘤壁的钙化及瘤体与周围结构的关系,增强扫描可见其内的附壁血栓、主动脉瘤渗漏或破入周围组织脏器等。MSCTA 可重建出三维图像,病显示动脉瘤与周围血管的关系。

(3) MRI:无需对比剂增强即可显示主动脉内径、管壁及其与周围组织结构的关系,MRA 成像有利于显示动脉瘤的形态、大小、类型、病变范围、瘤壁、附壁血栓等。

### 2. 讨论

主动脉瘤:扩张的主动脉内径大于邻近正常管径的 1.5 倍以上者称为主动脉瘤。大多由主动脉退行性变引起,主动脉的危险因素主要包括高血压、吸烟、慢性阻塞性肺部疾病、某些遗传性疾病、二叶式主动脉瓣、动脉炎、动脉粥样硬化、梅毒等。部分患者可出现动脉瘤破裂,而导致出血休克。根据病理解剖和瘤壁的三层结构完整是否可分为:真性动脉瘤和假性动脉瘤。

(1) 真性动脉瘤:由于血管壁中层弹力纤维变性,形成局部薄弱区,在动脉压力作用下是主动脉壁全层扩张或局限性向外彭凸形成动脉瘤,主动脉瘤的常见症状主要为:疼痛、压迫症状如呼吸道压迫引起呼吸困难、气短、咳嗽等症状。

影像学表现:①X线:纵隔影增宽或局限性肿块,肿块可压迫或侵蚀周围气管(如气管、骨等),有时可瘤体蛋壳样钙化;②CT:CT平扫可见病变处血管呈特征性囊性、梭形扩张,瘤壁可见蛋壳样钙化,增强强化可见瘤腔内充盈缺损的附壁血栓,如果真性动脉瘤破裂则可见瘤体周围出血、血肿和周围组织结构的压迫关系;③MRI:无需对比剂增强即可显示主动脉内径、管壁及其与周围组织结构的关系。

(2)假性动脉瘤:多由外伤引起,主动脉壁破裂或内膜和中层破裂,造成出血或外面局限性向外彭凸形成动脉瘤,临床上主要表现为进行性增大的波动性肿块和血管杂音。影像学表现:①X线:隔影增宽或局限性肿块;②CT:CT扫描可显示瘤壁由管壁周围结缔组织,血栓或血管外膜构成,局部可见狭窄的瘤颈。

## 六、思考题

1. 主动脉瘤的影像学表现和诊断标准有哪些?
2. 主动脉瘤的病理学分型有哪些?
3. 主动脉瘤破裂的危险因素有哪些?
4. 主动脉破裂的影像学表现有哪些?

(张佳胤　余蒙蒙)

# 案例 81

# 主动脉夹层

## 一、病史

(1) 现病史：男性，48岁，突发撕裂样胸痛半天。

(2) 体格检查：两肺呼吸音减弱。

(3) 实验室检查：无。

## 二、影像学资料及分析

CTA扫描显示主动脉峡部内膜撕裂，可见清晰的内膜裂口和真假腔形成，范围自左锁骨下以远至腹腔干开口水平（见图81-1）。

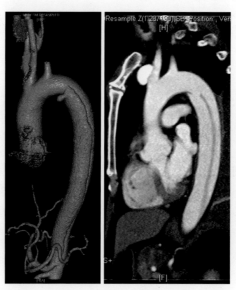

图81-1 胸主动脉CTA

**读片分析**：本例患者CTA扫描提示主动脉峡部内膜撕裂，可见清晰的内膜裂口和真假腔形成，范围自左锁骨下以远至腹腔干开口水平。属于主动脉夹层的典型影像学表现。由于未累及升主动脉，故解剖学分型属于Stanford B型/DeBakey III型。

## 三、诊断与鉴别诊断

### 1. 影像诊断

主动脉夹层：CT 平扫可显示撕脱内膜片的钙化灶向主动脉腔内移,增强检查可显示主动脉夹层的各种征象,如内膜片,真假腔、假腔内血栓、累及分支血管及血液外渗、纵隔血肿、心包和胸前积血。行 MSCTA 三维重建,更有利于显示病变,多角度重建可明确破口位置。腹主动脉夹层常累及主要分支血管,如腹腔干、肠系膜上动脉、肾动脉等,影响相关脏器血供。

### 2. 鉴别诊断

(1) 主动脉壁间血肿:主动脉壁呈环形或新月状增厚,增厚部分在 CT 扫描上未见强化,没有内膜片以及破口,在 MRA 成像增厚部分没有血流信号;而主动脉夹层有破口,内移的内膜片,呈"双腔主动脉",假腔内可见强化;但是,一些特殊类型的主动脉夹层如血栓闭塞性夹层与主动脉壁间血肿鉴别起来仍有一定困难。

(2) 真性动脉瘤附壁血栓形成:在 CT 和 MRA 检查可见类似有"双腔",但是没有内膜片,"假腔"边界不规则,增强扫描血栓不强化,且在 MRI 上没有血流信号。

(3) 主动脉穿透性溃疡:临床症状类似于主动脉夹层;典型影像学表现为血管腔呈火山口样突出,主动脉壁增厚,由于血管壁内的血肿而使钙化的血管内膜向前内移位。通常有邻近主动脉严重粥样硬化的证据。

## 四、检查方法与选择

X 线仅能显示主动脉增宽,无法做出定性诊断。增强 CT 扫描是首选的检查方法,可明确内膜破口的位置,真假腔的形成,有无再破口,有无重要边支血管及靶器官受累,并对解剖分型做出准确的诊断。MRI 由于成像速度慢,无法用于急性胸痛患者,但可作为随访的影像学方法之一。

## 五、要点和讨论

### 1. 诊断要点

(1) X 线平片:主动脉增宽,主动脉壁(内膜)钙化内移,心影增大。腹主动脉夹层 X 线片一般无法显示。

(2) CT:平扫可显示撕脱内膜片的钙化灶向主动脉腔内移,增强检查可显示主动脉夹层的各种征象,如内膜片,真假腔、假腔内血栓、累及分支血管及血液外渗、纵隔血肿、心包和胸前积血。行 MSCTA 三维重建,更有利于显示病变,多角度重建可明确破口位置。腹主动脉夹层常累及主要分支血管,如腹腔干、肠系膜上动脉、肾动脉等,影响相关脏器血供。

(3) MRI:可观察夹层的解剖变化和血流动态,大视野、多立体直接成像,无须对比剂增强即可显示撕脱的内膜片及破口;对比剂增强 MRA 成像能清晰显示真、假腔及腔内血栓,并满足分型的诊断要求。

### 2. 讨论

主动脉夹层是指主动脉壁存在或不存在自身病变的基础上,并在一系列可能外因(如高血压、外伤等)的作用导致主动脉内膜撕裂,血液由内膜撕裂口进入主动脉壁中层,造成主动脉中层沿长轴顺行或逆行分离,从而使主动脉管腔呈现真假两腔的病理状态,假腔由于血液的充盈而进一步扩张,是内膜片凸向真腔,导致真腔受压变小。主动脉夹层主要有 Debakey 和 Stanford 两种分型方法,按 Debakey 分型：Ⅰ型夹层广泛,破口在升主动脉;Ⅱ型局限于升主动脉,破口也在升主动脉;Ⅲ型局限或广泛,破口在降主动脉。Debakey Ⅰ、Ⅱ型为 Stanford A 型,Debakey Ⅲ型为 Stanford B 型。不论年龄和性别,急性主动脉夹层者最主要的临床表现为突发剧烈胸痛,呈撕裂状或刀割状,疼痛的部位随着主动脉内膜撕裂的范围或其他血管及气管系统的受累而不同,严重者可发生休克,慢性者可无临床表现。

影像学表现：

(1) X线：可见主动脉增宽,以及主动脉壁(内膜)钙化内移,心影增大,一般不具有特异性表现。

(2) CT：平扫即可显示撕脱内膜片的钙化灶向主动脉腔内移,增强检查可显示主动脉夹层的各种征象,如内移的内膜片,真假腔的双腔结构、假腔内血栓、累及分支血管及血液外渗、纵隔血肿、心包和胸前积血,一般假腔较大,充盈良好。行 MSCTA 三维重建,更有利于显示病变,多角度重建可明确破口位置。腹主动脉夹层常累及主要分支血管,如腹腔干、肠系膜上动脉、肾动脉等,影响相关脏器血供。

(3) MRI：可观察夹层的解剖变化和血流动态,大视野、多立体直接成像,无需对比剂增强即可显示撕脱的内膜片及破口;对比剂增强 MRA 检查能清晰显示真、假腔及腔内血栓,并满足分型的诊断要求。

# 六、思考题

1. 主动脉夹层的影像学表现有哪些?
2. 主动脉夹层的解剖分型有哪些?

（张佳胤　余蒙蒙）

# 肺动脉栓塞

## 一、病史

（1）现病史：男性，37岁，双下肢肿胀一周、胸痛半天。

（2）体格检查：两肺呼吸音减弱。

（3）实验室检查：血D-二聚体升高。

## 二、影像学资料及分析

CTA（见图82-1）显示左侧肺动脉主干及双侧肺动脉分支内多发充盈缺损。

**读片分析**：本例患者CTA扫描示左侧肺动脉主干及双侧肺动脉分支内多发充盈缺损。属于肺动脉栓塞的典型影像学表现。CTA的价值，除了诊断肺动脉栓塞以外，还可评估有无肺梗死，有无继发的肺动脉高压和右心功能不全。

## 三、诊断与鉴别诊断

### 1. 影像诊断

肺动脉栓塞：增强CT扫描显示为肺动脉主干或分支内充盈缺损。如继发肺梗死，可见相应供血区胸膜下楔形实变影。如有肺动脉高压和右心功能不全，则可见肺动脉干增宽及右心增大。

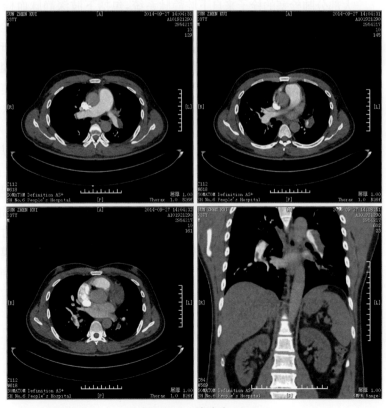

图82-1 肺动脉CTA

**2. 鉴别诊断**

（1）肺血管炎：肺血管炎是以血管壁炎症和坏死为特征的病理表现，主要表现为血管壁增厚，管腔狭窄，增强呈均匀环形强化，有的钙化，没有充盈缺损的表现。

（2）肺动脉肿瘤：两者均有充盈缺损，肺栓塞为偏心性或中央型原位充盈缺损，可以累及中央肺动脉也可累及周围肺动脉或两者同时受累；肺动脉肿瘤大多为膨胀性生长，主要累及中央肺动脉，肿瘤增强有强化，而血栓没有强化。

## 四、检查方法与选择

X线仅能在严重的肺动脉栓塞患者中显示相应供血区域纹理的稀疏。CT肺动脉造影（CTPA）是首选的影像学检查方法，能够清楚显示肺动脉主干、叶、段级的血栓征象，并和其他疾病相鉴别。

## 五、要点和讨论

**1. 诊断要点**

（1）X线平片上，肺血液不对称性减少，即两侧不对称或区域性不对称，肺纹理稀疏，肺野透亮度增高，大多数病例伴有不同程度肺动脉高压征。

（2）CT肺动脉造影（CTPA）检查可发现以下直接征象：①中心型（轨道征），栓子位于血管中心，栓子周围有高密度对比剂；②偏心型，栓子位于血管一侧，对侧对比剂充盈缺损，肺动脉部分通畅；③附壁环形，血管周围围低密度栓子，中心为高密度对比剂；④闭塞型，肺动脉管腔完全闭塞，无对比剂充盈，近段肺动脉扩张，远端分支纤细，呈"残根征"或"枯树枝状"改变。其他间接征象有：马赛克征，肺血管稀疏，心包积液，胸腔积液，下肢静脉血栓形成。

**2. 讨论**

大部分肺栓塞的栓子来自下腔静脉系统，包括下肢深静脉血栓、盆腔静脉及下腔静脉，少部分来自右心房或右心室附壁血栓，来自上腔静脉系统少见，其中下肢深静脉栓子脱落是导致肺动脉栓塞的最常见原因。其他病因还包括癌栓，全身高凝状态等。肺栓塞患者的临床表现从无症状到猝死多种多样，主要与栓子产生肺动脉阻塞程度、发病速度以及发病前的身体状态有关，最常见的症状主要有呼吸困难、胸痛、下肢疼痛和/或水肿、咯血、心悸、晕厥等，患者常出现呼吸急促、心动过速、发热，多有深静脉血栓病史。急性肺栓塞患者动脉低氧血症和呼吸性碱中毒较为常见，D-二聚体是动脉栓塞的高敏感标志物，有助于诊断。

影像学表现：

（1）X线：无特异性，敏感性也低，及时大面积肺栓塞，X线胸片仍可正常。

（2）CT：CTA扫描对肺栓塞诊断的敏感性和特异性分别达到了90%和95%，除有禁忌证外，目前已被认为是可疑肺栓塞患者首选的影像学检测方法。CT增强扫描的基本征象是肺动脉腔内充盈缺损，即在显影的肺动脉腔内可见低密度未显影灶。根据阻塞程度不同分为部分充盈缺损和完全充盈缺损，前者为肺动脉腔内中心或边缘低密度灶，其周围被造影剂包围；后者是肺动脉被栓子完全占据，无造影剂通过。

值得注意的是，约10%的肺栓塞患者发生肺梗死，表现为胸膜为基底、尖端指向肺门的锥形或三角形均匀的磨玻璃密度影或实变影，这种典型表现在CT扫描上相当常见。

## 六、思考题

1. 肺动脉栓塞的影像学表现有哪些？
2. 肺梗死的影像学表现有哪些？

（张佳胤　余蒙蒙）

<br>

# 案例 83
# 胃肠道穿孔

## 一、病史

（1）症状：腹部剧烈疼痛，呈持续性刀割样痛 2 小时。

（2）体格检查：全腹有压痛、反跳痛及肌紧张。

## 二、影像学资料及分析

影像学资料如图 83-1～图 83-4 所示。

**读片分析：** X 光立位平片示双侧膈下星月形透亮游离气体影；CT 扫描示剑突下、肝周、胃周、肝门区及小网膜囊内多发透亮游离气体影，胃窦壁增厚、水肿，胃周模糊、渗出，腹腔见积液。

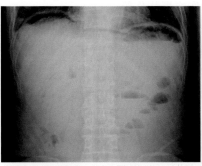

图 83-1 腹部平片

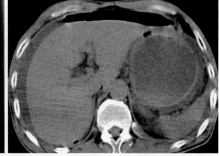

图 83-2 CT 平扫

## 三、诊断和鉴别诊断

1. 诊断

胃肠道穿孔，胃穿孔可能大。

2. 诊断依据

（1）腹部剧烈疼痛，呈持续性刀割样，全腹有压痛、反跳痛。

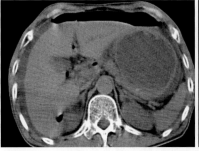

图 83-3 CT 平扫（同一患者向足侧的层面）

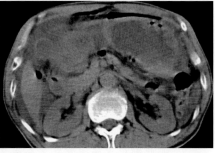

图 83-4 CT 平扫（同一患者向足侧的层面）

（2）剑突下、肝周、胃周、肝门区及小网膜囊内见多发透亮游离气体影。

（3）胃窦壁增厚、水肿，胃周模糊、渗出。

3. 鉴别诊断

腹部开腹手术后 3～5 天、腹部留置引流管及腹膜透析患者。上述患者可见腹腔游离气体，有明确病史且不伴有腹部剧烈疼痛、压痛及反跳痛等体征。

## 四、影像学检查选择

①X 光立位平片作为常规检查；②CT 是最有效检查工具，对于少量游离气体，CT 扫描也能发现；而对于穿孔后早期腹腔游离气体不明显，CT 扫描可根据邻近的渗出情况作出判断，对特殊部位的穿孔，如胃后壁的穿孔、十二指肠或乙状结肠的穿孔，游离气体分别进入小网膜囊或腹膜后间隙，CT 扫描也能很好地识别。

## 五、要点和讨论

### 1. 胃肠道穿孔的生理病理

胃、肠壁穿破后，胃腔、肠腔与腹腔或腹膜后间隙相通，胃、肠腔内容物包括气体流入腹腔或腹膜后间隙内，从而引起一系列的病理生理学改变，严重者引起感染性腹膜炎甚至休克。

### 2. 临床表现

胃肠道穿孔最常见病因是胃或十二指肠球溃疡，占 90%，胃或十二指肠内因含有大量胃酸，流入腹腔内刺激腹膜可引起剧烈腹痛、反跳痛及腹肌强直；其次为胃肠道炎症（坏死性肠炎、克隆氏病、肠道憩室炎）、恶性肿瘤（癌、恶性淋巴瘤）、外伤或爆炸伤等。

### 3. 影像学检查

胃肠道穿孔的主要 X 线表现是腹膜腔内出现游离气体，立位腹部平显示膈下星月形游离气体的存在；在病情危重而不能坐或站立时，可采用仰卧侧位水平投照，此时气体可上升至腹侧壁。对于腹腔少量腹腔游离气体、局部腹膜包裹粘连或肠段位于腹膜后间隙者，X 线平片多显示阴性，而临床体征明显者，需进一步 CT 扫描检查。CT 扫描是显示胃肠道穿孔最有价值检查工具，不但能显示少量腹腔、腹膜后游离气体，而且能显示腹腔积液、局部渗出、病变区胃肠道壁的增厚及水肿，甚至可显示部分胃肠道壁破口，CT 扫描对于胃肠道穿孔的明确诊断、穿孔部位、病因、破口大小、选择治疗方法非常有价值。

需要注意的是，下列情况下即使出现胃肠道穿孔，也不会出现腹腔游离气体：①小肠、阑尾穿孔（正常时一般无气体）；②胃后壁溃疡穿孔（游离气体进入小网膜囊）；③腹膜间位或腹膜后位空腔脏器（十二指肠、乙状结肠等）向腹膜后间隙穿孔。这时只能依据 CT 扫描显示的间接征象，如腹腔脂肪模糊，腹腔少许渗出性改变、积液来判定，必要时随访复查。

## 六、思考题

1. 胃肠道穿孔需与哪些正常情况腹腔游离气体鉴别？

2. 哪些部位胃肠道穿孔不会或不易见到膈下游离气体？

（赵培荣　赵俊功）

# 肠 梗 阻

## 一、病史

(1) 症状:腹痛、腹胀,恶心、呕吐,停止排气、排便 2 天。

(2) 体格检查:腹部膨隆,肠鸣音亢进。

## 二、影像学资料及分析

影像学资料如图 84-1～图 84-4 所示。

**读片分析:**立卧位 X 光平片显示多个充气扩张的小肠肠曲及液平面;CT 横断面增强扫描显示小肠扩张、积液,可见气液平面,升结肠下段管壁局限性增厚伴异常强化,局部肠腔狭窄,结肠远端萎陷。

## 三、诊断和鉴别诊断

### 1. 诊断

升结肠下段癌伴小肠梗阻。

### 2. 诊断依据

(1) 患者有腹痛、腹胀,恶心、呕吐,停止排气、排便等病史。

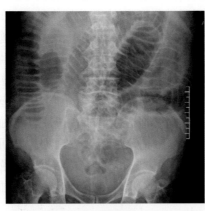

图 84-1 腹部卧位片

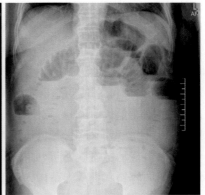

图 84-2 腹部站立位片

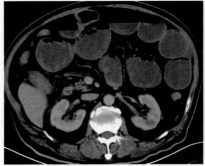

图 84-3 CT 增强扫描

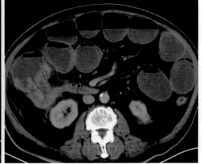

图 84-4 CT 增强扫描(同一患者向足侧的层面)

（2）立卧位 X 光平片显示多个充气扩张的小肠肠曲及液平面。

（3）CT 横断面扫描显示小肠全程扩张、积液，可见气液平面。

（4）升结肠下段管壁局限性增厚伴明显强化，肠腔狭窄。

3. 鉴别诊断

（1）肠道无动力或肠麻痹：在术后、外伤、使用药物后或肠缺血后会出现小肠、大肠扩张伴少许液平面，但没有梗阻点，肠管无蠕动，CT 扫描没有发现肠梗阻。

（2）吞气症：原因不明，可能与功能、行为、精神或心理有关，患者不自主吞人或喝进过多的气体，引起小肠、结肠扩张，但没有液平面。

（3）便秘伴大小肠明显胀气、严重腹泻时大小肠积液扩张：便秘伴大小肠明显胀气时，大小肠充气扩张明显，初学者容易误诊为肠梗阻，但肠腔内无液体和气液平面，也没有梗阻点；严重腹泻时大小肠积液扩张明显，也可见少量气体及多发小气液平面，但无充气扩张的肠曲，也无梗阻点。

## 四、影像学检查选择

①立卧位 X 光平片是肠梗阻的常规检查工具；②CT 扫描是诊断肠梗阻最敏感、最有效、最全面的检查工具。

## 五、要点和讨论

### 1. 肠梗阻的生理病理

机械性肠梗阻发生后，梗阻以上肠蠕动增强，以克服肠内容物通过障碍；另一方面，肠腔内因气体和液体的积贮而膨胀。液体主要来自胃肠道分泌液；大部分气体是吞咽的空气，小部分是由血液弥散至肠腔内及肠道内容物经细菌分解发酵产生。肠梗阻时间愈长，肠腔膨胀愈明显。梗阻以下肠管则塌陷、空虚或仅存积少量粪便。急性完全性梗阻时，肠管迅速膨胀，肠壁变薄，肠腔压力不断升高。正常小肠腔内压力约为 $0.27\sim0.53$ kPa，发生完全性肠梗阻时梗阻近端压力可增至 $1.33\sim1.87$ kPa，强烈蠕动时可达 4 kPa 以上，可使肠壁静脉回流受阻，毛细血管及淋巴管淤积，肠壁充血水肿，液体外渗。同时由于缺氧，细胞能量代谢障碍，致使肠壁毛细血管通透性增加，肠壁上有出血点，并有血性渗出液进入肠腔和腹腔。在闭袢型肠梗阻，肠内压可增加至更高，最初主要表现为静脉回流受阻，肠壁充血、水肿，呈暗红色；继而出现动脉血运受阻，血栓形成，肠壁失去活力，肠管变成紫黑色。加之肠壁变薄、缺血和通透性增加，肠内容物和大量细菌渗入腹腔，引起腹膜炎。最后，肠管可因缺血坏死而溃破穿孔。

### 2. 肠梗阻的临床

腹痛、呕吐、腹胀和停止排气是肠梗阻的典型症状，但在各类肠梗阻中轻重并不一致。肠梗阻的典型体征为腹部膨胀、肠鸣音（或肠蠕动音）亢进或消失、肠型和蠕动波、腹部压痛。单纯性肠梗阻患者一般无明显的全身症状，但呕吐频繁和腹胀严重者必有脱水。绞窄性肠梗阻患者的全身症状最显著，早期即有虚脱，很快进入休克状态。伴有腹腔感染者，腹痛持续并扩散至全腹，同时有畏寒、发热、白细胞增多等感染和毒血症表现。

### 3. 肠梗阻的分类

（1）按肠梗阻程度分类可分为：完全性和不完全性或部分性肠梗阻。

（2）按梗阻部位分类可分为：高位小肠梗阻、低位小肠梗阻和结肠梗阻。

（3）按发病轻重缓急分类可分：为急性肠梗阻和慢性肠梗阻。

（4）按病因分类分为：机械性肠梗阻、麻痹性肠梗阻、血运性障碍性肠梗阻；其中机械性肠梗阻临床

液、积气,见多发气液平面。

（3）小肠系膜水肿、密度增高,系膜血管增粗放射状排列呈"缆绳征"。

3. 鉴别诊断

（1）小肠扭转需与其他绞窄性肠梗阻、缺血坏死性小肠炎鉴别。其他绞窄性肠梗阻虽有小肠扩张、积液、积气及小肠管壁增厚、水肿,增强后强化减弱等表现,但系膜血管看不到"漩涡征"、"缆绳征"表现;缺血坏死性小肠炎,只有小肠管壁增厚、水肿,增强后强化减弱等表现,无肠梗阻表现,更无"漩涡征"、"缆绳征"表现。

（2）结肠扭转需要与先天性巨结肠、结肠远端梗阻鉴别。其他原因(包括恶性肿瘤、憩室炎)引起的结肠梗阻,肠腔扩张没有结肠扭转明显;可见苹果核征(肿瘤)或反复发作的病史(憩室炎)。

# 四、影像学检查选择

①立卧位 X 光平片是肠扭转的常规检查工具,对肠扭转患者的肠梗阻征象及部分扭转患者的肠形态能显示,存在相当的遗漏及不足,不作为首选检查工具;②CT 扫描是诊断肠套叠最敏感、最有效、最全面的检查工具;③对于孕妇等辐射禁忌患者也可选择 MRI。

# 五、要点和讨论

### 1. 肠扭转的生理病理

肠扭转是一种闭袢性肠梗阻,是绞窄性肠梗阻的一种。肠扭转初期,扭转梗阻的近端肠袢内的气体和液体因肠蠕动亢进而进入闭袢肠管内,加剧了闭袢肠管内的积气和积液,更加重了扭转。肠扭转严重者发生肠管血运障碍,一方面系膜扭转造成系膜血管扭转血流不畅,另一方面是肠襻膨胀,压力增高,影响肠壁血循环,先影响毛细血管,然后是静脉,最后是动脉,引起肠腔内和腹腔内出血,肠壁血管发生栓塞而至肠管坏死和穿孔。

### 2. 肠扭转临床

（1）小肠扭转多见于重体力劳动青壮年,饭后立即进行劳动,姿势体位突然改变等病史。临床表现为突发持续性剧烈腹痛,伴阵发性加重,可放射至腰背部,早期腹痛在上腹和脐周,肠坏死、腹膜炎时有全腹疼痛,呕吐频繁,停止排气排便。扭转早期常无明显体征,扭转肠袢绞窄坏死时出现腹膜炎和休克。

（2）盲肠扭转时出现中腹或右下腹急性腹痛,阵发性加重,恶心呕吐,不排气排便,右下腹可触及压痛,腹部不对称隆起,上腹部触及一弹性包块,扭转早期肠鸣音活跃。

（3）乙状结肠扭转多见于乙状结肠冗长、有习惯性便秘的老年人,可有过类似发作史。临床表现为中下腹急性腹痛,阵发性绞痛,无排气排便,明显腹胀是突出特点。体格检查见明显的不对称性腹胀,左下腹有明显压痛,扭转早期肠鸣音活跃;扭转肠襻绞窄坏死时出现腹膜炎和休克。

### 3. 肠扭转影像学

闭袢性肠梗阻征象,X 光立卧位平片见小肠充气扩张,并有多个液平面;部分患者充气的肠腔显示为咖啡豆征、香蕉征及花瓣征等。肠扭转 CT 扫描表现为:小肠扩张、积液、积气,空回肠换位,系膜血管扭转呈"漩涡征",系膜血管增粗、水肿呈"缆绳征",系膜脂肪密度增高,小肠壁增厚、水肿、强化减弱或不强化,可见腹水。乙状结肠扭转的患者可见明显充气扩张"倒 U"的巨大没有结肠袋的肠袢上升至上腹部甚至升至膈下,扩张与萎陷的肠腔交接处呈鸟嘴样狭窄(通过肛管灌入水溶性的造影剂显示更满意)。

## 六、思考题

1. 肠扭转的常见发病部位有哪些?
2. 肠扭转的常见 X 光及 CT 扫描表现有哪些?
3. 肠扭转的严重并发症有哪些?

（赵培荣　赵俊功）

# 急性阑尾炎

## 一、病史

（1）症状：转移性右下腹痛 1 天，伴有发热、恶心、呕吐。

（2）体格检查：右下腹麦氏点压痛、反跳痛，伴有腹肌紧张、白细胞升高。

## 二、影像学资料及分析

影像学资料如图 87-1～图 87-4 所示。

**读片分析：** 阑尾增粗、管壁增厚水肿、管腔积液，阑尾周围脂肪模糊渗出、密度增高，右下腹膜增厚，回肠末端及盲肠、升结肠水肿，增强后阑尾管壁明显强化。

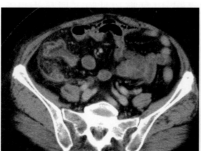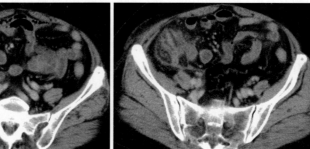

图 87-1　腹部 CT 增强　　　图 87-2　腹部 CT 增强（足侧层面）

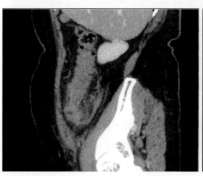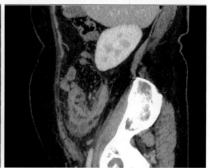

图 87-3　CT 多平面重建　　　图 87-4　CT 多平面重建

## 三、诊断和鉴别诊断

1. 诊断

急性阑尾炎。

2. 诊断依据

（1）转移性右下腹痛、压痛、反跳痛，白细胞升高。

（2）阑尾增粗、管壁增厚水肿、管腔积液。

（3）阑尾周围脂肪模糊渗出，右下腹膜增厚。

（4）增强后阑尾管壁明显强化。

**3. 鉴别诊断**

（1）盲肠、升结肠或末段回肠憩室炎：憩室管壁增厚、水肿，周围模糊渗出，局部肠壁偏侧性增厚、水肿，阑尾未见增粗、水肿。

（2）盲肠、升结肠或回肠末段炎症（包括 Crohn 病）：局部病变肠壁增厚、水肿，阑尾未见增粗、水肿。

（3）阑尾肿瘤，包括黏液性肿瘤、腺癌、淋巴瘤和类癌，可显示阑尾软组织肿块或阑尾梗阻征象，阑尾周围渗出不明显。

（4）盲肠肿瘤，累及阑尾开口时，可引起阑尾扩张，但阑尾周围渗出不明显，重要的是，发现了盲肠的肿瘤。

（5）盆腔炎症，有时盆腔炎症伴有积水扩张的输卵管貌似增粗的阑尾，但伴有积水扩张的输卵管位置较低，与子宫相连。

# 四、影像学检查选择

首选 CT，孕妇可选择 MRI。

# 五、要点和讨论

**1. 急性阑尾炎的生理病理改变**

分三型：

（1）单纯性阑尾炎：阑尾轻度肿胀，浆膜表面充血，失去正常光泽并有少量纤维素性渗出物，各层组织均有充血、水肿和中性多核白细胞浸润，以黏膜和黏膜下层最为显著，腔内可有少量炎性渗出液。

（2）化脓性阑尾炎：又称蜂窝织炎性阑尾炎，阑尾明显肿胀，浆膜面高度充血，并有脓性或纤维素性渗出物附着。各层组织除充血、水肿和大量中性白细胞浸润外，常有壁间小脓肿，腔内常有积脓。腹腔内有少量混浊渗液。

（3）坏疽性阑尾炎及穿孔：阑尾管壁已全层或部分坏死，外观呈暗紫色或黑色，表面及其周围有大量脓性、纤维素性渗出物，阑尾腔内积脓。

**2. 临床表现**

急性阑尾炎是外科常见病，居各种急腹症的首位。转移性右下腹痛及阑尾点压痛、反跳痛为其常见临床表现，但是急性阑尾炎的病情变化多变。其临床表现为持续伴阵发性加剧的右下腹痛、恶心、呕吐，多数患者白细胞和嗜中性粒细胞计数增高。右下腹阑尾区（麦氏点）压痛，则是该病重要体征。急性阑尾炎的常见病因包括：①感染：疲劳、受凉等因素造成机体抵抗力下降引发阑尾炎症；②慢性阑尾炎急性发作：慢性阑尾炎导致阑尾管腔狭窄，分泌物引流不畅，抵抗力下降时容易急性发作；③阑尾粪石：阑尾粪石阻塞管腔分泌物引流不畅引起急性阑尾炎。

**3. 影像学检查**

（1）X 线：由于平片上不能直接显示阑尾及周围情况，故很少用于诊断急性阑尾炎。

（2）CT：常规 CT 扫描可以显示大部分急性阑尾炎，对少部分腹部脂肪少、盲肠低位者不能清楚显示阑尾形态。薄层扫描及 MSCT 对阑尾的显示有较大改善，敏感性、特异性可达 95％：①直接征象主要是阑尾增粗肿大（直径>7 mm），阑尾壁增厚、阑尾腔内积液、积气和粪石；②间接征象包括阑尾盲肠周围炎和阑尾周围脓肿。前者表现为阑尾周围的脂肪组织密度升高及条索影，腹膜增厚，少量积液，盲肠壁水肿增厚；后者表现为中心为液体密度的团块影，壁厚而边界不清，可出现液气平面；③阑尾穿孔，阑尾脓肿、肠腔外气体、肠腔外阑尾粪石以及增强扫描时阑尾壁缺损是诊断阑尾穿孔的特征性征象,部分合并小肠梗阻征象,但如无上述征象,并不能排除阑尾穿孔。

（3）对于孕妇等辐射禁忌者,MRI检查及B超也是急性阑尾炎患者可供选择的检查工具,MRI检查显示阑尾增粗,$T_2W$上信号升高,周围见高信号渗出液;B超不能显示单纯水肿型阑尾炎,化脓性阑尾炎或阑尾脓肿时,B超显示阑尾为明显增粗的管状结构、腔内积液及阑尾周围积液。

## 六、思考题

1. 急性阑尾炎的分型有哪些?
2. 急性阑尾炎与其他右下腹部痛病变的鉴别诊断有哪些?
3. 急性阑尾炎的并发症及其后果有哪些?

（赵培荣　赵俊功）

# 案例 88

# 食管静脉曲张

## 一、病史

（1）症状：上腹饱胀感，恶心、呕血，脸色苍白、心悸、头晕。

（2）体格检查：肝肋下触诊质硬，脾脏增大至肋下 3 指，腹壁静脉曲张。

## 二、影像学资料及分析

影像学资料如图 88-1～图 88-4 所示。

**读片分析**：食道吞钡摄片显示食管下段黏膜皱襞增宽、迂曲，呈串珠状改变，食道扩张良好。CT 扫描显示食道管壁、周围及胃底贲门区明显强化增粗、曲张的静脉呈结节样、索条状改变；肝脏表面毛糙，脾脏肿大，少量腹水。

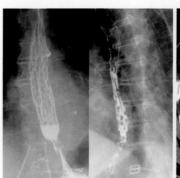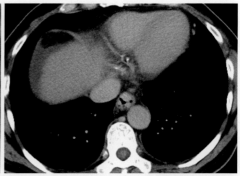

图 88-1 食道吞钡摄片　　图 88-2 上腹部 CT 增强延迟扫描

## 三、诊断和鉴别诊断

### 1. 诊断

食道-胃底静脉曲张。

### 2. 诊断依据

（1）食道吞钡摄片显示食管下段黏膜皱襞增宽、迂曲，呈多发小结节样、串珠状改变。

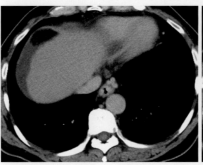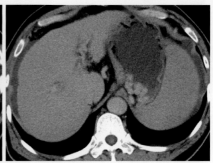

图 88-3 上腹部 CT 增强延迟扫描　　图 88-4 上腹部 CT 增强延迟扫描

（2）CT 扫描显示食道管壁、周围及胃底贲门区明显强化增粗、曲张的静脉呈结节样、索条状改变。

（3）肝硬化，脾脏肿大，少量腹水。

**3. 鉴别诊断**

（1）在食道吞钡摄片上食道静脉曲张需与反流性食道炎鉴别，后者仅见食道下段黏膜增粗，无多发小结节样、串珠状改变。在增强 CT 扫描上食道下段明显强化曲张的静脉显示很直观，无需与其他疾病鉴别诊断。

（2）静脉曲张样食管癌，尤其与下行性食道静脉曲张鉴别，当肿瘤（大多数鳞癌或腺癌）侵犯至黏膜下可引起食管壁结节样、串珠状改变，但其与正常管壁的分界截然、管壁扩张受限、肿瘤强化程度明显低于曲张的静脉，可有助于鉴别。

## 四、影像学检查选择

（1）食道吞钡摄片是发现食管静脉曲张的有效、简便而安全的一种方法，对于较轻的患者易遗漏，对于同时合并有胃底静脉曲张者，胃底静脉曲张显示率明显较食道静脉曲张显示率低，不能全面评估患者门脉高压静脉异常交通情况。

（2）增强 CT 检查或 MRI 检查不但能明确有否食道静脉曲张存在，而且能评估食道-胃底静脉曲张、门脉高压的程度，以及其他门-体静脉分流异常交通支的情况，为临床治疗和预防上消化道出血提供帮助。

## 五、要点和讨论

**1. 食管筋脉曲张生理病理**

在肝硬化时，肝内血管阻力及门静脉血流量均升高导致门静脉高压，门脉高压导致了门—体静脉分流侧支循环形成，最常见的是门静脉和上腔静脉之间有侧支循环形成：门静脉—胃冠状静脉—食管静脉丛—奇静脉—上腔静脉。当曲张静脉内压力大于 12 mmHg 时容易引起食道静脉破裂出血。

**2. 食管筋脉曲张临床**

食道静脉曲张平时无症状，当食管静脉曲张破裂出血时表现为呕血，往往是突然发作，血色新鲜涌吐而出，甚至呈喷射状，可出现黑便、贫血、心悸、头晕，严重时可出现休克，得不到及时救治容易引起死亡。

**3. 食管筋脉曲张影像学**

食道吞钡摄片显示食管下段黏膜皱缝增宽、迂曲，呈串珠状改变，管壁柔软，扩张不受限。CT 扫描显示食管不规则增厚，增强扫描显示食道管壁、周围及胃底贲门区明显强化增粗、曲张的静脉呈结节样、索条状改变，冠状静脉及门静脉增粗，同时伴有肝硬化、脾肿大表现，可同时伴有其他门—体静脉异常分流侧支形成，可有腹水。

## 六、思考题

1. 食道静脉曲张的病因？
2. 门静脉高压时可出现哪几种门-体静脉异常分流侧支开放？
3. 食道静脉曲张的严重并发症？

（赵培荣　赵俊功）

# 案例 89
## 食 管 癌

## 一、病史

(1) 症状:进行性吞咽障碍 2 月。
(2) 体格检查:患者体格检查无异常体征。

## 二、影像学资料及分析

影像学资料如图 89-1～图 89-2 所示。

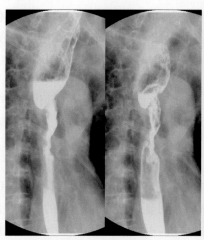 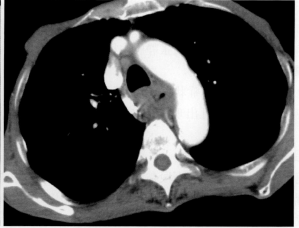

图 89-1  食道吞钡摄片          图 89-2  CT 增强

**读片分析**:食道吞钡摄片见食道中段管腔明显狭窄、管壁不规则,可见黏膜破坏,钡剂通过变慢,上段食道扩张;增强 CT 扫描显示食道中段局限性管壁不规则增厚、强化较明显,上方食道扩张。

# 三、诊断和鉴别诊断

**1. 诊断**

食道中段癌。

**2. 诊断依据**

（1）食道吞钡摄片见食道中段管腔明显狭窄、管壁不规则，可见黏膜破坏。

（2）增强 CT 扫描显示食道中段局限性管壁不规则增厚、强化较明显。

**3. 鉴别诊断**

食道慢性炎性狭窄、食管贲门失弛缓症及其食道恶性肿瘤需与食道癌鉴别诊断。

（1）食道慢性炎性狭窄患者钡剂通过时管腔及管壁可改变、扩张，无肿块及黏膜破坏，增强 CT 扫描仅显示管壁强度均匀增厚，无管壁不规则增厚。

（2）食管贲门失弛缓症表现为食道下端光滑、鸟嘴样狭窄、钡剂通过困难，无充盈缺损及黏膜破坏，CT 扫描无食道管壁增厚及肿块。

# 四、影像学检查选择

（1）临床怀疑食道癌患者首选食道吞钡摄片检查，食道吞钡双对比造影不但能发现早期食道癌，准确评估病变范围，而且易于与食道其他病变鉴别诊断。

（2）CT 检查或 MRI 检查是食道吞钡摄片的补充检查，主要用于评估食道癌侵犯食道周围情况、淋巴结转移及肺等远处转移。

# 五、要点和讨论

**1. 食管癌生理病理**

食管癌绝大多数为鳞癌，有少部分为腺癌。

（1）早期食道癌：肿瘤仅侵犯食道黏膜、黏膜下层，无淋巴结转移。

（2）中晚期食道癌：肿瘤侵及食道肌层或达浆膜、浆膜外，可有局部或远处淋巴结转移。可分为以下几型：①溃疡型：肿瘤表面形成深溃疡，可达肌层甚至周围组织；②菌伞型：瘤体呈圆形或卵圆形肿块隆起突出腔内，表面可形成浅溃疡，瘤体主要向腔内发展；③缩窄型：肿瘤呈浸润性生长形成明显环形狭窄，往往病程较短，但侵犯全周，食道近端扩张；④髓质型：瘤体同时向腔内、外发展，并累及周径大部，上下侵犯范围较长。

**2. 食管癌临床表现**

（1）早期食道癌症状常不明显，仅在吞咽粗硬食物时可能有不同程度的不适感觉，包括咽下食物哽噎感、食物通过缓慢，并有停滞感或异物感。哽噎停滞感常通过吞咽水后缓解消失。症状时轻时重，进展缓慢。

（2）中晚期食道癌典型的症状为进行性咽下困难，先是难咽干的食物，继而是半流质食物，最后水和唾液也不能咽下。患者逐渐消瘦、脱水、无力。持续胸痛或背痛表示为晚期症状。

**3. 食管癌影像学检查**

（1）早期：可见食管黏膜皱襞紊乱、粗糙或有中断现象，小的充盈缺损，局限性管壁僵硬，蠕动中断，小龛影等。

（2）中、晚期食管癌的影像表现：①溃疡型食管钡餐造影表现为较深的龛影，边缘稍有隆起，管腔狭窄可不明显；②蕈伞型病变常限于部分管壁，呈扁平的蕈状充盈缺损，突入管腔内，病变对侧食管壁可规则柔软；③缩窄型：病变累及食管全周，管腔呈环状或漏斗状狭窄，范围短，一般小于 5 cm，病变段黏膜平坦，近端食管明显扩张；④髓质型：病变范围较长多侵及食管全周，呈不规则的充盈缺损，食管壁增厚僵直，黏膜破坏。食道癌 CT 扫描显示为食道管壁不规则增厚或肿块，晚期可见周围侵犯，可有食管周围、纵隔、锁骨下及腹部淋巴结转移。

## 六、思考题

1. 食道癌的分型有哪些？
2. 食道癌与其他良、恶性病变的鉴别诊断有哪些？
3. 食道癌的淋巴结转移途径有哪些？

（赵培荣）

# 胃 溃 疡

## 一、病史

(1) 症状：上腹部疼痛 1 月，饥饿时明显，饮食可减轻。

(2) 体格检查：腹部无压痛，未触及肿块。

## 二、影像学资料及分析

影像学资料如图 90-1～图 90-4 所示。

**读片分析：**(1) GI 双对比相显示胃角区约 1 cm 大小致密钡龛，周围黏膜未见破坏，立位充盈相见龛影位于腔外，加压相显示龛影周围未见环堤及指压迹征，局部胃壁柔软、蠕动存在。

(2) CT 扫描显示胃角区胃壁轻度增厚，可见表面溃疡形成，增强后局部胃壁未见异常强化，胃周及腹腔淋巴结未见肿大。

## 三、诊断和鉴别诊断

### 1. 诊断

胃小弯胃角（良性）溃疡。

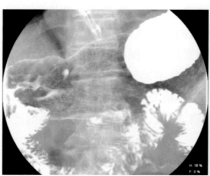

图 90-1　X 线立位

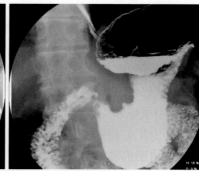

图 90-2　X 线立位

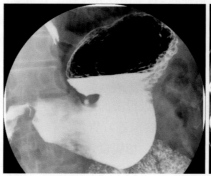

图 90-3　X 线立位

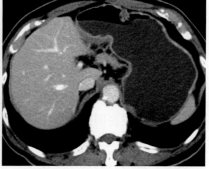

图 90-4　上腹部 CT 增强扫描

2. 诊断依据

(1) GI 双对比相显示胃角区约 1 cm 大小致密钡龛,周围黏膜完整、未见破坏。

(2) 立位充盈相见龛影位于腔外,加压相显示龛影周围未见环堤及指压迹征。

(3) 局部胃壁柔软、蠕动存在。

(4) CT 扫描显示胃角区胃壁轻度增厚,可见表面溃疡形成,增强后局部胃壁未见异常强化。

3. 鉴别诊断

胃溃疡需与溃疡型胃癌鉴别,溃疡型胃癌的溃疡大部分大于 2 cm,为腔内龛影,溃疡周围黏膜有破坏、中断,不能到达溃疡边缘,充盈加压相可见环堤及"指压迹"征,如肿瘤侵犯肌层可见局部胃壁僵硬;CT 扫描可见胃壁局限性增厚或肿块,肿块表面溃疡形成,增强扫描溃疡周围胃壁明显异常强化,可见黏膜下层低密度水肿带,可有胃周或腹腔淋巴结肿大。

# 四、影像学检查选择

(1) GI 是一种最基本的胃影像学检查工具,高质量的 GI 检查能显示一定大小及深度的胃溃疡,对细小、浅表的溃疡容易遗漏,特别依赖于检查者个人技术。

(2) 较大的胃溃疡在胃腔充盈良好时 CT 扫描容易显示,不是显示胃溃疡的优先工具,仅作为良恶性溃疡鉴别诊断的辅助检查工具。

# 五、要点和讨论

1. 胃溃疡生理病理

胃酸和胃蛋白酶是胃液中重要的消化物质。胃酸为强酸性物质,具有较强的侵蚀性;胃蛋白酶具有水解蛋白质的作用,可破坏胃壁上的蛋白质。然而,正常人的胃十二指肠黏膜的保护机制,足以抵抗胃酸及胃蛋白酶的侵蚀,但是,当某些因素损害了保护机制中的某个环节就可能发生胃酸及蛋白酶侵蚀自身黏膜而导致溃疡的形成。当过度胃酸分泌远远超过黏膜的防御和修复作用也可能导致溃疡发生。近年的研究已经表明,幽门螺杆菌和非甾体抗炎药是损害胃肠保护机制导致溃疡发病的最常见病因,胃酸在溃疡形成中起关键作用。此外,药物、应激、激素也可导致溃疡的产生,各种心理因素及不良的饮食生活习惯可诱发溃疡的出现。

2. 胃溃疡临床

典型的胃溃疡症状为上腹部饥饿痛,不典型可表现为上腹痛及上腹不适等。绝大部分人可出现各种消化不良的症状,但是有的也无任何症状,直至出现并发症。其常见的并发症主要有出血、穿孔、幽门梗阻、癌变。常见的胃肠道症状及全身症状主要有嗳气、反酸、上腹胀、胸骨后烧灼感、恶心、呕吐、纳差等。反酸及胸骨后烧灼感是由于贲门松弛,恶心、呕吐多提示溃疡可能处于活动期。频繁呕吐宿食,提示幽门梗阻。

3. 影像学

胃溃疡可发生在胃腔内黏膜面任何区域,以胃窦部最好发,且形态多样,溃疡直接征象(龛影)显示率低,多显示溃疡间接征象(痉挛、变形、管腔狭窄等);胃角区胃溃疡在 GI 检查最容易显示,表现最典型,胃体后壁次之。龛影为胃溃疡的直接征象,切线位,龛影凸出于胃内壁轮廓之处,呈乳头状或半圆形,龛影口部与胃腔交界处有约 0.5~1 cm 一段狭于龛影的口径,称为"狭颈征";在龛影口部有一边缘光滑细线状密度减低区称为"项圈征"。正位,龛影为圆形或椭圆形,其边缘光滑整齐,以龛影为中心的黏膜皱襞纠集呈放射状分布,溃疡周围黏膜无中断、破坏。

## 六、思考题

1. 胃溃疡的好发部位？胃内什么部位溃疡 GI 检查显示率最高？
2. 胃良恶性溃疡的鉴别诊断有哪些？
3. 胃溃疡的并发症有哪些？

（赵培荣）

# 案例 91

# 胃　癌

## 一、病史

(1) 症状：上腹不适、进食后饱胀 1 月。
(2) 体格检查：左上腹轻度压痛。

## 二、影像学资料及分析

影像学资料如图 91-1～图 91-4 所示。

**读片分析：**(1) GI 双对比相显示胃窦小弯侧较大不规则钡龛，边缘见黏膜中断、破坏，立位充盈加压相显示龛影位于腔内，边缘见环堤及指压迹征，局部胃壁稍平直、形态较固定。

(2) 增强 CT 扫描显示胃窦小弯侧胃壁局限性明显增厚，黏膜表面较大不规则溃疡形成，增强后局部胃壁明显异常强化，局部胃壁黏膜下层低密度水肿带中断。

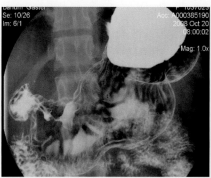

图 91-1　GIGI 双对比相

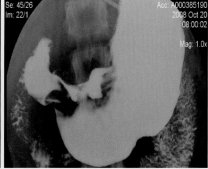

图 91-2　GI 检查立位充盈加压相

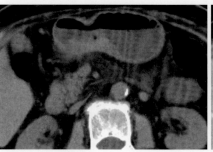

图 91-3　CT 平扫

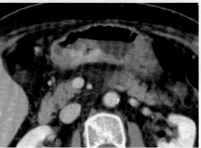

图 91-4　CT 增强扫描

## 三、诊断和鉴别诊断

### 1. 诊断

胃窦小弯侧溃疡型胃癌。

**2. 诊断依据**

（1）GI 双对比相显示胃窦小弯侧较大不规则钡龛，边缘见黏膜中断、破坏。

（2）立位充盈加压相显示龛影位于腔内，边缘见环堤及指压迹征，局部胃壁稍平直、形态较固定。

（3）增强 CT 扫描显示胃窦小弯侧胃壁局限性明显增厚，黏膜表面较大不规则溃疡形成。

（4）增强后局部胃壁明显异常强化，局部胃壁黏膜下层低密度水肿带中断。

**3. 鉴别诊断**

溃疡型胃癌需与良性溃疡、胃 GIST、淋巴瘤及胼胝型溃疡鉴别诊断。

（1）胃 GIST 在 GI 显示为黏膜下隆起圆形肿块，表面光整，仅表现为黏膜展平，未见黏膜破坏、中断，表面可有小溃疡形成；增强 CT 扫描显示胃黏膜下圆形肿块，有不同程度强化，表面胃黏膜完整、不增厚，胃周无增大淋巴结。

（2）胃淋巴瘤在 GI 多表现为胃黏膜广泛破坏、多发小结节样隆起伴多发浅小溃疡，胃壁不规则，管腔多无狭窄、梗阻，胃壁蠕动存在；增强 CT 扫描显示胃壁广泛显著增厚，有轻中度强化，无黏膜下层水肿带存在，可有胃周及腹腔淋巴结肿大，极少数胃淋巴瘤可表现为肿块、结节型。

（3）胃胼胝型溃疡由于溃疡深大、穿透肌层，经久不愈，溃疡周围有明显水肿、隆起，GI 显示溃疡深大、周围黏膜展平、似有中断，但龛影突出于腔外，溃疡周围未见明显环堤及指压迹征，可以与溃疡型胃癌鉴别。良性溃疡见上述，在此不赘述。进展期胃癌还需与胰腺炎引起的胃壁增厚鉴别，后者引起的胃壁增厚，胃黏膜不受累，这是鉴别的要点，此外可见胰腺的水肿、胰腺周围渗出等表现。

# 四、影像学检查选择

（1）GI 是胃病传统而基本的影像学检查工具，对于进展期胃癌检出率高，对于早癌则明显逊色于胃镜，但对于胃癌术前评估手术切除病变范围仍然有其临床实用价值。

（2）CT 检查及 MRI 检查虽然对于早期胃癌的检查率不如胃镜，但已经为实践证明是胃癌术前分期及全面评估的最佳影像学检查工具。

# 五、要点和讨论

**1. 胃癌生理病理**

（1）胃癌的发生很少直接从正常胃黏膜上皮产生，而多数是在胃黏膜上皮已发生异常改变或疾病（慢性萎缩性胃炎）的基础上产生。这中间有一演变过程，即由正常胃黏膜转变成胃黏膜上皮异常改变或疾病（即癌前变），部分癌前变（肠上皮化生）在有害因素（幽门螺杆菌等）持续刺激下再转变成胃癌。

（2）早期胃癌是指肿瘤浸润黏膜或黏膜下层者；进展期胃癌是指肿瘤浸润超过黏膜下层或伴有转移的中、晚期胃癌。

（3）胃癌分型：国内外较多采用的是 Borrmarm 的胃癌大体分型：0 型，肿瘤主要沿黏膜或黏膜下播散，亦称浅表播散型；Ⅰ型，肿瘤主要向胃腔内生长，呈息肉状，边界清楚，无溃疡，浸润不明显；Ⅱ型，肿瘤形成明显的溃疡，溃疡边缘隆起，呈环堤样改变，浸润不明显；Ⅲ型，肿瘤表现为明显的溃疡，边缘呈坡样，明显浸润改变；Ⅳ型，肿瘤呈明显浸润改变，主要向黏膜下、肌层、浆膜下浸润，临床上常称之为"皮革胃"。

（4）胃癌的组织学分类主要使用 WHO 的国际分型标准，分为 9 型：乳头状腺癌、管状腺癌、黏液腺癌、印戒细胞癌、腺鳞癌、鳞状细胞癌、类癌、未分化癌、未分类癌，其中管状腺癌占 80% 左右。不同的组织学类型具有不同的生物学表现，其与肿瘤的预后、发病年龄、转移方式有密切的关系，在肿瘤诊治中具有重要意义。

**2. 临床表现**

(1)胃癌发病有明显的地域性差别,在我国的西北与东部沿海地区胃癌发病率比南方地区明显为高,长期食用薰烤、盐腌食品的人群中胃癌远期发病率高;我国胃癌高发区成人 HP 感染率在 60% 以上;胃疾病包括胃息肉、慢性萎缩性胃炎这些病变都可能伴有不同程度的慢性炎症过程、胃黏膜肠上皮化生或非典型增生,有可能转变为癌。

(2)早期胃癌多数患者无明显症状,少数人有恶心、呕吐或是类似溃疡病的上消化道症状。疼痛与体重减轻是进展期胃癌最常见的临床症状。贲门胃底癌可有胸骨后疼痛和进行性吞咽困难;幽门附近的胃癌有幽门梗阻表现;肿瘤破坏血管后可有呕血、黑便等消化道出血症状。晚期胃癌患者常可出现贫血、消瘦、营养不良甚至恶病质等表现。

(3)胃癌转移的方式主要有:直接浸润、血行转移、腹膜种植转移、淋巴转移。

(4)胃癌的治疗:手术切除肿瘤是目前主要和最有效的治疗手段,化疗、放疗是辅助治疗手段,免疫生物治疗将成为未来最有前景的治疗手段。

**3. 影像学**

(1)肿块型胃癌在 GI 显示为腔内不规则充盈缺损,肿块表面黏膜破坏;溃疡型胃癌显示为腔内较大龛影(大部分大于 2 cm),周围黏膜有中断、破坏,有环堤及"指压迹"征;浸润型显示为黏膜广泛破坏、多发小溃疡,胃形态固定、蠕动消失,称为"皮革胃",浸润型胃癌位于胃窦幽门前区多有梗阻征象,胃腔内可见残留宿食及大量潴留液,钡剂排空障碍。

(2)肿块型胃癌在 CT 扫描上表现为胃壁向腔内突出肿块;溃疡型胃癌显示为局部胃壁明显增厚或肿块伴深大不规则溃疡形成;浸润型胃癌显示为胃壁弥漫性不规则增厚,可有浅溃疡形成。肿块型及溃疡型胃癌绝大部分为管状腺癌,CT 增强扫描有明显异常强化(CT 值大于 100 Hu),这是 CT 扫描显示判断癌组织的主要依据,也是判断肿瘤浸润深度的依据,管状腺癌主要以直接侵犯、血行及淋巴结转移为主,少发生腹膜种植转移。浸润型胃癌主要为低分化、未分化、印戒细胞癌及混合型(部分管状腺癌、部分未分化癌),很容易发生腹膜种植转移,而血行及淋巴结转移少而晚,增强 CT 扫描大部分无明显异常强化,给 T 分期带来困难。

(3)胃癌的 CT 扫描分期(TNM 分期):①T 代表原发肿瘤:$T_1$ 表示肿瘤局限于黏膜或黏膜下层,$T_2$ 表示肿瘤侵犯肌层,$T_3$ 表示肿瘤侵犯浆膜层,$T_4$ 表示邻近器官受侵犯;大部分胃癌(管状腺癌)都有肿瘤组织明显异常强化、延迟深入强化及黏膜下层水肿带明显增厚等特点,黏膜下层水肿带完整存在时为 $T_1$ 期,黏膜下层水肿带中断时为 $T_2$ 期,浆膜外不规则、毛糙或周围脂肪有侵犯为 $T_3$ 期(大网膜侵犯为 $T_3$ 期);②N 代表淋巴结转移:$N_0$ 无淋巴结转移,$N_1$ 表示胃周淋巴结(1~6 组)转移,$N_2$ 表示腹腔内深组淋巴结(7~11 组)转移;$N_3$ 代表腹膜后间隙淋巴结(12~16 组)转移;③M 代表远处转移:$M_0$ 表示无远处转移,$M_1$ 表示有远处转移,远处血行转移、腹膜腔播散种植转移、腹部以外远处淋巴结转移(食道旁除外)都用 $M_1$ 表示。

# 六、思考题

1. 胃癌的分型有哪些?
2. 胃癌与其他良恶性病变的影像学鉴别有哪些?
3. 胃癌的 CT 扫描分期有哪几期?

(赵培荣　赵俊功)

# 案例 92

# 十二指肠球溃疡

## 一、病史

（1）症状：中上腹痛及不适 3 周，空腹时明显。

（2）体格检查：中上腹部有轻压痛。

## 二、影像学资料及分析

影像学资料如图 92-1～图 92-2 所示。

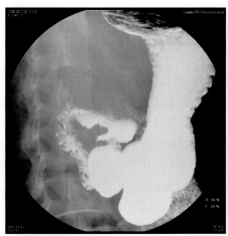 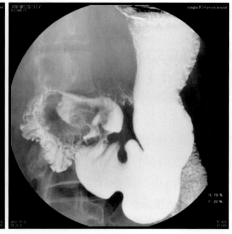

图 92-1　GI 充盈相　　　　　　　图 92-2　GI 充盈加压相

**读片分析**：GI 充盈相显示十二指肠球部大弯侧凹陷变形，充盈加压相可见钡龛及周围黏膜纠集，有激惹征象。

## 三、诊断和鉴别诊断

**1. 诊断**

十二指肠球溃疡。

**2. 诊断依据**

(1) GI 充盈相显示十二指肠球分叶状变形。

(2) 充盈加压相可见钡龛。

(3) 十二指肠球有激惹征象。

**3. 鉴别诊断**

十二指肠球溃疡需与胃黏膜脱垂鉴别。十二指肠球溃疡的直接征象是钡龛,间接征象是球变形,变形是深达肌层的慢性溃疡瘢痕形成收缩所致;较深而大的溃疡常导致球部分叶状变形,小的溃疡侧表现为球部一侧凹陷变形,以十二指肠球大弯侧凹陷变形多见。胃黏膜脱垂是发生慢性胃炎基础上,松弛的胃窦黏膜伴随胃蠕动脱入十二指肠球基底部所致充盈缺损,球呈典型的菌伞形改变,与十二指肠球溃疡所致球变形容易鉴别。

## 四、影像学检查选择

临床怀疑十二指肠球溃疡,首选影像检查工具是 GI,内镜则是最准确的检查工具,通常不选用 CT 等检查工具。

## 五、要点和讨论

**1. 十二指肠球溃疡生理病理**

溃疡的发生主要由于十二指肠球部黏膜的损害因素和黏膜自身防御修复因素之间失平衡有关,幽门螺杆菌(H. pylori)感染、非甾体抗炎药(NSAID)、胃酸分泌异常是引起溃疡的常见病因。主要因为生活或工作而引发情绪不稳定、过度疲劳、饮食没有规律、经常吸烟和酗酒而导致的。典型的溃疡底部活动期常分为四层:第一层急性炎性渗出物,由坏死的细胞、组织碎片和纤维蛋白样物质组成;第二层为以中性粒细胞为主的非特异性细胞浸润所组成;第三层为肉芽组织层,含有增生的毛细血管、炎症细胞和结缔组织的各种成分;第四层为纤维样或瘢痕组织层,可扩张到肌层,甚至达浆膜层。

**2. 十二指肠球溃疡临床**

十二指肠溃疡的典型临床表现有上腹痛及上腹不适等,绝大部分人可出现各种消化不良的症状,但是有的也无任何症状,直至出现并发症。其常见的并发症主要有出血、穿孔。常见的胃肠道症状及全身症状主要有嗳气、反酸、上腹胀、胸骨后烧灼感、恶心、呕吐、纳差等。

**3. 十二指肠球溃疡影像学**

十二指肠球溃疡的影像学表现分为直接征象和间接征象。①钡龛为诊断十二指肠球溃疡的直接征象,多见于球部偏基底部。正位双对比相及充盈加压相,钡龛呈圆形或椭圆形,较大龛影有时可见黏膜纠集,实践中不易拍到突出腔外的龛影;②十二指肠球变形:为十二指肠球溃疡常见的重要征象,是球溃疡最常见的间接征象。典型的表现为球外形呈三叶草型、花瓣型变形,小溃疡侧多表现为球一侧出现指状切迹,以球大弯侧多见,少数患者也可以表现为小球状等畸形和假憩室样改变。发生在十二指肠球基底部及幽门管的溃疡可以表现为幽门梗阻,而十二指肠球不显影;③"激惹征":也是活动性溃疡的间接征象,钡剂于球部不能停留,迅速排空,称为"激惹征"。已经愈合的溃疡仅表现为十二指肠球变形,见不到钡龛及"激惹征";较大而深的球溃疡即可以见到钡龛又能见到球变形、"激惹征";浅小的活动性溃疡仅能见到"激惹征",而见不到钡龛及变形;活动性溃疡的开始阶段,由于尚未形成疤痕,十二指肠球不变形,双对比相和充盈加压相观察直接征象钡龛非常重要,否则,容易造成相当比例(40%~50%)的球溃疡遗漏。

## 六、思考题

1. 十二指肠球溃疡常见病因有哪些?
2. 十二指肠球溃疡的直接影像学表现和间接影像学表现有哪些?
3. 十二指肠球溃疡的严重并发症有哪些?

(赵培荣)

# 案例 93
## 结直肠癌

## 一、病史

（1）症状：一月便血 3 次。

（2）体格检查：下腹触及肿块，轻压痛。

## 二、影像学资料及分析

影像学资料如图 93-1～图 93-2 所示。

**读片分析**：钡剂灌肠显示乙状结肠管腔不规则狭窄，肠黏膜破坏；增强 CT 扫描显示乙状结肠局限性管壁不规则增厚、管腔狭窄，增强后局部肠壁明显强化，浆膜层毛糙、不规则，肠周见多发肿大淋巴结。

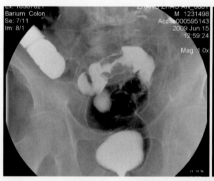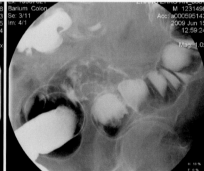

图 93-1　钡剂灌肠（乙状结肠不规则狭窄，肠黏膜破坏）

## 三、诊断和鉴别诊断

**1. 诊断**

乙状结肠癌。

**2. 诊断依据**

（1）乙状结肠局限性管壁不规则增厚、管腔狭窄，增强后局部肠壁明显强化，浆膜层毛糙、不规则。

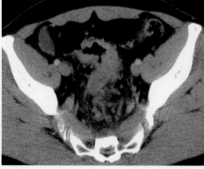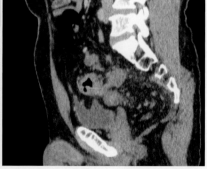

图 93-2　CT 增强扫描（乙状结肠局限性管壁不规则增厚伴异常强化，浆膜毛糙、不规则，肠周见多发肿大淋巴结）

（2）肠周见多发肿大淋巴结。

### 3. 鉴别诊断

结肠癌需与结肠淋巴瘤、炎性肠病及结肠 TB 等鉴别。

（1）结肠淋巴瘤少见，主要表现为肠壁明显均匀增厚，轻中度强化，管腔多见呈"动脉瘤样"扩张，病变范围通常较结肠癌长，常达 20 cm 以上；而结肠癌多表现为局限性肠壁不规则增厚或肿块，肠腔多有狭窄，浆膜层毛糙、不规则，肠周多见淋巴结肿大。

（2）结直肠炎性肠病中，克隆氏病可表现为局限性肠壁均匀增厚、水肿、管腔轻度狭窄，增强后轻度强化，浆膜层通常光整，肠周少见淋巴结肿大。

（3）结肠结核多发生在盲肠及升结肠下段，目前已大大减少，慢性期可见肠壁轻度均匀增厚、管腔狭窄，少见浆膜层不规则及肠周淋巴结肿大。

## 四、影像学检查选择

（1）钡剂灌肠检查是一种传统的结直肠病变影像学检查工具，对于进展期结直肠癌发现率高，对早期结直肠癌及息肉等遗漏率高。

（2）CT 扫描是目前临床最常用来检查和术前评估结直肠癌的影像学检查工具。

（3）MRI 检查也被临床越来越多地用于结直肠癌的术前评估，尤其是对于直肠癌的规范化术前分期及新辅助化疗中（按照 DISTANCE 标准）的发挥重要作用。

## 五、要点和讨论

### 1. 结直肠癌生理病理

结肠癌是指结肠黏膜上皮在环境或遗传等多种致癌因素作用下发生的恶性病变。发病原因与遗传、结肠腺瘤、息肉病、慢性炎症性病变、少纤维、高脂肪饮食习惯等有一定关系。结肠癌的大体肉眼分型可分：肿块型（菜花型、软癌）、浸润型（缩窄型、硬癌）和溃疡型三种。其中溃疡型最为常见，好发于左半结肠，易发生出血、感染，并易穿透肠壁，转移较早。组织学分型包括：①腺癌，约占四分之三；②黏液癌，分化低，预后较腺癌差；③未分化癌，分化很低，预后最差。

### 2. 结直肠癌临床

血便为结肠癌的主要症状，也是直肠癌最先出现和最常见的症状。由于癌肿所在部位的不同，出血量和性状各不相同。

（1）息肉型大肠癌患者可出现右下腹部局限性腹痛和腹泻，粪便呈稀水样、脓血样或果酱样，粪隐血试验多为阳性。随着癌肿的增大，在腹部的相应部位可以摸到肿块。

（2）狭窄型大肠癌容易引起肠梗阻，出现腹痛、腹胀、腹泻或腹泻与便秘交替。粪便呈脓血便或血便。

（3）溃疡型大肠癌的患者，可出现腹痛、腹泻、便血或脓血便，并易引起肠腔狭窄和梗阻，一旦发生完全性梗阻，则 haustra 腹痛加剧，并可出现腹胀、恶心、呕吐，全身情况急剧变化。在肿瘤的晚期：由于持续性小量便血可引起贫血；长期进行性贫血、营养不良和局部溃烂、感染毒素吸收所引起的中毒症状，导致患者消瘦、精神萎靡、全身无力和恶病质；由于急性穿孔可引起急性腹膜炎；肝脏肿大、腹水、颈部及锁骨上窝淋巴结肿大，常提示为肿瘤的晚期并发生转移。

### 3. 结直肠癌影像学

（1）X 射线：钡剂空气双重对比造影可以显示出肠腔内充盈缺损、肠腔狭窄、黏膜破坏等征象，从而确定肿瘤的部位和范围。

（2）CT 检查表现：早期结肠癌的 CT 扫描常见类似于腺瘤性息肉。结肠癌原发灶的主要 CT 征象有肠壁的不规则增厚、肿块、肠腔狭窄和局部肠壁的异常强化；肠壁外缘光滑锐利，表明癌肿仍局限于肠壁之内；肠壁浆膜面不规则、模糊不清，或伴有浆膜外的索条状影，表明癌肿已侵犯浆膜层；当肿瘤与邻近脏器间脂肪层消失时，表示周围脏器受侵可能。局部淋巴结转移是结肠癌的常见转移方式。盲肠和升结肠的淋巴主要是回流入结肠上淋巴结和结肠旁淋巴结，其中盲肠的淋巴还可流人中结肠淋巴结及肠系膜根部的主要淋巴结，而且肠系膜根部的淋巴结可以播散到腹膜后，并且沿主动脉旁淋巴结或主动脉腔静脉淋巴结群上行。结肠癌的远隔转移以肝脏为最多（75％），其次为肺，其他依次为肾上腺、卵巢、骨、脑等。

（3）结肠癌的分期诊断目前较为常用的是 TNM 分期和改良的 Dukes 分期。TNM 分期包括：T：肿瘤的原发灶；N：局部淋巴结；M：远处转移。直肠癌多采用 Dukes 分期，分为 3 个阶段：①癌肿局限于直肠；②癌肿侵及直肠外；③伴有淋巴结转移。

## 六、思考题

1. 不同部位结肠癌的临床症状有哪些？
2. 结肠癌与其他结肠良恶性病变的影像学鉴别诊断有哪些？
3. 直肠癌常用的 CT 扫描分期如何分？

（赵培荣　赵俊功）

# 案例 94

# 胃肠道间质瘤

## 一、病史

(1) 症状:呕血、黑便1天。

(2) 体格检查:左上腹轻压痛。

## 二、影像学资料及分析

影像学资料如图94-1~图94-4所示。

**读片分析:**(1) GI 显示胃底黏膜下大小约5 cm圆形隆起,表面光整,可见约1 cm钡龛,局部胃黏膜展平、未见破坏,胃壁柔软,蠕动存在。

(2) CT 扫描显示胃底黏膜下大小约5 cm圆形肿块,表面可见约浅溃疡形成,局部胃黏膜完整、未见破坏,增强后肿块强化不均,胃周未见淋巴结肿大。

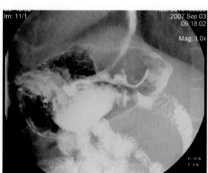

图94-1　GI双对比相

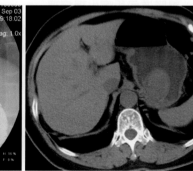

图94-2　CT平扫

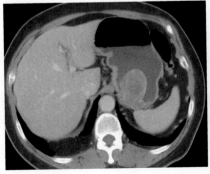

图94-3　CT增强扫描

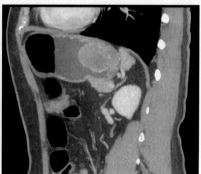

图94-4　CT多平面重建

## 三、诊断和鉴别诊断

**1. 诊断**

胃间质瘤。

**2. 诊断依据**

(1) GI 显示胃底黏膜下大小约5 cm圆形隆起,表面光整,可见约 1 cm 钡龛,局部胃黏膜展平、未见破坏。

(2) CT 扫描显示胃底黏膜下大小约 5 cm 圆形肿块,表面可见约浅溃疡形成,局部胃黏膜完整、未见破坏。

(3) 胃周未见淋巴结肿大。

### 3. 鉴别诊断

胃间质瘤需与肿块型胃癌及肿块型淋巴瘤鉴别。胃间质瘤为黏膜下肿块,表面光整,黏膜完整、未见破坏,极少见胃周淋巴结肿大;肿块型胃癌较少见,形态上有时很像间质瘤,表面欠光整,局部胃黏膜不完整、有黏膜破坏,增强扫描强化明显,胃周可有淋巴结肿大;淋巴瘤较少见,多呈梭形,表面欠光整,增强扫描成轻中度强化,黏膜有破坏和合并溃疡,可有胃周、腹膜后淋巴结肿大,有时与 GIST 难以鉴别。

## 四、影像学检查选择

(1) 怀疑胃肠道间质瘤患者首选 CT 扫描检查,CT 扫描不但能显示胃肠道间质瘤的存在、部位、大小、生长方式,而且能有效、准确评估肿瘤有否血行及腹膜腔播散转移。

(2) GI 不作为胃肠道间质瘤的常规检查工具,临床实践中,小的间质瘤及完全腔外生长型间质瘤非常容易遗漏。

(3) 对孕妇等辐射禁忌者,MRI 检查可作为替代检查工具,可起到 CT 扫描同样效果。

## 五、要点和讨论

### 1. 胃肠道间质瘤生理病理

(1) 胃肠道间质瘤除了罕见于食道外(主要为平滑肌瘤),胃肠道的其他部位均可发生,约 2/3 发生在胃。直径从 1~2 cm 到大于 20 cm 不等,呈局限性生长,大多数肿瘤没有完整的包膜,体积大的肿瘤可以伴随囊性变,坏死和局灶性出血,也可以穿透黏膜形成溃疡。肿瘤多位于胃肠黏膜下层(60%),浆膜下层(30%)和肌壁层(10%)。境界清楚,向腔内生长者多呈息肉样肿块常伴发溃疡形成,向浆膜外生长形成浆膜下肿块。临床上消化道出血与触及肿块是常见病征。位于腹腔内的间质瘤,肿块体积常较大。肿瘤大体形态呈结节状或分叶状,切面呈灰白色、红色,均匀一致,质地硬韧,黏膜面溃疡形成,可见出血、坏死、黏液变及囊性变。

(2) 显微镜下特点:70% 的胃肠道间质肿瘤呈现梭形细胞,20% 为上皮样细胞,目前学术界公认非梭形/上皮样细胞的细胞学形态可基本排除胃肠道间质肿瘤的诊断。胃肠道间质肿瘤的免疫组织化学的诊断特征是细胞表面抗原 CD117(KIT 蛋白)阳性,CD117 在胃肠道间质肿瘤的细胞表面和细胞质内广泛表达,而在所有非胃肠道间质肿瘤的肿瘤细胞内均不表达,CD117 的高灵敏性和特异性使得它一直是胃肠道间质肿瘤的确诊指标,但是 2%~10% 的 GIST 不表达 CD117。CD34 是一种跨膜糖蛋白,存在于内皮细胞和骨髓造血干细胞上,它在间叶性肿瘤的表达有一定意义,CD34 在 60%~70% 的胃肠道间质肿瘤中阳性,但由于它可在多种肿瘤中表达,但 CD34 能有效地将 GIST 与纤维腺瘤病鉴别。平滑肌肌动蛋白(SMA)、结蛋白(典型肌肉的中间丝蛋白)及 S-100(神经标志物)一般阳性率分别是 30%~40%、1%~2%(仅见于局部细胞)及 5%,均没有诊断的特异性。

### 2. 胃肠道间质瘤临床表现

胃肠道间质瘤占胃肠道恶性肿瘤的 1%~3%,多发于中老年患者,大部分发生于胃(50%~70%)和小肠(20%~30%),结直肠约占 10%~20%,食道占 0~6%,肠系膜、网膜及腹膜后间隙较少见。胃肠道间质瘤无特异性临床表现,胃肠道出血是最常见症状。转移主要在肝和腹腔。手术切除是胃肠道间质肿瘤首选且唯一可能治愈的方法,GIST 高危患者术后复发转移率高。对胃肠道间质瘤复发、转移患者,格列伟治疗和控制复发效果良好。

**3. 胃肠道间质瘤影像学检查**

(1) 胃肠道间质瘤在 GI 表现为胃肠道腔内形态较规则,边缘整齐的充监缺损,或局部胃腔外压移位改变,瘤体周围局部黏膜撑开、展平、弧形移位,但无连续性中断,壁柔软,蠕动正常,可见龛影形成。

(2) 在 CT 扫描可见,良性胃肠道间质瘤肿块自径多小于 5 cm,密度均匀,边界清楚,偶可见细小钙化点,肿块很少坏死,或仅轻度压迫邻近器官或组织,多呈实体性均匀强化。恶性者肿块自径大多大于 5 cm,边界欠清常与周围器官或组织粘连,形态不规则,可分叶状,肿块密度不均匀,可见坏死、囊变,或肿块周边密度均匀,中心出现坏死、囊变及出血,肿瘤内部多呈中等或明显强化,坏死、囊变区无强化,常可见肝脏、腹膜腔的转移灶。

(3) MRI 检查显示胃肠道间质瘤肿块信号不均匀,$T_1WI$ 以低信号为主,$T_2WI$ 以高信号为主,内部液化坏死区 $T_1WI$ 低信号,$T_2WI$ 高信号,增强扫描肿块中度不均匀强化,坏死区无强化。

# 六、思考题

1. 胃肠道间质瘤生长方式和转移途径有哪些?
2. 胃肠道间质瘤的良恶性鉴别有哪些?
3. 胃肠道间质瘤的治疗有哪些?

(赵培荣　赵俊功)

# 案例 95
# 肝脏海绵状血管瘤

## 一、病史

(1) 症状:患者,男性,43 岁,腹胀 3 个月,既往无明显不适。

(2) 体格检查:腹部触诊发现肝左叶增大。左上腹饱满。腹软。

(3) 实验室和辅助检查:血常规如常,AFP 正常。乙肝五项正常;腹部 B 超示肝左叶增大,见一不均匀强回声占位,边缘清,CDFI 示内部血流丰富。

## 二、影像学资料及分析

影像学资料如图 95-1~图 95-4 所示。

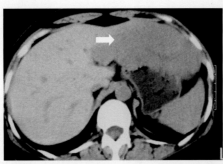

图 95-1 肝脏 CT 平扫示:肝左叶明显增大,见一略低密度团块(直箭),边缘清,内部密度均匀

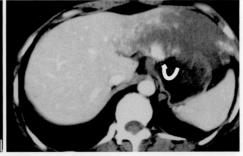

图 95-2 肝脏 CT 增强扫描动脉期:肝左叶团块周边结节样、棉团样强化(弯箭),病灶中央无强化。

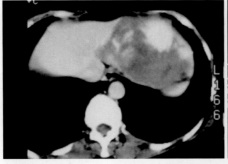

图 95-3 肝脏 CT 增强扫描门脉期:肝左叶团块周边强化向中央充填

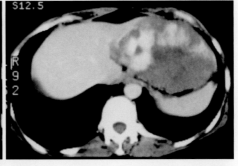

图 95-4 肝脏 CT 增强扫描延时期:肝左叶团块周边强化向中央充填,病灶边缘清晰。

　　**读片分析**:肝海绵状血管瘤为最常见的良性肿瘤,影像表现有特征性,多为低密度灶,边缘清楚,大小不一,可多发,平扫时为均匀低密度,肿块较大时中央有坏死或瘢痕。增强扫描:肿块动脉期呈周边结节样强化,门脉期向中央充填,延时病灶呈高密度,表现为"快进慢出"表现。图95-1肝脏CT平扫示肝左外叶体积增大,形成一低密度肿块(直箭),边缘清晰,肿块内部密度均匀,肿块与周边组织结构界限清晰。图95-2为增强扫描动脉期,肿块周边见棉团状、结节样明显强化,肿块中央尚无造影剂进入。图95-3增强扫描门脉期,肿块周边结节样强化扩大,并逐渐向中央充填,图95-4增强延时期,肿块大部分明显强化,中央部分无强化。

## 三、诊断与鉴别诊断

### 1. 诊断

　　肝左外叶海绵状血管瘤(cavernous hemangioma)。血管瘤为肝内最常见良性肿瘤,大多为海绵状血管瘤,影像表现具有特征性,为早期周边明显强化,延时期仍为高密度,呈"快进慢出型"强化。血管瘤大部分为单发性,9%~22%为多发性。

### 2. 诊断依据

　　肝左外叶膨胀明显,包膜完整,周边脂肪间隙清晰。肿瘤定位在肝左外叶,体积较大,病灶呈均匀低密度,边缘清,增强后:动脉期呈周边结节样、棉团样明显强化,门脉期及延时期强化向中央充填,呈"快进慢出"表现。符合海绵状血管瘤的影像表现。

### 3. 鉴别诊断

　　(1) 小肝癌:多伴有肝硬化背影,CT平扫呈低密度,MRI-$T_1$为低信号,$T_2WI$为高信号。增强扫描:动脉期明显强化,门脉期及延时期呈廓清改变,呈"快进快出"改变,可见假包膜。部分结节内见脂肪变性。MRI-DWI呈扩散受限改变。

　　(2) 局灶性结节样增生:多于女性,多位于肝包膜下,CT平扫呈低-等密度,MRI-$T_1WI$为等低信号,$T_2$为等高信号,增强后动脉期均匀明显强化,门脉期及延时期呈等-略低密度,无包膜。部分病灶有星芒状中央瘢痕,早期不强化,延时强化。MRI检查显示瘢痕具有特征性,$T_2WI$为高信号,$T_1WI$为低信号,延时强化。

　　(3) 腺瘤:多见于口服避孕药的育龄期女性,腺瘤较大,可有出血、囊变,部分有假包膜,CT平扫为低密度灶,边缘清,MRI-$T_1$为低信号,$T_2WI$为高信号,可有囊变、出血,增强后动脉期呈明显强化,门脉期及延时呈等—低密度。

　　(4) 肝炎性假瘤:病因不祥,病理为大量纤维结缔组织增生伴有浆细胞为主要的慢性炎性细胞浸润而形成的结节病变,CT平扫:等密度或低密度,边界不清,MRI检查显示-$T_1W$为低信号,$T_2WI$为高信号,增强扫描:动脉期轻度强化,门脉期或延迟期病灶边缘强化,分隔强化,可有中心强化病灶边界显示清晰,似有缩小。

## 四、影像学检查选择

　　肝血管瘤缺乏特异性临床表现,影像学检查(如B超、CT、MRI)是目前诊断肝血管瘤的主要方法。

　　(1) B超检查:为最常用的诊断方法。肝血管瘤的B超表现为高回声,呈低回声者多有网状结构,密度均匀,形态规则,界限清晰。较大的血管瘤切面可呈分叶状,内部回声仍以增强为主,可呈管网状或出现不规则的结节状或条块状的低回声区,系血管腔内血栓形成、机化或钙化所致。造影超声:对影像学表现不典型的肝血管瘤病例,可考虑选择性采用肝脏造影超声检查。典型的血管瘤超声造影表现为动脉期于周边出现结节状或环状强化,随时间延长逐渐向中心扩展,此扩展过程缓慢,门脉期及延迟期病灶仍处于增强状态,回声等于或高于周围肝组织。

(2) CT 检查:CT 平扫检查表现为肝实质内境界清楚的圆形或类圆形低密度病灶,少数可为不规则形。CT 造影剂增强或延迟扫描呈先有肿瘤周边过度增强,逐渐向中心填充呈等密度,呈快进慢出型强化方式。

(3) MRI 检查:MRI-$T_1$ 加权呈低信号,$T_2$ 加权呈高信号,且强度均匀,边缘清晰,与周围肝脏反差明显,被形容为"灯泡征",这是血管瘤在 MRI 的特异性表现。增强后呈"快进慢出"改变,同 CT 增强扫描表现。

(4) 核素血池扫描常呈强填充,而 $^{99m}$Tc-PMT 扫描则无摄取,但小血管瘤不易显示。

(5) 肝动脉造影在动脉相时病灶周边出现"血管湖"造影剂滞留时间长,但无肝癌所示的肿瘤血管。

## 五、要点与讨论

### 1. 诊断要点

(1) 肝 CT 表现:平扫多为边缘清晰的低密度病灶。无肝硬化背影。

(2) 增强扫描有 3 种强化形态:Ⅰ型强化病灶动脉期呈明显均匀强化,多见于直径小于 2 cm 的血管瘤,Ⅱ病灶动脉期周边强化,门脉期向中央充填,延时期病灶完全充填。Ⅲ病灶动脉期周边结节样强化,并向中央充填,延时期不能完全充填病灶。

(3) 超声检查表现多样,多数表现为高回声团或筛网状结构,边缘清晰;小的血管瘤可为均匀低回声;大的血管瘤>5 cm 肿瘤表现为混合性回声,边界清晰。但 US 主要用于肝脏病变的筛查与随访。

(4) MRI 检查有特征性表现灯泡征,指血管瘤内血流慢,$T_1$WI 为均匀低信号,$T_2$WI 随回波时间延长,信号逐渐增高,重 $T_2$WI 上信号更高,为特征性表现。如果瘤内有纤维化或囊变可致信号不均匀。GD-DTPA 动态增强扫描表现同 CT 扫描。

### 2. 讨论

肝血管瘤是最常见的肝脏良性肿瘤,临床上以海绵状血管瘤(cavernous hemangioma)最多见,患者多无明显不适症状,常在 B 超检查或在腹部手术中发现。可发生于任何年龄,但常在成年人出现症状,女性为多。血管瘤大多为单发性,9%~22% 为多发性,其中 90% 为海绵状血管瘤,影像表现具有特征性,为早期周边明显强化,延时期仍为高密度,呈"快进慢出型"强化。

(1) 血管瘤分类:按病理可分为 4 型:①海绵状血管瘤(最为常见);②硬化性血管瘤;③血管内皮细胞瘤;④毛细血管瘤。

(2) 病理:肿瘤表面呈暗红或紫色,外有包膜,切面呈海绵状。有时血管瘤内可见血栓形成和瘢痕,偶有钙化。显微镜下血管瘤是一内壁为不同大小的扁平内皮细胞的血管管道构成交通的空隙网,其中含红细胞,有时可见新鲜的机化血栓。肿瘤与周围组织分界清楚。外观呈紫红色,质软,可压陷,切除标本萎瘪,切端呈囊状或筛状空隙——海绵状,间见瘢痕甚或钙化。镜下见大小不同血管腔,由扁平内皮细胞构成管壁表面,腔间隙由纤维组织构成。

海绵状血管瘤的组织学分为薄壁型和厚壁型两种,前者管壁薄而缺乏肌层,血管腔隙扩大显著;后者壁厚而血管腔隙小,管腔内纤维间隔组织较多。

血管瘤典型影像学表现:病灶密度均匀,少有钙化,边缘光整,增强扫描有特征性,表现为早期周边明显强化,延时期仍为高密度,呈"快进慢出型"强化。血管瘤有 3 种强化形态:Ⅰ型强化病灶动脉期呈明显均匀强化,多见于<2 cm 血管瘤,Ⅱ病灶动脉期周边强化,门脉期向中央充填,延时期病灶完全充填。Ⅲ病灶动脉期周边结节样强化,并向中央充填,延时期不能完全充填病灶。

# 肝 脓 肿

## 一、病史

(1) 症状:患者,男性 65 岁,发热 1 周,肝区疼痛 3 天,食欲减退,无力,精神萎靡,既往无肝病史,无乙肝病史,无腹泻。

(2) 体格检查:肝区扣痛、腹胀、腹部无压痛反跳痛,腹部未扪及包块。

(3) 实验室和辅助检查:CPR95,WBC $13.2 \times 10^9$,中性粒细胞升高,空腹血糖 8.23 mmol/L 肝功受损,y - GT 128 IU/L, ALP 124 IU/L。

## 二、影像学资料及分析

影像学资料如图 97 - 1～图 97 - 3 所示。

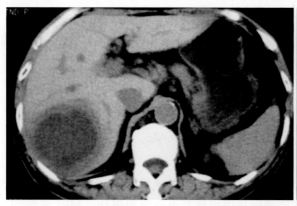

图 97 - 1 肝脏 CT 平扫:肝右后叶内见一低密度团块,内部密度均匀,见一略低密度环,病灶边缘模糊

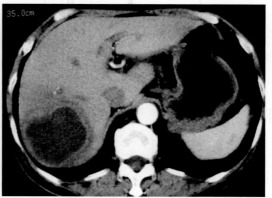

图 97 - 2 肝脏 CT 增强扫描动脉期:肝右后叶病灶呈环形强化,呈靶征,病灶中央为低密度,周边见强化环,环周边为低密度区,病灶边缘模糊

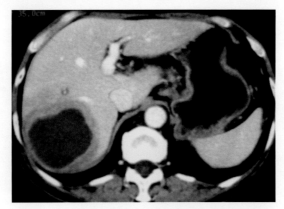

**图 97 - 3**　肝脏 CT 增强扫描门脉期:肝右后叶病灶
呈环形强化,较动脉期强化明显

　　**读片分析**:肝右后叶包膜下见一低密度团块,呈囊性,内部密度均匀,见一略低密度囊壁,病灶边缘
模糊(见图 97 - 1),肝脏 CT 增强扫描:肝右后叶病灶囊壁呈环形强化,表现为"靶征",病灶中央为低密
度,周边见强化环,环周边为低密度区,病灶边缘模糊(见图 97 - 2～图 97 - 3)。

## 三、诊断与鉴别诊断

### 1. 诊断

　　肝脓肿 liverabscess。肝脓肿临床上以细菌性多见,影像表现为单发或多发低密度区,圆形或椭圆
形,病灶边缘不清,增强后脓肿壁呈单环、双环或三环结构,代表脓肿壁的结构:由外到内分别为水肿、纤
维肉芽组织和炎性坏死组织。此病例为单囊性病灶,环形强化,符合肝脓肿诊断。

### 2. 鉴别诊断

　　(1) 肝癌:肝细胞癌与肝脓肿平扫均为低密度,增强扫描有助于鉴别,肝细胞癌动脉期明显强化,延
时扫描为低密度,为快进快出改变,肝脓肿为渐进性强化。

　　(2) 肝转移瘤:多发,增强后呈"牛眼征",周边水肿区少,肝组织一过性强化较肝脓肿少。

　　(3) 肝内胆管细胞癌:与肝脓肿在影像表现上有重叠,胆管细胞癌多边缘分叶状,增强后呈周边延
时强化,远侧肝内胆管扩张。

## 四、要点与讨论

### 1. 诊断要点

　　临床表现肝区痛、发热为主要症状,影像表现为肝内低密度灶,呈单囊性或多房性,边缘模糊,增强
后呈双环或三环强化,表现为靶征。病灶周边肝实质增强后因炎性充血改变而强化。MRI 成像,$T_1WI$
为低信号,$T_2WI$ 为高信号,DWI 成像有特征性,病灶囊液内呈高亮信号。

### 2. 讨论

　　肝脓肿是细菌、真菌或溶组织阿米巴原虫等多种微生物引起的肝脏化脓性病变,若不积极治疗,死
亡率可高达 10%～30%。肝脏内管道系统丰富,包括胆道系统、门脉系统、肝动静脉系统及淋巴系统,
大大增加了微生物寄生、感染的概率。肝脓肿分为三种类型:①细菌性肝脓肿常为多种细菌所致的混合

感染,约为 80%;②阿米巴性肝脓肿约为 10%,③真菌性肝脓肿低于 10%。

临床上主要以寒战、高热、肝区疼痛、肝大和局部压痛为主要表现。全身性细菌感染,特别是腹腔内感染时,细菌可侵入肝脏,如患者抵抗力弱,就可能发生肝脓肿。本病多见于男性,男女发病率之比约为 2∶1。近年来本病的性别差异已不明显,这与女性胆道疾病的发病率较高有关,而胆源性肝脓肿在化脓性肝脓肿中比例最高,隐源性肝脓肿中 25% 伴有糖尿病。

脓肿早期为肝组织充血水肿、蜂窝织炎,进而坏死液化形成脓腔,融合成较大的圆形或不规则形脓肿。脓肿中心为脓液和坏死肝组织,周围有纤维肉芽组织包裹和炎性细胞浸润、水肿。多房性脓肿由纤维肉芽组织或尚未坏死的肝组织形成房内分隔。

影像检查可以反应脓肿的病理改变,平扫脓腔呈单发或多发低密度,20% 病灶内见气体或液平面,增强后脓肿壁渐进性强化,周边炎性水肿不强化,呈"靶征"。单发性,多位于右叶,平扫为低密度灶,边缘模糊,增强后呈双环征,强化环为纤维肉芽组织,周边低密度环为水肿区。MRI - DWI 成像有特征性,表现为高亮信号。

## 五、影像检查方式

(1) 超声波检查:对诊断及确定脓肿部位有较肯定的价值,早期脓肿液化不全时需与肝癌鉴别。①脓肿前期,病灶为不均匀,边界不清楚的低回声区,周边组织水肿区可产生较宽的声圈;②脓肿液化后,表现为边缘清楚的无回声区、壁厚。脓腔内可随液化程度形成不同的回声表现,无回声区、细点样回声、分隔样回声等。还可以帮助了解脓腔的部位、大小及距体表的深度,以便确定脓肿的最佳穿刺点和进针方向与深度,或者为手术引流提供入路选择。

(2) CT 检查:CT 扫描可发现脓肿的大小及形态,显示脓肿在肝脏中的确切部位,为临床医师行脓肿穿刺及手术引流提供清晰、直观的影像学资料。主要表现为肝内低密度区,CT 值略高于肝囊肿,边界多数模糊不清,有时低密度区内可出现块状影。注射造影剂后其外围增强明显,边界更加清楚。增强扫描的典型表现是脓肿壁的环状增强(靶征),出现"靶征"强力提示脓肿已形成。可见单个或多个圆形或卵圆形界限清楚、密度不均的低密区,内可见气泡。

(3) MRI 检查:肝脓肿早期因水肿存在,故在 MRI 检查时具有长 $T_1$ 和 $T_2$ 的特点。在 $T_1$ 加权像上表现为边界不清的低信号强度区,而在 $T_2$ 加权像上信号强度增高。当脓肿形成后,脓腔在 $T_1WI$ 上呈稍高信号,$T_2WI$ 为高信号,DWI 呈特征性高亮信号。脓肿壁呈低信号同心环状改变,内层为肉芽组织,$T_1WI$ 呈稍低或等信号,$T_2WI$ 为高信号,外层为纤维组织增生,$T_1WI$、$T_2W$ 为低信号,是典型表现。

## 六、思考题

1. 肝脓肿的影像表现有哪些?
2. 肝脓肿与肝癌、胆管细胞癌的鉴别有哪些?

(张国滨)

# 案例 98
# 肝 硬 化

## 一、病史

（1）症状：患者，男 58 岁，乙肝病史 20 年，近 2 年乏力、腹胀、肝脾轻度肿大、轻度黄疸，消瘦、面色晦暗。

（2）体格检查：肝脏质硬、体积缩小，表面呈结节样，脾脏增大，腹胀。

（3）实验室和辅助检查：乙肝表面抗原阳性、乙肝 e 抗体阳性、乙肝核心抗体阳性，AST 49 IU/L，AFP 42.67 ng/ml，ca125 63 IU/ml，血清总蛋白正常。白蛋白降低. 空腹血糖 9.69 mmol/L。

（4）B 型超声波检查：示肝脏表面不光滑，肝实质回声增强，粗糙不匀称，门脉直径增宽，脾大。

## 二、影像学资料及分析

影像学资料如图 98-1～图 98-4 所示。

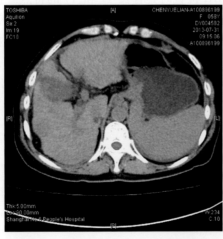 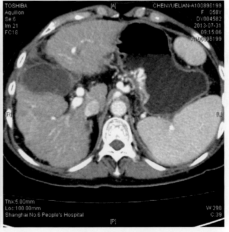

图 98-1　肝脏 CT 平扫：肝脏体积缩小，　　图 98-2　肝脏 CT 增强扫描动脉期：肝脏
　　　　　肝裂增宽，肝表面呈结节状、波　　　　　　　　实质内未见异常强化灶，脾脏
　　　　　浪状改变。脾脏增大　　　　　　　　　　　　增大，胃底静脉曲张

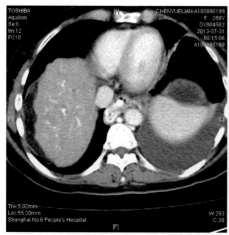 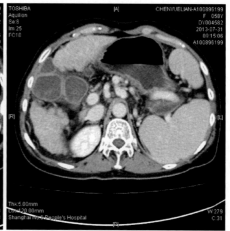

图98-3 肝脏CT增强扫描门脉期:肝脏　　图98-4 肝脏CT增强扫描门脉期:肝脏
　　　　实质内未见异常强化灶,脾脏　　　　　　体积缩小,肝表面呈结节样,脾
　　　　增大,食管下段静脉曲张　　　　　　　　脏增大,胃冠状静脉迂曲扩张

**读片分析:**肝脏CT平扫(见图98-1)肝脏体积缩小,肝裂增宽,肝表面呈结节状、波浪状改变,肝叶比例失调,增强扫描后:肝实质内呈均匀强化,动脉期未见异常强化结节(见图98-2)。脾脏体积增大。食管下段、胃底静脉曲张、迂曲(见图98-3~图98-4)。

# 三、诊断与鉴别诊断

## 1. 诊断

肝硬化(liver cirrhosis):患者乙肝病史多年,影像检查示肝脏体积缩小,肝裂增宽,肝各叶比例失调,肝内密度不均匀,增强后无明显强化结节。脾脏增大。侧支循环形成。食管下段、胃底静脉曲张。脐静脉、副脐静脉开放。

## 2. 鉴别诊断

(1)布-加综合征:布-加综合征由各种原因所致肝静脉和其开口以上段下腔静脉阻塞性病变引起的常伴有下腔静脉高压为特点的一种肝后门脉高压症,影像表现为:肝肿大、腹水、奇静脉开放,肝段下腔静脉狭窄或肝静脉阻塞。无乙肝病史。

(2)血吸虫性肝硬化:有血吸虫感染史,肝脏体积缩小,肝叶比例失调,肝内见网格样、条索样钙化为特征性改变,降结肠、乙状结肠黏膜钙化。

(3)肝脾肿大:如血液病、代谢性疾病引起的肝脾肿大,必要时可做肝穿刺活检。

# 四、要点与讨论

## 1. 诊断要点

有乙肝病史。

(1)代偿期:肝脏体积正常或增大。

(2)失代偿期:①肝脏边缘轮廓呈结节样改变,体积缩小,肝叶比例失调,肝裂增宽,尾状叶增生肥大;②肝硬化再生结节(RN):增强扫描强化程度与肝实质一致,MRI检查 $T_1WI$ 上呈等信号,$T_2WI$ 为低信号,当结节 $T_2$WI 信号增高时,动态增强扫描早期强化,提示癌变可能;③侧支循环形成:食管下段、胃底静脉曲张;门脉左支与脐静脉、副脐静脉开放;脾肾静脉分流等;④门静脉血栓;⑤脾脏增大。

**2. 讨论**

肝硬化(cirrhosis of liver)是一种常见的慢性病,是以肝细胞变性、坏死、再生、纤维组织增生、肝结构和血管循环体系改建为特征的一种病理过程。在我国大多数为肝炎后肝硬化,少部分为酒精性肝硬化和血吸虫性肝硬化。临床上以肝功能损害和门脉高压为主要表现。肝硬化代偿期:肝、脾肿大,硬度增加。失代偿期:肝脏逐渐缩小,临床上出理腹水、脾肿大、食管静脉曲张,晚期出现黄疸、上消化道出血、肝性脑病等。一般随着病变的发展,肝脏逐渐缩小、变硬,肝表面变得凹凸不平,肝内血管受到增生结节和纤维化组织的压迫,血流受阻,门脉压力升高,进而侧支循环开放。门脉血流减慢可致血栓形成。

病理上分为:门脉性肝硬化、坏死后肝硬化、胆汁性肝硬化。

(1)门脉性肝硬化的早、中期肝体积正常或略大,重量增加,质地稍硬或正常、伴有明显脂肪变性。后期肝体积缩小,重量减轻,硬度增加。肝表面和切面见许多由数个假小叶构成的颗粒和结节。

(2)坏死后性肝硬化的肝体积缩小以左叶为著,重量减轻,质地变硬。肝表面和切面见较大且大小不一的结节,镜下见肝实质呈灶状、带状、甚至整个肝小叶坏死,代之以纤维组织增生形成间隔,将原来的肝小叶分割为假小叶。纤维间隔不规则、厚薄不均,假小叶大小不等。

(3)胆汁性肝硬化少见,肝体积常增大,晚期可轻度缩小,硬度中等,表面平滑,小叶的改建较前两者轻。

再生结节(regenerative nodules,RN)发生于肝硬化背景中,再生结节周边被纤维间隔包绕。不典型增生结节(dysplastic nodule)根据增生的程度分为低级(low grade)和高级(high grade)。从良性再生结节至癌变结节分为 4 个过程:再生结节、不典型增生结点(Dysplastic nodule,DN)(<1 mm)、不典型增生结节(dysplastic nodule)(>1 mm),肝细胞肝癌(HCC)。肝硬化再生结节(RN)与不典型增生结节(DN):为肝硬化向肝细胞癌发展的中间阶段,RN 血供未见异常,DN 95% 为门脉供血为主,5% 的低级别 DN 有动脉供血,30% 的高级 DN 动脉供血增多。在肝硬化的多步癌变过程中,正常的门脉及动脉血供逐渐减少,异常动脉血供增加。MRI 对 RN/DN 有鉴别价值,RN 和低级 DN 表现为 $T_1$WI 为高或等信号,$T_2$WI 为低信号,当结节 $T_2$WI 为等、高信号,$T_1$WI 为低信号时,并动脉期强化,则提示癌变可能。

**3. 临床表现**

1)代偿期(一般属 Child-Pugh A 级)

可有肝炎临床表现,亦可隐匿起病。可有轻度乏力、腹胀、肝脾轻度肿大、轻度黄疸。

2)失代偿期(一般属 Child-Pugh B、C 级)

有肝功损害及门脉高压症候群。

(1)全身症状:乏力、消瘦、面色晦暗,尿少、下肢水肿。

(2)消化道症状:食欲减退、腹胀、胃肠功能紊乱甚至吸收不良综合征,肝源性糖尿病,可出现多尿、多食等症状。

(3)出血倾向及贫血:齿龈出血、鼻衄、紫癜、贫血。

(4)内分泌障碍:蜘蛛痣、肝掌、皮肤色素沉着、女性月经失调、男性乳房发育、腮腺肿大。

(5)低蛋白血症:双下肢水肿、尿少、胸腹腔积液。

(6)门脉高压:腹腔积液、胸腔积液、脾大、脾功能亢进、门脉侧支循环建立、食管-胃底静脉曲张,腹壁静脉曲张。

# 五、影像学检查

(1)X 线检查:食管-胃底钡剂造影,可见食管-胃底静脉出现虫蚀样或蚯蚓样静脉曲张变化。

（2）B型及彩色多普勒超声波检查：肝被膜增厚，肝脏表面不光滑，呈波浪状或锯齿状改变，肝实质回声弥漫性增强，粗糙不匀称，可见低回声再生结节，脾大，腹腔积液。CDFI显示门静脉流速减慢。

（3）CT检查：CT扫描表现为肝缘表面呈结节状、波浪状改变，体积缩小，肝叶比例失调，肝裂增宽，增强扫描后：肝实质内呈均匀强化，增生结节呈等密度。脾脏增大。静脉曲张，常见于胃底、食管下段、脐静脉等。肝门增宽、脾大、腹腔积液。

（4）MRI检查：MRI表现与CT表现相似，肝脏再生结节（RN），不典型增生结节（DN）在MRI检查最为敏感，$T_1WI$为高、等信号，$T_2WI$为低信号，当结节 $T_2WI$ 为等、高信号时，提示癌变可能。

## 六、思考题

1. 肝硬化的影像表现有哪些？
2. 肝硬化侧支循环的影像表现有哪些？
3. 布-加综合征的影像表现有哪些？

（张国滨）

# 案例 99

# 肝 癌

## 一、病史

(1) 症状:患者,男,36 岁,腹胀、乏力、厌食油腻 7 年,肝脾轻度肿大、轻度黄疸,消瘦、面色晦暗 3 年,近 2 个月来腹胀、腹痛。

(2) 体格检查:肝脏体积增大,质硬,腹胀,平软。

(3) 实验室和辅助检查:

乙肝表面抗原阳性、乙肝 e 抗体阳性、乙肝核心抗体阳性,AST 62 IU/L, ALP 348 IU/L, y - GT 302 IU/L, TBIL 25.5 umol, AFP 276.8 ng/ml, CEA 7.4 ng/ml。白蛋白 28 g/L。

超声提示肝右叶不均质低回声肿块,边缘欠清,CDFI 示肿块内血流丰富,肝动脉血流增速。

## 二、影像学资料及分析

影像学资料如图 99 - 1～图 99 - 4 所示。

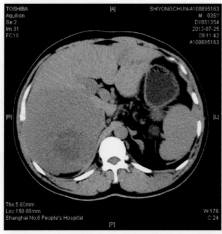 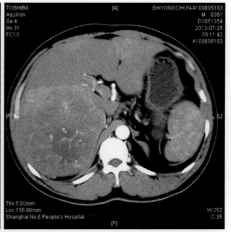

图 99 - 1　肝脏 CT 平扫:肝右叶体积增大,内见一略低密度肿块,边缘欠清

图 99 - 2　肝脏 CT 增强扫描动脉期:肝右叶团块呈明显强化,肿块内见迂曲强化血管,肿块边缘较清

## 一、病史

(1) 症状:患者,男性 62 岁,肺腺癌术后 2 年,腹胀不适、厌食、乏力、消瘦 3 个月,肝区胀痛 1 个月。

(2) 体格检查:肝肿大,质韧,表面扪及结节。

(3) 实验室和辅助检查:

化验:WBC $1.9 \times 10^9$,y-GT 125 IU/L,AST 49 IU/L,AFP 42.67 ng/ml,CEA 24.64 ng/ml,CA-125 86.52 IU/ml,NSC 83.41 $\mu$g/L,CA-199 32.77 IU/ml。糖化血红蛋白 7.3%。

超声:肝内见多个低回声结节,边缘欠清,CDFI 结节周边见血流信号。

## 二、影像学资料及分析

影像学资料如图 100-1~图 100-4 所示。

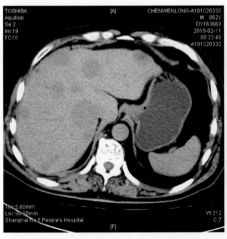

图 100-1 肝脏 CT 平扫:肝内见多发低密度结节,部分边缘欠清

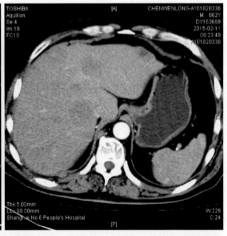

图 100-2 肝脏 CT 增强扫描动脉期:肝内多发结节动脉期呈轻度强化

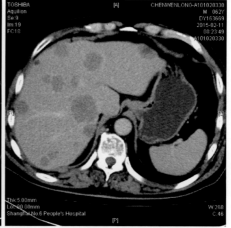

图 100 - 3　肝脏 CT 增强扫描门脉期：肝　　图 100 - 4　肝脏 CT 增强扫描延时期：肝
　　　　　　内多发结节呈相对低密度，肝　　　　　　　　内多发结节呈相对低密度，肝
　　　　　　左叶结节呈"牛眼征"　　　　　　　　　　　　左叶结节呈"牛眼征"

**读片分析：**肝脏 CT 平扫：肝内见多发低密度结节，部分边缘欠清（见图 100 - 1），肝脏 CT 动态增强扫描：动脉期，肝内多发结节动脉期呈轻度强化（见图 100 - 2），肝脏 CT 增强扫描门脉期：肝内多发结节呈相对低密度，肝左叶结节呈"牛眼征"（见图 100 - 3），肝脏 CT 增强扫描延时期：肝内多发结节呈相对低密度，肝左叶结节呈"牛眼征"（见图 100 - 4）。

## 三、诊断与鉴别诊断

### 1. 诊断

本例具有胰腺癌原发肿瘤手术史。影像检查示：肝内多发大小不一结节灶，增强扫描：病灶显示更清楚，为环形强化、结节样强化，部分结节呈"牛眼征"，延时期，结节呈低密度。符合：多发肝转移瘤（metastatic hepatic carcinoma）诊断。

### 2. 鉴别诊断

（1）多发肝血管瘤：无原发肿瘤手术史，平扫呈低密度，边界清，动态增强扫描，表现为"快进慢出"改变，早期结节周边强化，延时强化向中央充填，无包膜。

（2）肝癌：多伴有肝硬化背景，AFP 阳性，无原发肿瘤病史。平扫呈低密度，增强后动脉期明显强化，门脉期及延时期呈低密度，呈快进快出改变，可见假包膜。部分结节内见脂肪变性。

（3）局灶性结节样增生：多见于女性，多位于肝包膜下，平扫呈低-等密度，增强后动脉期均匀明显强化，门脉期及延时期呈等-略低密度，无包膜。部分病灶有星芒状中央瘢痕，早期不强化，延时强化，MRI 检查具有特征性，$T_2WI$ 为高信号，$T_1WI$ 为低信号。

（4）腺瘤：多见于口服避孕药的育龄期女性，腺瘤较大，可有出血、囊变，部分有假包膜，平扫为低密度灶，边缘清，增强后动脉期呈明显强化，门脉期及延时呈等-低密度。可伴有脂肪变性。

（5）肝炎性假瘤：病因不祥，病理为大量纤维结缔组织增生伴有浆细胞为主要的慢性炎性细胞浸润而形成的结节病变，平扫：等密度或低密度，边界不清，增强扫描：①动脉期无强化；②门脉期或延迟期病灶边缘强化，分隔强化，中心或壁结节强化病灶边界显示清晰，似有缩小。

## 四、影像学检查方法

CT 和 MRI 为首选检测方式。

## 五、要点与讨论

### 1. 诊断要点

具有原发肿瘤病史,影像检查示:肝内多发大小不一结节灶,增强扫描:病灶显示更清楚,为环形强化、结节样强化,部分结节呈"牛眼征",延时期,结节呈低密度。部分肿瘤为富血供,早期明显强化。CT 平扫:呈低密度,大小不等,边缘清晰或模糊,瘤内可坏死或钙化。动态增强扫描:病灶边缘显示更清楚,瘤的强化程度取决于肿瘤的血供,富血供肿瘤呈显著强化,乏血供肿瘤呈低密度。瘤体中央坏死,增强后呈"牛眼征"、"靶征"。MRI 平扫:多发性大小不等圆形结节影,$T_1WI$ 呈低信号,$T_2WI$ 为高信号,瘤体中央性坏死或含水量增加,表现为长 $T_1/T_2$ 信号,呈"靶征"。瘤体周边水肿在 $T_2WI$ 为高信号带,表现为"晕圈征"。

### 2. 讨论

肝脏是转移性肿瘤的好发部位之一,全身的恶性肿瘤约 30％～50％可转移到肝脏。肝转移瘤大多数来自门静脉系统引流脏器的恶性肿瘤。乳腺癌、肺癌、肾癌常转移至肝。肿瘤可单发或多发。大多为大小不等的散在结节。

一般先有原发癌症状,晚期才出现转移癌症状。转移癌的大小、数目和形态多变,以多个结节灶较普遍,也有形成巨块的。其组织学特征与原发癌相似。转移灶可发生坏死、囊性变、病灶内出血以及钙化等。转移主要途径:①邻近器官肿瘤直接侵犯;②经肝门部淋巴转移;③经门静脉转移;④经肝动脉转移。

### 3. 影像学表现

影像学表现多与肿瘤的供血情况相关,分为富血供、等血供、乏血供。其中:①血供丰富转移瘤,多来自:肾癌、绒毛膜上皮癌、恶性胰岛细胞癌、平滑肌肉瘤、类癌、甲状腺癌、部分肠癌;②血供中等转移多为:结肠癌、乳腺癌、肾上腺癌、精原细胞瘤、黑色素瘤;③乏血供转移常见于:胃癌、胰腺癌、食道癌及肺癌。

(1) 超声表现:肝内单发或多发结节,可为低回声、强回声或不均匀回声,呈"牛眼状"改变。

(2) CT 表现:平扫:肝内单发或多发圆形或分叶状肿块,大多表现为低密度,多在低密度病变内存在更低密度区域,从而显示为同心圆状或等高线状双重轮廓为其特征。边界多为模糊不清。增强:肿瘤强化,境界清楚,中央密度多低于周围部,肿瘤边缘可显示环形不规则强化,部分可见"牛眼征",表现为病灶中心为低密度,边缘为高密度强化,最外层密度又低于肝实质。少数如宫颈癌、食管癌等肝转移性肿瘤内部几乎全部坏死、液化表现为囊性密度,壁较厚或有不规则强化。此外如大肠癌、卵巢癌等的肝转移性肿瘤也可合并有钙化,表现为点状、斑块状、羽毛状之高密度灶。

(3) MRI 表现:对较小的转移癌也比较敏感,$T_2$ 加权像多表现高信号。MRI 平扫:多发性大小不等圆形结节影,$T_1WI$ 呈低信号,$T_2WI$ 为高信号,瘤体中央性坏死或含水量增加,表现为长 $T_1/T_2$ 信号,呈"靶征"。瘤体周边水肿在 $T_2WI$ 为高信号带,表现为"晕圈征"。增强扫描可提高检出率,多数呈不均匀或环形强化。

## 六、思考题

1. 肝转移瘤的影像表现有哪些?
2. 肝转移瘤的鉴别有哪些?

(张国滨)

# 案例 101

# 胆囊结石

## 一、病史

(1) 症状:患者,男 80 岁,肝区痛 2 天,发热 1 天,厌食 1 天。

(2) 体格检查:肝区扣痛,murphy 征阳性,腹部平软、无压痛、反跳痛。

(3) 实验室和辅助检查。

化验:WBC $6.9 \times 10^9$ ,y - GT 45 IU/L, AST 34 IU/L,肿瘤指标未见增高,糖化血红蛋白 7.7%。

超声:胆囊增大,壁增厚,胆囊内见一强回声光团,后方伴有声影,强回声可随体位改变移动。

## 二、影像学资料及分析

影像学资料如图 101-1～图 101-4 所示。

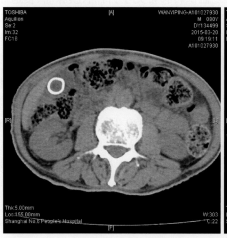 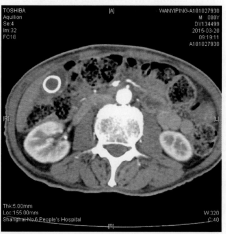

图 101-1 肝脏 CT 平扫:胆囊内见一环    图 101-2 肝脏 CT 增强扫描动脉期:胆
形高密度结石                        囊内见一环形高密度结石,胆
                                                  囊壁轻度强化

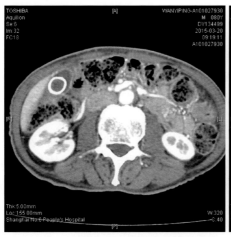 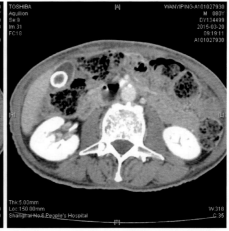

图 101 - 3　肝脏 CT 增强扫描门脉期：胆囊壁呈环形强化，胆囊内结石

图 101 - 4　肝脏 CT 增强扫描延时期：胆囊壁呈环形强化，胆囊内结石

**读片分析**：肝脏 CT 平扫：胆囊内见一环形高密度结石（见图 101 - 1），肝脏 CT 增强：胆囊内见一环形高密度结石，胆囊壁略增厚，并环形强化（见图 101 - 2～图 101 - 4）。

## 三、诊断与鉴别诊断

### 1. 诊断

胆囊内见一环形高密度结石（见图 101 - 1），肝脏 CT 增强扫描：胆囊内见一环形高密度结石，胆囊壁略增厚，并环形强化（见图 101 - 2～图 101 - 4）。临床上有绞痛。影像典型表现：超声表现为胆囊腔内强回声光团，后方伴有清晰的声影，强回声可随体位改变而移动。CT 和 MRI 表现为胆囊内结石影，增强后无强化。

### 2. 鉴别诊断

（1）胆囊癌：胆囊癌引起的胆囊壁增厚为不规则明显增厚，胆囊腔内隆起，肿块边缘凹凸不平，增强后呈不均匀明显强化，可侵犯邻近肝组织。胆囊炎囊壁均匀增厚，轮廓规则。

（2）胆囊腺肌样增生症：临床上可无症状或类似胆囊炎症状，分为：弥漫型、节段型和局限性。胆囊壁增厚，囊壁内有较多小囊。

（3）胆囊胆固醇沉积症：因代谢障碍致过多的胆固醇和其他脂质沉积于胆囊壁黏膜固有层的组织细胞内，形成突出于胆囊黏膜表面的黄色小颗粒。分为弥漫性和局限性，结节约 5 mm 左右，不大于 10 mm。CT 扫描对胆囊中直径小于 5 mm 的结节不能显示。超声表现为囊壁上附着强回声小结节。

## 四、要点与讨论

### 1. 诊断要点

超声表现：胆囊腔内强回声光团，后方伴有清晰的声影，强回声可随体位改变而移动。泥沙样结石表现为胆囊内细小的强回声光点群、后方伴声影。CT 扫描表现：依据结石的化学成分不同，分别表现为高密度结石，等密度结石，低密度结石，环状结石。增强扫描结石不强化。

MRI 表现：结石的信号与结石中脂质成分有关，多数结石呈长 $T_1$/短 $T_2$ 信号。MRCP 显示高信号胆汁内的低信号充盈缺损。

**2. 讨论**

胆囊结石(cholecystolithiasis)。胆石症是胆道系统最多见的疾病,包括胆囊结石和胆管结石,以中年多见,女性多于男性,40 岁后发病率随年龄增长而增高。临床上可有胆绞痛和阻塞性黄疸表现。胆结石可分为胆固醇结石、胆色素结石,混合性结石、泥沙样结石。依据能否在 X 线下显影,将结石分为阴性结石(透 X 线结石)、阳性结石(不透 X 线结石)。

(1)临床表现:大多数患者无症状,少数患者的胆囊结石的典型症状为胆绞痛,表现为急性或慢性胆囊炎。主要临床表现如下:①胆绞痛患者常在饱餐、进食油腻食物后或睡眠中体位改变时,由于胆囊收缩或结石移位加上迷走神经兴奋,结石嵌顿在胆囊壶腹部或颈部,胆囊排空受阻,胆囊内压力升高,胆囊强力收缩而引起绞痛。疼痛位于右上腹或上腹部,呈阵发性,或者持续疼痛阵发性加剧,可向右肩胛部和背部放射,可伴恶心、呕吐;②上腹隐痛多数患者仅在进食过量、吃高脂食物、工作紧张或休息不好时感到上腹部或右上腹隐痛,或者有饱胀不适、嗳气、呃逆等;③胆囊积液胆囊结石长期嵌顿或阻塞胆囊管但未合并感染时,胆囊黏膜吸收胆汁中的胆色素。分泌黏液性物质,形成胆囊积液。积液呈透明无色,又称为白胆汁。

(2)并发症:①因结石压迫引起胆囊炎症并慢性穿孔,可造成胆囊十二指肠瘘或胆囊结肠瘘,大的结石通过瘘管进入肠道引起肠梗阻称为胆石性肠梗阻;②结石及长期的炎症刺激可诱发胆囊癌;③Mirizzi综合征 Mirizzi 综合征是特殊类型的胆囊结石,由于胆囊管与肝总管伴行过长或者胆囊管与肝总管汇合位置过低,持续嵌顿于胆囊颈部的和较大的胆囊管结石压迫肝总管,引起肝总管狭窄,反复的炎症发作更导致胆囊肝总管瘘管,胆囊管消失、结石部分或全部堵塞肝总管而引起。临床表现为反复发作胆囊炎及胆管炎,明显的梗阻性黄疸。胆道影像学检查可见胆囊或增大、肝总管扩张和胆总管正常。

# 五、影像检查方法

超声为胆囊结石的首选检查方法,诊断正确率达 90%～100%。CT 和 MRI 为辅助检查方法,用于评价胆囊结石继发胆囊炎或复杂胆系结石。胆囊结石常伴有胆管内结石,超声的诊断价值不高,CT 和 MRI 检查特别是 MRCP 检查是目前最佳的影像检查方法,能显示整个胆系结石分布,梗阻的部位和程度。

(1)超声表现:胆囊腔内强回声光团,后方伴有清晰的声影,强回声可随体位改变而移动。泥沙样结石表现为胆囊内细小的强回声光点群、后方伴声影。胆囊壁增厚,见出现"囊壁-结石-声影"三联症(WES 征)。

(2)CT 检查表现:依据结石的化学成分不同,分别表现为高密度结石,等密度结石,低密度结石,环状结石。增强扫描结石不强化。

(3)MRI 检查表现:结石的信号与结石中脂质成分有关,多数结石呈长 $T_1$/短 $T_2$ 信号。MRCP 检查显示高信号胆汁内的低信号充盈缺损。

CT、MRI 检查可显示胆囊结石,但不作为常规检查。

# 六、思考题

1. 胆结石的影像表现有哪些?
2. Mirizzi 综合征的影像表现有哪些?

(张国滨)

## 一、病史

(1) 症状:患者,男性 57 岁,右上腹中度疼痛,放射至右肩部,胆囊区触痛,发热 2 天。

(2) 体格检查:腹肌强直,murphy 征阳性,腹胀,无跳痛。

(3) 实验室和辅助检查:

化验检查:WBC $12.5 \times 10^9$,N 83.7%,空腹血糖 7.5 mmol/l,y - GT 29 IU/L,ALT 32 IU/L,TB 40 IU/L。

超声检查胆囊内见多个强回声结节影,后方伴声影,胆囊壁增厚,毛糙。

## 二、影像学资料及分析

影像学资料如图 102 - 1～图 102 - 4 所示。

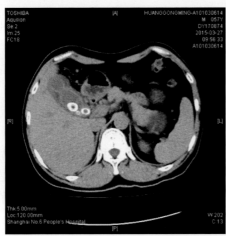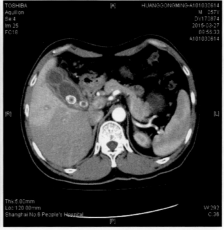

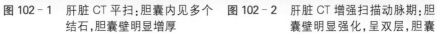

图 102 - 1　肝脏 CT 平扫:胆囊内见多个结石,胆囊壁明显增厚

图 102 - 2　肝脏 CT 增强扫描动脉期:胆囊壁明显强化,呈双层,胆囊周边肝实质充血

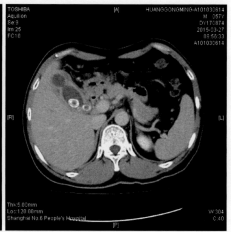

图 102 - 3　肝脏 CT 增强扫描门脉期：胆　　图 102 - 4　肝脏 CT 增强扫描延时期：胆
　　　　　　囊壁呈环形强化　　　　　　　　　　　　　　囊壁呈环形强化，较前强化均
　　　　　　　　　　　　　　　　　　　　　　　　　　　匀

**读片分析：**肝脏 CT 平扫：胆囊内见多个结石，胆囊壁明显增厚（见图 102 - 1），肝脏 CT 增强扫描：胆囊壁明显强化，呈双层，胆囊周边肝实质充血，肝脏 CT 增强扫描门脉期、延时期：胆囊壁呈环形强化（见图 102 - 2～图 102 - 4）。

# 三、诊断与鉴别诊断

1. 诊断

（1）急性胆囊炎：影像表现为胆囊增大，囊壁弥漫性增厚，囊壁分层，周边见积液。

（2）慢性胆囊炎：表现为胆囊缩小或正常，囊壁均匀增厚，囊腔内常伴有结石，增强后囊壁均匀强化。

本例胆囊壁明显增厚、分层，增强后呈均匀强化，胆囊内见多发结石，符合急性胆囊炎的诊断。

2. 鉴别诊断

（1）胆囊癌：胆囊癌引起的胆囊壁增厚为不规则明显增厚，胆囊腔内隆起，肿块边缘凹凸不平，增强后呈不均匀明显强化，可侵犯邻近肝组织。胆囊炎囊壁均匀增厚，轮廓规则。

（2）胆囊腺肌样增生症：临床上可无症状或类似胆囊炎症状，分为：弥漫型、节段型、局限性。胆囊壁增厚，囊壁内有较多小囊。

（3）胆囊胆固醇沉积症：因代谢障碍致过多的胆固醇和其他脂质沉积于胆囊壁黏膜固有层的组织细胞内，形成突出于胆囊黏膜表面的黄色小颗粒。分为弥漫性和局限性，结节约 5 mm 左右，不大于 10 mm。CT 对胆囊中直径＜5 mm 的结节不能显示。超声表现为囊壁上附着强回声小结节。

# 四、要点与讨论

1. 诊断要点

胆囊炎（cholecystitis）临床上分为急性和慢性。

（1）CT 平扫：急性胆囊炎胆囊增大，囊壁增厚＞3 mm，胆囊周边水肿，合并胆结石。慢性胆囊炎胆

## 一、病史

(1) 症状:患者,男性 57 岁,右上腹中度疼痛,放射至右肩部,胆囊区触痛,发热 2 天。

(2) 体格检查:腹肌强直,murphy 征阳性,腹胀,无跳痛。

(3) 实验室和辅助检查:

化验检查:WBC 12.5×10⁹,N 83.7%,空腹血糖 7.5 mmol/l, y-GT 29 IU/L, ALT 32 IU/L, TB 40 IU/L。

超声检查胆囊内见多个强回声结节影,后方伴声影,胆囊壁增厚,毛糙。

## 二、影像学资料及分析

影像学资料如图 102-1～图 102-4 所示。

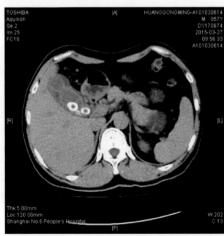 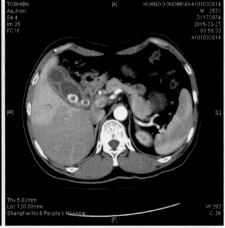

图 102-1 肝脏 CT 平扫:胆囊内见多个结石,胆囊壁明显增厚

图 102-2 肝脏 CT 增强扫描动脉期:胆囊壁明显强化,呈双层,胆囊周边肝实质充血

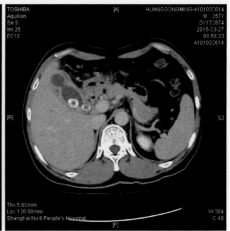

图 102 - 3　肝脏 CT 增强扫描门脉期：胆　　图 102 - 4　肝脏 CT 增强扫描延时期：胆
　　　　　　囊壁呈环形强化　　　　　　　　　　　　　囊壁呈环形强化，较前强化均
　　　　　　　　　　　　　　　　　　　　　　　　　　匀

> **读片分析**：肝脏 CT 平扫：胆囊内见多个结石，胆囊壁明显增厚（见图 102 - 1），肝脏 CT 增强扫描：胆囊壁明显强化，呈双层，胆囊周边肝实质充血，肝脏 CT 增强扫描门脉期、延时期：胆囊壁呈环形强化（见图 102 - 2～图 102 - 4）。

## 三、诊断与鉴别诊断

### 1. 诊断

（1）急性胆囊炎：影像表现为胆囊增大，囊壁弥漫性增厚，囊壁分层，周边见积液。

（2）慢性胆囊炎：表现为胆囊缩小或正常，囊壁均匀增厚，囊腔内常伴有结石，增强后囊壁均匀强化。

本例胆囊壁明显增厚、分层，增强后呈均匀强化，胆囊内见多发结石，符合急性胆囊炎的诊断。

### 2. 鉴别诊断

（1）胆囊癌：胆囊癌引起的胆囊壁增厚为不规则明显增厚，胆囊腔内隆起，肿块边缘凹凸不平，增强后呈不均匀明显强化，可侵犯邻近肝组织。胆囊炎囊壁均匀增厚，轮廓规则。

（2）胆囊腺肌样增生症：临床上可无症状或类似胆囊炎症状，分为：弥漫型、节段型、局限性。胆囊壁增厚，囊壁内有较多小囊。

（3）胆囊胆固醇沉积症：因代谢障碍致过多的胆固醇和其他脂质沉积于胆囊壁黏膜固有层的组织细胞内，形成突出于胆囊黏膜表面的黄色小颗粒。分为弥漫性和局限性，结节约 5 mm 左右，不大于 10 mm。CT 对胆囊中直径＜5 mm 的结节不能显示。超声表现为囊壁上附着强回声小结节。

## 四、要点与讨论

### 1. 诊断要点

胆囊炎（cholecystitis）临床上分为急性和慢性。

（1）CT 平扫：急性胆囊炎胆囊增大，囊壁增厚＞3 mm，胆囊周边水肿，合并胆结石。慢性胆囊炎胆囊增大或缩小,囊壁均匀增厚,可见囊壁钙化,常合并胆结石。增强扫描:增厚的胆囊壁均匀强化。

(2) MRI 检查:急性胆囊炎胆囊增大,囊壁弥漫性均匀增厚,胆囊窝积液,胆囊周边水肿,增强扫描:胆囊壁明显强化,分三层结构,内层为黏膜,中层为不强化的水肿带,外层为浆膜线样强化。慢性胆囊炎胆囊腔缩小,囊壁均匀性增厚,囊壁中度强化。

(3) 超声检查:急性胆囊炎胆囊肿大,轮廓不光滑,壁弥漫性增厚,囊壁厚>3 mm,呈强回声带,其间为低回声带,即"双边影"。慢性胆囊炎胆囊多缩小,壁增厚,回声增强,边缘毛糙。囊腔内常伴有结石。

2. 讨论

急性胆囊炎多由细菌感染、结石梗阻、胰液反流等原因引起,发病年龄多在 20~50 岁。慢性胆囊炎是由急性或亚急性胆囊炎反复发作,或长期存在的胆囊结石所致胆囊功能异常,约 25% 的患者存在细菌感染,其发病基础是胆囊管或胆总管梗阻。慢性胆囊炎可为急性胆囊炎的延续,也可为原发性胆囊炎,常合并胆结石。

根据胆囊内是否存在结石,分为结石性胆囊炎与非结石性胆囊炎。非结石性胆囊炎是由细菌、病毒感染或胆盐与胰酶引起的慢性胆囊炎。慢性结石性胆囊炎与急性胆囊炎一样,胆囊结石可引起急性胆囊炎反复小发作,即慢性胆囊炎与急性胆囊炎是同一疾病不同阶段。慢性非结石性胆囊炎在尸检或手术时发现,占所有胆囊病变的 2%~10%。

伴有结石的慢性萎缩性胆囊炎又称瓷瓶样胆囊,结石引起的炎症刺激,导致胆囊壁钙化而形成,钙化可局限于黏膜、肌层或两者皆有,多见于 65 岁以上的女性患者。

黄色肉芽肿样胆囊炎少见,系由胆汁脂质进入胆囊腔的结缔组织致炎性反应而成。

胆囊炎病理学表现为胆囊壁黏膜充血水肿,胆囊肿大,囊壁增厚等,慢性胆囊炎为纤维组织增生和慢性炎症浸润,囊壁增厚。因胆囊肌组织萎缩,胆囊收缩功能减退。

# 五、影像检查方法

(1) B 超检查:最有诊断价值,可显示胆囊大小,囊壁厚度,囊内结石和胆囊收缩情况。

(2) 腹部 X 线平片:可显示阳性结石,胆囊钙化及胆囊膨胀的征象;胆囊造影可显示结石,胆囊大小,形状,胆囊收缩和浓缩等征象。

(3) CT 平扫:急性胆囊炎胆囊增大,囊壁增厚>3 mm,胆囊周边水肿,合并胆结石。慢性胆囊炎胆囊增大或缩小,囊壁均匀增厚,可见囊壁钙化,常合并胆结石。增强扫描:增厚的胆囊壁均匀强化。

(4) MRI 检查:急性胆囊炎胆囊增大,囊壁弥漫性均匀增厚,胆囊窝积液,胆囊周边水肿,增强扫描:胆囊壁明显强化,分三层结构,内层为黏膜,中层为不强化的水肿带,外层为浆膜线样强化。慢性胆囊炎胆囊腔缩小,囊壁均匀性增厚,囊壁中度强化。

# 六、思考题

1. 急慢性胆囊炎的影像表现差别有哪些?
2. 胆囊炎的影像鉴别有哪些?

(张国滨)

# 案例 103

# 胆 囊 癌

## 一、病史

(1) 症状:长期右上腹疼痛,近期加重,向右肩背部放射,有恶心、呕吐、纳差、消瘦等。

(2) 体格检查:右上腹压痛,murphy 征阳性,肝下缘胆囊区扣及一结节,质硬。腹部无反跳痛。

(3) 实验室和辅助检查:

WBC $9.7 \times 10^9$,CEA 20.12 ng/ml,NSC 83.41 ug/L,CA - 199 56.72 IU/ml,腹血糖 6.9 mmol/l,y - GT 45 IU/L,ALT 42 IU/L,TB 64 IU/L。

超声检查:胆囊增大,囊腔内见强回声结节伴声影,胆囊壁局限性增厚,形态不规则,呈低回声,CDFI 内部血流丰富。

## 二、影像学资料及分析

影像学资料如图 103 - 1～图 103 - 4 所示。

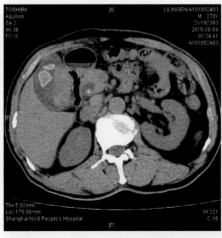

图 103 - 1　肝脏 CT 平扫:胆囊内见多个结石,胆囊壁呈局限性增厚,形态不规则

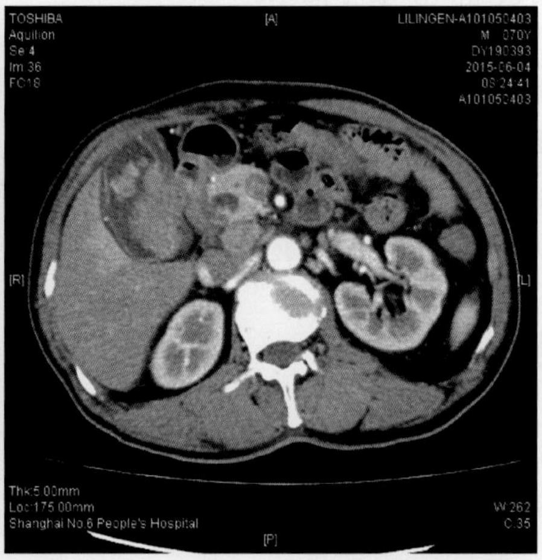

图 103 - 2　肝脏 CT 增强扫描动脉期:胆囊壁结节呈明显强化,结节呈分叶状,并侵及胆囊壁外侧

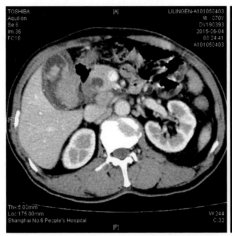
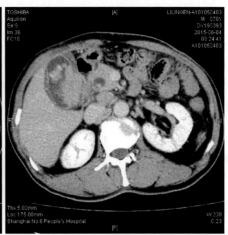

图 103-3　肝脏 CT 增强门脉期：胆囊壁结节侵及胆囊外侧，周边脂肪间隙模糊

图 103-4　肝脏 CT 增强门脉期：胆囊壁结节侵及胆囊外侧，周边脂肪间隙模糊

**读片分析**：肝脏 CT 平扫：胆囊内见多个结石，胆囊壁内侧呈局限性增厚，形态不规则（见图 103-1），肝脏 CT 增强扫描动脉期：胆囊壁结节呈明显强化，结节呈分叶状，并侵及胆囊壁外侧（见图 103-2），门脉期、延时期：胆囊壁结节侵及胆囊外侧，周边脂肪间隙模糊（见图 103-3）。

胆囊癌好发于 45 岁以上，女性多见，约 85％ 的胆囊癌合并胆囊结石。临床上早期无典型症状，晚期出现右上腹痛、黄疸、右上腹包块等症状。

# 三、诊断与鉴别诊断

**1. 诊断**

胆囊癌好发于 45 岁以上，女性多见，约 85％ 的胆囊癌合并胆囊结石。临床上早期无典型症状，晚期出现右上腹痛、黄疸、右上腹包块等症状。

胆囊癌主要影像表现为胆囊壁增厚，腔内结节或肿块，或胆囊被肿块占据，失去正常形态，增强后呈明显强化。常伴有胆囊结石。

胆囊癌好发于胆囊体及底部，以腺癌多见，可分为乳头型、浸润型、黏液型。胆囊癌转移早而广泛。

**2. 鉴别诊断**

（1）慢性胆囊炎：厚壁型胆囊癌需要与慢性胆囊炎鉴别。前者胆囊壁不规则增厚，胆囊轮廓不规则，厚度大于 10 mm，可伴有邻近结构侵犯。

（2）胆囊良性隆起性病变（胆囊息肉、肉芽肿、腺瘤等），胆囊良性病变多数＜1 cm 之内，胆囊癌大多大于 1 cm，良性病变多形态规则、光整、胆囊壁无增厚，结节或肿块型胆囊癌多形态不规则、局部胆囊壁增厚。

（3）胆囊腺肌样增生症：是常见的胆囊肿瘤样病变，在胆囊内呈局灶性、节段性、弥漫性分布，罗-阿窦（Rokitansky-Aschoff sinuses）是主要表现，US 表现为局灶性或弥漫性胆囊壁增厚，增厚的壁内见无回声灶。罗-阿窦在 MR 表现为胆囊壁内多个 $T_2WI$ 为高信号灶。

（4）黄色肉芽肿性胆囊炎：为胆囊的假肿瘤性炎性肿块，表现常和胆囊癌混淆，两者影像表现相似，均可表现为胆囊壁增厚、胆囊周边脂肪间隙浸润、肝脏的侵犯、淋巴结肿大。

（5）原发性肝癌侵犯至胆囊，晚期胆囊癌需要鉴别的尚有原发性肝癌侵犯至胆囊，在胆囊部位形成一肿块和胆囊出口的阻塞，侵犯胆囊的肝细胞癌可在肝门部和肝十二指肠韧带上发生大块的淋巴结转移，类似晚期胆囊癌时的淋巴结转移。胆囊癌侵犯肝脏与肝癌侵犯胆囊的鉴别：①胆囊癌伴有胆管扩张的概率高于肝癌；②胆囊癌在 CT 增强扫描后显示明显，且持续时间长；③如软组织肿块内见到结石影，支持胆囊癌诊断；④胆囊癌侵犯门静脉形成癌栓的概率明显低于肝癌；⑤临床资料如肝炎、肝硬化病史、AFP 检测等也有助于两者鉴别。

# 四、要点与讨论

## 1. 诊断要点

胆囊癌主要表现为：①胆囊壁增厚；②腔内结节或肿块；③胆囊被肿块占据，失去正常形态；④增强后呈明显强化；⑤常伴有胆囊结石；⑥癌肿邻近组织侵犯。

超声是胆囊癌的首选检查方法，分为 5 个类型：①小结节型：肿物似小结节或息肉样，直径＜2.5 cm，常位于胆囊颈部；②蕈块型：蕈块样突入腔内；③厚壁型：胆囊壁增厚＞0.5 cm，而且不规则；④混合型：介于蕈块型与厚壁型之间；⑤实块型：为胆囊癌晚期表现。

CT 扫描表现：①厚壁型：胆囊壁局限性或弥漫性不规则增厚；②腔内型：乳头状肿瘤由胆囊壁突入腔内；③肿块型：胆囊区的软组织肿块，囊腔基本闭塞，伴有邻近组织侵犯。

MRI 检查表现：胆囊壁不均匀增厚或突入腔内的胆囊壁结节，病变信号强度无特异性，在 $T_1WI$ 上呈不均匀性稍低信号，在 $T_2WI$ 上为中等高信号。增强扫描后强化明显且持续时间长。

## 2. 讨论

在胆囊恶性肿瘤中，胆囊癌（carcinoma of gallbladder）占首位，其他尚有肉瘤、类癌、原发性恶性黑色素瘤、巨细胞腺癌等。原发性胆囊癌临床上较为少见，根据国内报道仅占所有癌总数的 1％左右。

胆囊癌常与胆囊良性疾患同时存在，最常见是与胆囊结石共存，结石的慢性刺激是重要的致病因素。胆石可引起慢性炎症，胆囊钙化的瓷胆囊（procellaneous gallbladder）恶变率高。但是，胆囊结石的长期慢性刺激，是否诱发胆囊癌，尚未得到充分的证明，只可以说胆石可使胆囊癌发病率增多。

胆囊癌有多种不同的组织类型，但无一种有其固定的生长方式和特殊的临床表现。最多见为腺癌，约占 80％，其余为未分化癌占 6％、鳞癌占 3％、混合瘤或棘皮瘤占 1％。尚有其他罕见的肿瘤包括类癌、肉瘤、黑色素瘤和淋巴瘤等。肉眼观察多表现为胆囊壁弥漫性增厚，并侵及邻近器官，偶见乳头状突起向胆囊腔内生长者。胆囊癌的扩散方式主要以局部浸润肝脏和周围器官如十二指肠、结肠以及前腹壁为多见。早期病变可直接浸润到胆囊窝，也可通过血源性播散，经胆囊静脉沿胆囊颈而侵及肝方叶。胆囊壁具有丰富的淋巴管，有利于肿瘤早期向胆囊管、胆总管和胰十二指肠区周围的淋巴结扩散。直至肿瘤晚期，方可见远处转移及经腹腔播散。75％的胆囊癌可直接侵犯周围脏器，发生频率依次为肝、胆管、胰、胃、十二指肠、网膜和结肠。60％有淋巴转移，远处转移者约占 15％，腹膜转移者不到 20％。沿神经鞘扩散是肝胆系统癌肿特点之一，在进展期胆囊癌患者中有近 90％发生神经侵犯，是本病引起疼痛的主要原因。

胆囊癌的病理分期：具体分为 5 期 3 级，分期：Ⅰ期，癌组织仅限于胆囊黏膜；Ⅱ期，癌组织侵犯胆囊黏膜和肌层；Ⅲ期，癌组织侵及胆囊壁全层，即黏膜、肌层和浆膜层；Ⅳ期，癌组织侵犯胆囊壁全层并有淋巴结转移；Ⅴ期，癌组织直接侵犯肝脏或有肝转移，或者有任何器官的转移。分级：Ⅰ级，高分化癌；Ⅱ级，中分化癌；Ⅲ级，低分化癌。分期和分级与预后单独相关，分期和分级的相加值与预后有明显的相关性，数值越高，预后越差。

早期癌由于采用不同的分期标准，究竟何为早期和晚期，文献中无明确规定。一般认为早期癌的定义应包括：①无淋巴结转移；②没有淋巴管、静脉及神经转移；③癌细胞浸润的深度限于黏膜层或黏膜下层。这个定义没有包括胆囊肌层浸润癌。

# 五、影像检查方法

### 1. 超声

超声检查是当前用于诊断胆囊疾病的首选检查。高灵敏度的超声诊断仪器可以判别胆囊壁上 0.2 cm 大小的病变，故可以发现早期的胆囊癌，许多早期的胆囊癌超声检查只是作出"胆囊息肉样病样病变"或隆起病变的影像学描述，而真正作出胆囊癌的明确诊断是不容易的。超声检查有很大的仪器和操作者的依赖因素。超声图像可表现为：小结节型、蕈伞型、厚壁型、肿块型、混合型。小结节型一般表现为隆起样病变，多属于早期的胆囊癌，在有胆囊内胆汁充盈的情况下，超声发现胆囊壁的隆起样病变较为敏感；但当胆囊萎缩、结石充满时，就不容易判断，同时，超声检查易受到胃肠胀气、腹壁脂肪的影响。胆囊肿块和壁内测到异常的高速动脉血流信号是胆囊原发性恶性肿瘤区别于胆囊转移癌或胆囊良性肿块的重要特征。

### 2. CT 扫描

CT 扫描对胆囊癌的影像改变可分 3 种类型：

（1）壁厚型：胆囊壁局限或弥漫不规则增厚。

（2）腔内结节型：乳头状结节从胆囊壁突入胆囊腔存在。

（3）肿块型：因胆囊壁被肿瘤广泛浸润增厚加之腔内癌块充填形成实质性肿块。如果肿瘤侵犯肝脏或肝门胰头淋巴结转移，多能在 CT 影像下显示。

### 3. ERCP

ERCP 对于能够显示出胆囊的胆囊癌诊断率可达 73%～90%。但 ERCP 检查有半数以上不能显示胆囊。

### 4. MRI 表现

胆囊壁不均匀增厚或突入腔内的胆囊壁结节，病变信号强度无特异性，在 $T_1WI$ 上呈不均匀性稍低信号，在 $T_2WI$ 上为中等高信号。增强扫描后强化明显且持续时间长。

# 六、思考题

1. 胆囊癌的影像诊断有哪些？
2. 胆囊癌的影像鉴别有哪些？

（张国滨）

# 案例 104
# 急性胰腺炎

## 一、病史

（1）症状：患者，男性 47 岁，突发性剧烈上腹痛、恶心呕吐 3 小时。有酗酒史。

（2）体格检查：腹部板状，压痛、反跳痛明显。

（3）实验室和辅助检查：

血常规如常，WBC $8.0 \times 10^9$/L，尿淀粉酶 1 300 IU/L，CRP 48.82 mg/L，空腹血糖 12.46 mmol/L，CA 199 166.7 IU/ml，血淀粉酶升高。

超声检查：胰胰肿大，饱满，内部回声不均匀，胰腺周围积液。

## 二、影像学资料及分析

影像学资料如图 104-1～图 104-4 所示。

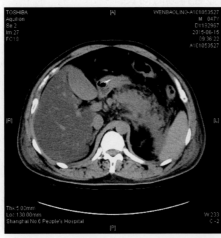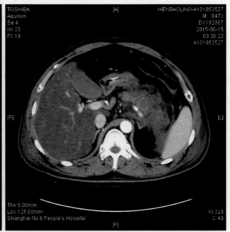

图 104-1　上腹部 CT 平扫：胰腺体尾部肿胀，密度减低，边缘模糊，周边见流出影，左肾前筋膜肥厚。附见：肝脏密度减低

图 104-2　上腹部 CT 增强扫描动脉期：胰腺体尾部呈低密度，边缘模糊

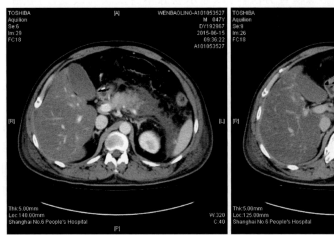

图 104-3　上腹部 CT 增强门脉期:胰腺体部残留组织强化,尾部组织坏死无强化

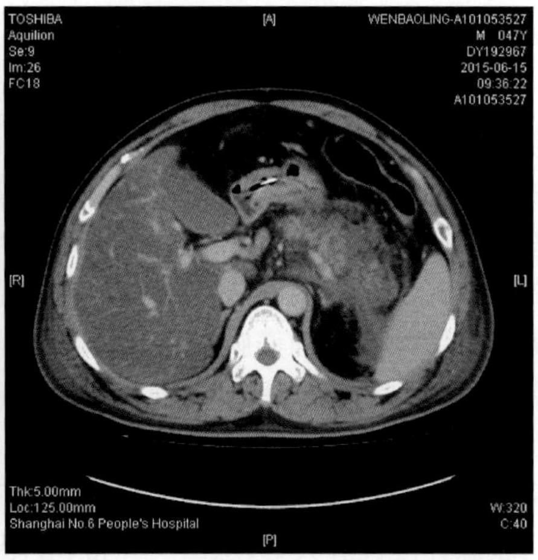

图 104-4　上腹部 CT 增强门脉期:胰腺体部残留组织强化,尾部组织坏死无强化

**读片分析**:CT 平扫:胰腺体尾部肿胀,密度减低,边缘模糊,周边见流出影,左肾前筋膜肥厚(见图 104-1)。附见:肝脏密度减低。CT 增强扫描:胰腺体尾部呈低密度,边缘模糊,胰腺体部残留组织强化,尾部组织坏死无强化(见图 104-2~图 104-4)。

## 三、诊断与鉴别诊断

### 1. 诊断

急性胰腺炎(acute pancreatitis)。急性水肿型胰腺炎:平扫表现为胰腺体积弥漫性或局限性明显增大;胰腺密度减低,形态不规则,边缘模糊,肾前筋膜及肾周筋膜肥厚。增强扫描:胰腺轻度强化。急性坏死性胰腺炎:胰腺内出血,密度不均匀增高,增强扫描见坏死的胰腺组织不强化,仍呈低密度,胰周积液和腹水。

### 2. 鉴别诊断

(1) 自身免疫性胰腺炎:自身免疫介导的一种慢性胰腺炎,病理特点:胰腺肿大和胰腺实质内致密淋巴细胞、浆细胞浸润,伴随纤维化,后期胰腺萎缩和硬化。分为弥漫性、局限性。可见 IgG4 阳性浆细胞。年龄>55 岁,起病隐匿,极少夺急性胰腺炎表现,IgG4/y 球蛋白升高有诊断意义。典型影像表现为:胰腺弥漫性肿大,呈腊肠样外观,胰周见荚膜样边框。主胰管不规则狭窄,<3 mm,呈弥漫性,远侧胰管不扩张。较少侵犯周围血管。强化均匀。激素治疗效果明显。

(2) 慢性胰腺炎:急性胰腺炎迁延、反复发作而形成。胰腺广泛纤维化,胰腺体积缩小,胰管扩张,且粗细不匀呈串珠状,胰管结石和沿胰管分布的实质内钙化为特征性改变。少数病例为局限性胰腺炎,胰腺局部肿大形成肿块,无特征性,与胰腺癌不易鉴别。

## 四、要点与讨论

### 1. 诊断要点

临床表现为急性腹痛,化验检查血、尿淀粉酶明显升高。影像表现:胰腺弥漫性肿大,边缘模糊,增强后胰腺组织强化,坏死腺体无强化,肾前、肾周筋膜肥厚。

CT 是检查急性胰腺炎最佳的影像检查方法,可以显示胰腺本身及胰周改变,对胰腺炎临床分型、并发症、判断治疗情况预后有很大帮助。

(1) X 线平片:反射性肠淤积,横结肠截断征,为胰腺炎渗出物刺激横结肠所致,表现为结肠肝曲、脾曲充气,而横结肠不充气。小喇叭征:胃结肠分离征。由于胰腺体积增大,密度增高,加上胃十二指肠和结肠反射性充气扩张,于是在胃和横结肠之间形成一个横置的右宽左窄、横过腰椎从右向左的软组织致密影,状如喇叭筒。

(2) CT 扫描表现:急性水肿型胰腺炎,平扫表现为胰腺体积弥漫性或局限性明显增大;胰腺密度减低,形态不规则,边缘模糊,肾前筋膜及肾周筋膜肥厚。增强扫描:胰腺轻度强化。急性坏死性胰腺炎:胰腺内出血,密度不均匀增高,增强扫描见坏死的胰腺组织不强化,仍呈低密度,胰周积液和腹水。

(3) MRI 检查表现:胰腺增大,形态不规则,$T_1WI$ 为低信号,$T_2WI$ 为高信号,如出血坏死,$T_1WI$ 为高信号或不均匀信号。增强扫描:坏死胰腺组织不强化。

(4) 超声:胰腺弥漫性肿大,边缘回声异常,界限不清,边缘模糊,内部回声不均匀低回声。

2. 讨论

急性胰腺炎(acute pancreatitis)是多种病因导致胰酶在胰腺内被激活后引起胰腺组织自身消化、水肿、出血甚至坏死的炎症反应。临床以急性上腹痛、恶心、呕吐、发热和血胰酶增高等为特点。病变程度轻重不等,轻者以胰腺水肿为主,临床多见,病情常呈自限性,预后良好,又称为轻症急性胰腺炎。少数重者的胰腺出血坏死,常继发感染、腹膜炎和休克等,病死率高,称为重症急性胰腺炎。

胰腺炎的临床分型:

(1) 以发病时间分类:分早期(<1 周)与晚期(>1 周):早期诊断主要依据临床表现与实验室检查,晚期要综合 CT 扫描表现与临床特点。

(2) 严重程度分类:根据临床表现与 CT 扫描表现分为三类。轻度:无器官衰竭,无局部及全身并发症。中度:短暂性器官衰竭<48 h,有或无局部并发症。重度:持久的器官衰竭>48 h。

(3) 形态学分类:分为水肿型和出血坏死型两种。胰腺炎的主要病理变化为胰腺水肿、出血和坏死。①急性水肿型:相当于临床上的轻型胰腺炎,多见,90%,胰腺明显肿大,质地坚实,胰腺间质有水肿及炎性细胞浸润,但无出血;②急性出血坏死性胰腺炎:相当于临床上重症胰腺炎,少见,约 5%～15%。胰腺肿大变硬,胰腺腺泡、脂肪及血管坏死出血,胰腺周围组织也可发生坏死。

临床诊断主要是:典型的上腹部疼痛,血、尿淀粉酶的升高,特征性的 CT 表现:①胰腺体积弥漫性或局限性明显增大;②胰腺实质强化程度减低;③周边脂肪间隙模糊;④周边筋膜肥厚;⑤包裹性积液。

局部并发症:①胰腺脓肿:常于起病 2～3 周后出现。此时患者高热伴中毒症状,腹痛加重,可扪及上腹部包块,白细胞计数明显升高。穿刺液为脓性,培养有细菌生长;②胰腺假性囊肿:多在起病 3～4 周后形成。体格检查常可扪及上腹部包块,大的囊肿可压迫邻近组织产生相应症状;③蜂窝组织炎:表现为大片不规则低密度软组织影,常首先累及小网膜囊和左前肾旁间隙;④静脉血栓或假性动脉瘤。

# 五、影像检查方法

(1) X 线腹部平片:可排除其他急腹症,如内脏穿孔等,"哨兵襻"和"结肠切割征"为胰腺炎的间接指征,弥漫性模糊影腰大肌边缘不清提示存在腹腔积液,可发现肠麻痹或麻痹性肠梗阻。

(2) 腹部 B 超:应作为常规初筛检查,急性胰腺炎 B 超可见胰腺肿大,胰内及胰周围回声异常;也可了解胆囊和胆道情况;后期对脓肿及假性囊肿有诊断意义,但因患者腹胀常影响其观察。

(3) CT 扫描表现:急性水肿型胰腺炎:平扫表现为胰腺体积弥漫性或局限性明显增大;胰腺密度减低,形态不规则,边缘模糊,肾前筋膜及肾周筋膜肥厚,增强扫描:胰腺实质强化。急性坏死性胰腺炎:胰腺内出血,密度不均匀增高,增强扫描见坏死的胰腺组织不强化,仍呈低密度,胰周积液和腹水。

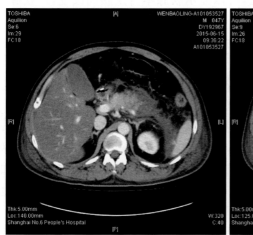

图 104-3　上腹部 CT 增强门脉期：胰腺体部残留组织强化，尾部组织坏死无强化

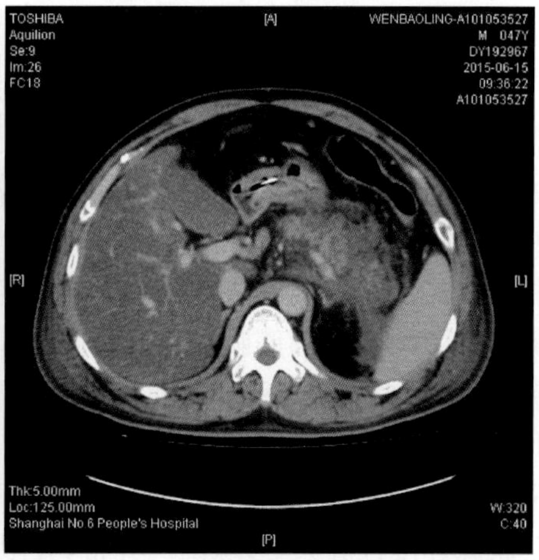

图 104-4　上腹部 CT 增强门脉期：胰腺体部残留组织强化，尾部组织坏死无强化

**读片分析：**CT 平扫：胰腺体尾部肿胀，密度减低，边缘模糊，周边见流出影，左肾前筋膜肥厚（见图 104-1）。附见：肝脏密度减低。CT 增强扫描：胰腺体尾部呈低密度，边缘模糊，胰腺体部残留组织强化，尾部组织坏死无强化（见图 104-2～图 104-4）。

# 三、诊断与鉴别诊断

### 1. 诊断

急性胰腺炎（acute pancreatitis）。急性水肿型胰腺炎：平扫表现为胰腺体积弥漫性或局限性明显增大；胰腺密度减低，形态不规则，边缘模糊，肾前筋膜及肾周筋膜肥厚。增强扫描：胰腺轻度强化。急性坏死性胰腺炎：胰腺内出血，密度不均匀增高，增强扫描见坏死的胰腺组织不强化，仍呈低密度，胰周积液和腹水。

### 2. 鉴别诊断

（1）自身免疫性胰腺炎：自身免疫介导的一种慢性胰腺炎，病理特点：胰腺肿大和胰腺实质内致密淋巴细胞、浆细胞浸润，伴随纤维化，后期胰腺萎缩和硬化。分为弥漫性、局限性。可见 IgG4 阳性浆细胞。年龄＞55 岁，起病隐匿，极少夺急性胰腺炎表现，IgG4/y 球蛋白升高有诊断意义。典型影像表现为：胰腺弥漫性肿大，呈腊肠样外观，胰周见荚膜样边框。主胰管不规则狭窄，＜3 mm，呈弥漫性，远侧胰管不扩张。较少侵犯周围血管。强化均匀。激素治疗效果明显。

（2）慢性胰腺炎：急性胰腺炎迁延、反复发作而形成。胰腺广泛纤维化，胰腺体积缩小，胰管扩张，且粗细不匀呈串珠状，胰管结石和沿胰管分布的实质内钙化为特征性改变。少数病例为局限性胰腺炎，胰腺局部肿大形成肿块，无特征性，与胰腺癌不易鉴别。

# 四、要点与讨论

### 1. 诊断要点

临床表现为急性腹痛，化验检查血、尿淀粉酶明显升高。影像表现：胰腺弥漫性肿大，边缘模糊，增强后胰腺组织强化，坏死腺体无强化，肾前、肾周筋膜肥厚。

CT 是检查急性胰腺炎最佳的影像检查方法，可以显示胰腺本身及胰周改变，对胰腺炎临床分型、并发症、判断治疗情况预后有很大帮助。

（1）X 线平片：反射性肠淤积，横结肠截断征，为胰腺炎渗出物刺激横结肠所致，表现为结肠肝曲、脾曲充气，而横结肠不充气。小喇叭征：胃结肠分离征。由于胰腺体积增大，密度增高，加上胃十二指肠和结肠反射性充气扩张，于是在胃和横结肠之间形成一个横置的右宽左窄、横过腰椎从右向左的软组织致密影，状如喇叭筒。

（2）CT 扫描表现：急性水肿型胰腺炎，平扫表现为胰腺体积弥漫性或局限性明显增大；胰腺密度减低，形态不规则，边缘模糊，肾前筋膜及肾周筋膜肥厚。增强扫描：胰腺轻度强化。急性坏死性胰腺炎：胰腺内出血，密度不均匀增高，增强扫描见坏死的胰腺组织不强化，仍呈低密度，胰周积液和腹水。

（3）MRI 检查表现：胰腺增大，形态不规则，$T_1WI$ 为低信号，$T_2WI$ 为高信号，如出血坏死，$T_1WI$ 为高信号或不均匀信号。增强扫描：坏死胰腺组织不强化。

（4）超声：胰腺弥漫性肿大，边缘回声异常，界限不清，边缘模糊，内部回声不均匀低回声。

2. 讨论

急性胰腺炎（acute pancreatitis）是多种病因导致胰酶在胰腺内被激活后引起胰腺组织自身消化、水肿、出血甚至坏死的炎症反应。临床以急性上腹痛、恶心、呕吐、发热和血胰酶增高等为特点。病变程度轻重不等，轻者以胰腺水肿为主，临床多见，病情常呈自限性，预后良好，又称为轻症急性胰腺炎。少数重者的胰腺出血坏死，常继发感染、腹膜炎和休克等，病死率高，称为重症急性胰腺炎。

胰腺炎的临床分型：

（1）以发病时间分类：分早期（<1 周）与晚期（>1 周）：早期诊断主要依据临床表现与实验室检查，晚期要综合 CT 扫描表现与临床特点。

（2）严重程度分类：根据临床表现与 CT 扫描表现分为三类。轻度：无器官衰竭，无局部及全身并发症。中度：短暂性器官衰竭<48 h，有或无局部并发症。重度：持久的器官衰竭>48 h。

（3）形态学分类：分为水肿型和出血坏死型两种。胰腺炎的主要病理变化为胰腺水肿、出血和坏死。①急性水肿型：相当于临床上的轻型胰腺炎，多见，90%，胰腺明显肿大，质地坚实，胰腺间质有水肿及炎性细胞浸润，但无出血；②急性出血坏死性胰腺炎：相当于临床上重症胰腺炎，少见，约 5%～15%。胰腺肿大变硬，胰腺腺泡、脂肪及血管坏死出血，胰腺周围组织也可发生坏死。

临床诊断主要是：典型的上腹部疼痛，血、尿淀粉酶的升高，特征性的 CT 表现：①胰腺体积弥漫性或局限性明显增大；②胰腺实质强化程度减低；③周边脂肪间隙模糊；④周边筋膜肥厚；⑤包裹性积液。

局部并发症：①胰腺脓肿：常于起病 2～3 周后出现。此时患者高热伴中毒症状，腹痛加重，可扪及上腹部包块，白细胞计数明显升高。穿刺液为脓性，培养有细菌生长；②胰腺假性囊肿：多在起病 3～4 周后形成。体格检查常可扪及上腹部包块，大的囊肿可压迫邻近组织产生相应症状；③蜂窝组织炎：表现为大片不规则低密度软组织影，常首先累及小网膜囊和左前肾旁间隙；④静脉血栓或假性动脉瘤。

# 五、影像检查方法

（1）X 线腹部平片：可排除其他急腹症，如内脏穿孔等，"哨兵襻"和"结肠切割征"为胰腺炎的间接指征，弥漫性模糊影腰大肌边缘不清提示存在腹腔积液，可发现肠麻痹或麻痹性肠梗阻。

（2）腹部 B 超：应作为常规初筛检查，急性胰腺炎 B 超可见胰腺肿大，胰内及胰周围回声异常；也可了解胆囊和胆道情况；后期对脓肿及假性囊肿有诊断意义，但因患者腹胀常影响其观察。

（3）CT 扫描表现：急性水肿型胰腺炎：平扫表现为胰腺体积弥漫性或局限性明显增大；胰腺密度减低，形态不规则，边缘模糊，肾前筋膜及肾周筋膜肥厚，增强扫描：胰腺实质强化。急性坏死性胰腺炎：胰腺内出血，密度不均匀增高，增强扫描见坏死的胰腺组织不强化，仍呈低密度，胰周积液和腹水。

（4）MRI 检查表现：胰腺增大，形态不规则，$T_1WI$ 为低信号，$T_2WI$ 为高信号，如出血坏死，$T_1WI$ 为高信号或不均匀信号。增强扫描：残留胰腺强化，坏死胰腺组织不强化，周边筋膜增厚，并可见积液。

## 六、思考题

1. 急性胰腺炎的影像表现有哪些？
2. 急性胰腺炎与慢性胰腺炎的鉴别有哪些？

（张国滨）

# 案例 105
# 胰 腺 癌

## 一、病史

（1）症状：患者，男，56岁，腹痛半年，黄疸3个月并加重，体重明显下降，厌食、恶心、腹泻、反胃1个月。

（2）体格检查：腹部轻度压痛，未腹及肿块，腹胀。

（3）实验室和辅助检查：

WBC $4.0 \times 10^9$，血淀粉酶 < 30 IU/L，空腹血糖 7.24 mmol/l，血脂增高，CEA 12.34 ng/ml，CA199 3 887 IU/ml。

超声检查：胰腺体部增大，见一不规则低回声团块，边缘欠清，CDFI示团块周边少量血流信号，胰腺尾部萎缩。

## 二、影像学资料及分析

影像学资料如图 105-1～图 105-4 所示。

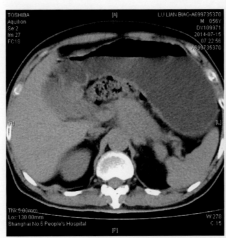 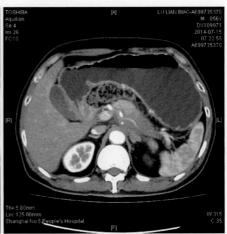

图 105-1　上腹部 CT 平扫：胰腺体部增大，尾部萎缩

图 105-2　上腹部 CT 增强扫描动脉期：胰腺体部不规则肿块，密度均匀，增强后动脉期呈低密度，肿块包绕脾动脉、腹腔干动脉

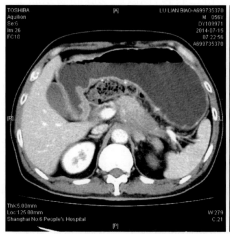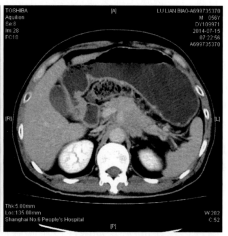

图 105 - 3　上腹部 CT 增强扫描门脉期：胰腺体部不规则肿块，密度均匀，增强后呈低密度，肿块包绕脾动脉、腹腔干动脉，左肾上腺体积增大

图 105 - 4　上腹部 CT 增强扫描延时期：胰腺体部不规则肿块，密度均匀，增强后呈低密度，肿块包绕脾动脉、腹腔干动脉，左肾上腺体积增大

**读片分析**：上腹部 CT 平扫显示胰腺体部增大，密度均匀，尾部萎缩，胰腺周边模糊（见图 105 - 1），增强扫描动脉期：胰腺体部不规则肿块，增强后动脉期呈低密度，肿块边缘不清，肿块包绕脾动脉、腹腔干动脉（见图 105 - 2）；门脉期：胰腺体部不规则低密度肿块，肿块包绕脾静脉（见图 105 - 3）。延时期肿块密度呈低密度，肿块包绕腹腔血管、并向周边侵犯，左肾上腺体积增大（见图 105 - 4）。

## 三、诊断与鉴别诊断

### 1. 诊断

本例系男性患者，因腹痛、黄疸，并体重下降半年就诊。影像检查发现胰腺体部肿块、并周边侵犯，增强扫描示胰腺不规则肿块，边界不清，周边浸润生长，增强后呈乏血供、低度强化，肿块包绕腹腔干动脉、脾动静脉。CA199 明显升高。符合胰腺癌的诊断

### 2. 鉴别诊断

（1）胰腺囊腺癌或瘤少见，属良性或低度恶性；囊实性肿块，一般较大，单发或多发；可有分隔，囊壁可见局部不规则结节影；肿瘤血管较丰富；有时可见典型的放射状钙化。

（2）胰腺功能性肿瘤：常见为胰岛细胞瘤，多为良性，部分为恶性。肿瘤血供丰富。

（3）慢性胰头炎：头增大但外形光滑，无分叶；增强后密度均匀或欠均匀；胆总管正常或扩张，但形态规则；周围血管及脏器无明显侵犯；胰头部显示钙化，或胆总管内见到结石。

## 四、要点与讨论

### 1. 诊断要点

（1）直接征象胰腺肿块或局部增大为主要的直接征象；CT 平扫时肿瘤呈等密度或略低密度；增强扫描大多数肿块呈低密度影；

（2）间接征象①胰腺周围血管或脏器受累、侵犯改变，嗜神经生长、围管性浸润；②梗阻性胆管、胰

管扩张,呈"双管征";③胰腺尾部萎缩;④胰头饱满;⑤淋巴转移:以腹腔动脉和肠系膜上动脉根部旁淋巴结转移最常见。

**2. 讨论**

胰腺癌(pancreatic carcinoma)是一种恶性程度很高,诊断和治疗都很困难的消化道恶性肿瘤,约90%为起源于腺管上皮的导管腺癌,由致密纤维组织构成,呈灰白色硬性肿块。约10%为腺泡细胞癌,呈弥漫性浸润,质软易出血坏死。80%癌肿发生在胰头部,其余在体尾部。肿瘤以浸润性生长方式向周围扩展,嗜神经生长、围管性浸润为侵犯特征。

本病发好于40～70岁的中老年人,男性高于女性,男女之比为(1.5～2):1,男性患者远较绝经前的妇女多见,绝经后妇女的发病率与男性相仿。胰腺癌发病率和死亡率近年来明显上升。5年生存率<1%,是预后最差的恶性肿瘤之一。手术切除为治愈的根本方式,但是大部发现时已在晚期,失去手术机会。

胰腺癌切除性影像评价:肿块局限性侵犯胰腺周边脂肪间隙或十二指肠、侵犯胃十二指肠动脉,或门脉、肠系膜上静脉接触<180°,为可切除评价。不可切除的评价包括:①肿块侵犯至胃、结肠、结肠系膜;②主动脉旁淋巴结、腹腔干动脉周淋巴结、肠系膜淋巴结转移,认为不可切除;③门静脉、肝动脉、腹腔干动脉受侵,或肿瘤包绕>180°;④肝脏、腹膜腔转移。

**3. 影像表现**

低张十二指肠造影可见:十二指肠内侧壁的黏膜皱襞平坦、消失、肠壁僵硬;黏膜皱襞破坏,十二指肠曲扩大,其内缘出现"双边征"、"反3字征";胃窦大弯可受压移位,后壁受压呈"垫压"征。扩张的胆总管压迫球后段形成垂直的带状压迹。ERCP可显示胰管狭窄和阻塞。

CT扫描表现:直接征象胰腺肿块或局部增大为主要和直接征象;平扫时肿瘤呈等密度或略低密度;增强扫描大多数肿块呈低密度影,个别肿瘤表现为多血供。间接征象:①胰腺周围血管或脏器受累、侵犯改变:血管受累的CT表现:胰腺和血管间脂肪层消失;血管被肿块部分或全部包绕;血管形态不规则;血管受累的概率依次为肠系膜上动、静脉,下腔静脉,肝外门静脉,腹腔动脉和主动脉等;②梗阻性胆管扩张:原因:胰头癌侵犯、压迫胆总管下端;肝门区淋巴结转移或肿瘤蔓延至肝门区;③胰腺管扩张:主胰管扩张的发生率为50%～60%;胰头部可能见到"双管征";胰管扩张常伴胰腺萎缩,发生率60%～70%;④继发囊肿:少数胰腺癌可在肿瘤远端胰腺组织内出现潴留性囊肿;⑤淋巴转移:以腹腔动脉和肠系膜上动脉根部旁淋巴结转移最常见,其次为下腔静脉和主动脉旁,肝门区、胃周围淋巴结转移少见;⑥脏器转移:最常转移至肝脏,占30%。

MRI检查表现:直径大于2 cm的病灶在MRI上可显示;轮廓不规则的肿块,与胰腺分界不清,肿瘤在$T_1WI$上多为低信号,正常胰腺为高信号;$T_2WI$上表现为高信号或等、低信号;增强扫描:肿块强化不明显。胰周脂肪受侵,$T_1WI$上表现为脂肪层部分消失呈虫蚀状;血管内瘤栓在$T_1WI$上呈低信号,$T_2WI$上呈高信号;胆管扩张、胰管扩张及胰腺继发囊肿易于显示;淋巴结转移在$T_1WI$上呈低信号,$T_2WI$上信号增高;MRCP检查可以清楚显示胰管梗阻的部位、形态和程度。

超声检查:胰腺多为局限性肿大,形态不规则,肿块边界不清,向周围组织呈蟹足样浸润。肿块内部多呈低回声,不均匀,胰管、胆管梗阻和扩张。

# 五、影像检查方法

B超、CT、MRI、ERCP、PTCD、血管造影等,对胰腺癌确定诊断和判断能否手术切除有相当大的帮助。一般情况下B超、CA19-9、CEA可作为筛选性检查,一旦怀疑胰腺癌,CT扫描检查是必要的。MRI对胰腺癌的诊断价值并不优于CT。对已确诊为胰腺癌但又无法判断能否手术切除时,选择血管造影和(或)腹腔镜检查是有临床意义的。对不能手术切除,也没有姑息手术指征的胰腺癌或壶腹周围癌患者,拟行化疗和放疗时,行细针穿刺获取细胞学检查是必要的。

B超:胰腺癌的直接影像可见到低回声的肿瘤,间接的所见往往成为发现小胰癌的线索,如扩张的胰管、胆管等。除主胰管外,还要仔细观察胰管的分支。超声内镜因超声探头仅隔胃、十二指肠壁对胰腺体尾和头部扫描,不受胃肠道气体干扰。所以,可清晰地描出胰内结构,发现早期病变。

CT扫描:CT扫描可以显示胰腺肿块的正确位置、大小及其与周围血管的关系,但直径<2 cm的胰腺肿块约1/3不能被影像学发现。CT扫描应该列为目前诊断胰腺癌的主要方法。胰腺癌的CT图像为:①胰腺肿块呈普遍性或局限性肿块。肿块中心可有不规则的轮廓模糊的低密度区,若低密度区较大,可为肿瘤坏死或液化表现;②癌肿侵入或压迫胆管或胰管时可使其扩张;③癌肿可侵及胰背脂肪层及包绕肠系膜上血管或下腔静脉。

磁共振成像(MRI):MRI可显示胰腺轮廓异常,根据 $T_1$ 加权像的信号高低,可以判断早期局部侵犯和转移,对判断胰腺癌,尤其是局限在胰腺内的小胰癌以及有无胰周扩散和血管侵犯方面 MRI 优于CT扫描,是胰腺癌手术前预测的较好方法。

内镜逆行胰胆管造影(ERCP):ERCP能同时显示胰管、胆管和壶腹部,对不明原因的阻塞性黄疸很有价值,此外还能直接观察十二指肠乳头,并收集胰液作细胞学检查。但在已有阻塞性黄疸的情况下作ERCP有引发胆道感染的危险,应控制好注入造影剂的数量、速度和压力。胰腺癌的 ERCP 影像所见为:①主胰管不规则性狭窄,梗阻,其末端呈鼠尾状截断影;②主胰管侧支破坏、断裂、稀疏和移位;③造影剂外溢入肿瘤区;④胆总管可有包绕狭窄和梗阻表现,如同时有胰管的狭窄和梗阻,则呈"双管征"。

胃肠钡餐检查(GI):常见的 GI 对胰腺癌的诊断价值有限。在胰头癌晚期可有十二指肠圈扩大,或十二指肠呈反"3"形改变。低张 GI 检查使十二指肠平滑肌松弛,蠕动减少从而利于观察十二指肠黏膜的变化,如纹理紊乱、黏膜中断、壁僵硬等。

# 六、思考题

1. 胰腺癌的影像表现有哪些?
2. 胰腺癌的影像诊断鉴别有哪些?
3. 胰腺癌切除术的影像评价有哪些?

（张国滨）

# 案例 106

# 肾脏囊肿

## 一、病史

患者因上腹部疼痛行上腹部 CT 检查，发现肾脏囊性病灶。

## 二、影像学资料及分析

影像学资料如图 106 - 1～图 106 - 6 所示。

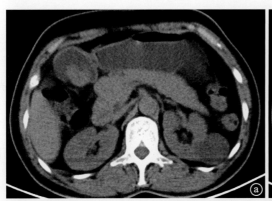

图 106 - 1　肾脏 CT 横断位平扫

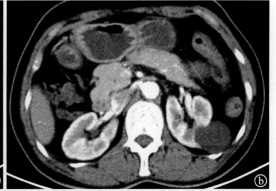

图 106 - 2　肾脏 CT 横断位增加扫描(动脉期)

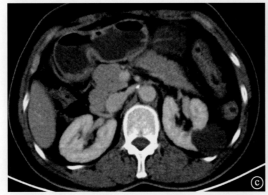

图 106 - 3　肾脏 CT 增强扫描横断位(静脉期)

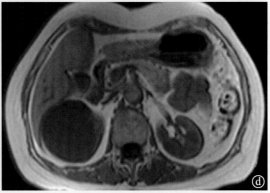

图 106 - 4　肾脏 MRI 检查 T₁WI 横断位

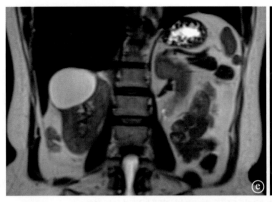
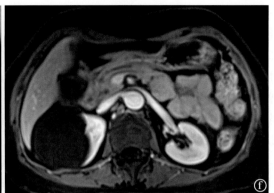

图 106 - 5　肾脏 CT 增强扫描横断位(静脉期)　　　图 106 - 6　肾脏 MRI $T_1W$ 横断位

**读片分析**:图 106 - 1~图 106 - 3 为同一患者。图 106 - 1 示 CT 平扫左肾见一类卵圆形囊性灶,边缘光滑,壁菲薄,内部密度均匀;图 106 - 2(动脉期)与图 106 - 3(静脉期)示病灶内部无强化,其壁亦没有强化。图 106 - 4~图 106 - 6 为另一患者,图 106 - 4($T_1WI$)示右肾有类圆形低信号灶,边缘光滑,壁菲薄,图 106 - 5($T_2WI$)示冠状面病灶内部信号呈均匀高信号,图 106 - 6($T_1WI$ 增强)病灶内部及囊壁无强化。

## 三、诊断和鉴别诊断

### 1. 诊断
肾脏囊肿。

### 2. 诊断依据
病变壁薄、光滑,腔内水样密度/信号,增强后无强化。

### 3. 鉴别诊断
复杂性囊肿。当囊肿合并出血、囊壁钙化、分隔、感染或肿瘤囊性变时,称为复杂性囊肿。复杂性囊肿的征象包括:①囊肿壁厚薄不均;②囊肿内有均匀或不均匀软组织间隔;③囊壁或囊内有钙化灶;④囊肿的基底部轮廓不规则;⑤囊内容物 CT 值增高或 MR 显示非单纯水样信号;⑥CT 或 MR 增强后囊肿壁或分隔显示有强化。

## 四、影像学检查选择

(1) 超声:首选常用的检查方法,可评估囊肿的大小、形态及检测有无实性成分。

(2) CT:对于复杂性囊肿进一步检查常用方法,可检出囊肿内出血、囊壁钙化、囊内分隔及有无实性成分。

(3) MRI:作为复杂性囊肿的辅助检查方法。

(4) IVP:泌尿系常用检查方法,有时可发现大的囊肿占位效应。

## 五、要点和讨论

### 1. 肾脏囊肿病理
单纯性肾囊肿可能为阻塞性的远曲小管或集合管扩张所致,通常发生在肾皮质,偶尔可发生于髓质。一般是单房的,形态多为类圆形,大小差异较大。囊肿内有透明浆液,不与集合系统相通,外周有薄的纤维囊壁,内衬有扁平上皮细胞。

### 2. 肾脏囊肿临床表现

本病多见,通常没有临床症状,常在腹部横断面成像偶然发现。儿童和30岁以下青年人较少见,随年龄增长,囊肿的大小和数目也随之增加,老年人群中发病率约为30%。随着囊肿不断增长,有可能会出现腹部肿块,或囊肿内自发性出血,而引起患者腰痛不适。

### 3. 肾脏单纯囊肿影像学表现

(1) IVP:造影显示肾区低密度肿块,肾盏呈圆弧形受压移位。

(2) 超声:是证实单纯性囊肿最经济、有效的方式。其典型特征包括:圆形、均匀的无回声肿块,与周围肾实质分界清晰,囊肿的后壁回声增强。多普勒超声显示单纯性囊肿没有血流。

(3) CT扫描表现:平扫时,单纯性囊肿常呈圆形、水样、均匀的低密度灶,无软组织分隔,囊液CT值在 $0\sim10$ Hu间。囊肿边缘光滑,壁菲薄,周围肾实质受压呈鸟嘴样改变。增强后囊肿不强化,或内部CT增强不超过10 Hu,囊肿壁同样没有强化。当囊肿内出血时,囊肿表现为均匀高密度肿块,复杂囊肿出血后囊肿CT值可以升高,增强后病灶无强化。

(4) MR检查表现:单纯性囊肿在 $T_1WI$ 上呈均匀低信号, $T_2WI$ 上呈极高亮信号;囊肿呈圆形、壁薄而均匀、周围实质受压而分界清晰的肿块影;增强后囊肿内及囊肿壁均无强化。但单纯性囊肿出血时,随时间延长 $T_1WI$ 和 $T_2WI$ 呈现不同的信号组合。

### 4. Bosniak 分级

为了对复杂性囊肿进行更好的评价及指导随访治疗,Bosniak将肾的囊性病变分为4个等级进行评述:

Ⅰ级:病变为典型囊肿,没必要进一步检查。

Ⅱ级:病变有一些非典型征象,倾向于良性占位。包括无强化的细薄分隔或细小的边缘钙化,此级病变应于6个月和1年进行定期随访。

Ⅲ级:囊性病变出现部分恶变的征象,无法与恶性占位区分,因此需要活检或手术探查。包括多房、分隔不均、壁厚及片状或重度钙化,此类囊性病变可见于良性病变如囊腺瘤、出血性囊肿等,也可见于囊性肾癌。

Ⅳ级:具备典型恶性征象的囊性恶性占位,包括不规则增厚囊壁、含有强化的实性结节等,此类病变需要手术切除。

## 六、思考题

1. 单纯性肾囊肿的影像学表现有哪些?

2. 复杂性肾囊肿的主要征象有哪些?

(宋国平)

# 肾脏、输尿管积水/结石

## 一、病史

（1）症状：突发左侧腰部剧烈疼痛，并向左侧腹股沟放射。尿液化验显示有红细胞。

（2）体格检查：左侧腰部约腰 5 棘突水平叩击疼。

## 二、影像学资料及分析

影像学资料如图 107 - 1～图 107 - 4 所示。

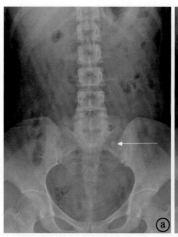 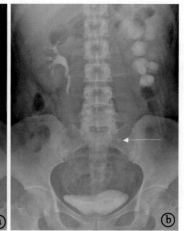

图 107 - 1　KUB 显示左侧 S1　　图 107 - 2　IVP 显示左侧 S1 水
　　　　　水平致密影　　　　　　　　　　　平充盈缺损

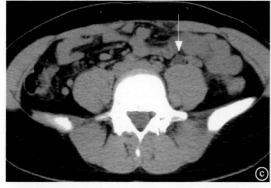 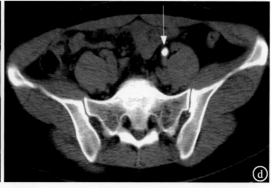

图 107 - 3　CT 平扫上段输尿管扩张积血　　图 107 - 4　CT 平扫显示髂血管水平输尿管下段结石

**315**

**读片分析**:图 107-1(KUB)示左侧输尿管下段走行区(S1 水平)见小片高密度影,提示结石可能。图 107-2(IVP)示左侧肾盏明显扩张、积水,左侧肾盂、输尿管未见显影。图 107-3(CT 平扫)示左侧输尿管扩张、积水,图 104-4 示左侧输尿管与髂血管相交处有一枚结石。

## 三、诊断及鉴别诊断

**1. 诊断**

左侧输尿管中段结石。

**2. 诊断依据**

(1)左侧腰部剧烈疼痛并向腹股沟放射病史,典型输尿管结石体征。

(2)KUB 显示平 S1 水平小片状高密度灶,IVP 显示左肾重度积水,左侧输尿管未见显影。

(3)CT 平扫示左侧输尿管中段阳性结石影,结石水平以上尿路扩张、积水。

**3. 鉴别诊断**

阴性结石(尿酸结石)和其他引起输尿管梗阻的病变进行鉴别。

(1)尿酸结石,此结石因为是可透 X 线,因而 KUB 表现为阴性,IVP 显示塑型(圆形或条状)充盈缺损,进而引据典型病史可确诊。

(2)结核:KUB 可显示肾区、输尿管区有斑片、不规则或大片钙化灶,典型者全肾皆钙化称为"自截肾";累及集合系统时,肾盂、肾盏、输尿管内壁不光整,管腔扩展与狭窄交替,典型者 IVP 呈串珠样改变。

(3)输尿管肿瘤:输尿管占位 IVP 显示为条状充盈缺损,占位水平以上尿路扩张,扩张的管壁光整;CT 扫描可显示输尿管占位区有软组织肿块,增强后有强化;MRI 显示与 IVP 相似,$T_2WI$ 序列显示扩张的输尿管中有节段性充盈缺损,增强扫描有强化。

(4)腹膜后纤维化:IVP 显示为两侧输尿管对称性扩张,狭窄段及以下部分显影困难,无明显占位表现。CT 扫描显示腹主动脉、下腔静脉周围有软组织密度斑块或肿块影,增强后肿块边缘有强化,当纤维组织机化变致密后无明显强化。MR 与 CT 表现相似。

## 四、影像学检查选择

(1)KUB:最常用的泌尿系结石检出方法,能够较准确地显示大部分不透光结石的部位和大小。

(2)超声:简单、方便、经济的检测方法,对于肾盂、肾盏和膀胱内结石易于检出,而输尿管内结石由于有诸多结构重叠,不易清晰显示。

(3)IVP:对于阴性结石 IVP 造影检出有一定价值,对于有尿路梗阻而难于显影的一侧尿路可行逆行造影检查。

(4)CT 及 CTU:CT 扫描具有较好的密度分辨率,可显示透光结石;CT 增强扫描后延迟扫描重建CTU 成像,呈以三维立体显示结石部位及梗阻程度。

(5)MRU:利用 $T_2W$ 水成像,不增强检查即可清晰显示尿路有无扩张或狭窄,并能准确定位。

## 五、要点和讨论

**1. 结石构成和分类**

泌尿系结石一般由矿物质和有机成分组合而成,单一成分者罕见。

（1）钙盐结石，为最常见的结石，约占 75%～80%。此类结石多数由草酸钙构成，少数由磷酸钙构成或由两者混合构成。此类结石为不透光性，其中磷酸钙结石密度最高，结石边缘相对光滑，多呈鹿角状；草酸钙结石密度较高，结石边缘锐利，多呈不规则形。

（2）三磷酸盐结石，主要由磷酸镁和磷酸铵构成，约占 10%～15%；结石为不可透光性。

（3）尿酸结石，主要由尿酸构成，约占 8%。结石为可透光性。

（4）胱氨酸结石，主要由胱氨酸构成，约占 1%；结石为可透光性。

**2. 结石临床表现**

本病最常见于 20～40 岁，男性发病率约为女性的 4 倍。临床症状与结石位置相关，可表现为：①疼痛：典型肾绞痛从腰部向腹股沟放射，伴有恶心、呕吐和出汗等；②血尿：多为镜下血尿；③尿道感染：患者可有反复发作尿道感染的病史，肾盂积脓、肾周脓肿常为尿路梗阻伴发感染的结果；④急性肾衰：当单侧肾脏由于肾盂或输尿管发生急性梗阻时可发生肾衰竭；⑤慢性肾功能损伤：长期输尿管梗阻或大的肾盂结石时，由于积水对于肾实质长期压迫，可发生慢性肾功能损伤。

**3. 泌尿系结石影像学表现**

（1）KUB：尿路平片能够较准确地显示大部分不透光结石的大小与部位。典型患者在肾区可见到肾盂或肾盏塑形样的结石，形如鹿角状。发生于输尿管者，一般多位于输尿管的 3 个生理狭窄处，结石常呈卵圆形，其长轴与输尿管走行一致。膀胱结石多呈圆形高密度影。

（2）IVP：①结石表现为充盈缺损影；②尿路梗阻，表现为肾盂、肾盏及输尿管扩张、积水；③肾功能受损，早期肾功能减退，对比剂显影延迟，后期肾功能丧失，对比剂不出现于患侧肾脏及输尿管。

（3）超声：结石的声像表现为肾盂、肾盏或膀胱内强回声光团伴有后方声像，输尿管内结石由于有较多结构干扰，不易清晰显示。

（4）CT：为直接显示结石最敏感的影像学检查方法，除能显示 X 线平片所见的不透光结石外，还可显示透光结石。无论何种性质的结石，CT 扫描均表现为高密度结构，密度均匀。肾盂、肾盏结石多呈圆形、团块或塑形状，膀胱结石常呈圆形或同心圆形，输尿管结石多呈圆形、卵圆形或条状，伴有尿路梗阻者，沿 CT 扫描层面容易找到、判断为结石。当输尿管未有扩张时，结石周围多出现软组织环样影，表现为结石周围有软组织密度结构环绕。继发表现：肾脏增大，肾实质受压、变薄，肾功能减退或丧失，肾周、输尿管周围脂肪间隙呈网格样改变，肾周间隙积液等。CTU 可作为 IVP 替代检查，以确定结石的具体位置，也可诊断肾盏或膀胱憩室内的结石。

（5）MRI：MR 显示小的结石不如 CT 清晰、准确，大的结石呈明显低信号充盈缺损。MRU（$T_2W$）可清晰显示肾盂、肾盏、输尿管及膀胱有无扩张或狭窄，并且可以准确定位。

# 六、思考题

1. 泌尿系结石临床特征有哪些？
2. 泌尿系结石影像学表现有哪些？
3. 泌尿系梗阻鉴别诊断有哪些？

（宋国平）

# 案例 108

# 肾脏血管平滑肌脂肪瘤

## 一、病史

(1) 症状:患者无明显不适,体格检查时发现肾脏肿块。

(2) 体格检查:触诊无明显包块,无明显叩击痛。

## 二、影像学资料及分析

影像学资料如图 108-1(a~d)所示。

**读片分析:** 图 108-1(a~b)示左肾中部见类圆形低密度肿块,肿块边界清晰,内部密度不均,大部病灶呈脂肪样密度,CT值约—59.5 Hu,肿块边缘可见有等密度结节影,CT值约为—4.3 Hu。图 108-1(c)示增强后动脉期病灶边缘结节有强化,CT值约为 37.0 Hu,脂性病灶处无强化。图 108-1(d)示增强后静脉期病灶边缘结节 CT值约为 28.0 Hu,脂性病灶处仍无强化。

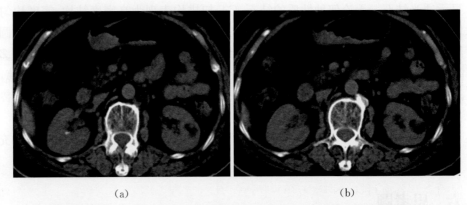

(a)　　　　　　　　　　　　(b)

图 108-1(a~b)　CT平扫左肾实质混杂密度占位,其内见脂肪密度影

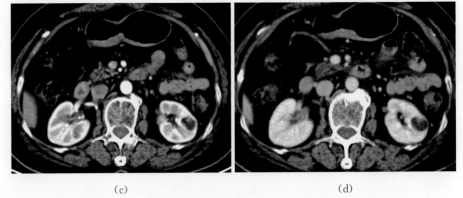

(c)　　　　　　　　　　　　(d)

图 108-1(c~d)　CT增强后左肾实质病灶局部明显强化,脂肪密度无强化

## 三、诊断和鉴别诊断

1. 诊断

肾脏血管平滑肌脂肪瘤。

2. 诊断依据

(1) 肿瘤内含有脂肪成分,CT 值为−59.5 Hu。

(2) 增强后肿瘤内其他部分有强化,强化较均匀。

3. 鉴别诊断

肾脏脂肪瘤,少见,一般起源于肾窦脂肪组织。CT 或 MR 表现为含单一脂肪成分的肿块,肿块边缘清晰、光整,增强后无明显强化。当血管平滑肌脂肪瘤内脂肪成分少于 20% 时,不易与肾脏其他良性肿瘤(腺瘤、平滑肌瘤等)相鉴别,关键是找出脂肪成分。

## 四、影像学检查选择

(1) CT:主要检查方法,对本病诊断有较高的敏感性和特异性。

(2) MR:主要检查方法之一,对显示肿瘤内脂肪成分非常敏感。

(3) 超声:作为本病常规检查方法。

## 五、要点和讨论

1. 血管平滑肌脂肪瘤病理

血管平滑肌脂肪瘤也称错构瘤,可单发,也可多发,大小不等,小者 1 cm,大者可达 20 cm,相差悬殊;肿瘤内含有血管、平滑肌和脂肪 3 种成分,3 种成分之间比例不同,约 80% 的肿瘤含脂肪成分最多。肿瘤内血管发育不良,易于破裂出血,尤其在直径大于 4 cm 肿瘤出血概率较大。

2. 临床表现

本病多见于女性,发病年龄 20~50 岁。当肿瘤较小时,无明显临床症状,多因为体格检查而发现。肿瘤继续增大,可产生占位效应;或因为肿瘤自发出血,表现为急性腰疼。多数血管平滑肌脂肪瘤单发,但约 80% 结节性硬化症患者合并肾错构瘤,常常双侧多发;结节性硬化患者可伴有多发皮脂腺瘤、面部蝴蝶斑及癫痫等症状。

3. 血管平滑肌脂肪瘤影像学表现

(1) 超声:肿瘤内含有脂肪成分,表现为不均匀强回声,病变后方回声衰减不明显;当脂肪成分较少时表现为与肾实质相似均匀等回声结构;当肿瘤较大发生出血时,表现为混杂回声。

(2) CT:对本病诊断有较高敏感性和特异性,是本病主要检查方法。典型表现为肾脏肿块内含有脂肪低密度成分;当肿块内含有脂肪成分较少或无脂肪时,肿块 CT 扫描表现与其他良恶性肿瘤(肾腺瘤、肾癌、转移瘤等)难以鉴别。当肿瘤发生出血时,CT 扫描表现为肿瘤内或周围有高密度影,增强后血肿区一般无明显强化,如有明显强化提示肿瘤内假性动脉瘤形成。

(3) MR:肿瘤内脂肪成分 $T_1WI$ 为高信号,$T_2WI$ 表现为中等信号或高信号,其信号与皮下脂肪信号相一致;在脂肪抑制像序列,肿瘤内脂肪信号被抑制,从而呈现低信号改变;若肿瘤内缺乏脂肪成分时,MRI 表现与其他肾脏实性肿瘤相似,不易鉴别。

## 六、思考题

1. 肾脏血管平滑肌脂肪瘤典型影像学表现有哪些?
2. 肾脏血管平滑肌脂肪瘤鉴别诊断有哪些?

（宋国平）

# 肾脏透明细胞癌

## 一、病史

(1) 症状:患者体格检查时发现左肾肿块,平时无明显不适。

(2) 体格检查:左侧腰部肾区有轻度叩击痛,触诊未及明显肿块,无明显血尿。

## 二、影像学资料及分析

影像学资料如图 109-1(a～g)所示。

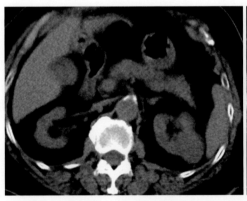

图 109-1(a)　CT 平扫左肾实质占位

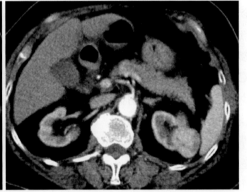

图 109-1(b)　CT 增强扫描(动脉期)肿块早期强化

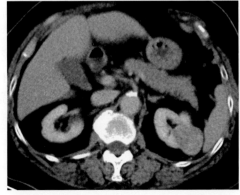

图 109-1(c)　CT 增强扫描(延迟期)肿块仍有强化

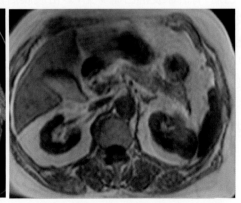

图 109-1(d)　MRI 平扫 T₁W 肿块等信号

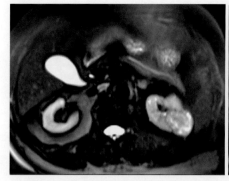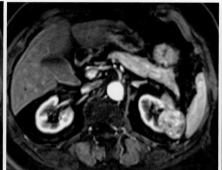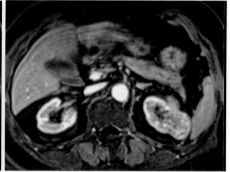

图 109 - 1(e)　MRI 平扫 T₂W 肿块高信号　图 109 - 1(f)　MRI T₁W 增强早期肿块明　图 109 - 1(g)　MRI T₁W 增强延迟期肿块
显不均匀强化　　　　　　　　　　仍有强化

**读片分析**:图 109 - 1(a)示 CT 平扫时左肾中部见一肿块,大小约 3.4 cm×2.9 cm,致左肾局部隆起,肿块密度均匀,CT 值约为 19.9 Hu;图 109 - 1(b)示增强后动脉期肿块明显强化,强化不均匀,平均 CT 值约为 141.0 Hu;图 109 - 1(c)示增强后静脉期肿块强化减弱,平均 CT 值约为 104.1 Hu。图 109 - 1(d~g)为同一患者 MRI 图像,图 109 - 1(d)示 T₁WI 平扫肿块呈等低信号,图 109 - 1(e)示 T₂WI 肿块呈等高信号灶,信号不均匀,肿块边界清晰,边缘有包膜,图 109 - 1(f)示增强后 T₁WI 动脉期肿块明显强化,强化不均匀,图 109 - 1(g)示增强后静脉期肿块强化减弱,呈相对稍低信号灶。

## 三、诊断和鉴别诊断

### 1. 诊断
左肾透明细胞癌。

### 2. 诊断依据
(1) CT 平扫示左肾类圆形实性肿块,肿块密度均匀,无明显脂肪密度影。

(2) 增强后动脉期肿块明显强化,相对周围肾实质呈高密度灶,静脉期肿块呈相对低密度灶改变,肿块血流灌注呈典型"快进快出"。

(3) 肾静脉及下腔静脉内未见明显瘤栓。

### 3. 鉴别诊断
(1) 转移瘤:一般来说,单发的转移瘤较少见;如果有肿瘤病史,再发现有肾脏肿块应首先排除转移瘤可能。转移瘤边界不清,增强后多呈低密度肿块(乏血供),如果是双侧多发则易确诊。

(2) 淋巴瘤:肾脏原发淋巴瘤少见,多由腹膜后淋巴瘤蔓延、侵犯所致,因此,典型肾脏淋巴瘤表现为肾脏肿块与腹膜后肿块相连,肿块密度均匀,增强后均匀强化;如果是肾脏原发单发淋巴瘤,一般表现为轻度强化低密度肿块,不易与其他肿瘤相鉴别。

(3) Wilms 瘤:肾母细胞瘤,儿童腹部最常见的恶性肿瘤,偶可发生于成人。肿瘤一般较大,儿童腹部触诊可及。肿瘤呈不规则形,边界较清晰,早期肿瘤中央出现坏死和出血,约 15% 肿瘤内有钙化灶;肿瘤在 CT 表现为低或等密度肿块,增强扫描早期明显强化,静脉期呈相对低密度灶,可侵犯肾静脉和下腔静脉,增强后呈静脉腔内充盈缺损。

## 四、影像学检查选择

（1）CT：常用的检查方法之一，对于肾癌具有检出、定位、定性和分期的作用。

（2）MR：作为 CT 检查的辅助方法，对于诊断及鉴别诊断具有重要价值。

（3）超声：常用检查方法之一，可评估肿瘤结构大小、形态及回声变化，多普勒超声可探测肿瘤血流改变。

（4）IVP：查找血尿常用方法之一，术前常规应用检查。

## 五、要点和讨论

### 1. 肾脏透明细胞癌病理

透明细胞腺癌约占肾脏恶性肿瘤 80％以上，直径多呈 1～2 cm，病因不明。肿瘤主要起源于肾脏近曲小管上皮细胞，含有透明细胞和颗粒细胞。肿瘤周围常有纤维包膜，肿瘤内可含有钙化灶，约 15％肿瘤发生坏死和囊变，约 40％可侵犯肾静脉和下腔静脉。肿瘤可直接周围组织，也可沿淋巴或血液途径转移至肺、脑或肝脏等器官。

### 2. 肾脏透明细胞癌临床表现

约有 30％以上的患者无明显症状，常为超声或其他影像检查时偶然发现。有症状者主要为无痛性血尿、血沉加快及一般恶性肿瘤常见症状，体重减轻、消瘦、贫血等，也可出现腹痛、腹部肿块。当肿瘤侵犯静脉时，可出现精索静脉曲张或下肢水肿等。

### 3. 肾脏透明细胞癌影像学表现

（1）超声：肿瘤呈不均匀回声，乏血管区呈低回声，富血管区呈强回声，坏死区无回声，超声可发现静脉内瘤栓。

（2）IVP：肾脏局部占位效应：肾脏增大、移位，局部轮廓不规则；肾盂、肾盏受压移位或直接受侵犯，呈现肾盂肾盏内充盈缺损；少数肿瘤内可见斑片钙化灶。

（3）CT：用于肾癌检出、定位、定性和分期的主要方法。平扫时表现为等或低密度肿块，偶可见小钙化灶；增强早期肿瘤明显强化，相对于周围肾实质呈高密度，静脉期和延迟扫描肿瘤呈相对低密度灶。肿瘤可侵犯周围肾筋膜，表现为病灶处筋膜异常增厚或消失；肾静脉或下腔静脉内瘤栓表现为静脉管腔扩张，内见软组织密度影，增强扫描可见充盈缺损且有强化。腹膜后淋巴结转移表现为淋巴结增大，短径大于 1 cm，且有强化。

（4）MR：肿瘤 $T_1WI$ 呈低或等信号，$T_2WI$ 呈高或等、混杂信号。肿瘤较小时与周围实质差异小，易于遗漏。增强后肿瘤早期明显强化，静脉期和延迟扫描呈相对低信号灶。MRI 也可显示静脉内瘤栓，表现为静脉内有充盈缺损影。

## 六、思考题

1. 肾脏透明细胞癌影像学表现有哪些？

2. 肾脏透明细胞癌鉴别诊断有哪些？

（宋国平）

# 案例 110

# 肾盂癌

## 一、病史

(1) 症状:65 岁老年男性,肉眼血尿 3 天。

(2) 体格检查:右侧肾区有轻度叩击痛;尿检有完整红细胞,尿沉渣可见异形癌细胞。

## 二、影像学资料及分析

影像学资料如图 110-1～图 110-4 所示。

**读片分析:**图 110-1 IVP 示右侧肾下盏及肾盂内有充盈缺损影,边缘欠规则;图 110-2(动脉期)与图 110-3(静脉期)示 CT 增强扫描后肾盂内病灶有强化,CT 值分别约为 91.3 Hu 和 102.1 Hu,平扫时(未提供)病灶 CT 约为 30.6 Hu;图 110-4 CTU 示肾盂内充盈缺损。

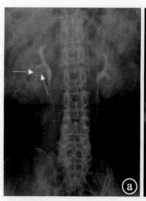

图 110-1 IVP

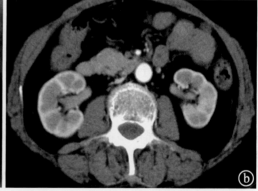

图 110-2 CT 增强动脉期

## 三、诊断和鉴别诊断

### 1. 诊断

肾盂癌。

### 2. 诊断依据

(1) 肉眼血尿病史。

(2) IVP 示肾盂内充盈缺损影。

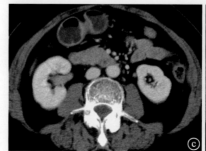

图 110-3 CT 增强静脉期

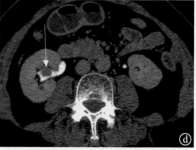

图 110-4 CTU

（3）CT 平扫时肾盂内轻度增高，见软组织密度影。

（4）增强后肾盂内软组织肿块有强化。

（5）延迟后肾盂内见充盈缺损。

### 3. 鉴别诊断

主要与肾盂内其他病变相鉴别。

（1）肾盂血肿：血肿在肾盂内可移动，且 CT 增强扫描后无明显强化。

（2）肾盂内可透光结石：结石随体位改变可移动，CT 平扫时密度较血肿高，增强后无明显强化。

（3）肾癌或肾盂外其他恶性肿瘤侵犯肾盂：IVP 检查同样见肾盂充盈缺损影，CT 增强扫描后可见肿块主体位于肾盂外，肾盂受侵蚀改变。

## 四、影像学检查选择

（1）IVP：肾盂、输尿管占位最常应用的检查方法，术前常规检查，可显示病变部位及大小、累及范围。

（2）超声：用于鉴别不可透光结石、血块、肿瘤等病变；检查时变换体位，判断病变是否可移动。

（3）CT：可清晰显示肾盂及输尿管区解剖关系，可显示肿瘤部位、大小、累及范围和有无腔外侵犯，是对肿瘤分期的主要方法。

（4）MRI：不作为首选方法，可辅助检出肿瘤，评估肿瘤分期。

## 五、要点和讨论

### 1. 肾盂癌病理

肾盂癌相对肾癌少见，病理组织分型多数为移行上皮癌（80%～95%），少数为鳞状上皮癌（10%～15%），罕见腺癌（1%）。移行上皮癌有多中心发病的特征，在上尿路移行上皮癌中，约 1/3 为多中心性，可发生转移性膀胱癌。根据肿瘤形态可分为乳头状上皮癌和非乳头状上皮癌。乳头状上皮癌形如乳头，晚期可侵蚀周围结构。非乳头上皮癌形态不规则，多孤立性生长，病变早期即可侵蚀周围结构，多数患者在就诊时已侵犯周围组织结构。

### 2. 肾盂癌临床表现

本病以中老年常见，多数为 60 岁以上老年人，男性多于女性。主要临床表现为反复的无痛性血尿，少数可有腹痛。晚期可出现消瘦、体重减轻等症状。尿检标本中可检出癌性细胞。

### 3. 肾盂癌影像学表现

（1）IVP：目前最常用的泌尿外科首选检查方法。主要表现为肾盂或（和）肾盏内可见不规则充盈缺损影，偶可见斑片钙化灶；若肿瘤侵犯输尿管起始处，可引起肾盂明显扩张、积水；当肾功能严重受损时，应行逆行肾盂造影检查。

（2）超声：表现为肾盂内附壁、实性、等低回声肿块，于体位变换时肿块不可移动，彩色超声示肿块有血流。

（3）CT：平扫时可见肾盂内等密度肿块，呈结节状或不规则形，当肿瘤较小时，CT 平扫易于漏诊。CT 增强扫描后肿块有轻中度强化，CT 值约增高 18～55 Hu。延迟扫描时，肿瘤呈现肾盂内充盈缺损，表面不规则。随肿瘤不断增大，肾盏、肾窦受压；当肿瘤侵犯输尿管起始处时，肾盂扩张、积水。晚期肿瘤可侵犯肾门结构或向肾实质内浸润。

（4）MRI：作为肾盂癌检出的辅助检查方法。当肿瘤较小时，不易清晰显示。当肿瘤较大时，$T_2WI$

呈现肾盂内结节样充盈缺损,肿块 $T_1WI$ 呈等低信号,$T_2W$ 等或稍高信号,增强后轻中度强化。当发生尿路积水时,$T_2W$ 水成像可清晰显示,并可确定梗阻部位。

## 六、思考题

1. 肾盂癌病理特征有哪些?
2. 肾盂癌影像学表现及鉴别诊断有哪些?

（宋国平）

# 案例 *111*

# 膀 胱 癌

## 一、病史

(1) 症状:肉眼血尿1天,无明显尿痛。

(2) 体格检查:膀胱镜检示膀胱壁肿块,表面不光整,局部有出血。尿液检查示有红细胞和癌细胞。

## 二、影像学资料及分析

影像学资料如图111-1(a～d)所示。

读片分析:图111-1(a)IVP示右侧肾脏功能受损,右侧肾盂、肾盏及输尿管未能显影;图111-1(b)IVP示膀胱内右侧壁类圆形充盈缺损,直径约4.5 cm,边缘光滑;图111-1(c)CT平扫示膀胱右后壁见软组织肿块,大小约4.5 cm×2.5 cm,边缘较光整,周围膀胱壁增厚、僵硬,周围脂肪间隙清晰,右侧输尿管下端扩张;图111-1(d)CT增强示膀胱壁肿块明显强化,强化均匀。

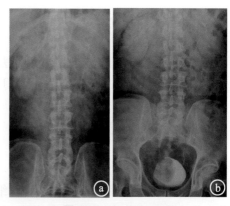

图111-1(a～b) IVP

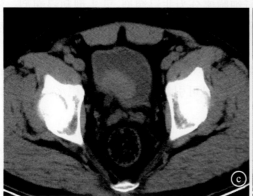

图111-1(c) CT平扫

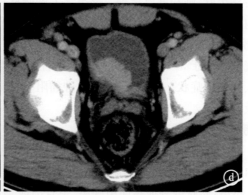

图111-1(d) CT增强扫描

## 三、诊断和鉴别诊断

### 1. 诊断

膀胱癌。

### 2. 诊断依据

（1）病史提示肉眼血尿，膀胱镜检有膀胱壁肿块。

（2）IVP 示膀胱右侧壁充盈缺损。

（3）CT 平扫示膀胱右侧壁肿块，边界清晰，增强后早期明显强化。

（4）尿检中发现癌细胞。

### 3. 鉴别诊断

（1）膀胱血块：膀胱内血块一般位于后壁（因重力坠于后壁），IVP 表现与膀胱癌均呈充盈缺损灶，CT 平扫时示等高密度肿块，增强后无明显强化，且血块会随体位改变而移动，易于鉴别。

（2）前列腺增生、癌：前列腺明显增生压迫膀胱，IVP 示后壁充盈缺损影，膀胱壁受压迫、而内壁光整，且 CT 检查可见增生前列腺推压膀胱；当前列腺癌晚期会侵犯膀胱，IVP 不易区分，CT 或 MR 扫描可见前列腺癌肿向前生长、侵蚀膀胱后壁，肿瘤主体位于膀胱外，与原发膀胱癌易于鉴别。

（3）其他膀胱壁良性或低度恶性肿瘤：少见，肿瘤一般较小，壁光整，均匀强化，单纯影像学不易区分，确诊有赖于膀胱镜活检。

## 四、影像学检查选择

超声及 IVP 是肿瘤检出的常用方法，确诊有赖于膀胱镜活检。CT、MRI 和超声检查是肿瘤定位和分期的重要检查方法，IVP 和大范围 CT、MRI 可同时显示其他尿路中并存的肿瘤。

## 五、要点和讨论

### 1. 膀胱癌病理

根据组织学类型，膀胱癌分为移行细胞癌、鳞状细胞癌和腺癌，移行细胞癌最为常见，约占 95%，鳞状细胞癌约占 5%，腺癌最少，仅占约 1%。膀胱癌常发生于膀胱三角区和膀胱底部，晚期可见侵犯周围组织及转移至肝、肺和淋巴结等。形态学上膀胱移行细胞癌分为非浸润型，乳头型和浸润型。浸润型癌在膀胱内浸润生长，恶性程度高，预后差。乳头型癌早期呈乳头状生长，晚期呈浸润性生长，预后较好。

### 2. 膀胱癌临床表现

膀胱癌多见于 50～70 岁，男性多于女性。主要临床表现为无痛性肉眼血尿，如并发感染，则有尿频、尿急、尿痛等症状。当进入进展期，肿瘤阻塞输尿管开口可引起上尿路梗阻、积水。晚期时，直肠指检可触及肿块。

### 3. 膀胱癌影像学表现

（1）IVP：膀胱内充盈缺损影，单发或多发，一般呈息肉样或菜花样，周围膀胱壁显僵硬感；如累及输尿管开口处，则可显示肾盂、输尿管扩张、积水。

（2）超声：膀胱壁等或高回声肿块，呈息肉或菜花状，表面不光整；或表现为膀胱壁局限性或全部壁异常增厚，内壁不光整；彩色超声示肿瘤区有异常血流；当肿瘤侵犯输尿管开口时，可显示输尿管扩张、积水。

（3）CT：平扫时示膀胱壁乳头状、息肉样软组织肿块，呈低密度灶，或显示膀胱壁局限性或全壁异常增厚；增强后早期肿瘤即有明显强化，延迟扫描肿块呈充盈缺损影；当肿瘤侵犯输尿管开口处时，输尿管扩张、积水；肿瘤浸润、突破膀胱壁向外生长，膀胱壁外壁不规则，周围脂肪间隙消失；可向后方侵犯子宫或直肠；骨盆转移瘤多表现为溶骨性骨质破坏灶。

（4）MRI：肿瘤与膀胱壁相比，$T_1WI$ 呈等信号，$T_2WI$ 呈中等信号；Gd - DTPA 动态增强扫描有助于发现癌肿，癌肿在动脉早期即有明显强化，而膀胱壁则于动脉晚期强化，两者间对比明显，表浅型癌中，因局部膀胱壁无明显增厚，而在动态增强扫描时动脉早期癌肿呈明显线样强化，膀胱壁此时未强化，两者间会有一线样低信号分隔影；对于菜花样或浸润型癌肿，其强化方式与 CT 扫描相似。当肿瘤侵犯输尿管开口处时，$T_2W$ 水成像可显示输尿管扩张、积水；膀胱癌向外侵犯表现为周围脂肪信号消失，淋巴结转移增大和骨盆骨质破坏，相应骨髓信号异常改变，动态增强扫描时转移瘤均有异常强化。

## 六、思考题

1. 膀胱癌病理变化有哪些？
2. 膀胱癌影像学表现及鉴别诊断有哪些？

（宋国平）

# 案例 112
## 肾上腺腺瘤

### 一、病史

(1) 症状：无明显不适，体格检查时发现左侧肾上腺肿块。

(2) 体格检查：无明显叩击痛，血检、尿检无异常。

### 二、影像学资料及分析

影像学资料如图 112-1～图 112-3 所示。

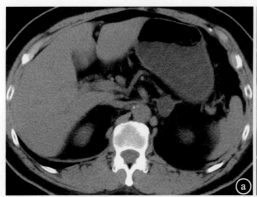

图 112-1　CT 平扫

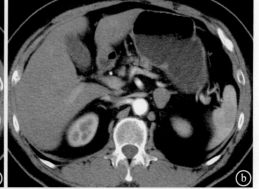

图 112-2　CT 增强扫描动脉期

**读片分析**：图 112-1 CT 平扫示左侧肾上腺体部见软组织肿块，直径约 2.1 cm，边界清晰，边缘光整，平均 CT 约为 -5.1 Hu；图 112-2 CT 增强扫描动脉期示肿块有强化，强化均匀，平均 CT 值约为 56.7 Hu；图 112-3 CT 增强静脉期示肿块均匀强化，平均 CT 约为 45.0 Hu。

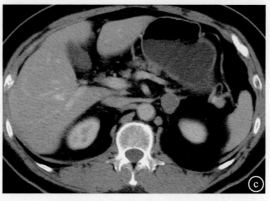

图 112-3　CT 增强扫描静脉期

## 三、诊断和鉴别诊断

**1. 诊断**

肾上腺腺瘤。

**2. 诊断依据**

(1) 右侧肾上腺肿块,直径约 2.1 cm,CT 平扫时平均密度约－5.1 Hu。

(2) CT 增强扫描后均匀强化。

**3. 鉴别诊断**

主要与其他肾上腺肿瘤鉴别。

(1) 转移瘤:当诊断转移瘤时一般有明确的肿瘤病史,且转移瘤平扫 CT 值多大于 20 Hu,增强后大者可不均匀强化,且侵犯周围组织结构。

(2) 嗜铬细胞瘤:嗜铬细胞瘤通常直径大于 3 cm,易出现坏死和囊变,增强后明显强化,临床典型者出现"头痛、心悸、多汗"三联征。

## 四、影像学检查选择

(1) CT:具有高的密度分辨力和较高的空间分辨力,易于发现肾上腺小病变,是肾上腺病变首选影像检查方法,CT 动态增强检查对于腺瘤与其他病变鉴别具有很大帮助。

(2) MRI:重要的辅助检查方法,梯度回波(GRE)序列 $T_1$WI 同相位和反相位成像技术可检测出病变内是否含有脂质,常常用于肾上腺腺瘤的诊断和鉴别诊断。

(3) 超声:作为肾上腺肿瘤初步检查方法。

## 五、要点和讨论

**1. 肾上腺腺瘤病理**

腺瘤是最常见的肾上腺肿瘤,发病率约为 2%～3%,尸检发现率约 9%。糖尿病、高血压及恶性肿瘤患者发病率高,发病概率随年龄增加,60 岁以上达 5%;多数腺瘤为含脂质丰富的腺瘤,其细胞内含脂质,约占 70%;少数为乏脂性腺瘤,其细胞内不含有脂质,约为 30%。肿瘤有包膜,表面光滑,切面黄色或褐色,质软。较大的肿瘤可有出血、坏死及囊变。

**2. 临床症状**

大多数腺瘤为无功能性;有功能腺瘤可发生两种临床症状:Conn 综合征和 Cushing 综合征。Conn 综合征:水钠潴留所致的高血压、低血钾所致的肌无力等(80% 由腺瘤引起,20% 由增生引起)。Cushing 综合征:向心性肥胖,女性表现为皮肤紫纹、月经紊乱、闭经、多毛、痤疮,男性表现为性功能减退、阳痿(80% 由增生引起,20% 由腺瘤引起)。

**3. 肾上腺腺瘤影像学表现**

(1) MRI 表现:肿瘤一般呈类圆形,边缘光滑,信号均匀;$T_1$WI 和 $T_2$WI 上,信号与肝实质信号相似。MR 选择最佳方法:利用化学位移同、反相位成像,在反相位上信号较同相位显著降低,其敏感性为 80%,特异性为 100%。增强检查,一般轻度强化。当肿瘤直径小于 1.0 cm 时,对病变显示不如 CT 敏感。

(2) CT 表现:肾上腺类圆形肿块,边缘光滑,密度均匀。无功能腺瘤直径常小于 3 cm,大于 5 cm 者占 5%；Cushing 腺瘤 2~3 mm，对侧肾上腺可萎缩；Conn 腺瘤小于 2 mm，平均 1.6 mm，对侧肾上腺无萎缩。Conn 腺瘤及无功能腺瘤大多数为水样低密度，小于 10~18 Hu。Cushing 腺瘤多呈均匀软组织密度，只有少数为水样密度。增强扫描后轻度强化，为快进快出型，注射对比剂 3 分钟后相对廓清率为 35%；5 分钟后，相对廓清率为 40%。相对廓清率＝（峰值－延时强化值）/峰值×100%。

（3）超声：肾上腺区圆形或卵圆形肿块，直径约 1~2 cm，低或弱回声，内部回声均匀，边缘光整、回声高。

## 六、思考题

1. 肾上腺腺瘤临床症状有哪些？
2. 肾上腺腺瘤影像学表现与鉴别诊断有哪些？

（宋国平）

# 肾上腺嗜铬细胞瘤

## 一、病史

（1）症状：患者频发阵发性高血压，伴头痛、多汗、面色苍白、心悸。

（2）体格检查：血压明显升高，血液检查血浆儿茶酚胺升高。

## 二、影像学资料及分析

影像学资料如图 113-1～图 113-4 所示。

**读片分析：**图 113-1 CT 平扫示右侧肾上腺有一软组织肿块，大小约为 4.7 cm×5.2 cm，肿块边缘光整，密度均匀，平均 CT 值约为 39.2 Hu；图 113-2 CT 增强扫描动脉期肿块明显强化，强化不均匀，平均 CT 值约为 112.8 Hu；图 113-3 增强静脉期示肿块均匀强化，平均 CT 值约为 96.1 Hu；图 113-4 延迟期示肿块密度均匀，平均 CT 值约为 96.3 Hu，其相对廓清率为 14.6%。

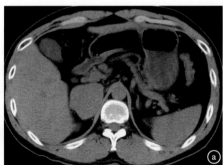

图 113-1　CT 平扫

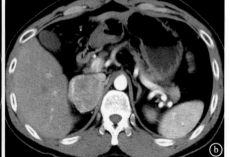

图 113-2　CT 增强动脉期

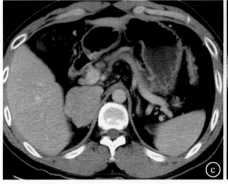

图 113-3　CT 增强静脉期

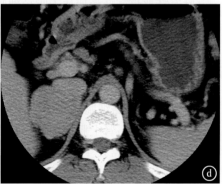

图 113-4　延迟期

## 三、诊断和鉴别诊断

**1. 诊断**

右侧肾上腺嗜铬细胞瘤。

**2. 诊断依据**

(1) 患者有"头痛、多汗、心悸"典型三联征。

(2) 右侧肾上腺区肿块,边缘光整,密度不均,增强后明显强化,强化不均匀,其相对廓清率为14.6%。

(3) 血液检查血浆儿茶酚胺升高。

**3. 鉴别诊断**

(1) 肾上腺腺瘤:腺瘤一般直径约1～3 cm,边缘光滑,密度均匀,增强后中度强化,相对廓清率大于35%,MR正、反相位反差明显,易于确诊,且临床无明显血压高表现。

(2) 转移瘤:患者有较明确其他部位肿瘤病史,平扫CT值较腺瘤高,增强后轻中度强化,强化程度较嗜铬细胞瘤低。

## 四、影像学检查选择

嗜铬细胞瘤影像学检查方法的选择与腺瘤相似,可选择CT、MRI和超声检查,但CT和MRI检查还可发现肾上腺外的异位嗜铬细胞瘤。

## 五、要点和讨论

**1. 肾上腺嗜铬细胞瘤病理**

嗜铬细胞瘤也称为副神经节瘤。大多数(75%～90%)起源于肾上腺髓质;少数(10%～15%)起源于肾上腺外的嗜铬组织(如交感神经节等)。20～40岁年龄组多发。肿瘤大小不等(直径1 cm～10 cm),多数约3～5 cm,呈圆形、椭圆形或分叶状,有完整包膜;当肿瘤较大时内部可有出血和坏死囊变。嗜铬细胞瘤10%原则:10%为恶性,10%为两侧病变,10%为多发肿瘤,10%为肾上腺外肿瘤,10%为家族性,10%为血压正常。

**2. 肾上腺嗜铬细胞瘤临床表现**

阵发性或持续性高血压为嗜铬细胞瘤患者的主要临床表现,当血压升高时,常常还伴有头痛、心悸、多汗(三联征)和恶心、面色苍白、呕吐等表现,有些患者会有腹部不适、便秘、腹泻等腹部症状,严重时可出现视物模糊和高血压性视网膜病变。儿童中高血压相对少见,约50%儿童患者有多发肿瘤或肾上腺外肿瘤。实验室检查血浆儿茶酚胺升高,血浆甲氧基肾上腺素升高;尿香草基杏仁酸升高,24 h尿甲基肾上腺素和游离儿茶酚胺升高。

**3. 肾上腺嗜铬细胞瘤影像学表现**

(1) CT表现:肾上腺区圆形或卵圆形肿块,多数直径约3～5 cm,边缘光整,内部密度不均,偶有斑片钙化灶,大者常常发生坏死、囊变和出血。增强后肿块明显强化,强化不均匀。当肿块增大,且边缘变得不规则,分叶状改变,包埋腹膜后大血管,腹膜后淋巴结肿大或远处脏器转移瘤形成,提示为恶性嗜铬细胞瘤。

(2) MRI表现:小的肿瘤信号较均匀,大的肿瘤信号不均,$T_1WI$呈低信号或等信号,$T_2WI$呈明显高信号,典型者呈"亮灯泡征",这是因为较大的肿瘤内部发生出血、坏死或囊变所致。增强后明显强化,强化不均匀。

（3）超声表现:肿块边缘光滑、回声高,小者内部回声均匀,大者内部因出血或囊变回声不均匀。

## 六、思考题

1. 肾上腺嗜铬细胞瘤主要临床表现有哪些?
2. 肾上腺嗜铬细胞瘤影像学表现及鉴别诊断有哪些?

（宋国平）

# 案例 114

# 前列腺癌

## 一、病史

(1) 症状:男性,70 岁,无不适,体格检查 PSA 升高。

(2) 体格检查:直肠指检前列腺无明显包块,局部质硬。血检:PSA 总(t)7.996,游离(f)0.694,f/t:0.087。

## 二、影像学资料及分析

影像学资料如图 114 - 1～图 114 - 4 所示。

**读片分析:**图 114 - 1 MR - T$_2$WI 脂肪抑制像示左侧外周带有一低信号结节,其边界不清,边缘不光整,信号不均匀,包膜完整,周围脂肪间隙清晰;图 114 - 2 DWI 示病灶呈明显高信号灶,图 114 - 3 ADC 示病灶呈明显低信号灶,ADC 约为 0.78×10$^{-3}$ mm$^2$/s;图 114 - 4 T$_1$WI 增强示病灶有早期强化。

## 三、诊断和鉴别诊断

### 1. 诊断

前列腺癌。

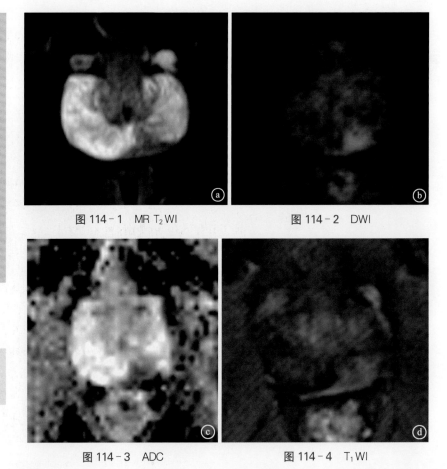

图 114 - 1  MR T$_2$WI

图 114 - 2  DWI

图 114 - 3  ADC

图 114 - 4  T$_1$WI

2. 诊断依据

（1）MRI 中 $T_2WI$ 显示病灶位于左侧外周带结节样低信号影，DWI 呈异常高信号，ADC 为 $0.78 \times 10^{-3} mm^2/s$，增强后有早期异常强化。

（2）患者有异常 PSA 值。

（3）超声引导下穿刺活检证实为癌。

3. 鉴别诊断

前列腺增生或炎症，前列腺增生主要发生于中央腺体，呈高低混杂信号，DW 呈等信号或稍高信号，ADC 值大于 $1.0 \times 10^{-3} mm^2/s$，动态增强曲线一般呈持续强化型或平台型；外周带炎症 $T_2WI$ 也表现为低信号影，边界不清，信号不均，其 DW 无明显异常高信号，ADC 值大于 $1.0 \times 10^{-3} mm^2/s$，动态增强曲线呈持续强化型。

# 四、影像学检查选择

（1）MRI：MR 扫描是前列腺疾病的重要影像检查方法。早期 MR 主要应用于对前列腺癌进行分期；现在随 MR 技术不断发展，MRI 可在癌灶检出、定位、分期、监测放化疗疗效、引导穿刺、观察癌肿有无复发等发挥重要作用。单独 $T_2WI$ 图像可提供前列腺的解剖信息，可对癌灶进行定性和定位；文献报道单独 $T_2WI$ 诊断前列腺癌效力为敏感度 74% 和特异度 71%。功能成像包括动态增强扫描（DCE）、弥散加权成像（DWI）和波谱成像（MRS），联合使用 $T_2WI$ 及任一种功能成像均可提高前列腺癌的敏感度和特异度。

（2）超声：是前列腺疾病的常用检查方法，可测量前列腺体积，以及经会阴或直肠引导穿刺活检。

（3）CT：主要用于对前列腺癌肿进行分期，可显示前列腺癌肿向周围侵蚀，淋巴结转移及远处转移，及骨盆和脊柱转移等。

# 五、要点和讨论

1. 前列腺癌病理特征

在西方国家，前列腺癌是男性中最常见的癌肿。我国是前列腺癌发病率较低的地区，近年来随着人口老龄化、健康检查的普及和对前列腺癌检测技术的进步，我国前列腺癌发病率有明显上升趋势，已占到男性泌尿和生殖系统恶性肿瘤的第 3 位。前列腺癌最常见部位是外周带，90% 以上是腺癌，少数为鳞癌或移行细胞癌。腺癌多起自于腺管，常为多结节灶，少数为单结节。鳞癌、移行细胞癌起源于导管的移行上皮，肿瘤生长迅速，预后差。前列腺癌可直接侵犯膀胱、精囊及尿道，经淋巴结转移至髂内、外淋巴结等，也易于发生骨转移，以腰椎及骨盆多见。

2. 前列腺癌临床表现

前列腺癌临床表现：分为四型。

（1）临床型癌，此型早期无明显临床症状，当肿瘤增大压迫尿道，产生尿路梗阻症状，肛门指检可发现肿块。此型癌肿已属晚期，肿瘤可侵犯周围组织或转移至远处脏器。

（2）隐蔽型癌，此型癌肿一般先发现转移瘤，后进一步检查才检出前列腺癌。

（3）偶见型癌，此型主要是前列腺增生电切手术标本中发现。

（4）潜伏型癌，此型癌肿一般为尸检发现，生前无明显症状。

3. 前列腺影像学表现

（1）MR 表现：MR 扫描是前列腺疾病的重要影像检查方法，早期主要是应用于癌肿分期；现在 MR

应用于前列腺癌的检出、定位、分期和监测疗效、引导穿刺、观察有无复发等。MRI 诊断前列腺癌主要应用 $T_2W$ 序列,它可提供解剖信息、癌灶定性和定位功能成像,而动态增强扫描(DCE)、弥散加权成像(DWI)和波谱成像(MRS)称为功能成像,可提供更多的定性、定位诊断信息。外周带是前列腺癌好发部位,癌可表现为:①外周带高信号区内出现孤立低信号结节;②外周带内多发低信号结节;③外周带弥漫性信号减低。

癌肿 DW 成像呈明显高信号灶,DWI 病理基础为,正常外周带含有丰富的腺体和腺管结构,水分子运动有着较高的自由性;而前列腺癌时,腺上皮的正常分泌功能被破坏,腺管结构被高密度排列的癌组织所代替,再加上癌细胞的高核质比,细胞内外的水分子运动都明显受限。

文献报道,前列腺癌的血管密度为周围正常组织的 2 倍,其血供相对丰富且血管分布较均匀;动态增强可显示肿瘤的时间强度变化,反映前列腺癌的血供特点。SI - T 曲线(时间信号曲线)类型:Ⅰ 型为信号强度早期增高后仍持续增高;Ⅱ 型为信号强度早期增高后出现平台期;Ⅲ 型为信号强度早期增高后出现下降期。从 SI - T 曲线类型分析看,前列腺癌的曲线类型多为 Ⅲ 型,BPH(前列腺增生)的曲线多为 Ⅰ 型,Ⅱ 型曲线既可见于前列腺癌又可见于 BPH。

磁共振波谱中,正常前列腺组织内含有高浓度的枸橼酸盐(Cit),为腺体组织产生和分泌;此外,还有胆碱(Cho)及其化合物和肌酸(Cre),前者与细胞膜的合成和降解有关,后者参与能量代谢。在前列腺各带中,周围带的 Cit 波峰最高,Cit/(Cho+Cre)波峰的比值约为 60% 左右,且随年龄增长无明显改变。中央腺体的 Cit 含量较低,但其波峰不应低于 Cho。随年龄增长,Cit 波峰由于腺体增生而增高。前列腺增生区 MR 波谱图。Cit 峰明显高于 Cho 峰和 Cre 峰,而 Cho 峰也略高于 Cre 峰。前列腺癌病灶区 MR 波谱图示 Cit 峰消失,Cho 峰明显升高,Cre 峰略有降低。

前列腺癌向周围侵犯表现:病变侧前列腺外缘不规则膨出,边缘不光整,肿瘤向后外侧突出或成角,双侧神经血管丛不对称,肿瘤直接穿破包膜,进入周围高信号的脂肪内,神经血管丛内或前列腺直肠窝内的脂肪消失,精囊受累时其 $T_2WI$ 信号明显减低及前列腺精囊角消失。

(2) 超声表现:前列腺左右不对称增大,回声不均,周缘区出现低回声结节,彩色超声示结节有异常血流。当侵犯包膜时,包膜表面粗糙,其连续性中断。

(3) CT 表现:当前列腺癌肿生长超越包膜后,前列腺轮廓不规则、局部突起,增强后不均匀强化。当前列腺周围脂肪间隙消失、密度增高提示肿瘤外侵,膀胱精囊角变小后消失提示肿瘤侵犯精囊。肿瘤也可直接侵犯膀胱,表现为膀胱壁局部增厚、不规则,异常强化。盆腔淋巴结转移,表现为淋巴结肿大,且异常强化。当发生骨转移时,表现为腰椎或盆骨有成骨性或溶骨性骨质破坏灶。

## 六、思考题

1. 前列腺癌影像学表现有哪些?
2. 前列腺癌鉴别诊断有哪些?

(宋国平)

# 案例 115

# 前列腺增生

## 一、病史

(1) 症状：男性，66岁，尿频、尿急、夜尿增多。

(2) 体格检查：直肠指检示前列腺增大，表面光整，质韧。尿检无明显异常；超声示前列腺增生。

## 二、影像学资料及分析

影像学资料如图 115-1～图 115-4 所示。

**读片分析**：图 115-1 MR-T$_2$WI 示前列腺中央腺体明显增大，外周带明显受压、变薄，中央带信号不均，呈高低混杂信号灶，前列腺包膜完整，双侧神经血管束对称；图 115-2 DWI 示前列腺相对均匀信号，无明显高信号结节灶；图 115-3 ADC 示前列腺中央腺体信号欠均匀，右侧中央腺体见条状低信号影，ADC 约为 1.25×10$^{-3}$ mm$^2$/s；图 115-4 T$_1$W 增强显影示中央腺体早期强化，强化不均匀，外周带少许强化影。

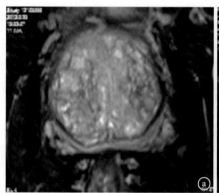

图 115-1　MR-T$_2$WI

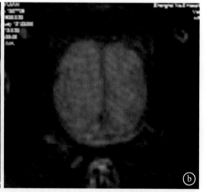

图 115-2　DWI

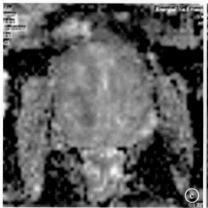

图 115-3　ADC

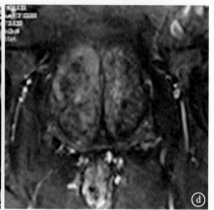

图 115-4　T$_1$W 增强

## 三、诊断和鉴别诊断

### 1. 诊断
前列腺增生(BPH)。

### 2. 诊断依据
(1) 患者有尿频、夜尿增多典型病史。

(2) 超声示前列腺增生。

(3) MRI 检查的 $T_2WI$ 序列示前列腺中央腺体明显增大,信号混杂,DW 无明显异常高信号灶。

### 3. 鉴别诊断
主要是与前列腺癌相鉴别。前列腺癌多数发生于外周带,呈结节样或弥漫性 $T_2W$ 信号减低,DWI 信号明显异常增高,增强后癌肿多有早期强化,DCEI 增强曲线常呈快进快出式,MR 波谱图示 Cit 峰消失,Cho 峰明显升高,Cre 峰略有降低。

## 四、影像学检查选择

(1) 超声:前列腺疾病常规检查方法,可显示内腺增生及外腺受压,测量前列腺体积。

(2) MRI:当怀疑内腺或外腺有病灶癌变时应选择 MRI 进行鉴别诊断。

## 五、要点和讨论

### 1. 前列腺增生病理
前列腺增生是老年男性常见疾病,是男性膀胱流出道阻塞的主要原因。发病一般多在 50 岁以后,且随年龄增长发病率随之增加。前列腺增生与体内雄激素和雌激素的平衡失调密切相关。前列腺增生常发生于两侧叶和后叶,增生部分可突向膀胱,使膀胱出口抬高,引起排尿障碍。

### 2. 前列腺增生临床表现
前列腺增生的临床表现随病理改变而逐渐出现,分为三期:早期有排尿困难,而无残余尿,中期有明显残余尿,无明显肾功能损害,晚期肾功能受损。典型症状:①尿频尿急,早期引起排尿次数最多,尤其是夜尿;②排尿困难,尿流逐渐变细,每次排尿有中断,需多次才能排空;③尿失禁,晚期膀胱内残余尿逐渐增加,当膀胱内压力超过梗阻尿道时,尿液可自行溢出,称为充盈性尿失禁;④急性尿潴留,在排尿困难的基础上,当有饮酒、劳累等诱因下,前列腺腺体或膀胱颈部充血水肿,即可发生急性尿潴留。

### 3. 前列腺增生影像学表现
(1) MRI:是前列腺疾病的重要影像检查方法,$T_2WI$ 示前列腺中央腺体明显增大,包膜完整,内部信号不均,如腺体增生为主则呈明显高信号,如平滑肌增生和(或)纤维增生为主则呈高低混杂信号,DW 呈均匀等信号,或高低混杂信号,且 ADC 值一般不小于 $1.0 \times 10^{-3} \text{mm}^2/\text{s}$;动态增强后增生区一般称持续强化或早期增高后出现平台期。

(2) 超声:前列腺增生诊断常用的检查方法,表现为移行区增大,回声不均匀,尿道明显受压。前列腺内外腺间可见高回声钙化灶。

(3) CT:不作为常规检查,前列腺增生可表现为前列腺上缘界面超过耻骨联合上缘,横径多大于 5 cm,严重者可见压迫膀胱,常常可见前列腺内有钙化灶。

# 六、思考题

前列腺增生影像学表现有哪些？

（宋国平）

## 六、思考题

前列腺增生影像学表现有哪些?

（宋国平）

# 案例 116
# 子宫肌瘤

## 一、病史

(1) 症状：女，44 岁，发现盆腔包块 3 月余。

(2) 体格检查：下腹部触及包块，超过妊娠 5 月大的子宫，边界清。

## 二、影像学资料及分析

影像学资料如图 116 - 1～图 116 - 3 所示。

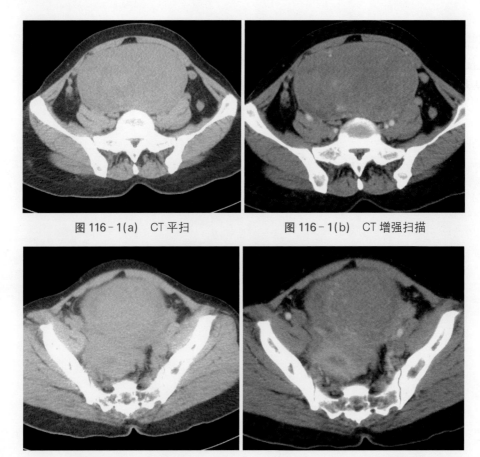

图 116 - 1(a)　CT 平扫　　　　　图 116 - 1(b)　CT 增强扫描

图 116 - 2(a)　CT 平扫　　　　　图 116 - 2(b)　CT 增强扫描

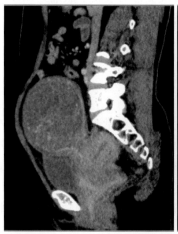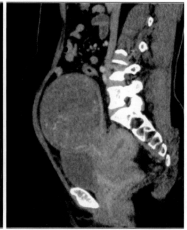

图 116 - 3(a) 矢状位重建　　　图 116 - 3(b) 矢状位重建

**读片分析**：CT 平扫显示子宫前上方类圆形肿块，最大直径 12 cm，密度均匀，与肌肉密度接近，边界清楚，与子宫分界不清。增强后，瘤体强化明显，内见较为粗大血管，矢状位重建显示瘤体似与子宫相连。

## 三、诊断和鉴别诊断

1. 诊断

子宫肌瘤。

2. 诊断依据

（1）CT 平扫示密度均匀肿块，与子宫密度相似。

（2）CT 增强扫描后强化明显，强化瘤体内见较粗大的血管影。

（3）与子宫相连。

3. 鉴别诊断

（1）浆膜下肌瘤需要与附件来源的肿瘤鉴别。附件来源的肿瘤，当瘤体很大时容易出现囊性变，但密度均匀的少见，一般与子宫没有直接的联系，当发生粘连时，较难与子宫分开，有时需要在内镜直视下才能区分开，瘤体内很少出现较粗大的血管，而子宫平滑肌瘤内较粗大的血管是呈血窦样扩张的子宫动脉分支所致。

（2）炎性肿块，尤其当肌瘤囊性变者需要与其进行鉴别。这需要详细询问病史，参考发病经过、临床表现等，必要时可行后穹隆穿刺来明确。

（3）腺肌症，需要与肌壁间肌瘤鉴别。腺肌症为子宫内膜腺体、基质异位于肌层内并反应性地引起邻近平滑肌细胞的增生。对于弥漫性腺肌症的特征性表现是 $T_2WI$ 上子宫结合带增厚，常超过 12 mm；弥漫增厚的肌层内见高度混杂的异常信号，其低信号区为稠密的反应性增生的平滑肌细胞，局灶性的高信号为异位的内膜腺体；而局灶性腺肌症 $T_2WI$ 为边界不清的低信号散在高信号，有时若这些高信号在 $T_1WI$ 也为高信号，提示出血。而子宫肌瘤总是表现为边界清楚的肿块。

## 四、影像学检查选择

CT、超声都是常用的检查方法，若能显示瘤体与子宫的相连后，有助于定性诊断；但是当瘤体出现出血、变性后,或难以显示瘤体的来源时(阔韧带肌瘤或带蒂的浆膜下肌瘤),MRI 根据瘤体信号的特点来确定是实体肿瘤而非囊实性肿瘤,有助于子宫肌瘤的定性诊断。

## 五、要点和讨论

### 1. 病理改变

子宫肌瘤的发生与长期和过度的雌激素刺激有关,是妇科常见肿瘤。96％发生在子宫体部,2.2％宫颈肌瘤。肌瘤开始时多发生在子宫肌壁,以后随着瘤体的增大向不同的方向推进而形成肌壁间、浆膜下和黏膜下 3 种类型,其中肌壁间肌瘤占 60％～70％。肌层内肌瘤也可以向两侧的阔韧带生长而形成阔韧带肌瘤。

继发性改变。当肌瘤生长较快或瘤蒂形成后血运供给不足,营养缺乏,出现继发改变,包括以下几方面。

①玻璃样变:肌纤维退化,漩涡状纹消失,形成一片透明物体,镜下见细胞坏死,组织呈无结构状;②囊性变:上述病变继续发展,肌细胞液化,肌瘤内出现大小不同的囊腔,腔内为胶冻样物质;③脂肪样变伴钙化:肌细胞内脂肪颗粒增多,肌瘤呈灰黄色;进一步发展脂肪皂化与钙磷的盐类结合,使肌瘤钙化;④红色性变:常在妊娠后期或产后期发生,机理不清,可能是瘤体内小血管病变所致。镜下见瘤体高度水肿,血管扩张充血、广泛出血,红细胞溶解。

### 2. 临床表现

子宫肌瘤的临床表现与生长部位有关,而与肌瘤的大小和个数关系较小。

(1) 子宫出血:是子宫肌瘤在常见症状,大约 1/3 患者可以表现为月经增多或经期延长,但亦可以不规则出血。在各类肌瘤中,肌壁间和黏膜下肌瘤最容易出现出血。

(2) 腹部肿块:浆膜下肌瘤往往无明显症状,但当肌瘤增大时,则可以在下腹部摸到肿块,尤其在清晨当膀胱充盈时明显,才引起患者的注意而来就诊。

(3) 压迫症状:肿瘤增大压迫邻近器官而引起相应的症状。如子宫前壁和宫颈肿瘤,可压迫膀胱,而出现尿频、尿急或尿潴留等;子宫后壁肿瘤压迫直肠,引起大便困难;阔韧带肌瘤压迫输尿管或髂静脉和神经,引起输尿管积水,下肢浮肿或神经性疼痛。

(4) 疼痛:约 1/4 患者出现疼痛,多见于一些特殊部位的肿瘤或继发病变或并发症中。如阔韧带肌瘤压迫局部神经而引起放射性疼痛;浆膜下有蒂肌瘤发生扭转而出现急腹痛。

### 3. 影像学表现

(1) CT 表现:瘤体密度均匀,与肌肉密度接近,边界清楚,根据其与子宫的关系而表现为肌壁间、浆膜下或黏膜下肿块;增强后,瘤体强化明显,内见较为粗大血管。当瘤体出现变性后,则瘤体的密度不均匀,中心密度更低,增强后呈均匀厚壁样强化。

(2) MRI 表现:相对于邻近的肌肉,肌瘤在 $T_1WI$ 呈等信号,$T_2WI$ 稍低信号,边界清楚,增强后均匀强化。当瘤体出现变性后,信号变化多样,肌瘤在 $T_1WI$ 呈低、等或高信号,$T_2WI$ 高信号,增强后呈环形强化;而红色变性,$T_1WI$ 瘤体周边或弥漫性高信号,$T_2WI$ 信号多样常合并低信号。

## 六、思考题

1. 根据位置不同,子宫肌瘤可分为哪些,分别需要同哪些病变鉴别?

2. 子宫肌瘤的变性包括哪些?

(赵俊功)

# 案例 117
# 子宫内膜癌

## 一、病史

(1) 症状:女,59岁,不规则阴道流血2月余。

(2) 体格检查:诊断性刮宫未见异常。

## 二、影像学资料及分析

影像学资料如图117-1~图117-5所示。

**读片分析**:子宫稍增大,内膜弥漫性增厚,结合带中断。增强扫描后,增厚的内膜呈不规则强化,局部浸润超过肌层1/2厚度。

## 三、诊断和鉴别诊断

### 1. 诊断

子宫内膜癌 I B 期。

### 2. 诊断依据

(1) 子宫增大,内膜不规则增厚,局部浸润至肌层。

(2) 中老年女性患者。

### 3. 鉴别诊断

(1) 子宫内膜增生(endometrial hyperplasia):按WHO分类为单纯增生、复合增生和不典型增生。单

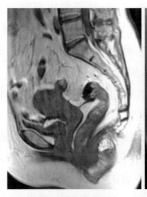 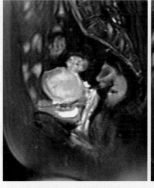 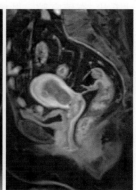

图 117-1  T₁WI          图 117-2  T₂WI          图 117-3  T₁WI, CE

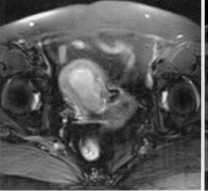 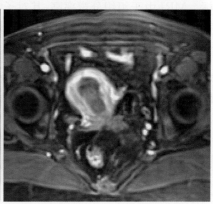

图 117-4  T₂WI          图 117-5  T₁WI, CE

纯增生,属于雌激素依赖性的良性增生,是子宫内膜对机体高雌激素状态的生理反应,常呈弥漫增厚,有时呈弥漫息肉状;复合增生,病变为腺体的局灶性增生而不累及间质,内膜可增厚或变薄,也可呈息肉或斑块状;不典型增生,病变腺体的局灶性增生而不累及间质,多见于生育年龄的妇女。是癌前病变(23%发展为腺癌),而其镜下腺上皮的异型是诊断的关键。

(2) 子宫肌瘤:单纯黏膜下肌瘤子宫可正常大小,出血同时可伴有阴道排液或血性分泌,临床表现与内膜癌很相似,MRI 检查有助于鉴别,即黏膜下肌瘤,肌层是完整的,其强化高于内膜癌。

## 四、影像学检查选择

阴道超声可以准确地了解宫腔内情况,尤其是子宫内膜厚度。目前认为阴道超声对于监测子宫内膜厚度非常有效,尤其是绝经后出血的患者,如果子宫内膜厚度不超过 5 mm,发生内膜癌的机会非常低。但是对于肿瘤浸润肌层的深度和子宫外的侵犯,MRI 优于超声。需要注意的是,对于子宫外的侵犯却存在 10% 的假阳性和 8%~35% 的假阴性。为了改善这种现象,有人将 PET-CT 和 CT 扫描结合起来,虽然特异性提高至 94%~98%,但是敏感性仅为 60%。

## 五、要点和讨论

### 1. 病理

子宫内膜癌是指浸润肌层和远处扩散潜能的原发于子宫内膜的上皮性肿瘤。按肿瘤生长方式分为局限型和弥漫型。局限性者病变局限于一个区域,多位于宫底或子宫角附近,后壁比前壁多见,肿瘤形成局部的肿块、息肉或结节,有时呈多发性;弥漫型较多见,肿瘤累及大部分或全部子宫内膜,呈息肉或绒毛状,充填宫腔。肿瘤可侵犯肌层或向下蔓延至宫颈,甚至突出至宫颈外口。

从病因学上分为两大类:绝大多数(80%~85%)为雌激素依赖的、预后较好的子宫内膜样腺癌,又称为普通型子宫内膜样癌;少数(10%~15%)为非雌激素依赖的、侵袭性较强的癌,如浆液性腺癌、透明细胞腺癌、未分化癌,又称特殊亚型癌,复发率高,预后差。

肿瘤的浸润和扩散:①肌层浸润,肌层浸润的深度应从内膜至浆膜外做全层取材测定;②宫颈受累,有两种方式:一是直接蔓延,二是瘤栓经淋巴管播散。肿瘤浸润宫颈基质而不是仅仅表面上皮才有预后意义,通常的刮宫假阳性、假阴性率均较高,宫颈刮出物中仅有癌组织或癌组织与正常组织分离均不能确定是宫颈受累;③淋巴结转移,容易诊断;④子宫外浸润,可通过淋巴管或输卵管向子宫外播散。

肿瘤的分期与治疗方案及预后密切相关,因肿瘤的临床分期与实际的侵袭范围不相符已逐渐废弃,术前诊刮的局限性,容易造成肿瘤浸润深度的误判。寻求更加客观的评价方法是临床上孜孜追求的目标。MRI 由于组织分辨率高,其对子宫内膜癌的分期与病理分期有非常好的一致性,在临床被重视并被广泛应用,如表 117-1 所示。

表 117-1 修订后的内膜癌外科 FIGO 分期(2009 年)与 MRI 表现对应一览表

| FIGO 分期 | 病理表现 | MRI 表现 |
| --- | --- | --- |
| Ⅰ | 肿瘤局限于子宫体 | |
| ⅠA | 肿瘤局限于子宫,侵犯深度<肌层 1/2 | 局限于内膜肿块,或侵犯深度<肌侧层 1/2 |
| ⅠB | 侵犯深度等于或大于肌层 1/2 | 侵犯深度>肌层 1/2,但浆膜面完整 |

（续表）

| FIGO 分期 | 病理表现 | MRI 表现 |
|---|---|---|
| II | 肿瘤侵犯宫颈基质，未超过子宫 | 宫颈内基质的低信号中断（$T_2WI$）或增强后 $T_1WI$ 显示宫颈上皮完整性中断 |
| III | 局部或区域性扩散 | |
| IIIA | 肿瘤侵犯宫体的浆膜面或附件 | 浆膜面破坏、腹膜有结节或侵犯附件 |
| IIIB | 阴道或宫旁组织受侵 | 肿瘤侵犯阴道上段或宫旁组织 |
| IIIC1 | 盆腔淋巴结转移 | 盆腔淋巴结肿大（横径＞10 mm） |
| IIIC2 | 腹主动脉旁淋巴结转移 | 腹主动脉旁淋巴结肿大 |
| IV | 肿瘤侵犯膀胱、肠管或远处转移 | |
| IVA | 肿瘤侵犯膀胱或肠管的浆膜面 | 肿瘤侵犯膀胱或肠管的浆膜面，膀胱或直肠表面的低信号中断 |
| IVB | 远处转移包括腹腔或/和腹股沟淋巴结 | 腹腔内、腹膜或网膜转移，远处淋巴结转移 |

### 2. 临床表现

（1）发生年龄：内膜癌可发生于任何年龄，但基本上是老年妇女的肿瘤。一般认为，其好发年龄约比宫颈癌推迟 10 年，平均年龄 55 周岁。

（2）子宫出血：各种类型的子宫出血是本病最突出的症状，绝经后出血是最重要的主诉之一。

（3）异常分泌：阴道异常分泌是瘤体渗出或继发感染的结果可表现血性液体或浆液性分泌物，有时有恶臭，但远不如宫颈癌显著。

（4）疼痛：较少见。

### 3. 影像学表现

主要是 MRI 表现（见表 117 - 1）。

早期表现：稍低于内膜而高于肌层的结节　肿瘤的信号与内膜相同，表现为内膜的局灶性或弥漫性增厚（育龄期＞10 mm，绝经后＞3 mm），结合带完整或不完整，浸润肌层，浆膜面未受累。

进展期表现：$T_2WI$，宫颈内带增宽、信号不均和低信号的宫颈基质环完整，动态增强（60s 内）肿瘤强化明显而基质无明显强化；进一步发展，肿瘤侵犯子宫浆膜层或附件，伴有邻近器官或淋巴结转移。

## 六、思考题

1. 病因学上子宫内膜癌是如何划分的？这种分类的临床价值如何？
2. 子宫内膜癌的 FIGO 分期有哪些？

（赵俊功）

# 案例 118

# 宫 颈 癌

## 一、病史

（1）症状：女，44岁，不规则阴道流血伴量增多3天。
（2）体格检查：宫颈外生性肿块，未见破溃。

## 二、影像学资料及分析

影像学资料如图118-1～图118-4所示。

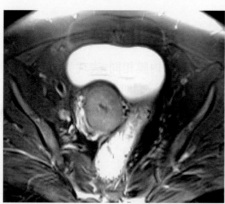

图 118-1  T₂WI

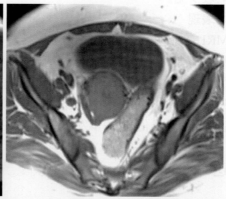

图 118-2  T₁WI

**读片分析**：宫颈见内生型肿块，自宫颈外口向颈管内生长，侵犯宫颈深部组织，宫旁组织未受累，T₁WI呈等信号，T₂WI稍高信号，信号较均匀；增强后，瘤体强化较明显、欠均匀，但低于邻近正常的子宫。

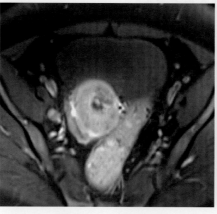

图 118-3  T₁WI, CE

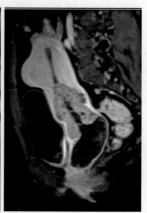

图 118-4  T₁WI, CE

## 三、诊断和鉴别诊断

**1. 诊断**

宫颈癌。

**2. 诊断依据**

(1) 宫颈肿块,自宫颈外口向颈管内生长,宫颈内膜、基质均受累。

(2) 信号较均匀,强化较明显。

**3. 鉴别诊断**

(1) 宫颈肉瘤,少见,有平滑肌肉瘤,间质肉瘤,横纹肌肉瘤。宫颈的横纹肌肉瘤多见于青少年和年轻的妇女。

(2) 淋巴瘤,以非霍奇金淋巴瘤多见,预后较好,通常宫颈内膜未受累。

(3) 转移瘤,最常见为子宫内膜肿瘤直接蔓延累及宫颈,子宫内膜、肌层已经被病变侵犯。

## 四、影像学检查选择

无论宫颈癌的早期病变,还是进展期肿瘤的浸润深度和范围,MRI 检查均优于 CT 检查,而矢状位 $T_2WI$、$T_1WI$ 增强是不可或缺的扫描序列和位置。

## 五、要点和讨论

**1. 病理**

2004 年国际癌症研究署发布了一致声明:人乳头状瘤病毒(HPV)是宫颈上皮肉瘤变和宫颈癌发生的必要条件。可以认为,没有 HPV 的持续感染的妇女几乎没有发生宫颈癌的危险。

大多数宫颈癌从鳞状上皮和柱状上皮交界处的移行带,在该处表面上皮或腺体产生不典型增生上皮或原位癌。35 岁以下其移行带位于宫颈外口,而 35 岁以上倾向于回缩至颈管内,因而大多数老年人的宫颈癌位于颈管内。宫颈癌中鳞癌占 70%,腺癌占 20%,腺鳞癌占 8%～10%。

宫颈癌大体形态可分为 3 种:①外生型,一般来自宫颈外口,向外生长成息肉、乳头或菜花样肿块,这种外生型肿块较少侵犯宫旁组织,故预后较好;②内生型,这种癌来自颈管或从外口长出后向颈管生长,易侵犯宫颈深部组织和宫旁组织,预后较差;③溃疡型,上述两型感染坏死后可形成溃疡,特别是内生型,溃疡很深,有时整个宫颈及阴道穹窿部组织可溃烂而消失。

转移:宫颈癌的转移以直接蔓延和淋巴道的转移为主。癌组织可直接侵犯宫颈旁、宫旁和盆壁组织,向上累及宫体,向下累及阴道,向前向后可侵犯膀胱、直肠。肿瘤压迫输尿管泌尿道梗阻、输尿管、肾盂积水。淋巴转移首先至闭孔、髂内、髂外淋巴结,然后至髂总、腹主动脉旁、深腹股沟或骶前淋巴结。晚期可发生血行转移。

**2. 临床表现**

一些早期癌、甚至少数的 II 期以上的较为晚期的患者可无症状,只是在普查时才被发现。患者一般有阴道出血(80%～85%)及阴道分泌物增多病史。阴道出血可表现为接触性出血、绝经后出血或不规则阴道出血,亦可因感染组织坏死后而有臭味。

**3. 影像表现**

正常宫颈在 $T_2WI$ 可分为 4 层:最内层,高信号——稍高于宫颈内膜,代表宫颈管的液体;包绕在最内层的周围是高信号带,宫颈内层,由柱状上皮构成;第3层,低信号带,是密集的纤维基质构成,是宫体结合带的延续;最外层,中等信号,是疏松的基质和肌层。在动态增强序列上,可见宫颈内膜早期的强化,随后可见基质和肌层的缓慢均匀强化。

宫颈癌的 MRI 表现:在 $T_2WI$ 为等或高信号结节侵犯至低信号的基质,在动态增强序列上,表现为和内膜强化相近的结节,在延迟强化序列上变化较大,和邻近的基质相比,可表现为等或低信号。在 DWI 弥散受限而呈高信号。随着肿瘤的发展可进一步侵犯基质的深层、阴道和宫旁组织和淋巴结,如表 118-1 所示。

表 118-1 宫颈癌的 FIGO 分期(2009 年)

| FIGO 分期 | 病 理 表 现 |
| --- | --- |
| 0 期 | 原位癌 |
| Ⅰ 期 | 局限于宫颈 |
| Ⅰ A | 肿瘤局限于子宫,只能显微镜下显示出 |
| Ⅰ A1 | 浸润至基质<3 mm,宽度<7 mm |
| Ⅰ A2 | 浸润至基质 3~5 mm,宽度<7 mm |
| Ⅰ B | 临床常见病灶局限于宫颈 |
| Ⅰ B1 | 病灶直径≤4 cm |
| Ⅰ B2 | 病灶直径>4 cm |
| Ⅱ | 肿瘤侵犯超过子宫,但没有超过阴道的下 1/3 或盆壁 |
| Ⅱ A | 没有宫旁的侵犯 |
| Ⅱ A1 | 病灶直径≤4 cm |
| Ⅱ A2 | 病灶直径>4 cm |
| Ⅱ B | 宫旁的侵犯 |
| Ⅲ | 侵犯超过阴道的下 1/3 或盆壁 |
| Ⅲ A | 侵犯超过阴道的下 1/3,没有侵犯盆壁 |
| Ⅲ B | 超过盆壁,出现肾积水或肾无功能 |
| Ⅳ | 侵犯超过盆腔、侵犯膀胱或直肠 |
| Ⅳ A | 肿瘤侵犯膀胱或肠管的浆膜面 |
| Ⅳ B | 远处转移包括腹腔或/和腹股沟淋巴结 |

## 六、思考题

1. 宫颈癌大体形态有哪些?
2. 宫颈癌的 FIGO 分期是如何界定的?

(赵俊功)

# 卵巢巧克力囊肿

## 一、病史

（1）症状：女，46岁，发现右侧卵巢囊肿。

（2）体格检查：全子宫切除术后。

## 二、影像学资料及分析

影像学资料如图 119 - 1(a～h)所示。

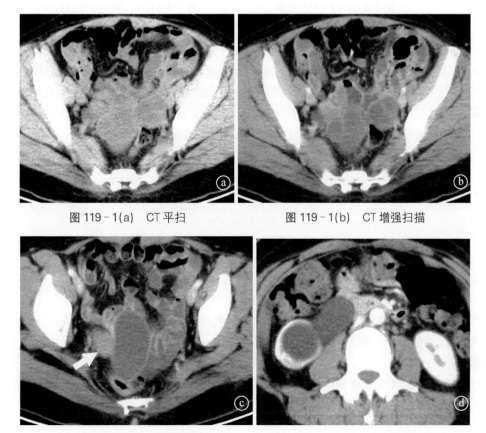

图 119 - 1(a)　CT 平扫　　　　图 119 - 1(b)　CT 增强扫描

图 119 - 1(c)　CT 增强　　　　图 119 - 1(d)　CT 增强扫描

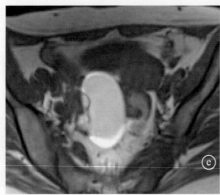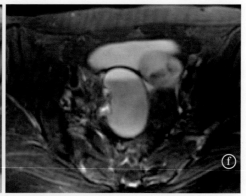

图 119－1(e)　MRI T₁WI　　　　图 119－1(f)　T₂WI,脂肪抑制

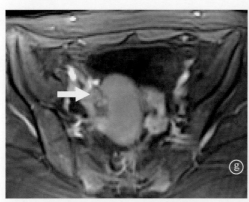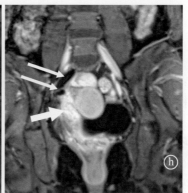

图 119－1(g)　MRI 增强　　　　图 119－1(h)　MRI 增强冠状面

　　**读片分析**:CT 扫描示两侧附件区多房性囊性灶,囊壁薄未见强化,在右侧输尿管的下段伴有实性结节,强化明显(粗箭头),右侧输尿管病变与右侧附件区囊性灶分界不清,右侧输尿管中上段扩张(细箭头);MRI 上述两侧附件区多房性囊性灶 T₁WI 呈高、稍低信号,T₂WI 比膀胱尿液稍低的高信号伴有液液平,脂肪抑制序列未见信号被抑制;右侧输尿管的下段的实性结节在 T₁WI、T₂WI 均呈等信号,MRI 增强后仅见实性结节强化(粗箭头),右侧输尿管中上段扩张明显(细箭头)。

## 三、诊断和鉴别诊断

　　1. 诊断

　　盆腔子宫异位症伴右侧输尿管下段粘连、受累。

　　2. 诊断依据

　　(1) 两侧附件区多房性囊性灶,MRI 提示囊内有出血。

　　(2) 右侧输尿管下段见强化结节,其中上段扩张积水。

　　(3) 右侧输尿管病变与右侧附件区囊性灶分界不清。

　　3. 鉴别诊断

　　(1) 卵巢肿瘤,浆液乳头状囊腺癌可以和内膜异位症一样表现为附件粘连性囊肿并有子宫直肠窝的种植结节,但是两者的信号特点不一样有助于鉴别。

（2）附件炎性包块，盆腔炎症所引起的附件囊肿，可以伴有广泛的粘连和子宫后倾，颇似内膜异位症。炎性包块的壁较厚，强化较明显，炎性包块的囊腔内很少合并出血有助于鉴别。

（3）输尿管下段肿瘤伴周围扩散，输尿管的异位内膜的组织起源尚不太清楚，可能是盆腔病变尤其是宫骶韧带病变直接侵犯的结果，如果没有囊肿内合并出血的征象，两者鉴别很难。

## 四、影像学检查选择

CT 检查的价值有限，MRI 检查依据囊内的反复出血的信号特点是诊断内膜异位症的有效方法。对诊断有困难者，腹腔镜可以依据其典型的外观而确诊，并对异位内膜的分布、大小做出较全面的估计，从而对本病进行分期。

## 五、要点和讨论

### 1. 病因和发病机理

随着认识的深入，把肌层内的内膜生长，叫做腺肌症；将子宫以外的内膜生长叫做内膜异位症（endometriosis）。为什么一种组织，形态上完全是良性，却可以离开原来的的器官在盆腔甚至全身各个地方生长发展。经过时间和实践的考验，目前有两种学说处于优势的位置而被广泛接受：①Sampson 种植学说，又称血液逆流学说。认为妇女行经时，经血从盆腔中倒流至输卵管，通过伞部进入盆腔，使得混杂在经血中的子宫内膜碎片种植在盆腔、腹腔的器官和腹膜表面，继续生长，并在卵巢激素的作用下发生周期性的变化；②Meyer 代表的体腔上皮化生学说。由于从胚胎发育的角度看，子宫内膜是从体腔上皮衍生而来，因此像腹膜、器官的浆膜等体腔上皮，均可能变化为内膜。当发生生殖道梗阻、认为造成的机械原因和/或内分泌原因，造成子宫内膜生长在子宫腔以外，并在卵巢激素的作用下发生周期性的变化。值得注意的是，子宫内膜异位症患者的不育率很高。一方面，长期不育有利于异位症的发病，而异位症又可能进一步损害受孕的可能，加重不育，两者互为因果。

### 2. 病理

内膜异位症的基本病变实际上就是一片生长在子宫腔以外的组织或器官上的子宫内膜，在卵巢激素的作用下发生周期性的增殖、分泌和行经的变化，加上它没有一个自然的引流通路，因此在局部形成一个内容为经血的囊性肿块。由于经血的不断产生和聚集，肿块逐渐增大。从大体形态上看，只是一些单发或多发的结节，发生在卵黄的结节可以长得很大，但发生在其他部位的，一般只有数毫米或 1~2 cm 大小。由于渗出的经血对周围的刺激，粘连非常多见。

### 3. 临床表现

（1）年龄：内膜异位症是行经年龄的疾患，可发生于初潮至绝经前的任何年龄，好发于 30~45 岁。

（2）月经过多：是内膜异位症常见的症状，但对其发生的原因没有满意的解释。

（3）痛经：从经前甚至周期后半期开始，持续整个行经期，至经后数天消失，随着时间推移，痛经进行性加重。痛经是内膜异位症的典型症状，但实际并非想象之多见。

（4）急腹痛：当囊内压不断增高，内容物即可穿破囊壁的薄弱点进入腹腔而引起急腹痛。

### 4. 影像表现

根据腹腔镜活检有 3 种类型：①腹膜表面型，MRI 较难发现；②卵巢内膜瘤；③深部（实性浸润性）盆腔内膜异位症。

内膜异位症的分布，以卵巢的病变为最常见，其次子宫直肠窝和盆腔腹膜，接下来为乙状结肠、直肠及子宫韧带。内膜最易种植于卵巢，估计有两个原因：①从输卵管逆流的经血溢出伞端后首先和卵巢接触；②卵巢活跃的上皮可能给异位的内膜的生长提供适当的环境。

异位症 MRI 表现包括卵巢的内膜瘤，卵巢以外的异位内膜，渗出的经血对周围的刺激所产生的粘连。典型的卵巢内膜瘤表现为 $T_1WI$ 高信号、$T_2WI$ 比单纯囊肿稍低的高信号伴有液平面，DWI 低信号，以其诊断异位症的准确性可达 90% 以上。

需要鉴别的：

（1）成熟性畸胎瘤，$T_1WI$ 压脂序列可帮助识别小的内膜异位症并鉴别成熟性畸胎瘤。

（2）卵巢的出血性囊肿，下列伴发征象有助于鉴别：①当伴发子宫或阴道的先天畸形而致经血的前向排出受阻是异位症的一个可靠佐证；②2.5% 内膜异位症患者发生卵巢透明细胞或内膜样癌，当 $T_1WI$、$T_2WI$ 出现中等信号强度壁结节并出现明显强化时，发生内膜异位症恶变的可能大；③当伴随输卵管积水扩张，尤其是血性液体时，可以认为是内膜异位症的特异性征象；④分布：当位置深的异位症常累及盆腔韧带，直肠、乙状结肠前面，子宫、膀胱表面，子宫直肠窝，这些病变边界不清因纤维化而 $T_2WI$ 呈低信号，但夹杂其间的小结节样高信号则代表异位的内膜腺体，有助于明确诊断。由于重力的关系，从输卵管逆流的经血必然会沉积在盆腔的最低位置、即子宫直肠窝。此处的粘连，而使子宫直肠窝封闭、消失，病变向两侧及后方浸润，种植于子宫骶骨韧带，沿着韧带的走向形成一连串的结节。

## 六、思考题

1. 内膜异位症的分布特点？
2. 内膜异位症的 MRI 信号特点是什么？哪些伴发征象有助于子宫内膜异位症的诊断？

（赵俊功）

# 卵巢囊腺瘤

## 一、病史

(1) 症状:女,78岁,自觉腹部肿块3月余。

(2) 体格检查:右下腹肿块,边界清,质地软。

## 二、影像学资料及分析

影像学资料如图120-1~图120-2所示。

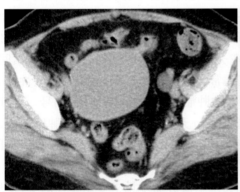 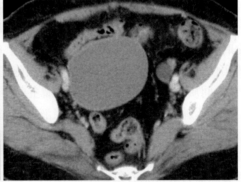

图 120-1　CT 平扫　　　　　　　　图 120-2　CT 增强

**读片分析**:右侧附件区见直径8 cm类圆形囊性灶,密度均匀,囊内未见分隔;囊壁薄,未见壁结节,未见异常强化。左侧附件区也见直径1.5 cm类圆形囊性灶,密度均匀,未见强化。

## 三、诊断和鉴别诊断

### 1. 诊断

右侧卵巢囊腺瘤(黏液性)。

2. 诊断依据

右侧附件区囊性肿块,密度均匀,囊壁薄、轻度强化,囊内未见分隔,未见壁结节。左侧卵巢囊肿。

3. 鉴别诊断

(1) 子宫肌瘤变性,变性的子宫肌瘤容易出现囊性变,但一般壁较厚,强化明显,代表没有完全变性的瘤体部分。

(2) 卵巢旁囊肿,较少见,起源于输卵管或阔韧带,同侧的卵巢未受累及,必须明确囊肿与卵巢的关系后才能鉴别。

(3) 阑尾黏液瘤合并潴留囊肿,肿瘤较大时可延伸至右下腹,貌似附件来源的肿瘤,当明确囊性灶与阑尾及盲肠的关系时鉴别较容易。

# 四、影像学检查选择

对于常见的卵巢囊腺瘤,CT 扫描根据囊内密度、囊壁结构多能做出较明确的诊断。但是当囊内密度不均,出现壁结节,进一步鉴别其组织来源、良恶性较为困难,MRI 检查由于其具有很高的组织分辨率,对于卵巢肿瘤组织来源及良恶性鉴别优势明显。

# 五、要点和讨论

1. 病理

卵巢根据大体表现可分为囊性、囊实性和实性肿瘤,根据起源可分为上皮肿瘤,性索间质肿瘤,生殖细胞来源、卵巢网肿瘤、转移瘤和瘤样病变等。囊腺瘤是常见的来源于卵巢上皮的肿瘤。由于卵巢表面上皮与腹腔间皮均来自原始体腔上皮,因此具有向各种米勒氏管上皮分化的潜能,导致了卵巢上皮肿瘤的多样性:①当向输卵管上皮分化时,成为浆液性肿瘤;②向宫颈黏膜分化时,成为黏液性肿瘤;③向子宫内膜分化时,成为子宫内膜样肿瘤;④向中肾管上皮分化时,成为透明细胞肿瘤。而性索间质肿瘤可表现为小的实性肿瘤到大的多囊性病灶,颗粒细胞瘤通常表现为大的多囊性病灶含有实性成分,卵泡膜纤维瘤、硬化性间质瘤、Sertoli-Leydig 细胞瘤主要为实性肿瘤,纤维肿瘤 $T_2WI$ 低信号。此外肿瘤的一些标志物也有助于肿瘤的定性诊断。如,浆液性肿瘤 CA125 升高明显;生殖细胞类肿瘤,血 AFP, HCG 升高;雌激素水平较高,往往提示颗粒细胞瘤,或黏液性囊腺瘤;3/4 Sertoli-Leydig 细胞瘤可致雄性激素水平高而产生男性化。

浆液性囊腺瘤为最常见的卵巢肿瘤,双侧较其他类型上皮肿瘤多见主要是囊性病变,单房性多见,也可见多房,囊性腺纤维瘤以纤维间质增生为主,多为实性,有少量散在的小囊腔,砂砾体型,恶性者浆液性乳头状癌,较有形态特点,80%浆液性乳头状癌 CA125 升高。

黏液性囊腺瘤良性较多,占 77%～87%,交界性 10%,其余恶性;多房,内容为黏液性,腹腔假黏液瘤(3.5%～12%卵巢黏液性肿瘤,10.6%～29%阑尾黏液性肿瘤,往往长得很大,充满腹腔 5%卵巢黏液性肿瘤混有畸胎瘤,伴发其他上皮性肿瘤,浆液性、内膜样、性索间质,Peutz-Jeghers Syndrome。

2. 临床症状

自幼女至绝经后均可发生,大多数发生在生育年龄。由于卵巢深居盆腔,肿瘤早期体积不大很少出现症状。肿瘤增大后,可有隐痛或压迫症状,表现为排尿或排便不畅。腹部包块为最常见症状,当早期病灶不大时不易察觉。阴道不规则出血或月经不调是偶见症状。

3. 影像表现

主要表现为单囊或多囊性病灶,囊内成分均匀或不均匀(黏液性囊腺瘤),囊壁较薄,内无明显粗大分隔，没有明显的壁结节。

良性上皮肿瘤的征象：直径<4 cm，主要是囊性成分，壁厚<3 mm，囊内无其他结构，无腹水或其他浸润生长特性。

交界性肿瘤的影像特征：厚的分隔（>2 mm）。实性成分的大小：交界性肿瘤实性成分远较恶性肿瘤少。

交界性浆液性肿瘤：大的单囊内含有小囊，囊壁合并乳头样突出。多分隔的小囊合并囊壁合并乳头样突出。

交界性黏液性肿瘤：明显的分隔上有赘生物（plaque-like excrescences）。

## 六、思考题

1. 良性上皮囊肿的征象有哪些？
2. 交界性上皮肿瘤的征象有哪些？

（赵俊功）

# 案例 121

# 卵 巢 癌

## 一、病史

（1）症状：患者，女，44岁，发现腹部包块2月余。

（2）体格检查：未见阳性体征。

## 二、影像学资料及分析

影像学资料如图121-1~图121-3所示。

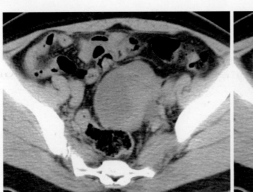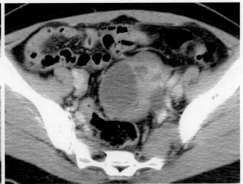

图 121-1(a)　CT平扫　　　　　　图 121-1(b)　CT增强

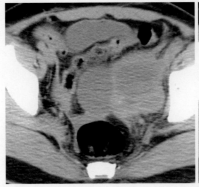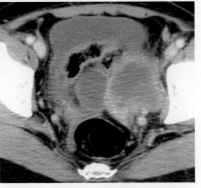

图 121-2(a)　CT平扫，同一患者的　图 121-2(b)　CT增强，同一患者的
　　　　　　稍下一些层面　　　　　　　　　　稍下一些层面

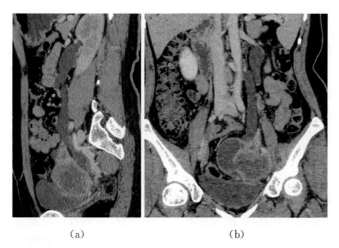

（a）　　　　　　　　　　　　　（b）

图 121－3(a～b)　CT 增强后多平面重建

**读片分析**：左侧附件区囊实性不规则形肿块，CT 增强后实性部分的边缘呈明显强化，中心坏死部分强化不明显，未见肿大淋巴结和腹水征象。多平面重建后可见，左输尿管下段后累及，其中上段积水扩张。

## 三、诊断和鉴别诊断

### 1. 诊断
左侧卵巢恶性肿瘤。

### 2. 诊断依据
（1）左侧附件区囊实性不规则形肿块，增强后实性部分的边缘呈明显强化。

（2）邻近的器官（输尿管）受累及。

### 3. 鉴别诊断
主要与卵巢癌鉴别的肿瘤：①浆膜下肌瘤；②子宫内膜异位症如前述，在此不赘述；③GIST，盆腔的 GIST 尤其来源于直肠的 GIST 易于卵巢癌相混淆，但 GIST 的囊性变比例远少于卵巢癌，此外，GIST 与肠管的关系更加密切，据其可判定其来源；④卵巢转移瘤，尤其从胃肠恶性肿瘤容易种植转移至卵巢，一般双侧多见，有典型病史者鉴别不难；⑤卵巢的交界性肿瘤和良性实性肿瘤，请参阅前述有关内容。

## 四、影像学检查选择

MRI 对卵巢癌术前诊断的价值优于 CT；但对于术后临床复发的迹象，即 CA125 升高，体格检查发现包块，影像学检查发现肿块，出现胸腹水，表明原因肠梗阻。一般认为只要患者存在上述的两项，就应考虑复发：①临床检查和 CA125 的监测对于确定复发是准确的；②对于证实肉眼可见的病灶 CT 应该是首选的方法；③而对于 CT 检查阴性患者，应采用 MRI 增强，但 MRI 识别网膜、腹膜种植灶的敏感性较低；④PET/CT 对复发的敏感性和特异性最高。

## 五、要点和讨论

### 1. 病理
卵巢癌根据起源可分为上皮来源，性索间质来源，生殖细胞来源、转移瘤等，而上皮来源的恶性肿瘤最常见,可进一步分为浆液性乳头状癌、黏液性癌、内膜样癌和透明细胞癌。除此以外,肿瘤血清学指标对于卵巢癌诊断有较大的价值,在绝经前 CA - 125＞35 kU/L,其敏感性 83％,特异性 60％(假阳性率高);而当 CA - 125 升高,Human epididymal protein 4 正常,可排除 98％浸润性卵巢癌。

在妇科肿瘤中,宫颈癌和内膜癌首先是局部浸润,继而远处转移,而卵巢癌的转移,很早就出现盆腔或大腹腔的扩散种植,或淋巴结转移。这些部位的转移,在早期无症状无体征,单凭临床检查难以发现。

卵巢癌的转移:①直接扩散,浆液性乳头状囊腺癌直接蔓延扩散的机会较多,如腹膜壁层、大网膜、小肠、直肠子宫直肠窝、膀胱转折腹膜以及输卵管、子宫的浆膜层,以子宫直肠窝的转移最多见。约有 2/3 的患者合并腹水,有无腹水与预后直接相关。有报道Ⅲ期、Ⅳ期卵巢癌无腹水的生存率较有腹水者可高出 5 倍。腹水的形成与淋巴管阻塞(右侧横膈淋巴管)、腹膜受刺激,以及腹腔内液体流动不平衡有关。Meleka 观察左右侧卵巢癌在转移、扩散方面有一定的区别:右侧者广泛散发的概率有左侧高,这种差异主要与腹膜反折有关,横膈的上下运动造成腹腔内正负压的变化,使腹腔内的液体经常保持流动,左侧盆腔的液体因横膈结肠韧带及其他腹膜反折的限制,流向上腹腔时受到一定的限制,造成左右侧的差异;②淋巴转移,淋巴转移以浆液性乳头状癌发生率最高,较黏液性癌高,盆腔淋巴结与腹主动脉旁淋巴结的转移率相似;③血性转移较少见,主要转移至肺、肝。有些患者在手术、化疗一定时间后才出现转移。

### 2. 临床症状

高发年龄在 40 岁以上。肿瘤早期体积不大很少出现症状,肿瘤增大后腹部包块为最常见症状,可有隐痛或压迫症状,表现为排尿或排便不畅。一旦合并有腹水或转移,则出现腹胀、胃肠道症状。阴道不规则出血或月经不调是偶见症状。少数卵巢透明细胞癌能产生一种类似甲状旁腺激素的物质而造成高钙血症,因而出现多饮、多尿、消瘦无力症状。肿瘤切除后,症状随之消失。

### 3. 卵巢恶性肿瘤的影像学表现

MRI 诊断卵巢肿瘤从两方面着手:①从形态学上来看,单纯囊性肿瘤,多为良性肿瘤;而囊实性肿瘤,恶性肿瘤可能最大;而实性肿瘤可为良性、交界性或恶性肿瘤;②从信号着手,$T_1WI$ 高信号多为良性肿瘤,成熟性畸胎瘤(脂肪成分)或内膜异位症(出血);实性肿瘤其 $T_2WI$ 含有低信号,提示纤维成分或出血,则良性肿瘤可能大。

**恶性肿瘤的征象**
- 囊实性肿块
  - 不规则厚壁
  - 厚的分隔
  - 囊性肿块含有乳头状或赘生物样突出
- 大的软组织肿块合并坏死(＞4 cm),纤维瘤和泡膜细胞瘤除外
- 强化明显,呈现快进快出强化方式
- 辅助征象
  - 盆腔脏器侵犯
  - 腹膜、肠系膜大网膜种植
  - 腹水
  - 淋巴结肿大

## 六、思考题

1. 卵巢恶性肿瘤的征象有哪些?
2. 卵巢癌的转移途径有哪些?

(赵俊功)

# 股骨颈骨折

## 一、病史

(1) 症状:患者,女性,73 岁,滑倒后腹股沟区、臀部疼痛,拒动。

(2) 体格检查:患者右侧肢体缩短、外旋,大转子区淤青、触痛。轻微的内旋或外旋即可导出疼痛。

## 二、影像学资料及分析

影像学资料如图 122-1 所示。

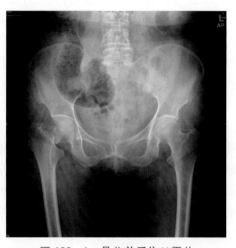

图 122-1　骨盆前后位 X 平片

**读片分析:**骨盆平片显示双髋关节在位,轻度骨质疏松,右股骨颈皮质中断及通贯骨折线,远侧断端轻度上移错位、外旋(小转子较对侧明显)、内翻。

## 三、诊断和鉴别诊断

**1. 诊断**

右侧股骨颈囊内骨折错位，Garden Ⅲ。

**2. 鉴别诊断**

骨性关节炎的环形增生，可类似嵌插骨折表现。

## 四、要点和讨论

**1. 生理病理改变**

因为骨质疏松，老年人轻微创伤导致骨折非常普遍，常发生于股骨颈最薄弱区域。可直接或间接损伤所致。多为简单摔倒，压力通过大转子传导到股骨颈，或者大腿外旋导致前关节囊及髂股韧带紧张，颈部旋转而头部固定导致骨折。年轻人则需要高能创伤，常为交通事故或暴力所致，偶尔为病理骨折。股骨颈也是常见的应力骨折部位，年轻男性反复重度物理活动（如跑步运动员）及厌食、骨质疏松、绝经妇女容易疲劳骨折。

**2. 股骨颈骨折临床**

随着生活质量提高和寿命延长，世界范围内股骨颈骨折患者将从 1990 年的 166 万增加到 2050 年的 626 万。股骨颈骨折具有高病死率和发病率特点。多为老年女性，低于 60 岁患者男性更多见，（一般关节囊外骨折）。患者常伴多种基础疾病，特别是年轻人，如服用激素、左甲状腺素钠、苯妥英、呋塞米等药，酗酒、肾衰、RA、内分泌疾病，所有这些都会导致骨质疏松。大多数老年患者有简单、低能、站立摔倒病史。临床表现为腹股沟区、臀部、大腿疼痛，活动时明显；摔倒后不能站起。当然摔倒的原因也多样，如心血管、神经系统疾病。2%～3%患者无外伤，可为病理或应力骨折，特别是肿瘤病史、无摔倒的患者。因为 20%～30%老年人有认知障碍，并不能明确外伤过程，接诊医生需要重视物理检查。股骨颈骨折时髋关节任何活动都可能导致剧痛，当患者不愿意动腿时，切忌不能强迫患者。未移位骨折可能体征有限，可仅表现为髋关节活动疼痛。在股骨颈骨折患者中很多都有一定程度肾损伤，而且术后风险增加。

**3. 股骨颈骨折影像学**

首选影像检查是平片，如同其他骨折须垂直双位摄影，前后位及侧位通常可显示骨折线、骨小梁成角，骨折平面显示硬化带；观察对称性，前后位比较双侧沈通线，骨折肢体外旋导致小转子明显，大转子上移。侧位检查头颈部角度。隐匿骨折可能仅仅显示骨小梁中断，嵌插骨折带容易被误诊为环形骨质增生。1%的患者平片正常，如果怀疑，而未发现骨折线，MR 检查首选，$T_2$ 压脂的敏感性几乎 100%，如果 MR 禁忌可行 CT 检查，或延迟复查平片可能有助于诊断。如若还未明确，骨扫描亦可显示骨折区摄取增高。

可分为关节囊内（股骨头缺血风险）及关节囊外骨折，有些作者根据解剖位置把关节囊内骨折进一步分为头下、中颈部，而实际上更具临床价值的是依据骨折错位分型。

关节囊内骨折 Garden 分型（老年人低能损伤）：

Ⅰ型：不全骨折，内侧皮质未中断，外翻嵌入；

Ⅱ型：完全骨折，内侧皮质中断，骨小梁中断未成角；

Ⅲ型：完全骨折，不全移位，骨小梁成角模式；

Ⅳ型：完全错位，骨不连，头部骨小梁与髋臼对齐。

Garden 四级分型使用广泛，不过有些作者认为二型更准确、合适，即 Ⅰ/Ⅱ 型未移位骨折（稳定，见图 122－2），Ⅲ/Ⅳ 型移位骨折（不稳定，见图 122－1），前者保留股骨头大部分血供，后者股骨头缺血，对治疗和预后更具重要意义。对放射科医生来说前者更需小心谨慎，因为骨折的影像表现很可能比较隐匿而导致漏诊(见图 122 - 3)。

　　Pauwels 分型(年轻人高能损伤),按照骨折线和水平面角度(Pauwels 角),角度越大,稳定性越差,Ⅲ型骨不连及坏死率高;Ⅰ型小于 30°,Ⅱ型 30～70°,Ⅲ型大于 70°。

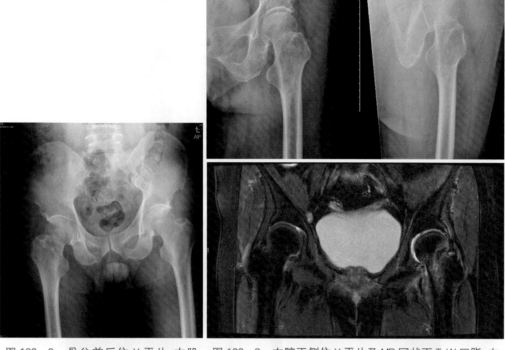

图 122 - 2　骨盆前后位 X 平片,右股　　图 122 - 3　左髋正侧位 X 平片及 MR 冠状面 $T_2W$ 压脂,左
　　　　　　骨颈囊内骨折,未见明显　　　　　　　　股骨颈囊内不全骨折
　　　　　　错位,Garden Ⅱ

## 五、思考题

　　1. 如图 122 - 4 所示患者是否有股骨颈骨折,如若不确定,首选检查手段为?

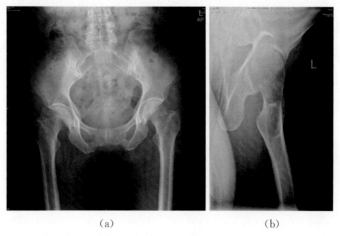

(a)　　　　　　　　　　　　(b)

图 122 - 4　X 线髋关节

(a) X 线双髋关节正位;(b) X 线髋关节侧位

2. 如图122-5所示股骨颈骨折是否稳定？

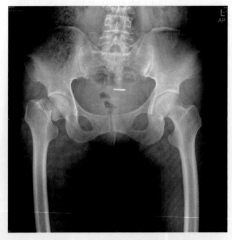

图122-5　X线双髋关节正位

3. 如图122-6所示股骨颈骨折，你的预计后续可能并发症是？

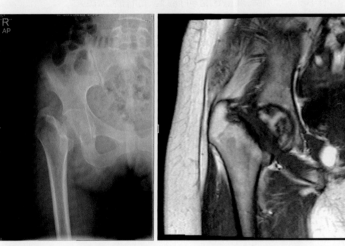

图122-6(a)　X线右髋关节　　图122-6(b)　MRI T₁W平扫右髋关节冠
　　　　　　正位　　　　　　　　　　　　　状面

（胡丁君）

# 肩关节脱位

## 一、病史

（1）症状：女性，63岁，摔倒后右肩剧痛、不能动弹，感觉肩膀脱出。

（2）体格检查：右肩肿胀，肌肉痉挛，方肩畸形，手臂不能外旋、拒动，患者固定手臂于肘部（轻度外旋外展），腋神经区感觉麻痹。

## 二、影像学资料及分析

影像学资料如图123-1所示。

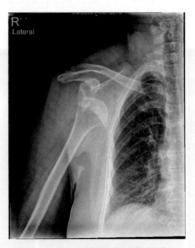

图123-1　肩关节正位平片

**读片分析**：盂肱关节对位异常，Moloney线中断，肱骨头靠近肋骨内下移位，直接位于喙突下方（因此也叫喙突下脱位）。

## 三、诊断和鉴别诊断

### 1. 诊断

盂肱关节前脱位。

### 2. 鉴别诊断

盂肱关节半脱位,半脱位不是脱位,大多可以主动复位。盂肱关节多向不稳(MDI),家族史或运动员,反复大范围肩关节运动,如游泳。

## 四、要点和讨论

### 1. 生理病理改变

源于缺少骨骼约束的大范围活动。肩关节盂较浅,可以大范围活动的同时容易脱位和撕裂周边软组织稳定结构。按解剖分型及好发几率依次为前脱位,后脱位,下脱位(直举性脱位,Luxatio erecta),上脱位。前脱位占95%,继于摔倒,对撞运动,或暴力手臂牵拉,关节盂撕脱后肱骨头前下脱位。后脱位占2%~4%,继发于直接打击或内旋手臂摔倒,因检查困难可能漏诊,后脱位亦见于癫痫发作。假性肩关节脱位,肱骨头下外侧移位,见于肱骨头或颈骨折后关节腔积血,并非真性脱位,1~2周后出血吸收即可自动复位,如图123-2所示。若是偏瘫导致三角肌麻痹,半脱位则不能自动恢复。

前脱位常伴两个重要的病理损伤,其损伤程度直接导致反复脱位风险,如图123-3、图123-4所示。

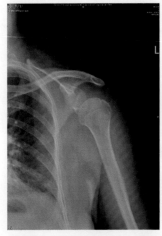

图123-2 左肩正文平片示左肱骨大结节骨折、关节腔积血、假性半脱位

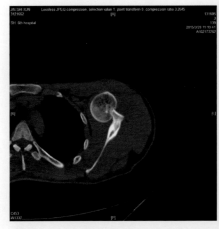
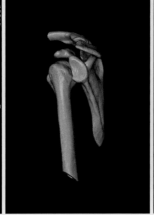

图123-3 左肩横断面CT平扫及VR重建示左肱骨头前脱位,关节盂撞击肱骨头、嵌顿,Hill-Sachs损伤

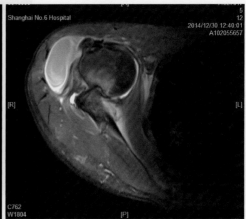

图123-4 右肩MR轴位PDW+C压脂,右肱骨头前脱位、关节盂撞击肱骨头、嵌顿,Hill-Sachs损伤、Bankart损伤,骨髓水肿

Bankart损伤,定义为前下关节盂唇与骨关节盂缘分离。为下盂肱韧带附着处关节盂唇撕脱改变,可导致长期肩关节不稳。若关节盂骨折则为骨性Bankart损伤,骨折碎片可以被吸收。

Hill-Sachs损伤,肱骨头后缘骨软骨凹陷,前半脱位时关节盂边缘撞击肱骨头所致;导致肩关节反复脱位风险增高。50%前脱位患者有此损伤,反复脱位患者更常见。

后脱位患者同样伴类似病理损伤,如图 123-5、图 123-6 所示。反 Hill-Sachs 损伤(即凹槽征),肱骨头前内侧表面线样压缩骨折。反 Bankart 损伤,后关节盂损伤。

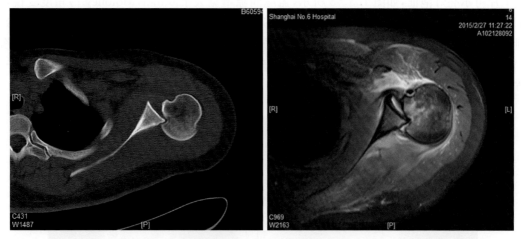

图 123-5 左肩 CT 轴位平扫及 MR 轴位 PDW+C 压脂示左肱骨头后脱位,关节盂撞击肱骨头、嵌顿,反 Hill-Sachs 损伤,反 Bankart 损伤

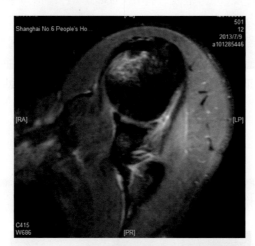

图 123-6 左肩后脱位复位后 MR 轴位 $T_1W+$ C 压脂示左肱骨头反 Hill-Sachs 损伤,反 Bankart 损伤

**2. 肩关节脱位临床**

盂肱关节是最常见体内脱位部位,占 45%,其中前脱位最多,可有创伤、非创伤及既往脱位史。年轻人多见,发病具 2 个高峰年龄段,分别为 15~35 和 60~80 岁。前脱位腋动脉损伤常见,特别老年人。腋神经麻痹是最常见的神经损伤(5%~30%),因此分析肩章(regimental badge)区和三角肌收缩对称比较关键。年轻人前脱位最常见的后期并发症是反复脱位,小于 20 岁患者 2 年内再次脱位高于 90%。而老年人则常伴肩袖损伤和大结节骨折,不过再次脱位概率小于 15%。Matsen 简单地把肩关节不稳患者分为 2 类,①创伤、单向不稳,常伴 Bankart 损伤,需要手术治疗(traumatic unilateral bankart surgery,TUBS);②非创伤,多向或双侧不稳,主要康复治疗,如需手术则下关节囊转位(atraumatic multidirectional bilateral rehabilitation if surgery is required inferior capsular shift,AMBRII)。

**3. 肩关节脱位影像学**

平片需要拍摄前后盂肱关节位及修改轴位(Velpeau)位。前脱位肱骨头位于关节盂内下方,后脱位位于关节盂上方。肩关节 Shenton 线异常(肱骨内侧和下关节盂皮质线,即 Moloney 线或弓)。可伴大结节骨折(占 15%,老年人多见)和前下关节盂骨折(骨性,bankart),Hill-Sachs 损伤,Bankart 损伤(MRI 关节像显示最佳)。肩胛骨侧位片理解较困难,须仔细查找骨折及碎片。后脱位腋窝位片显示最佳,正位平片可示亮灯泡征,如图 123-8 所示,盂肱间隙增宽大于 6 mm,Moloney 弓角度变锐,凹槽征(即反 Hill-Sachs 损伤,可见平行关节面硬化线,约 75% 发生率,如图 123-7 所示,CT 扫描对诊断肱骨头及肩胛盂压缩性骨折、游离体、骨性 Bankart 损伤及其程度有意义。如对于 Hill-Saches 损伤,小于 20% 关节面受累被认为稳定,大于 40% 则不稳定,还可分析是否会在运动时啮合。MRI 被用于诊断肩袖、关节囊、盂唇 Bankart 损伤。

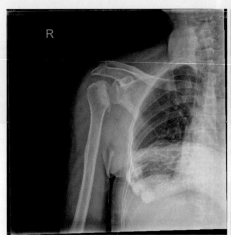 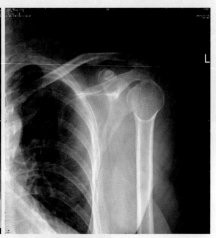

图 123-7　右肩正位平片,肱骨头凹槽征　　图 123-8　左肩正位平片,肱骨头灯泡征,注意 Moloney 弓变锐

## 五、思考题

1. 指出图 123-9 损伤名称、机理及后期可能出现的并发症。

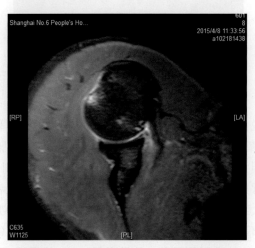

图 123-9　右肩 MR,$T_1W+C$ 压脂轴位

2. 指出图 123-10 所示，两位患者图像区别、征象及损伤名称。

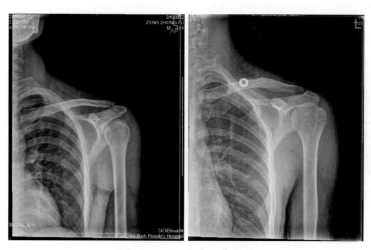

图 123-10　左肩正位平片

（胡丁君）

# 案例 124

## 椎间盘突出

### 一、病史

(1) 症状：弯腰搬重物时突发腰背部疼痛 2 天，向臀部、大腿后方和小腿外侧放射，喷嚏和咳嗽时疼痛加剧。

(2) 体格检查：腰部前屈活动受限，腰 4、5 棘突处叩痛，左侧直腿抬高试验及加强试验阳性，左侧下肢皮肤刺痛及感觉减退，左侧踝及趾背伸力下降，跟腱反射障碍。

### 二、影像学资料及分析

影像学资料如图 124 - 1 所示。

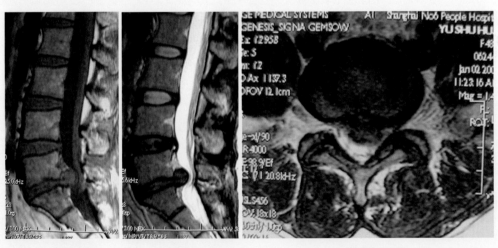

(a) 矢状面 $T_1W$       (b) 矢状面 $T_2W$       (c) 横断面 $T_2W$

图 124 - 1(a～c)　MRI

**读片分析**：腰椎矢状面 MR 像示 $L_5 \sim S_1$ 椎间盘变窄，椎间盘高度变低，并向后突出椎管内，压迫相应平面硬膜囊和马尾神经；在 $T_2W$ 像上 $L_4 \sim L_5$、$L_5 \sim S_1$ 椎间盘呈低信号，$L_5 \sim S_1$ 突出之椎间盘与椎间盘母体信号一致，呈窄颈相连；在 $L_5 \sim S_1$ 椎间隙横断面 $T_2W$ 像示突出之椎间盘位于中线偏左。

## 三、诊断和鉴别诊断

**1. 诊断**

$L_5 \sim S_1$ 椎间盘脱出，$L_4 \sim L_5$、$L_5 \sim S_1$ 椎间盘变性。

**2. 诊断依据**

（1）腰背伤病史，体格检查呈坐骨神经痛体征。

（2）$L_5 \sim S_1$ 椎间隙变窄，椎间盘高度变低。

（3）$L_5 \sim S_1$ 突出之椎间盘与椎间盘母体信号一致，呈窄颈相连；突出之椎间盘压迫相应平面硬膜囊和马尾神经。

（4）$T_2W$ 像椎间盘呈低信号改变。

**3. 鉴别诊断**

硬模外肿瘤性和肉芽肿病变。一般来说，肿瘤性和肉芽肿病变呈孤立性结节，与椎间盘不相连；$T_1W$ 像呈低信号，$T_2W$ 像呈高信号，增强后有不同程度强化。

## 四、要点和讨论

**1. 椎间盘生理病理改变**

椎间盘分为纤维环和髓核，两者无明确界限。婴儿时纤维环很薄，髓核占大部分；出生 6 个月后纤维环逐渐增厚，髓核缓慢变小，两者分界愈加不清；20 岁后，随着人体发育完全成熟，纤维环和髓核这一演变过程达到顶点；30 岁后，椎间盘开始出现变性，髓核中水分开始减少，并且髓核向纤维环分化的趋向；到了老年，髓核几乎全被纤维组织替代，有时可发生真空或钙化。在这一退变过程中，由于髓核含水量越来越少，丧失弹性，纤维环常发生环状或放射状裂隙，这些改变是造成椎间盘突出的病理基础。

**2. 椎间盘突出临床**

椎间盘突出以腰椎最为常见，其中 $L_4 \sim L_5$、$L_5 \sim S_1$ 占 90% 以上，颈椎次之，其中以 $C_5 \sim C_6$、$C_4 \sim C_5$ 较为常见，这与颈腰椎活动度大，较易损伤有关。引起椎间盘突出的原因包括：①劳损：长时间站立或负重，如柜台营业员、酒店侍者；②外伤：如坠落伤、坐地伤、扭伤等；③寒冷潮湿：如早春插秧、坐卧处冷湿、"受风寒"等；④突然的肌肉收缩：如突然回头、转身、起立以及咳嗽、喷嚏、大笑等造成的瞬时防御性肌紧张。椎间盘突出可急性起病，也可一慢性过程。其临床表现和体征依赖于突出部位、突出类型和突出程度，以压迫相应神经根和脊髓为主要症状。轻则压迫神经分布区麻木、感觉异常，重则疼痛、运动受限，严重者后期可出现相应区域肌肉萎缩。如伴有相应椎体骨质增生、韧带增厚、小关节不稳等，则可造成临床症状和体征加重或不典型。

**3. 椎间盘突出影像学**

由于 CT 和 MRI 检查，尤其是 MRI 可直接显示椎间盘及其相邻结构，其病理分型与影像学分型基本一致。根据北美脊柱协会分型标准，椎间盘突出（disc herniation）被归为一非特异性概念，包括以下几种类型（见图 124 - 2）：①椎间盘膨隆（annuler bulge）：指椎间盘向周围均匀膨出，超出椎体边缘之外［见图 124 - 2(a)］；②椎间盘突出（protrusion）：指椎间盘向某一局部方向突出，突出的椎间盘与椎间盘母体呈宽颈相连。该处纤维环内层破裂，纤维环外层和后纵韧带保持完整［见图 124 - 2(b)］；③椎间盘脱出（herniation）：指椎间盘部分突破纤维环外层和后纵韧带进入硬模外间隙，脱出之椎间盘与椎间盘母体呈狭颈相连［见图 124 - 2(c)］；④椎间盘游离（free fragment 或 extrusion）：指脱出的椎间盘髓核部分与椎间盘田体分离，穿过纤维环外层和后纵韧带落入椎管内或椎间孔内，落入椎管内者可位于相应椎间盘平面的椎体后缘的上方或后方［见图124-2(d)］。根据椎间盘突出的方向可分为中央型、中央旁型、侧向型(侧隐窝型或椎间孔型)和过侧向型(椎间孔外型、根外型或远外侧型)。椎间盘也可向前突出,或突破软骨终板,凸入椎体上下缘骨质内,造成局限性骨缺损,形成所谓的"许莫氏"结节。中央型和侧向型椎间盘突出极易挤压侧隐窝和神经根,临床上呈现明显而典型的根性神经痛症状。

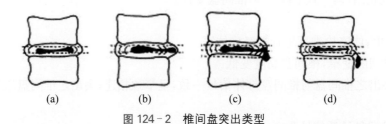

(a)　　　　　　(b)　　　　　　(c)　　　　　　(d)

图124-2　椎间盘突出类型

在$T_2W$像上,根据椎间盘信号的改变,可基本反应椎间盘的含水量,继而判断椎间盘变性程度。一般来说,变性的椎间盘含水量减少,在$T_2W$像上呈低信号,突出的椎间盘都存在不同程度的变性,在$T_2W$像上呈不同程度的低信号,或者说,突出的椎间盘信号与椎间盘母体信号相一致。纤维环裂隙一般在髓核造影时方能显示,该方法为创伤性,现基本不用。病变椎间盘高度变低,在X线平片上显示椎间隙变窄。突出的椎间盘压迫相应组织结构,包括硬膜囊、脊髓马尾、神经根、侧隐窝等。椎间盘的变性突出,还可造成相应的结构改变,包括相应椎体上下缘的软骨终板变性、椎体缘骨质增生、椎骨小关节的不稳、椎体滑脱等。

软骨终板变性在MR成像上有3种类型:Ⅰ型:表现为平行于终板的$T_1W$低信号,$T_2W$高信号,组织学上为正常黄骨髓及富含水分的纤维血管组织,发生率为因疑脊柱病变而做MRI检查病例的4%;Ⅱ型:表现为$T_1W$像高信号,$T_2W$像等信号或轻度高信号,组织学上可见终板崩解,被相邻椎体黄骨髓替代,发生率为因疑脊柱病变而做MRI检查病例的16%;Ⅲ型:表现为$T_1W$像、$T_2W$像均呈低信号,X线片和CT上呈广泛的骨硬化表现。

椎间盘钙化、椎体边缘骨质增生和椎骨小关节退变性不稳在X线平片和CT扫描显示清楚。过伸和过屈X线平片更能显示小关节不稳以及造成椎体滑脱的程度。

## 五、思考题

1. 椎间盘突出的分型有哪些?
2. 椎间盘游离的鉴别诊断有哪些?
3. 椎间盘变性突出造成相应结构改变及其后果有哪些?

(李明华)

2. 指出图 123－10 所示，两位患者图像区别、征象及损伤名称。

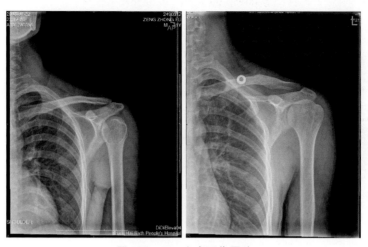

图 123－10　左肩正位平片

（胡丁君）

2. 指出图 123－10 所示，两位患者图像区别、征象及损伤名称。

# 案例 124

# 椎间盘突出

## 一、病史

(1) 症状:弯腰搬重物时突发腰背部疼痛 2 天,向臀部、大腿后方和小腿外侧放射,喷嚏和咳嗽时疼痛加剧。

(2) 体格检查:腰部前屈活动受限,腰 4、5 棘突处叩痛,左侧直腿抬高试验及加强试验阳性,左侧下肢皮肤刺痛及感觉减退,左侧踝及趾背伸力下降,跟腱反射障碍。

## 二、影像学资料及分析

影像学资料如图 124-1 所示。

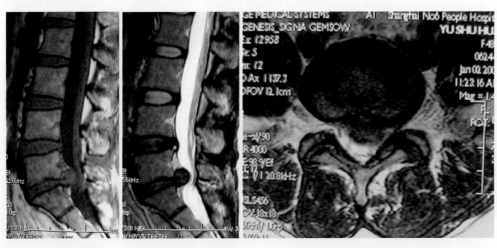

(a) 矢状面 $T_1W$   (b) 矢状面 $T_2W$   (c) 横断面 $T_2W$

图 124-1(a～c)  MRI

**读片分析**:腰椎矢状面 MR 像示 $L_5$～$S_1$ 椎间盘变窄,椎间盘高度变低,并向后突出椎管内,压迫相应平面硬膜囊和马尾神经;在 $T_2W$ 像上 $L_4$～$L_5$、$L_5$～$S_1$ 椎间盘呈低信号,$L_5$～$S_1$ 突出之椎间盘与椎间盘母体信号一致,呈窄颈相连;在 $L_5$～$S_1$ 椎间隙横断面 $T_2W$ 像示突出之椎间盘位于中线偏左。

## 三、诊断和鉴别诊断

**1. 诊断**

$L_5 \sim S_1$ 椎间盘脱出，$L_4 \sim L_5$、$L_5 \sim S_1$ 椎间盘变性。

**2. 诊断依据**

（1）腰背伤病史，体格检查呈坐骨神经痛体征。

（2）$L_5 \sim S_1$ 椎间隙变窄，椎间盘高度变低。

（3）$L_5 \sim S_1$ 突出之椎间盘与椎间盘母体信号一致，呈窄颈相连；突出之椎间盘压迫相应平面硬膜囊和马尾神经。

（4）$T_2W$ 像椎间盘呈低信号改变。

**3. 鉴别诊断**

硬膜外肿瘤性和肉芽肿病变。一般来说，肿瘤性和肉芽肿病变呈孤立性结节，与椎间盘不相连；$T_1W$ 像呈低信号，$T_2W$ 像呈高信号，增强后有不同程度强化。

## 四、要点和讨论

**1. 椎间盘生理病理改变**

椎间盘分为纤维环和髓核，两者无明确界限。婴儿时纤维环很薄，髓核占大部分；出生 6 个月后纤维环逐渐增厚，髓核缓慢变小，两者分界愈加不清；20 岁后，随着人体发育完全成熟，纤维环和髓核这一演变过程达到顶点；30 岁后，椎间盘开始出现变性，髓核中水分开始减少，并且髓核向纤维环分化的趋向；到了老年，髓核几乎全被纤维组织替代，有时可发生真空或钙化。在这一退变过程中，由于髓核含水量越来越少，丧失弹性，纤维环常发生环状或放射状裂隙，这些改变是造成椎间盘突出的病理基础。

**2. 椎间盘突出临床**

椎间盘突出以腰椎最为常见，其中 $L_4 \sim L_5$、$L_5 \sim S_1$ 占 90% 以上，颈椎次之，其中以 $C_5 \sim C_6$、$C_4 \sim C_5$ 较为常见，这与颈腰椎活动度大，较易损伤有关。引起椎间盘突出的原因包括：①劳损：长时间站立或负重，如柜台营业员、酒店侍者；②外伤：如坠落伤、坐地伤、扭伤等；③寒冷潮湿：如早春插秧、坐卧处冷湿、"受风寒"等；④突然的肌肉收缩：如突然回头、转身、起立以及咳嗽、喷嚏、大笑等造成的瞬时防御性肌紧张。椎间盘突出可急性起病，也可一慢性过程。其临床表现和体征依赖于突出部位、突出类型和突出程度，以压迫相应神经根和脊髓为主要症状。轻则压迫神经分布区麻木、感觉异常，重则疼痛、运动受限，严重者后期可出现相应区域肌肉萎缩。如伴有相应椎体骨质增生、韧带增厚、小关节不稳等，则可造成临床症状和体征加重或不典型。

**3. 椎间盘突出影像学**

由于 CT 和 MRI 检查，尤其是 MRI 可直接显示椎间盘及其相邻结构，其病理分型与影像学分型基本一致。根据北美脊柱协会分型标准，椎间盘突出（disc herniation）被归为一非特异性概念，包括以下几种类型（见图 124 - 2）：①椎间盘膨隆（annuler bulge）：指椎间盘向周围均匀膨出，超出椎体边缘之外［见图 124 - 2(a)］；②椎间盘突出（protrusion）：指椎间盘向某一局部方向突出，突出的椎间盘与椎间盘母体呈宽颈相连。该处纤维环内层破裂，纤维环外层和后纵韧带保持完整［见图 124 - 2(b)］；③椎间盘脱出（herniation）：指椎间盘部分突破纤维环外层和后纵韧带进入硬膜外间隙，脱出之椎间盘与椎间盘母体呈狭颈相连［见图 124 - 2(c)］；④椎间盘游离（free fragment 或 extrusion）：指脱出的椎间盘髓核部分与椎间盘田体分离，穿过纤维环外层和后纵韧带落入椎管内或椎间孔内，落入椎管内者可位于相应椎间盘平面的椎体后缘的上方或后方[见图 124 - 2(d)]。根据椎间盘突出的方向可分为中央型、中央旁型、侧向型(侧隐窝型或椎间孔型)和过侧向型(椎间孔外型、根外型或远外侧型)。椎间盘也可向前突出,或突破软骨终板,凸入椎体上下缘骨质内,造成局限性骨缺损,形成所谓的"许莫氏"结节。中央型和侧向型椎间盘突出极易挤压侧隐窝和神经根,临床上呈现明显而典型的根性神经痛症状。

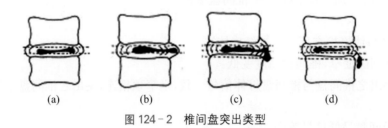

(a)　　　　　(b)　　　　　(c)　　　　　(d)

图 124 - 2　椎间盘突出类型

在 $T_2W$ 像上,根据椎间盘信号的改变,可基本反应椎间盘的含水量,继而判断椎间盘变性程度。一般来说,变性的椎间盘含水量减少,在 $T_2W$ 像上呈低信号,突出的椎间盘都存在不同程度的变性,在 $T_2W$ 像上呈不同程度的低信号,或者说,突出的椎间盘信号与椎间盘母体信号相一致。纤维环裂隙一般在髓核造影时方能显示,该方法为创伤性,现基本不用。病变椎间盘高度变低,在 X 线平片上显示椎间隙变窄。突出的椎间盘压迫相应组织结构,包括硬膜囊、脊髓马尾、神经根、侧隐窝等。椎间盘的变性突出,还可造成相应的结构改变,包括相应椎体上下缘的软骨终板变性、椎体缘骨质增生、椎骨小关节的不稳、椎体滑脱等。

软骨终板变性在 MR 成像上有 3 种类型:Ⅰ型:表现为平行于终板的 $T_1W$ 低信号,$T_2W$ 高信号,组织学上为正常黄骨髓及富含水分的纤维血管组织,发生率为因疑脊柱病变而做 MRI 检查病例的 4%;Ⅱ型:表现为 $T_1W$ 像高信号,$T_2W$ 像等信号或轻度高信号,组织学上可见终板崩解,被相邻椎体黄骨髓替代,发生率为因疑脊柱病变而做 MRI 检查病例的 16%;Ⅲ型:表现为 $T_1W$ 像、$T_2W$ 像均呈低信号,X线片和 CT 上呈广泛的骨硬化表现。

椎间盘钙化、椎体边缘骨质增生和椎骨小关节退变性不稳在 X 线平片和 CT 扫描显示清楚。过伸和过屈 X 线平片更能显示小关节不稳以及造成椎体滑脱的程度。

## 五、思考题

1. 椎间盘突出的分型有哪些?
2. 椎间盘游离的鉴别诊断有哪些?
3. 椎间盘变性突出造成相应结构改变及其后果有哪些?

(李明华)

# 案例 125

# 化脓性骨髓炎

## 一、病史

(1) 现病史:男,16 岁,右上臂肿痛 1 个月。

(2) 体格检查:右上臂疼痛,皮温增高,局限性压痛,软组织明显肿胀。

(3) 实验室和辅助检查:WBC $9.1 \times 10^9$/L;N 70%;淋巴细胞百分比:6.4%;CRP 36.9 mg/L;ESR 92 mm/h。

## 二、影像学资料及分析

影像学资料如图 125-1~图 125-5 所示。

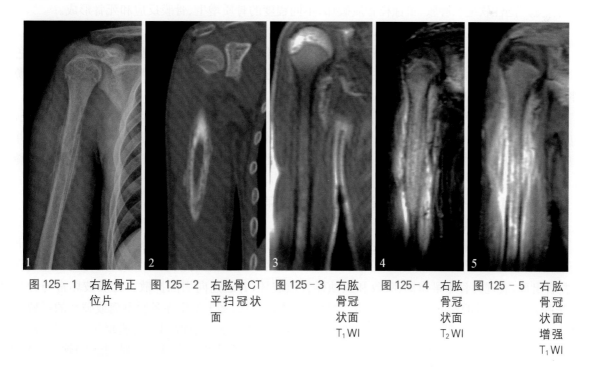

图 125-1　右肱骨正位片　　图 125-2　右肱骨 CT 平扫冠状面　　图 125-3　右肱骨冠状面 $T_1$WI　　图 125-4　右肱骨冠状面 $T_2$WI　　图 125-5　右肱骨冠状面增强 $T_1$WI

**读片分析**:图125-1右肱骨X线正位片;图125-2右肱骨CT平扫冠状面重建图像示,右肱骨中上段见大片状虫蚀样骨质破坏,病灶边界不清,周围可见层状骨膜反应,部分骨膜反应成熟,周围软组织明显肿胀。

图125-3右肱骨冠状面$T_1WI$图像、图125-4右肱骨冠状面脂肪抑制$T_2WI$图像、图125-5右肱骨冠状面增强脂肪抑制$T_1WI$图像所示,右肱骨中上段大片骨髓水肿,呈长$T_1$长$T_2$信号,边界不清,周围可见骨膜反应。周围软组织明显肿胀。增强后病灶可见强化。

## 三、诊断和鉴别诊断

### 1. 诊断

右肱骨中上段化脓性骨髓炎。

### 2. 鉴别诊断

本病需与恶性骨肿瘤如骨肉瘤、尤文肉瘤等鉴别,恶性肿瘤的骨破坏周围不一定有骨膜增生,且骨质增生不会随病程的延长而越来越明显。在具体工作中需要结合临床、影像学和病理,进行综合分析。此外,发生在儿童时,需与骨结核鉴别,其起病慢、症状轻,以骨质破坏或骨质疏松为主,多无骨硬化和骨膜反应,常伴关节肿胀和积液。

## 四、要点和讨论

### 1. 诊断要点

儿童或青少年患者,急性起病,有典型的红、肿、热、痛和患肢功能障碍的临床表现。X线、CT和MRI上,见广泛性软组织肿胀、虫蚀样骨质破坏,不同程度的骨质增生、骨膜反应和死骨形成。

### 2. 讨论

化脓性骨髓炎(pyogenic osteomyelitis)是化脓性病原菌进入骨髓所致。常见的致病菌为金黄色葡萄球菌,其他少见的有溶血性链球菌、白色葡萄球菌、大肠杆菌、肺炎球菌和布鲁杆菌等。主要有血源性和外源性两种途径感染,以血源性感染最多。

根据病情发展和病理改变,可分为急性化脓性骨髓炎,慢性化脓性骨髓炎和非典型慢性骨髓炎,后者包括:硬化性骨髓炎,Brodie骨脓肿,浆细胞性骨髓炎,骨干型非典型慢性化脓性骨髓炎,干骺端并骨骺型非典型慢性化脓性骨髓炎,骨骺型非典型慢性化脓性骨髓炎和不规则骨非典型慢性化脓性骨髓炎等7种。

临床上发病急,可有高热、寒战等全身中毒症状,局部皮肤可红肿热痛。

1) 急性化脓性骨髓炎

(1) X线表现:①软组织肿胀:病变早期(7～10天)X线表现为软组织肿胀,肌肉间隙模糊,皮下组织与肌肉间的分界不清,皮下脂肪层呈致密的条纹状和网状阴影;②骨质破坏和死骨:骨质破坏通常在2周左右出现,表现为骨小梁模糊、吸收和虫蚀样骨质破坏,并迅速向周围扩散。骨质破坏常与骨及骨膜下脓肿并存。死骨的密度高于正常骨质,常呈小片或长条状,多半发生在骨膜剥离或破裂的区域或破坏区中央;③骨膜增生:常呈葱皮状、花边状或放射状的新生骨膜,病程越长,骨膜增生越显著,密度越高。部分化脓性病变可穿过骨骺软骨板累及骨骺。趾(指)骨的骨髓炎常继发于趾(指)的软组织感染,引起趾(指)骨的骨质、关节面破坏,很少或无骨膜修复、骨质增生和硬化。

(2) CT表现:CT扫描的密度分辨率明显高于X线平片。CT扫描能清晰地显示软组织肿胀和有无软组织脓肿形成,软组织脓肿由中心密度低的脓腔和周边密度较高的脓肿壁组成,增强扫描脓肿壁有显著环形强化;能显示骨质破坏的范围和 X 线平片所不能检出的小破坏区和死骨;能观察骨膜新骨的形态和密度;并且能清晰显示骨内和骨膜下脓肿。

（3）MRI 表现:MRI 检查在确定急性化脓性骨髓炎的髓腔侵犯和软组织感染方面,优于常规 X 线和 CT 检查。在 $T_1W$ 上,骨髓的充血、水肿、渗出和坏死呈低信号,$T_2WI$ 或 STIR 上呈高信号。周围软组织常呈弥漫性肿胀,肌间隙和皮下脂肪模糊不清。骨内、软组织脓肿的脓腔 $T_1W$ 呈低信号,$T_2W$ 呈显著高信号。增强扫描,脓肿壁有明显强化。

2）慢性化脓性骨髓炎

（1）X 线表现:慢性骨髓炎主要表现为骨膜增生硬化为主伴骨质破坏、死骨形成及软组织肿胀。较小的死骨和死腔常被增生的骨质掩盖而不能显示。

（2）CT 表现:与 X 线平片表现相似,表现为骨质增生硬化,骨小梁粗密、模糊,皮质增厚,髓腔变窄或封闭。硬化区中常可见低密度、类圆形或不规则形的骨破坏区,CT 扫描能清晰显示病灶中有无死骨存在。

（3）MRI 表现:为增生硬化的骨质和增厚的骨皮质 $T_1W$、$T_2W$ 均呈低信号,软组织的水肿、炎性渗出、纤维化及坏死的组织 $T_1WI$ 呈低信号,$T_2WI$ 呈高信号,脓肿的信号则接近液体,呈长 $T_2$ 信号。重 $T_2W$ 和 STIR 序列,能很清楚区分骨内感染区与正常骨髓的界限。感染的肌肉组织 $T_1WI$ 呈略低信号,$T_2WI$ 呈高信号改变,增强扫描有强化。

## 五、思考题

1. 各类化脓性骨髓炎的影像特点有哪些?
2. 化脓性骨髓炎的鉴别诊断有哪些,如何鉴别?

（李　梅　秦　乐）

# 案例 126
## 骨关节结核

### 一、病史

(1) 现病史:患者男,22 岁,腰部不适两个多月伴低热、乏力、盗汗。

(2) 体格检查:腰部压痛、活动受限、软组织肿胀。

(3) 实验室和辅助检查:WBC $9.4 \times 10^9/L$, N 70.4%。

### 二、影像学资料及分析

影像学资料如图 126-1～图 126-6 所示。

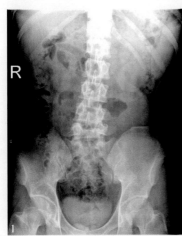

图 126-1　腰椎正位

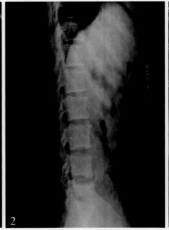

图 126-2　腰椎侧位

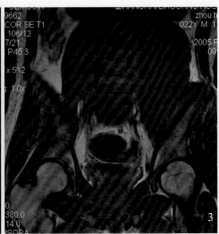

图 126-3　MRI 冠状面 $T_1WI$

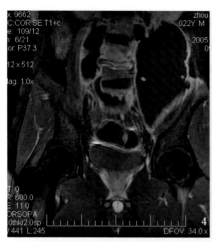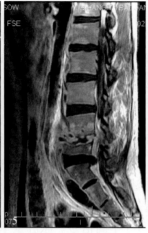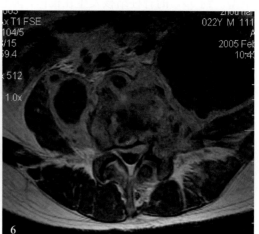

图 126 - 4　冠状面脂肪抑制 $T_1$WI 增强　　图 126 - 5　矢状面 $T_1$WI　　图 126 - 6　轴面 $T_1$WI 增强

**读片分析：** 如图 126 - 1，腰椎正位、图 126 - 2 腰椎侧位所示，腰椎生理曲度变直，脊柱轻度向右侧弯，$L_4$ 和 $L_5$ 椎体相对缘骨质破坏，椎间隙变窄，$L_5$ 椎体楔形变。

如图 126 - 3 冠状面 $T_1$WI、图 126 - 4 冠状面脂肪抑制 $T_1$WI 增强、图 126 - 5 矢状面 $T_1$WI 增强、图 126 - 6 轴面 $T_1$WI 增强所示，$L_4$ 和 $L_5$ 椎体相对缘骨质破坏，$L_5$ 楔形变，椎间隙变窄，椎间盘破坏，脊柱轻度向右侧弯；两侧腰大肌脓肿形成，左侧较大，呈长 $T_1$ 长 $T_2$ 信号，增强后脓肿壁明显强化。

# 三、诊断和鉴别诊断

1. 诊断

腰椎结核。

2. 鉴别诊断

（1）化脓性脊柱炎：多单节或双节发病，破坏进展快，骨质增生硬化明显，骨赘或骨桥形成。

（2）脊柱转移瘤：在脊柱结核和脊柱转移瘤，椎弓根破坏常是明显的征象，且均多为椎体广泛破坏后累及之，但转移瘤很少累及椎间盘和沿前纵韧带下蔓延，且不会形成椎旁脓肿。

（3）椎体压缩骨折：常有明确外伤史，多累及一个椎体，呈楔形，无侵蚀性骨质破坏及椎间隙狭窄。

# 四、要点和讨论

1. 诊断要点

临床症状不明显，病程长。两个以上椎体的溶骨性破坏，椎间隙变窄或消失，脊柱后突畸形，椎旁脓肿形成和软组织钙化是脊柱结核的特点。

2. 讨论

骨关节结核 95％以上继发于肺结核，好发于儿童和青年。以脊柱结核发生率最高，约占 50.9％，又以腰椎最多，胸腰段次之，颈椎较少见；其次为关节结核；骨结核少见。

结核分枝杆菌经血行到骨或关节，易停留在血管丰富的骨松质和负重大、活动较多的关节（如髋、膝）滑膜内而发病。在病理组织学上，骨关节结核可分为干酪样坏死型和增生型。

脊柱结核依骨质最先破坏的部位，可分为椎体结核和附件结核，前者又分为中心型、边缘型和韧带下型。约 90% 的脊柱结核发生在椎体,单纯附件结核少见。

X 线平片上,脊柱结核表现与类型有关:①中心型:多见于胸椎,椎体内骨质破坏;②边缘型:腰椎结核多属此型。椎体的前缘、上或下缘局部骨质首先破坏,再向椎体和椎间盘侵蚀蔓延,椎间隙变窄为其特点之一;③韧带下型:主要见于胸椎,病变在前纵韧带下扩展,椎体前缘骨质破坏,椎间盘完整;④附件型:较少见,以脊柱附件骨质破坏为主,累及关节突时常跨越关节。以上各型均可产生椎旁冷脓肿,死骨较少见。

与 X 线片相比,CT 扫描具有下述优势:①更清楚地显示骨质破坏;②更易发现死骨及病理骨折碎片;③更明确地显示脓肿或骨碎片位置、大小,以及其与周围大血管、组织器官的关系,以及突入椎管内的情况。

MRI 是公认的脊柱结核最有效的检查方法,可发现 X 线、CT 检查表现正常的早期椎体结核病灶,对观察软组织改变和向椎管内侵犯优于 CT。病变椎体在 $T_1WI$ 呈低信号,在 $T_2WI$ 呈高信号。MRI 显示椎旁脓肿比较清楚,在 $T_1WI$ 呈低信号,$T_2WI$ 呈高信号。脓肿壁呈等 $T_1$、等 $T_2$ 信号,增强扫描时内部脓液不强化,壁可强化。

## 五、思考题

1. 脊柱结核有哪些影像学特点?
2. 脊柱结核如何与化脓性脊柱炎区别?

(李 梅 秦 乐)

# 类风湿性关节炎

## 一、病史

(1) 现病史:女,29岁,疼痛半年余。

(2) 体格检查:早期晨僵,腕、掌指关节、近端指间关节及膝关节对称性压痛,皮肤出现褐色色素沉着,关节肿痛、畸形。

(3) 实验室和辅助检查:CCP 45.19 RU/ml, GPI <0.20, IgG 22.1 g/L, IgA 4.83 g/L, IgE 192 IU/ml, ESR 70 mm/h, SSDNA 27 IU/ml, T-ds-DNA 289.6 IU/ml, RF<9.75 IU/ml。

## 二、影像学资料及分析

影像学资料如图 127-1~图 127-2 所示。

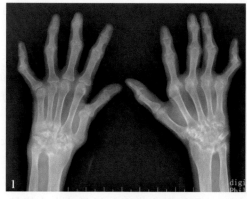 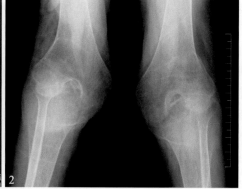

图 127-1　双侧手腕部正位　　　　　图 127-2　双膝关节正位

**读片分析**:如图 127-1 所示,双侧手腕部正位 X 线片。双手小关节多发对称性侵蚀性骨质破坏,关节面下囊性变,以腕关节、腕骨间关节、掌腕关节、掌指关节和近端指间关节为主,关节间隙明显狭窄。双手第 5 掌指关节、近端指间关节半脱位,呈典型"鹅颈样"改变。

如图 127-2 所示,双膝关节正位 X 线片。双膝关节对称性关节面下侵蚀性骨质破坏、囊变,关节间隙显著狭窄。

## 三、诊断和鉴别诊断

1. 诊断

类风湿关节炎。

2. 鉴别诊断

（1）关节结核：多为单关节发病，关节软骨和骨质破坏发展相对较快而严重。

（2）牛皮癣性关节炎：多有皮肤牛皮癣病病史，好发于手足的远侧指间关节，以病变不对称和指骨的肌腱、韧带附着部骨质增生为特征。

（3）Reiter 综合征：常有泌尿系统感染和结膜炎的病史，侵犯关节不对称、肌腱和韧带附着部增生、骨膜反应呈绒毛状为其特征。

（4）痛风性关节炎：呈间歇性发作，以男性多见，半数以上先侵犯第 1 跖趾关节，早期关节间隙不变窄，发作高峰期高血尿酸为其特点，晚期形成痛风结节。

## 四、要点和讨论

1. 诊断要点

临床表现、类风湿因子阳性和 X 表现为主要诊断依据，而早期诊断主要依靠临床表现，MRI 有可能成为早期诊断的重要检查方法。

2. 讨论

（1）类风湿关节炎是多发性、非特异性慢性关节炎症为主要表现的全身性疾病，以对称性侵犯手足小关节为特征。国人患病率约 0.3%，男比女为 1∶3，高发年龄为 45～54 岁。

（2）本病的病因不明，多认为是在遗传易患素质的基础上加上环境因素而致病。主要病理变化为滑膜异常增生并伴有软骨和骨组织的破坏。早期变化为滑膜炎性增厚、关节囊增厚和关节积液引起的肿胀。随着病程进展，滑膜由增生转变为肉芽肿样病变，软骨和骨组织进行性破坏，导致关节不稳。最终关节由于半脱位发生不可逆变形，活动受限，关节僵硬，肌肉萎缩。

（3）临床上发病隐匿，对称性侵犯周围关节，以手（足）小关节为主，中轴骨受累少见。表现为手指关节梭形肿胀、疼痛。8%～15%案例危急性发病，有发热、不适、乏力和肝脾肿大等症状与体征，多见于幼年类风湿关节炎。晚期由于腕、指等关节的滑膜炎侵蚀骨质并使韧带拉长和撕裂，表现为多关节畸形，如手指"尺侧偏移"、指间关节屈曲和过伸畸形，并常伴有肌肉萎缩。

（4）X 线平片显示，手足小关节是最早、最常受累的部位。少数可侵犯膝、肘、肩和髋等关节。中轴骨受累少见，其中以颈椎为多，可引起寰枢关节半脱位。

早期，手足小关节多发对称性梭形软组织肿胀，进而关节间隙变窄。骨侵蚀起始于关节软骨的边缘，即边缘侵蚀，为类风湿关节炎重要早期征象。尺侧腕伸肌腱鞘炎常引起尺骨茎突内缘特征性侵蚀。骨质疏松为类风湿关节炎重要特点之一，早期多位于周围小关节、邻关节区域，以后累及中轴骨、四肢骨，可有骨质软化。类风湿关节炎常有软骨下囊性病灶，呈多发、边缘不清楚的小透亮区。尺骨鹰嘴、肱骨远端、股骨颈或膝关节周围骨质偶见较大的囊性病灶，有人称之为假囊性类风湿关节炎，可继发骨折。

晚期，关节结构破坏导致骨和骨之间不正常接触，引起压迫性侵蚀，常见于持重的关节，如髋关节，也见于掌指、桡腕等关节。另外，类风湿关节炎还可引起关节纤维性强直；骨性强直少见，一般见于腕和足中部。

（5）MRI 显示类风湿关节炎颇敏感，可以观察到滑膜、骨髓、关节软骨、韧带、肌腱等组织。炎症性滑膜炎可采用 Gd‐DTPA 增强 MRI 帮助诊断,增强 $T_1WI$ 显示炎症性滑膜呈高信号征象,比较容易与周围组织鉴别,对滑膜炎早期鉴别诊断和疗效判断有用。

## 五、思考题

1. 类风湿关节炎的主要累及哪些部位?
2. 类风湿关节炎包括哪些主要的影像学表现?

(李　梅　秦　乐)

# 案例 128

# 强直性脊柱炎

## 一、病史

(1) 现病史:男,28 岁,腰骶部疼痛 2 个月。

(2) 体格检查:骶髂关节压痛,脊柱前屈、后伸、侧弯和转动受限,"4"字试验阳性。

(3) 实验室和辅助检查:CRP 136 mg/L,ESR 120 mm/h。

## 二、影像学资料及分析

影像学资料如图 128-1~图 128-5 所示。

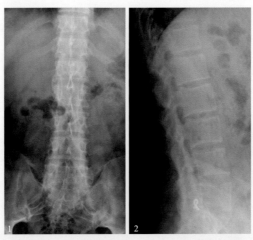

图 128-1 腰椎正位 图 128-2 腰椎侧位

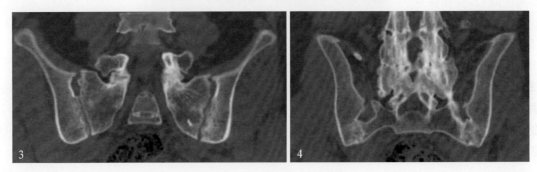

图 128-3 腰骶部 CT 平扫

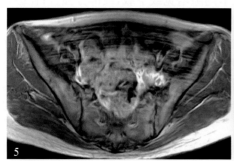
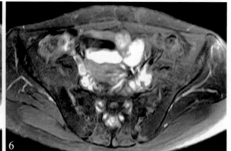

图 128 - 4　MRI T₁WI　　　　　图 128 - 5　T₂WI

读片分析：如图 128 - 1 腰椎正位片、图 128 - 2 腰椎侧位片所示，骶髂关节间隙狭窄，关节面下骨质破坏。腰椎各小关节间韧带钙化，脊柱呈"轨道征"。

如图 128 - 3 腰骶部 CT 平扫冠状面重建图像所示，骶髂关节间隙狭窄、融合，关节面骨质侵蚀破坏。腰椎各小关节间韧带钙化，关节间隙明显狭窄、融合。

如图 128 - 4 轴面 T₁WI 图像、图 128 - 5 脂肪抑制 T₂WI 图像所示，骶髂关节间隙狭窄、融合，关节面骨质侵蚀破坏。

# 三、诊断和鉴别诊断

### 1. 诊断

强直性脊柱炎。

### 2. 鉴别诊断

（1）类风湿关节炎：强直性脊柱炎几乎 100％对称性侵犯骶髂关节，大多侵犯脊柱，青年男性易发病，类风湿因子阴性，容易与类风湿关节炎鉴别。

（2）牛皮癣性关节炎：累及脊柱和骶髂关节较少，临床可有皮肤牛皮癣表现。

（3）Reiter 综合征：一般不累及脊柱和骶髂关节，病灶不对称，常形成与脊柱垂直的骨赘，临床可发现尿道炎及结膜炎。

# 四、要点和讨论

### 1. 诊断要点

男性年轻患者，HLA - B27 阴性，X 线或 CT 显示双侧骶髂关节面下骨质侵蚀，边缘增生硬化，晚期为关节间隙融合，骨性强直。

### 2. 讨论

（1）强直性脊柱炎为主要累及脊柱的慢性炎性疾病，男性好发，男女比例从 4∶1 到 10∶1 不等，临床以 15～35 岁年龄段下背部痛和僵直为首发症状，HLA - B27 阳性率为 96％。

（2）X 线：特征性表现为双侧骶髂关节对称性受累，是诊断的主要依据。平片显示，骨质破坏以髂侧为主，开始髂侧关节面模糊，以后侵蚀破坏，呈鼠咬状，边缘增生硬化，关节间隙假性增宽。随后关节间隙变窄，最后骨性强直，硬化消失，为其最后表现。骶髂关节炎依程度分为五级：0 级，正常；Ⅰ 级，可疑异常；Ⅱ 级，轻度异常，可见局限性侵蚀、硬化，但关节间隙无改变；Ⅲ 级，明显异常，为中度或重度骶髂关节炎,有以下一项或一项以上改变:侵蚀、硬化、关节间隙增宽或下载,或部分强直;Ⅳ级,严重异常,关节完全骨性强直。

髋髂关节炎发病后,逐渐上行性侵及脊柱,约 74.8%受累。开始病变侵蚀椎体前缘上、下角(Romanus 病灶)及骨突关节;Romanus 病灶加重则椎体前面的凹面变平直,伸直突起,形成"方椎";严重者引起纤维环及前纵韧带深层发生骨化,形成平行脊柱的韧带骨赘,使脊柱呈竹节外观,即竹节状脊柱。晚期,骨突关节囊、黄韧带、棘间和棘上韧带均可骨化;广泛的骨化使脊柱强直,但其强度下降,轻微外伤即可导致骨折。

寰枢椎侵蚀多发生于齿状突的前侧和背侧,寰枢椎半脱位较 RA 为少。肌腱、韧带及关节囊与骨的附着部可有与骨面垂直的骨化,呈粗胡须状,也可有骨侵蚀,即为附丽病,占 AS 患者的 10.7%。坐骨结节、股骨大转子、髂嵴、脊柱的棘突和跟骨结节等为常见发病部位。

髋关节是最常受累的周围关节,占 AS 的 37.9%。髋关节炎多双侧对称,表现为关节间隙变窄、关节面侵蚀、关节面下囊变、反应性骨硬化、髋臼和股骨头关节面外缘骨赘及骨性强直。其他周围关节少有 X 线改变。

早期普遍性骨质疏松者预后多不良。

CT 检查主要行髋髂关节扫描,可消除关节前后重叠的干扰,比平片能更清晰地显示关节的轮廓,更早发现关节面侵蚀灶。

髋髂关节常有典型 MRI 表现。早期常显示相邻骨质水肿,关节间隙血管翳为长 $T_1$ 长 $T_2$ 信号,明显强化,与侵蚀灶相延续。平扫加增强可以明确诊断出炎症,并可根据强化的程度来判断病变的活动性,是最敏感的影像学方法。MRI 检查发现强直后脊柱骨折比平片敏感,并能显示出脊髓受压情况等。

## 五、思考题

1. 强直性脊柱炎最先累及哪个表现?
2. 强直性脊柱炎的特征性影像学表现有哪些?
3. 强直性脊柱炎如何与类风湿性关节炎鉴别?

(李梅秦乐)

# 案例 *129*
# 股骨头缺血坏死

## 一、病史

(1) 现病史：男，55 岁，双髋疼痛半年余。

(2) 体格检查：双髋关节压痛、活动受限、跛行、"4 字"试验阳性。

(3) 实验室和辅助检查：WBC $7.8 \times 10^9$/L；CRP 27.4 mg/L；ESR 65 mm/h。

## 二、影像学资料及分析

影像学资料如图 129 - 1～图 129 - 4 所示。

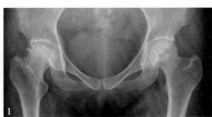

图 129 - 1　双髋关节正位 X 线

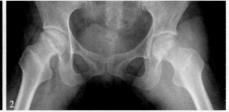

图 129 - 2　双髋关节蛙位 X 线

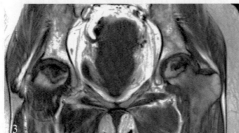

图 129 - 3　双髋关节冠状面 $T_1WI$

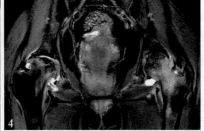

图129 - 4　双髋关节冠状面脂肪抑制 $T_2WI$

　　**读片分析：**如图 129 - 1 双髋关节正位 X 线片、图 129 - 2 双髋关节蛙位 X 线片所示，右侧股骨头形态变扁，内见斑片状骨质硬化及透亮区。左侧股骨头形态正常，见类圆形透亮区，周围环形骨质硬化。

　　如图 129 - 3 双髋关节冠状面 $T_1WI$、图 129 - 4 双髋关节冠状面脂肪抑制 $T_2WI$ 图像所示，右侧股骨头形态变扁，双侧股骨头 $T_1WI$ 上可见典型的"双线征"，即病灶内缘为高信号，外缘为低信号。双侧股骨头弥漫性骨髓水肿。

## 三、诊断和鉴别诊断

**1. 诊断**

双侧股骨头缺血坏死。

**2. 鉴别诊断**

（1）退变性假囊肿：局限于持重区骨性关节面下，形态规整，无明显股骨头塌陷。

（2）暂时性骨质疏松：MRI虽可出现长 $T_1$、长 $T_2$ 信号区，与股骨头缺血坏死周边的骨髓水肿改变相似，但本病短期随访信号可恢复正常，不出现典型的双线征。

（3）骨岛：多为孤立的圆形硬化区，密度较高，边缘较光整。

## 四、要点和讨论

**1. 诊断要点**

股骨头出现斑片状密度增高区伴周边呈不规则走行的硬化边、新月征及股骨头塌陷而髋关节间隙正常是股骨头缺血性坏死的典型 X 线表现。MRI 早期可有典型的双线征，即股骨头前上部边缘的异常条带影，$T_1WI$ 上为低信号，$T_2WI$ 亦为低信号或内高外低两条并行信号带。

**2. 讨论**

（1）成人股骨头缺血坏死发病率远远超过儿童股骨头骨骺缺血坏死。此处仅叙述成人股骨头缺血坏死。其病因有很多，常见的有创伤、皮质激素治疗和酗酒，同时也是股骨颈骨折最常见并发症。股骨头主要血供来源于股深动脉发出的旋股内侧动脉和旋股外侧动脉，两者在股骨颈基底部形成动脉环，此部位骨折可能会损伤血管导致股骨头血供减少。

股骨头缺血坏死好发于 30～60 岁男性，50%～80% 的患者最终双侧受累。主要症状和体征为髋部疼痛、压痛、活动受限、跛行及 4 字试验阳性。晚期，关节活动受限加重，同时还有肢体缩短、肌肉萎缩和屈曲、内收畸形。

（2）股骨头缺血坏死病理早期改变为缺血所致的骨内细胞坏死崩解，骨细胞所在的骨陷窝空虚。随病程进展，周围正常骨内肉芽组织增生，并沿骨小梁间隙向死骨浸润。一方面可于坏死骨小梁表面新出新骨，另一方面又可将坏死骨组织部分吸收。坏死骨因应力作用可发生骨折和塌陷。骨坏死区邻近软骨改变轻微，多因软骨下骨质的塌陷而发生皱缩和裂缝，偶可出现继发性斑块状坏死。病变邻近的关节，可有滑膜增厚，关节腔积液。晚期，侵入坏死区的肉芽组织，可化生成骨并重建为正常骨结构，亦可形成瘢痕组织。如波及关节软骨，则发生继发性骨关节炎。

（3）X 线早期表现为股骨头内出现斑片状密度增高区，局部骨小梁结构可变模糊，以股骨头前上方多见，此时股骨头轮廓形态正常。这种密度增高区是在周围活性骨骨质疏松衬托下的相对性密度增高，为骨坏死区域。随着病变的发展，上述相对密度增高区域周边出现弯曲走行的更高密度硬化边，有时两者之间有低密度带。病灶形态可以是椭圆形、三角形或楔形，这是本病特征性改变。病变继续发展，病变骨强度下降，继续负重可造成邻近关节软骨下骨反复微骨折，此时 X 线片上可以观察到关节面下方，与关节面平行的弧形低密度带，即为新月征，是诊断股骨头缺血性坏死的重要征象，也预示股骨头将塌陷。以蛙位投照易于显示。

如果继续持重，股骨头软骨下骨塌陷。骨小梁的断裂嵌插及骨质修复，股骨头局部密度变得更致密，而此时髋关节间隙无变窄。关节软骨下骨塌陷引起关节软骨受力不均匀而受损退变，则 X 线上关节间隙变窄，继而出现典型骨关节炎表现，是本病终末期表现。

（4）与 X 线一样，CT 检查在初期表现无异常。早期表现为从股骨头中央到骨性关节面有点状或小条状骨质增生或骨小梁融合，正常的"星芒征"变形；可见轻度囊性改变。中期，骨松质内出现各种囊状骨吸收区、死骨、骨质吸收带及其周围的硬化带；并可有髋臼和股骨头的轻度骨质增生。晚期则出现股骨头碎裂、变形，"星芒征"明显变形或消失；碎骨片周围有骨质吸收区；骨小梁融合明显、范围广。末期主要为髋关节骨性关节炎改变，关节间隙变窄，关节面骨质增生，髋臼边缘骨赘形成，臼底增厚并常见髋关节半脱位。经数年或更长的时间，死骨全部吸收，增生的骨质经改建、塑形，"关节面"可变得比较光滑，颈变粗短，但"股骨头"呈蘑菇状。

（5）MRI 检查在初期缺血后直至脂肪细胞崩解其 MR 信号可与正常无异。当周围正常组织发生修复反应后出现"双线征"：即 $T_2WI$ 上环绕坏死区的高信号带及其颈侧的低信号带，前者为肉芽组织，后者为反应性新生骨，有时只可见低信号带（黑线征）；坏死区大小不等可局限于股骨头的上前方（负重区）或波及全股骨头，相对骨髓常呈等信号或相对低信号。双线以外的头颈区可出现水肿。早期坏死区在 $T_1WI$ 上为中低信号，在 $T_2WI$ 上呈较高信号，周围环绕线样低信号带。邻近的头颈部可见骨髓水肿，关节囊可有积液。中期 MRI 可见低信号带围绕信号不均的坏死区。晚期除形态改变外，在股骨头脂肪的高信号中出现不同形态的低信号区，呈环形、带状或灶状。

（6）目前有多种不同的分期方法来对成人股骨头缺血坏死进行评价，包括 Ficat and Arlet 和 Association Research Circulation Osseous（ARCO）分期法等，如表 129 - 1、表 129 - 2 所示。所有这些分期方法均从疾病影像表现隐匿开始，至出现影像学改变到股骨头塌陷，最后发展为继发性骨关节炎。骨骺的缺血坏死临床意义大小主要取决于是否出现关节塌陷。因此这一方面的影像表现对疾病的诊断和指导治疗十分重要。股骨头发生缺血坏死的体积大小是预测是否出现继发性关节塌陷的最重要的影像因素，以 MR 观察最佳。缺血坏死累及股骨头超过 20%～50% 的患者很有可能进展为关节塌陷（43%～87% 的患者）。相反，累及少于 25%～30% 的患者一般不会发生关节塌陷（0%～5%）。其他与分期和股骨头塌陷相关的 MR 影像表现和临床资料包括患者年龄大于 40 岁，关节积液量增加，股骨头周围明显水肿和体重指数≥24 kg/m² 。

表 129 - 1　Ficat and Arlet 髋关节缺血坏死分期

| 分期 | 临床特点 | 影 像 表 现 |
|------|----------|-------------|
| Ⅰ | 无疼痛 | X 线表现正常<br>骨扫描摄取降低或增加 |
| Ⅱ | 可有或无疼痛 | 骨松质不同程度改变伴硬化和囊性变，股骨头形态存在 |
| Ⅲ | 疼痛 | 继发于软骨下骨折的软骨下骨塌陷/新月征 |
| Ⅳ | 疼痛 | 软骨下骨明显塌陷，关节间隙存在 |
| Ⅴ | 疼痛 | 继发性骨关节炎 |

表 129 - 2　ARCO 分期

| 分期 | 临床特点 | 影 像 表 现 | 组织学表现 |
|------|----------|-------------|------------|
| 0 | 无症状 | X 线和 MR 表现正常 | 缺血坏死 |
| Ⅰ | 有或无症状 | X 线表现正常<br>MR 表现异常 | 缺血坏死 |
| Ⅱ | 出现症状 | X 线表现为骨松质改变，无软骨下骨改变，关节间隙存在<br>MR 可作出诊断 | 缺血坏死 |

（续表）

| 分期 | 临床特点 | 影 像 表 现 | 组织学表现 |
|------|---------|-----------|-----------|
| Ⅲ* | 出现症状 | 不同程度的骨松质改变伴软骨下骨骨折（新月征和/或软骨下骨塌陷）<br>股骨头形态和关节间隙存在 | 缺血坏死 |
| Ⅳ+ | 出现症状 | 股骨头形态改变伴不同程度关节间隙改变 | 缺血坏死 |

＊Ⅲ期亚分期：Ⅲa＝新月征＜15％关节面，Ⅲb＝新月征占关节面15％～30％，Ⅲc＝新月征＞30％关节面。

＋Ⅳ期亚分期：Ⅳa≤15％关节面塌陷，Ⅳb＝15％～30％关节面塌陷，Ⅳc≥30％关节面塌陷。

## 五、思考题

1. 股骨头缺血坏死的主要分期及影像学改变情况？
2. 股骨头缺血坏死 MRI 典型的"双线征"所代表的意义？
3. 股骨头缺血坏死的鉴别诊断有哪些？

（李　梅　秦　乐）

# 骨 瘤

## 一、临床病史

（1）病史：女性，83 岁，左侧额部无痛性包块两年余。

（2）体格检查：扪及枕部肿块 2 cm 左右，不可移动。

（3）实验室检查：无阳性发现。

## 二、影像学资料及分析

影像学资料如图 130 - 1 所示。

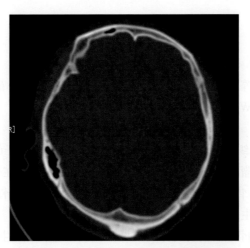

图 130 - 1 CT：左额骨表面高密度骨性隆起性肿块，凸出于颅骨表面，密度致密无骨样结构。

读片分析：本组案例患者女性，枕部硬性包块，呈高密度硬化肿块，无骨样结构，边界清楚光整，与颅骨相连，诊断为骨瘤，鉴别诊断脑膜瘤、皮质旁骨肉瘤、宽蒂的骨软骨瘤、单发浆细胞瘤。

## 三、诊断及鉴别诊断

1. 影像诊断

骨瘤多发生于颅骨、鼻窦等部位,突出于骨的表面,呈高密度象牙样硬化肿块,边缘锐利,无骨小梁结构;在 MR 上于 $T_1W$ 及 $T_2W$ 上呈低信号影。本组案例发生于颅骨(骨瘤最常见的部位);病灶非常致密,状如象牙,无骨结构,因此诊断为骨瘤(密质骨型)。

2. 鉴别诊断

(1) 脑膜瘤:发生于颅骨内板的肿瘤应注意与脑膜瘤鉴别,CT 及 MR 可直接显示脑膜瘤组织,脑膜尾征,增强后特征性的强化,易于鉴别。

(2) 皮质旁骨肉瘤:两者均表现为附着于骨表面的高密度肿块。骨瘤有光滑的边缘、边界清楚且密度均匀,而皮质旁骨肉瘤在边缘处有一密度降低带,且密度较骨瘤低,也不是那样均匀。

(3) 宽蒂的骨软骨瘤:骨软骨瘤其皮质和宿主骨皮质相连续,其松质骨也与宿主骨髓腔相通。

(4) 单发浆细胞瘤:常累及扁平骨,向髓腔外四周蔓延,骨皮质受侵。易累及骨髓外组织,表现为穿破的骨质区为软组织肿块所占据,MRI 检查对于强化较明显的骨瘤与单发骨髓瘤鉴别困难时,CT 扫描可以较好显示骨质破坏及形成的软组织肿块,有利于鉴别。

## 四、检查方法与选择

骨瘤一般 X 线及 CT 检查就能做出诊断,能显示病灶骨质密度;MR 检查可以显示受累处的皮质骨无侵犯,且不与病患骨髓腔相通。

## 五、要点和讨论

1. 诊断要点

骨瘤多发生于颅骨、鼻窦等部位,突出于骨的表面,呈高密度象牙样硬化肿块,边缘锐利,无骨小梁结构;在 MR 上于 $T_1W$ 及 $T_2W$ 上呈低信号影。

2. 讨论

(1) 骨瘤是来源于骨膜组织的良性骨肿瘤。一般认为骨瘤多发生于颅骨和面骨。颅面骨外的骨瘤有潜在恶性,称为颅骨区外骨瘤。骨瘤也可发生于四肢骨和扁骨,甚至在软组织肌间隙内可发生。将发生于颅面骨的骨瘤称为颅面骨骨瘤;将发生于四肢骨和扁骨者称为骨旁骨瘤;将仅向松质骨内生长者称为内生骨瘤(即"骨岛");将发生于软组织间隙内者称为骨外骨瘤。

骨瘤一般只累及膜化骨的骨骼,以颅面骨最常见,约 75％ 的案例发生于额窦和筛窦,亦可发生于颅骨内、外板和颌骨,偶见于长、短管状骨的表面。任何年龄均可发病,但好发于 30～50 岁成人。男女发病率相近。

应特别注意骨瘤可伴随 Gardner 综合征,即家族性结肠息肉症。系常染色体畸变引起的显性遗传性疾病。临床三症为结肠息肉、软组织肿瘤和骨瘤。骨瘤多为颜面骨骨瘤,无特异性软组织肿瘤可为脂肪瘤、纤维瘤和表皮样囊肿等;结肠息肉多为腺瘤。

(2) 骨瘤分松质骨型、致密骨型两种。致密骨骨瘤由致密的成熟板层骨构成,不含松质骨和骨髓成分。松质骨骨瘤含松质骨和密质骨,小梁间隙内有脂肪性骨髓或造血性骨髓成分。

(3) 致密骨型骨瘤:较多见,常见于鼻窦或颅骨,X 线及 CT 检查表现为突出于骨的表面,呈高密度

# 案例 132

# 骨母细胞瘤

## 一、病史

(1) 病史：男性，20岁，腰部疼痛不适半年余。

(2) 体格检查：体表未扪及肿块，左腰部稍有压痛。

(3) 实验室检查：无阳性指标发现。

## 二、影像学资料及分析

CT横断面平扫（见图132-1），$L_2$左侧椎板约1.3 cm卵圆形骨质破坏灶，病灶内部可见多发斑点状钙化，病灶周边有增生、硬化环。$T_1W$矢状面（见图132-2），$L_2$左侧椎板可见类圆形低信号灶，边界清楚光整，周围硬化环呈$T_1W$更低信号影。$T_2W$矢状面（见图132-3），$L_2$病灶呈高信号，周围软组织可见少许水肿。$T_1W$增强横断面（见图132-4）：病灶可见明显强化，强化欠均匀。

**读片分析**：该组案例表现为$L_2$左侧椎板病灶呈类圆形，周围可见环状骨质硬化，病灶内部可见多发斑点状成骨，内侧骨皮质变薄，周围软组织可见反应性水肿。本组案例位于骨母细胞瘤最常见部位—脊柱附件，影像表现为溶骨性骨质破坏伴内部斑点状钙化，为典型的骨母细胞瘤表现，鉴别诊断为骨样骨瘤、骨巨细胞瘤、骨肉瘤。

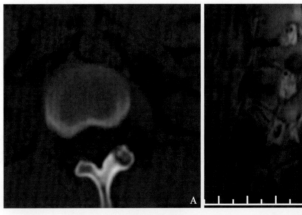

图132-1 CT平扫腰椎横断面　　图132-2 MRI $T_1W$腰椎矢状面

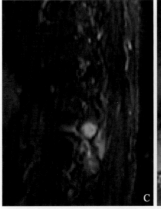

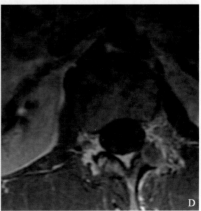

图132-3 MRI $T_2$压脂腰椎　　图132-4 MRI $T_1W$增强腰椎横断面
　　　　　矢状面

## 三、诊断及鉴别诊断

**1. 影像诊断**

瘤巢较大,一般超过1 cm,多呈膨胀性生长,其内部可见斑点状钙化或骨化影,周围可有厚或薄的硬化带。MR上病灶周围骨髓及周围软组织有水肿。

**2. 鉴别诊断**

(1) 骨样骨瘤:病灶直径多小于2 cm,周围反应性骨质增生明显,在"瘤巢"周围有广泛骨质硬化与骨膜新骨形成。而成骨细胞瘤的病灶直径常大于2 cm,膨胀较明显,骨硬化较轻,强化明显。此外还应注意与软骨母细胞瘤、骨纤维异常增生症等疾病相鉴别。

(2) 骨巨细胞瘤:多见于男性、青壮年(20~40岁),好发于骨端、骨突起部位,病变常贴近关节面呈偏心、膨胀性生长,无骨化、钙化,骨膜反应及骨质增生硬化少见。

(3) 骨肉瘤:侵袭性成骨细胞瘤有时与骨肉瘤很相似,骨肉瘤骨膜反应较重,多为放射状或针状骨膜反应,周围软组织肿块较明显,且与周围软组织分界不清。

## 四、检查方法与选择

X线及CT检查能清楚显示骨母细胞瘤病变部位、范围、大小、界面,CT更能观察病灶内部的细微结构、骨质破坏程度和骨壳是否完整以及有无软组织肿块。MR可以显示病灶周围髓腔、软组织水肿情况,MR增强可以观察病灶强化情况。

## 五、要点和讨论

**1. 诊断要点**

病变以青年居多,好发于脊柱,起病缓慢,夜间痛不明显。瘤巢较大,一般超过2 cm,多呈膨胀性生长,其内部可见斑点状钙化或骨化影,周围可有厚或薄的硬化带。MR上病灶周围骨髓及周围软组织有水肿。

**2. 讨论**

(1) 骨母细胞瘤又叫成骨细胞瘤,起源于成骨性结缔组织,约占原发性骨肿瘤的1%,男略多于女,多好发于11~30岁的青少年;高峰年龄为10~30岁,侵袭性成骨细胞瘤的平均发病年龄较大(约33岁)。男女发病率之比为2.5:1。最好发于脊椎,多位于棘突、椎弓和横突等附件区,其次是管状骨的骨端或骨干,其中以股骨和胫骨较多见,也可发生在颅骨和骨外组织等少见部位。病程缓慢,但生长活跃。

病理上,大体观为红色或灰色的有沙砾样物质的富含血管的肿瘤,其组织学表现有三大特征:①丰富的骨母细胞;②间质有丰富的血管;③丰富的骨样组织互相连接成条索状,其中有不同程度的钙盐沉积形成骨小梁,骨小梁排列规则。有些骨母细胞瘤可出现生物学行为的侵袭性,且手术不彻底时常易复发、恶变,故目前认为不能一律称为良性骨母细胞瘤。因此根据肿瘤的组织学表现,把骨母细胞瘤分为良性骨母细胞瘤和侵袭性骨母细胞瘤。

本病起病隐匿,肿瘤本身多不引起明显临床症状,而是因发生部位不同造成周围结构压迫时,引发相应症状。如发生在脊柱者出现颈胸或腰背部痛及下肢麻木无力等,多是脊髓及神经压迫症状;发生在颅骨引起头痛,肢体抽搐,颞骨病变可表现为耳鸣及听力减退;侵犯骨盆者表现为局部疼痛,行走障碍等。

（2）X 线表现：根据病变部位的不同，骨母细胞瘤分为松质骨型、中心型、皮质型和骨膜下型 4 型。①松质骨型：病变位于脊椎或不规则骨的骨松质内，大小 2～10 cm 不等，可伴有斑点状、索条状钙化，周围无明显骨质硬化或有环形高密度硬化圈。发生于脊椎的病变多位于棘突、椎弓和横突，椎体病变多由附件蔓延所致；②中心型：病变发生于长骨髓腔内，呈中心性囊状破坏，吹泡样膨胀，类似动脉瘤样骨囊肿，骨皮质膨胀变薄、缺失或因骨外膜增生而致相邻骨皮质略有增厚，但较骨样骨瘤为轻；③皮质型：病变位于骨皮质内，偏心生长，骨皮质呈薄壳状膨胀，周围骨硬化明显；④骨膜下型：较少见，病变多见于长骨干骺部，局部皮质压迫性骨质吸收，缺乏周围的骨硬化，有新生骨膜成骨的薄壳覆盖病变。本组案例位于脊柱椎体附件，影像表现为溶骨性骨质破坏伴内部斑点状钙化，为典型的骨母细胞瘤（松质骨型）。

（3）CT 检查能清楚显示骨母细胞瘤病变部位、范围、大小、界面，观察病灶内部的细微结构、骨质破坏程度和骨壳情况以及有无软组织肿块，特别对骨解剖部位复杂重叠多，而 X 线平片显示困难的区域具有更高的诊断价值，CT 扫描还有利于显示病变与周围组织的关系，尤其是脊柱病变，观察椎管有无狭窄，显示对硬膜囊的压迫等方面均有优势，尤其是对部分病灶内散在小点片状、斑点状钙化或骨化，明显较 MRI 敏感。CT 表现大多与 X 线平片大致相仿，表现为膨胀性软组织密度的骨破坏，病灶有不同程度的钙化和骨化，周边厚薄不一的硬化缘。增强扫描病灶大多有不同程度强化。

（4）MRI 是具有较高诊断价值的检查方法，由于其的多层次、多方位、多参数的成像带来更为丰富的诊断信息，有利于术前定性诊断、制订手术方案和估计手术风险。另外对于早期的骨病，尤其是早期显示病灶对脊髓和脑组织有无侵犯及其变性，X 线平片甚至 CT 扫描都无法显示，而 MRI 都能清晰显示，但对显示病灶区骨质改变、病灶内部钙化、骨化等情况不如 CT 扫描直观、明了。骨母细胞瘤 MRI 检查多呈膨胀性生长，呈不均匀性长 $T_1$、$T_2$ 信号，大部病灶可见单发或多发囊状骨质破坏，若继发动脉瘤样骨囊肿可见液-液平面，周边骨皮质变薄，病灶边缘骨质轻度硬化，有时可形成较厚的厚化缘，甚至呈结节状。一般骨膜反应不明显，周围软组织可轻度肿胀，而软组织肿块大多不明显。病灶强化多较明显，其产生的病理基础是骨母细胞瘤的间质含有丰富的血管。而病灶内钙化、囊变和出血区无强化。本组案例中 MR 增强后病灶表现为明显强化，病灶相邻软组织轻度强化（反应性水肿）。

## 六、思考题

1. 骨母细胞瘤的影像特征及影像分型？
2. 骨母细胞瘤的影像鉴别诊断有哪些？

（瞿　楠）

# 案例 133

# 内生软骨瘤

## 一、病史

(1) 病史:患者,女性,35岁,食指近节增粗伴疼痛数月余。

(2) 体格检查:食指近节明显增粗有压痛。

(3) 实验室检查:无阳性发现。

## 二、影像学资料及分析

如图 133-1 左手第 2 指骨 X 线平片正位所示,左手第 2 指骨近节形态明显膨胀,骨皮质变薄,其内可见斑点状钙化。如图 133-2 左手第 2 近节指骨 CT 横断面、图 133-3 左手第 2 指骨所示,病灶明显膨胀,骨皮质变薄,病灶内部多发沙砾状钙化影,病灶周围可见薄层骨质硬化带。

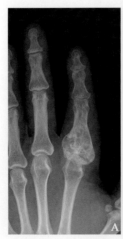 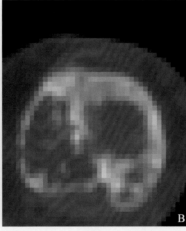 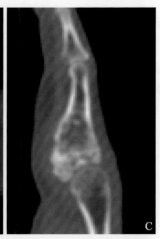

图 133-1　左手第 2 指骨 X 线平片正位　　图 133-2　左手第 2 近节指骨 CT 横断面　　图 133-3　左手第 2 指骨 CT 矢状面

读片分析:该组案例表现为左手第 2 指骨近节形态明显膨胀,骨皮质菲薄且不连续,其内可见斑点状钙化,病灶内部可见不完全分隔,周围有薄层硬化带。本组案例发生于指骨,骨皮质膨胀伴病灶内部沙砾状钙化,影像诊断为内生软骨瘤,鉴别诊断为高分化软骨肉瘤、骨囊肿、软骨母细胞瘤以及骨梗死。

## 三、诊断及鉴别诊断

### 1. 影像诊断
指骨囊性膨胀性病变,伴斑点状钙化者首先要考虑内生软骨瘤。

### 2. 鉴别诊断
（1）骨囊肿:常见于儿童及青少年,多发于长管骨的干骺端,X线上表现为呈圆形或椭圆形边缘清楚的骨质透亮区,内无结构、无钙化。若骨皮质变薄时,常合并有病理骨折。CT 扫描病灶为囊性,囊内为均匀一致的低密度,接近水的密度,偶有间隔,出血时可见 CT 值增高。MRI 检查呈现均匀长 $T_1$、长 $T_2$ 液体信号。

（2）软骨肉瘤:内生软骨瘤往往与低度恶性的软骨肉瘤很难鉴别,文献统计如果有软组织肿块,骨膜反应,骨骺和干骺端的骨皮质破坏,骨皮质增厚,病灶范围>4 cm 则提示软骨肉瘤的可能性大。

（3）软骨母细胞瘤:多见于青少年,多原发于四肢长管骨的骨骺区,骨干极少见,发生于关节面下的可突破骨端进入关节,而内生软骨瘤多发生于骨干。与长骨内生软骨瘤一样,其内可见钙化,周边见硬化环。

（4）骨梗死:患者大多有酗酒或滥用激素病史,骨梗死的钙化一般从外到内,呈带状排列,沿骨小梁扩散;而长骨内生软骨瘤的钙化聚集在一起,与溶骨区交替排列。MRI 检查多可对两者加以区别,内生软骨瘤在 $T_2WI$ 上有高信号的软骨,而骨梗死却没有。

## 四、检查方法与选择

X线对本病大多数可做出定性诊断与鉴别诊断,但显示肿瘤内钙化有一定的局限性,CT 则能清晰显示病灶内钙化及分布,特别是对细小钙化点及在显示细微的骨折情况比 X 线及 MR 有优势;MR 可以显示受累处髓腔、软组织水肿情况,MR 增强可以显示特征性的软骨基质。

## 五、要点和讨论

### 1. 诊断要点
囊性膨胀性病变,伴斑点状钙化,发生于短骨者首先要考虑。

### 2. 讨论
（1）软骨瘤是来源于软骨内化骨的较常见良性骨肿瘤。任何年龄可发病,常见于 20～40 岁,儿童少见,也可见于老年人。分单发和多发型,单发型多见。男女比例相等。病程缓慢。无全身症状,可因局部肿块、疼痛、肿胀、畸形和病理骨折而被发现。常见四肢短管状骨,也可见于肋骨、骨盆,少见脊椎和颜面骨。少数有恶变。多发型少见,男略多于女,亦称 Ollier 氏病,系先天性软骨发育障碍疾患。常累及多数骨骼而导致畸形。若同时合并软组织血管瘤称 Maffuccii 氏综合征。症状和体征因病变的部位和范围不同而有差异,有骨骼变粗短、膨胀、发育不匀、弯曲、畸变等表现,此型恶变率高。可根据肿瘤发生的部位,又可分为起自髓腔的内生型、起自皮质的外生型和起自骨膜或结缔组织的皮质旁型,也有将后 2 型统称外生型。

好发部位为四肢短骨,以手部短管状骨最为常见（约 50%）,其他依次为股骨、跖趾骨、胫骨、肋骨和骨盆。短骨的病变多见于青年,而长骨及跗骨的病变以成人多见。

（2）病理上肿瘤呈分叶状,有一层纤维包膜。其主要成分为透明软骨,其次为软骨退化所形成的假胶样囊肿或骨化的软骨。镜下可见分化成熟的透明软骨细胞,钙化和骨化软骨。软骨的退行性变常出现在肿瘤的中心部位,可有黏液变性、脂肪变性等。当出现软骨细胞核分裂增多、骨皮质破坏、软组织浸润和软骨基质广泛黏液样变性时,应高度怀疑恶变。

(3) X线检查表现:短管状骨内生软骨瘤呈膨胀性、囊状、偏心性骨质破坏,病变边界清晰,可有硬化边,皮质膨胀变薄。长管状骨病灶多位于干骺端,并逐渐移行至骨干,膨胀不如短管状骨病灶明显,内可见逗点状、环形或斑片状钙化,无明显骨膜反应。内生软骨瘤可单发,或多发,多发性内生软骨瘤常涉及到邻近的软组织伴骨发育畸形。本组病例发生于指骨,内生软骨瘤最常见部位,影像表现为骨皮质膨胀、菲薄伴病灶内部沙砾状钙化,为典型内生软骨瘤表现。

(4) CT检查表现:可清晰显示肿瘤内的钙化。髓腔内病灶呈软组织密度,皮质可膨胀变薄,但完整,除非发生病理性骨折。

(5) MRI检查表现:$T_1WI$ 示正常高信号的髓腔脂肪被低信号的肿瘤组织所替代,未钙化的肿瘤性软骨成分在 $T_2WI$ 上呈高信号,钙化部分在各个序列上均呈低信号。增强扫描软骨岛无强化,而软骨岛之间的纤维间隔呈环形强化颇具特征性。

## 六、思考题

1. 内生软骨瘤的影像特征有哪些?
2. 内生软骨瘤与软骨肉瘤的鉴别要点有哪些?

(瞿　楠)

# 案例 *134*

# 软骨母细胞瘤

## 一、病史

(1) 病史：男性，16岁，右髋疼痛3月余。

(2) 体格检查：右髋关节无肿胀、压痛，皮温正常，无异常增粗血管。

(3) 实验室检查：无阳性发现。

## 二、影像学资料及分析

如图134-1 CT横断面所示，右侧股骨头骨骺内可见卵圆形透亮区，境界清晰，病灶内部可见斑点状钙化影。如图134-2 CT横断面所示，病灶呈低信号影，周围可见环状更低信号影，周围髓腔可见大片状低信号水肿带。如图134-3 MRI STIR冠状面所示，股骨头骨骺内可见类圆心低信号影，病灶内部可见斑点状高信号影，病灶周围髓腔可见片状高信号水肿带，右髋关节大量积液。

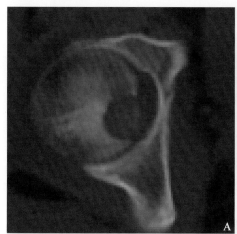
图134-1 CT横断面

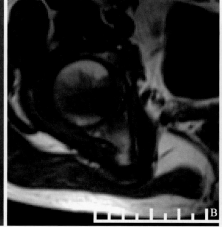
图134-2 MRI T₁WI横断面

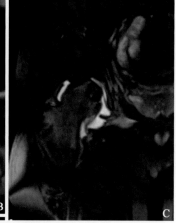
图134-3 MRI STIR冠状面

**读片分析：**该组案例表现为股骨头骨骺内，呈溶骨性骨质破坏，病灶形态呈卵圆形透亮区，境界清楚；CT显示病灶内部可见斑点状高密度钙化影。患者为16岁男性，病灶位于骨骺内，呈溶骨性骨质破坏伴斑点状钙化，影像诊断为软骨母细胞瘤，鉴别诊断巨细胞瘤、骨骺结核。

**401**

## 三、诊断及鉴别诊断

### 1. 影像诊断
年轻患者,位于骨骺的偏心性溶骨性骨破坏,病灶境界清晰,边缘有硬化,内有点状钙化,首先考虑软骨母细胞瘤。

### 2. 鉴别诊断
(1)巨细胞瘤:骨巨细胞瘤90%以上发生于20岁以上的成人。病灶明显大于软骨母细胞瘤,有膨胀和分房,周边无明显硬化,病灶内无钙化或骨化。

(2)骨骺结核:儿童骨骺、干骺端结核,以骨质破坏或骨质疏松为主,无骨硬化和骨膜反应,常伴关节肿胀和积液。

## 四、检查方法与选择

X线平片简单易行,价格便宜,可作为临床疑诊患者的首选筛查方法。但由于X线平片密度分辨率较低,并存在结构重叠。因此,X线平片难以显示病骨周围的软组织和相邻关节的异常。对具有诊断价值的病灶部位、形态、边缘、钙化骨化以及病灶周围硬化的显示亦不及CT。与X线和普通CT扫描相比,MR检查不但具有较高的软组织分辨率,可显示或更清楚显示瘤灶大小以及颇具有诊断价值的瘤软骨基质及瘤周骨髓和软组织的广泛水肿。对具有诊断价值的病灶内钙化的显示不及CT。因此,CT和MRI对良性软骨母细胞瘤的征象显示和诊断可相互补充。

## 五、要点和讨论

### 1. 诊断要点
青少年患者,位于骨骺的偏心性溶骨性骨破坏,病灶境界清晰,边缘有硬化,内有点状钙化。MRI上,$T_1W$病灶呈中等低信号,$T_2W$为高、低混杂信号,周边有骨髓水肿。增强MRI可见环形的纤维间隔强化,并发动脉瘤样骨囊肿者可见液-液平面。

### 2. 讨论
(1)软骨母细胞瘤也称成软骨细胞瘤,起源于成软骨细胞或成软骨结缔组织,占原发性骨肿瘤的2.7%,好发于股骨、肱骨上端和胫骨近端。典型的软骨母细胞瘤发生在长管状骨骨骺、骨端,亦可见于足、手、颞骨、脊柱骨等不规则骨。本病具有一定侵袭性生长特点,并可发生恶变和其他脏器转移。软骨母细胞瘤发年龄较轻,大多数发生于20岁以下,60%发生在10~19岁年龄段,非长骨软骨母细胞瘤的发病年龄偏大(平均25岁以上)。男女发病比例约为2:1。临床上病程进展缓慢,症状轻,可有疼痛、肿胀、关节活动受限。

(2)病理表现:肿瘤与正常组织有明显的界限,周围有薄层硬化,常有囊性变,有时类似于动脉瘤样骨囊肿。肿瘤的主要成分为增生的成软骨细胞,核小,呈卵圆形,胞质淡粉红色或透明。软骨细胞周围有粉红色的骨基质或灶性钙化,约有1/3的案例可见特征性的窗格样钙化。病灶可有灶性坏死、囊变,或继发动脉瘤样骨囊肿。S-100免疫标记阳性有助于本病的诊断。

(3)X线表现:典型的软骨母细胞瘤位于长骨的骨骺、骨突(粗隆、结节),有的可跨过骺板累及干骺端。非长骨的软骨母细胞瘤约占10%,好发于足部,尤其多见于跗骨,如跟骨、距骨。特征性的X线表现为长骨骨骺区圆形、卵圆形偏心性溶骨破坏,病灶直径一般在2~5cm左右,边界清楚,周围有薄的硬化环,约 20% 可见斑点状钙化,少数案例可见骨膜反应及新骨形成。非长骨的软骨母细胞瘤病灶一般较大,均有不同程度膨胀,部分可见分房,常并发动脉瘤样骨囊肿。本组案例位于股骨近端骨骺内,呈溶骨性骨质破坏伴斑点状钙化,为典型的软骨母细胞瘤表现。

(4) CT 表现:病灶边界清楚,周围有硬化圈,肿瘤实质部分表现为低密度,囊性变则呈水样密度。CT 扫描能发现平片很难显示的软骨基质钙化,这一征象对软骨源性病变的诊断很有价值。X 线平片可呈现的多房状病灶,CT 扫描仅显示较明显的骨嵴,并无骨性间隔存在。因此,X 线平片的多房改变实为骨嵴前后重叠所致,并非真正的分房。

(5) MRI 表现:肿瘤多半呈分叶状,$T_1W$ 上为低到中等强度信号,$T_2W$ 上肿瘤为高、低混杂信号,病灶的液性成分表现为高亮信号,大量不成熟的软骨基质、含铁血黄素的沉积和钙化呈低信号。约有 82% 的案例病灶周围可见骨髓水肿,如图 134-3 所示。在增强 $T_1WI$ 上,不成熟的软骨基质为无强化的低信号,软骨岛间的纤维间隔呈高信号的环形强化,肿瘤可突破骨皮质形成局限性软组织肿块。约有 16.7% 的软骨母细胞瘤伴发动脉瘤样骨囊肿,MRI 检查可表现为液-液平面。

## 六、思考题

1. 软骨母细胞瘤的影像特征有哪些?
2. 软骨母细胞瘤的鉴别要点有哪些?

(瞿 楠)

# 案例 135

# 骨巨细胞瘤

## 一、病史

（1）病史：患者女性，40岁，右膝关节疼痛三月余伴有肿胀，无外伤病史。

（2）体格检查：右膝肿胀伴有压痛。

（3）实验室检查：无阳性发现。

## 二、影像学资料及分析

如图 135-1 CT 横断面所示，右胫骨近端可见囊性膨胀性骨破坏，局部骨皮质变薄且前缘不连续。如图 135-2 MRI $T_1WI$ 冠状面、图 135-3 MRI $T_2WI$ 脂肪抑制冠状面所示，病变 $T_1W$ 呈低信号，$T_2W$ 呈不均匀高信号，周围少许骨髓水肿及软组织轻度肿胀。

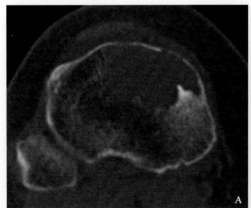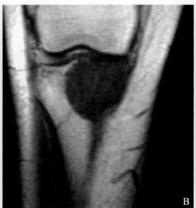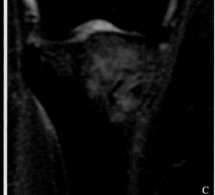

图 135-1　CT 横断面　　　　图 135-2　MRI $T_1WI$ 冠状面　　　图 135-3　MRI $T_2WI$ 脂肪抑制冠状面

**读片分析**：该组案例 CT 扫描表现为右胫骨近端囊性膨胀性骨破坏，局部骨皮质变薄，病灶边界清楚无明显硬化带。MR 检查表现为病变 $T_1W$ 呈低信号，$T_2W$ 呈不均匀高信号，周围少许骨髓水肿及软组织轻度肿胀。患者为中年女性，病灶位于长骨骨端，影像表现为溶骨性骨质破坏，病灶周围无硬化，病灶内部无钙化，影像诊断为骨巨细胞瘤，鉴别诊断动脉瘤样骨囊肿、软骨母细胞瘤、巨细胞修复性肉芽肿以及骨纤维结构不良。

## 三、诊断及鉴别诊断

**1. 影像诊断**

成人患者,位于长骨骨端贴近关节面或骨突起部位的偏心性、膨胀性生长、溶骨性骨破坏但无明显硬化变,无肿瘤内新生骨形成,首先考虑骨巨细胞瘤。

**2. 鉴别诊断**

(1) 动脉瘤样骨囊肿:青少年多见,好发于长骨干骺端,很少影响到关节面,MRI 检查有液-液平面。

(2) 软骨母细胞瘤:好发于 20 岁以下青少年长骨的骨骺,溶骨性病灶,CT 检查病灶内常可见点状钙化,MRI 检查病变周围有骨髓水肿。

(3) 巨细胞修复性肉芽肿:是一种少见的病变,和骨巨细胞瘤相比,其临床症状轻,生物行为也较为良性。修复性巨细胞肉芽肿主要位于颅面骨和副鼻窦,和外伤有关。修复性巨细胞肉芽肿约占下颌骨良性肿瘤的 10%。X 线片上表现为圆形的透亮区,其内可见有骨嵴、骨化和膨胀性改变。

(4) 骨纤维结构不良:在各个年龄段都可发病,以儿童、青少年多见。多位于骨干或干骺端,较少侵犯骨髓及关节的软骨下骨。X 线片上其病变区域的密度相对较高,典型者为毛玻璃样改变;CT 片上,病灶的边缘常有明显的硬化,多无骨皮质蛋壳样变薄,除非恶变,多无软组织肿块和皮质连续性中断。MR 片上多为 $T_1WI$ 均匀低信号,$T_2W$ 高信号。

## 四、检查方法与选择

X 线片及 CT 检查能观察病灶部位、形态、大小以及骨质破坏,CT 扫描可以能清楚观察细微骨皮质破坏及轻微病理性骨折;MR 可以观察髓腔骨髓、软组织水肿情况,如合并动脉瘤样骨囊肿,MRI 检查可以观察到"液-液平面"。

## 五、要点和讨论

**1. 诊断要点**

成人患者,位于长骨骨端贴近关节面或骨突起部位的偏心性、膨胀性生长、溶骨性骨破坏,骨皮质完整或破坏,无骨膜反应,无肿瘤内新生骨形成。

**2. 讨论**

(1) 骨巨细胞瘤是一种比较常见的、局部侵袭性的,由结缔组织、基质细胞和巨细胞组成的骨肿瘤,约占骨原发性肿瘤的 4%~5%,约占良性骨肿瘤的 20%。约有 70%~90% 骨巨细胞瘤发生于长管骨骨端,尤其以股骨远端、胫骨近端和桡骨远端多见,脊柱和不规则骨的发生率分别是 7% 和 4%。脊椎骨中以骶骨最为好发,胸椎、颈椎和腰椎的发生率依次下降,不规则骨中以髂骨为多见。在颅骨,骨巨细胞瘤可以和 Paget 病伴发出现。约有 5% 的病变可以发生于手、足骨,下肢骨的发生率为上肢骨的 3 倍。

约有 60%~70% 的骨巨细胞瘤发生于 20~40 岁;女性稍多于男性。疼痛是最为常见的症状,可伴有局部的肿胀和相邻关节活动受限。肿瘤位于脊柱和骶骨者可出现神经压迫症状。

(2) 病理:肿瘤呈红色、暗红色,质软而脆,常有坏死、出血或形成大小不等的囊腔。肿瘤与正常骨之间分界清晰,周边有或无硬化,通常肿瘤有较完整的骨壳,一旦骨壳破坏,肿瘤可浸润软组织,形成软组织肿块。少数肿瘤可破坏关节软骨,累及关节,椎体巨细胞瘤可跨越椎间盘侵及邻近椎体。镜下肿瘤有多核巨细胞和单核细胞组成,单核细胞呈梭形,核大,只有一个核仁,偶有核分裂。多核巨细胞体积甚大,胞膜清晰,胞质丰富,核大而多,多者可达几十个核,一般不产生骨或软骨基质。以往多数学者根据单核基质细胞的多少、异型性和核分裂的病理分级来评估肿瘤的恶性程度和预后,而近期研究表明,巨细胞瘤的生物学行为不能单纯依据病理组织学分级,而应结合影像学改变和临床进行综合评估。

（3）长管状骨 X 线表现:以股骨远端、胫骨近端和桡骨远端最好发,典型的表现为一偏心性、溶骨性、膨胀的破坏区,并呈皂泡样改变,破坏区可达软骨下骨,病变周围骨皮质变薄,可出现程度不一的骨皮质连续性中断,但很少有骨膜反应。由于多发的骨嵴而形成泡沫样改变是骨巨细胞瘤的典型表现,但并非是特征性征象,根据文献报道,其出现率为 $50\%\sim67\%$,越来越多的报道认为以往的报道过分强调了"皂泡征"作为诊断骨巨细胞瘤特征性表现;病灶的边缘可以是规则或不规则,和周围的骨质缺乏锐利的分界而略显模糊为其特征,但是病变区和正常的骨组织移行区常不超过 1 cm,部分案例可以出现不规则的硬化缘。侵袭性或恶性骨巨细胞瘤可表现为病变的范围不清、虫噬改变、骨皮质的连续性中断或侵及周围的软组织形成软组织肿块,肿瘤可穿越关节而累及邻近的骨质。

短管状骨 X 线表现:X 线表现特点和长管骨的表现特点相似,须强调的是,在手部病变多位于掌骨头或近节指骨的基底部,且其膨胀性改变比长管骨更明显。

不规则骨 X 线表现:扁平骨和不规则骨的骨巨细胞瘤表现与长管骨的 X 线表现有所不同,虽呈溶骨性骨质破坏,但膨胀程度不明显,皂泡状改变不典型,并且溶骨性改变更显著。和长管骨的病灶多位于骨髓区一样,病变常位于相应的骨髓部位,如邻近髓关节胸骨和骶骨的病变表现为溶骨性的破坏,可由于病变大和软组织肿块形成而和恶性肿瘤有相似的表现。在骶骨可以发现病变跨关节侵犯在脊柱,以骶骨多见,胸椎次之,颈椎、腰椎少见,且病变多位于椎体,侵犯附件较少见,肿瘤可引起椎体塌陷,侵犯到椎间盘、邻近的椎体、椎管和周围的软组织。

（4）CT 表现:典型的 CT 扫描表现为干骺端或骨髓偏心性的溶骨性膨胀性骨质破坏,骨皮质变薄,连续性完整或中断,可有或无软组织肿块形成,少见有骨膜反应,肿瘤的边界清晰,周围正常的骨质可有程度不等断续的硬化,硬化的发生率为 $20\%$ 左右;肿瘤内可见有骨嵴,但多为短小的并且和骨皮质相连,极少有贯穿整个肿瘤组织的骨嵴,同时可见肿瘤呈分叶状;大部分关节组成骨的病灶可见肿瘤达关节面下的软骨下骨,其出现率为 $84\%\sim98\%$。和其他恶性肿瘤不同的是,虽有骨皮质连续性中断,但常无软组织肿块突出其外,往往可见非骨性的、密度较高的、纤维组织样密度的边界。

（5）MRI 表现:骨巨细胞瘤的 MRI 信号改变在骨巨细胞瘤的诊断中缺乏特征性,但仍有一定的特点,典型的骨巨细胞瘤表现为长骨骨端、偏心性,达关节软骨下骨的异常信号区,$T_1W$ 为中等信号夹杂有范围不定低信号区,$T_2W$ 中、高信号混杂,形成"卵石征",大部分案例其肿瘤的边缘有一相对比较规则的、由于周围骨质硬化引起的低信号线状影;如果出现 $T_1W$ 高信号改变代表着肿瘤内的出血,$T_2W$ 上常出现"液-液"平面。MRI 增强扫描对于肿瘤组织的定性意义不大,但增强扫描对于确定肿瘤的范围、周围结构的关系是有帮助的;通常肿瘤的实质部分呈显著性强化,而坏死出血及囊变区无强化,这对指导经皮穿刺活检也具有一定的意义。

## 六、思考题

1. 骨巨细胞瘤的影像特征有哪些?
2. 骨巨细胞瘤与软骨母细胞瘤的鉴别要点有哪些?

（瞿　楠）

# 案例 136
# 动脉瘤样骨囊肿

## 一、病史

(1) 病史:患者,男性,18岁,右膝部疼痛,走路时为著。

(2) 体格检查:右侧胫骨平台处有压痛,未扪及肿块。

(3) 实验室检查:无阳性发现。

## 二、影像学资料及分析

$T_1W$ 矢状面(见图 136-1),胫骨平台多房性骨破坏,境界清楚,呈低信号影,病灶周围可见薄层线状更低信号影。$T_2W$ 矢状面脂肪抑制(见图 136-2),病灶内见多房性伴"液-液"平面。横断面 STIR (见图 136-3),病灶内见多房性伴"液-液"平面。

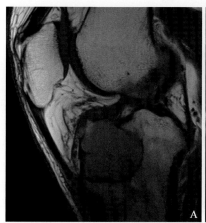
图 136-1 $T_1W$ 矢状面

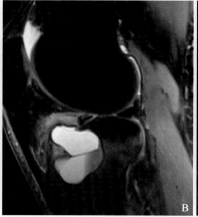
图 136-2 $T_2W$ 压脂矢状面

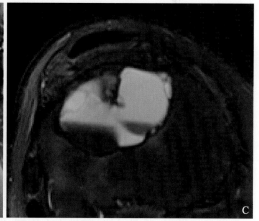
图 136-3 $T_2W$ 压脂横断面

**读片分析**:该组案例 MRI 检查表现为胫骨平台局部膨胀,病灶呈多房改变,分隔较厚,病灶边界清。矢状面 $T_2W$ 脂肪抑制可以看到病灶内部"液-液"平面,为动脉瘤样骨囊肿特征性表现。

## 三、诊断及鉴别诊断

**1. 影像诊断**

发生在青少年长骨干骺端偏心膨胀的溶骨性病变,MRI 检查病灶内见有"液-液"平面征象时应首先考虑为动脉瘤样骨囊肿。

**2. 鉴别诊断**

(1)巨细胞瘤:在骺板未闭的患者,良性骨巨细胞瘤不侵犯骨骺板,骺板闭合后,骨巨细胞瘤常位于长骨骨端,紧邻骨性关节面偏心生长,易向骨突方向发展,横向膨胀明显,但其边界一般不像动脉瘤样骨囊肿那样锐利硬化,其内"液-液"平面相对少见,其实性成分较多,而动脉瘤样骨囊肿更容易穿破皮质向关节方向侵及,这一点可作为重要的鉴别要点。

(2)骨囊肿:好发于长管骨干骺端松质骨或骨干的髓腔内,一般不超越骺板软骨而侵及骨骺,骨骺愈合后偶而达到骨骺但不侵及关节面,一般边界特别清楚锐利,呈圆形或卵圆形,长轴与骨的长轴一致,多位于骨的中心。相邻骨皮质多膨胀变薄,但一般不超过干骺端宽度,其内也可见液-液平面,但是,动脉瘤骨样囊肿一般可见分叶。

(3)单灶性纤维结构不良:边缘硬化、光整,内缘呈波浪状或稍粗糙,囊内常见条状骨纹和斑点状致密影,常见于管状骨及肋骨,发生于长骨者主要位于骨干。

## 四、检查方法与选择

X 线及 CT 检查能观察病灶部位、形态、大小以及骨质破坏,CT 扫描可以能清楚观察细微骨皮质破坏及轻微病理性骨折;MR 可以观察髓腔骨髓、软组织水肿情况,以及特征性"液-液"平面。

## 五、要点和讨论

**1. 诊断要点**

发生在青少年长骨干骺端偏心膨胀的溶骨性病变,MRI 检查病灶内见有液-液平面征象时应首先考虑为动脉瘤样骨囊肿。

**2. 讨论**

(1)动脉瘤样骨囊肿在临床上不多见,它既不是肿瘤也不属于囊肿,发病原因至今不明,大部分学者认为可能由于外伤等原因引起局部血流障碍,静脉压力升高,血管扩张,使局部产生骨质吸收、修复等。ABC 有原发性和继发性两种,约 32%~50% 的 ABC 是继发在骨的其他良性或恶性病变基础上,如巨细胞瘤、纤维结构不良、软骨母细胞瘤、骨肉瘤等。动脉瘤样骨囊肿可发生在任何年龄,但约 80% 发生在 20 岁以下的青少年。男女发病无显著差异。动脉瘤样骨囊肿好发于长骨和椎骨,两者合计约占 60%~70%,长骨 ABC 常见于干骺端,偶见于骨干或骨皮质,脊椎的 ABC 常起始于椎体的附件,向椎体发展。其他骨骼如短管状骨、足跗骨、盆骨和肋骨等也可累及。

临床表现一般根据发病部位不同而出现不同的临床症状。四肢骨及胸骨者一般以局部疼痛为主,可发生病理骨折。部分动脉瘤样骨囊肿可闻及杂音。而发生于脊椎骨的病灶临床症状则比较复杂,一般出现腰部疼痛和僵直。随着病变加重,可出现神经压迫症状,甚者可出现截瘫。

(2)病灶多数位于髓腔中央(中央型),少数位于皮质(偏心型)及骨膜(骨膜型)。完整切除的标本为球形膨胀的肿块,有薄层骨壳,内为多房性囊腔,囊内充满不凝固的血液或黄色液体。镜下囊壁为纤维组织包绕,内层衬以类似多核巨细胞性肉芽组织,伴含铁血黄素沉着,有反应性组织细胞、破骨细胞样巨细胞和纤维组织增生,外层有成骨细胞被覆的反应性编织骨,有纤维骨性间隔构成大小不等的扩张的血性囊腔,囊腔内充满红细胞。

(3)X线表现:动脉瘤样骨囊肿典型的表现为偏心囊状膨胀的溶骨性改变,呈单发或多房的结构,病变与正常骨的分界清晰,边缘光整,有或无硬化,皮质受压、变薄,也可吸收或破裂,突入软组织,形成局限性肿块,位于骨皮质的动脉瘤样骨囊肿常呈"吹出样"偏心膨胀,其外常有骨膜新骨形成的薄层骨壳。脊椎的动脉瘤样骨囊肿也表现为溶骨性膨胀性改变,病变常起始于附件向椎体发展,因此病变常偏于椎体的一侧。病变可跨过椎间关节累及到邻近的椎体或肋骨。

(4)CT表现:能清晰地显示病变的位置,骨内和骨外的累及范围,尤其是解剖结构复杂的骨骼,如脊柱、骨盆和颅骨的动脉瘤样骨囊肿。

(5)MRI表现:动脉瘤样骨囊肿的特征为骨囊状的膨胀性破坏,呈单囊或由低信号的间隔分隔成大小不等的多囊,因血细胞和血浆的分离和沉淀,囊内可见"液-液"平面,在 $T_2W$ 上,液面上层为高信号,下层为低信号,$T_1W$ 上则相反,上层为低信号,下层为偏高信号。"液-液"平面是动脉瘤样骨囊肿较特征的征象。增强检查低信号的纤维间隔呈环形强化。继发性动脉瘤样骨囊肿可在其原发病灶内有"液-液"平面。

(6)总结分析认为,原发性动脉瘤样骨囊肿一般具有下列特点:①发病年龄较小(平均年龄为17岁);②病情进展较快(最长半年);③病灶内有"液-液"平面;④其内可见骨嵴或MRI可看到其内的低信号间隔;⑤病灶在CT扫描显示与周围正常骨质有明显分界,有明确的硬化边,这一点也是作为与骨巨细胞瘤的鉴别要点;⑥病灶向骨突方向发展,容易跨关节生长,特别是继发性病变,更容易出现这一特点。

## 六、思考题

1. 动脉瘤样骨囊肿的影像特征有哪些?

2. 哪些疾病可以与继发动脉瘤样骨囊肿,原发动脉瘤样骨囊肿与继发动脉瘤样骨囊肿的鉴别诊断?

(瞿 楠)

# 案例 137

# 纤维结构不良

## 一、病史

(1) 病史:患者,女性,15岁,外伤后左下肢疼痛不适。

(2) 体格检查:左下肢压痛。

(3) 实验室检查:无阳性发现。

## 二、影像学资料及分析

X线平片正位及侧位[见图137-1(a~b)]:显示左胫骨及腓骨多发病变,骨皮质形态轻度膨胀,骨质密度异常,呈毛玻璃样改变。

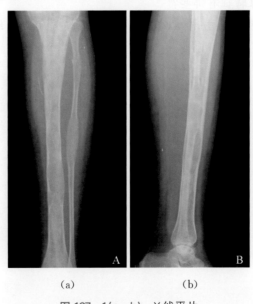

(a)          (b)

图 137-1(a~b) X线平片

**读片分析**:该组案例X线显示为左胫腓骨多发病灶,呈大片骨质异常,"毛玻璃"样改变,轻微膨胀。该病灶"毛玻璃"样改变为其特征性表现,影像诊断为纤维结构不良,鉴别诊断畸形性骨炎及内生软骨瘤。

## 三、诊断及鉴别诊断

**1. 影像诊断**

本组案例为长骨多发病灶，骨皮质轻度膨胀，髓腔内可见典型"毛玻璃"样改变，为典型的多骨型纤维结构不良。

**2. 鉴别诊断**

（1）畸形性骨炎：中老年男性多见，骨小梁增粗呈绳状，骨皮质增厚、不光整，颅板增厚，外板呈绒毛状。

（2）骨纤维结构不良：几乎只发生在胫腓骨的皮质内，见于10岁以下儿童。

（3）内生软骨瘤：多见于四肢短管状骨，呈囊状的透亮区内可见点状软骨钙化。

## 四、检查方法与选择

一般X线就能诊断纤维结构不良，可观察病灶部位、数量、骨质改变情况；CT和MRI检查对确定病变的范围和程度都十分有帮助，尤其对是颅骨、脊柱和骨盆的病变。MR还可以显示受累处髓腔、软组织水肿情况。

## 五、要点和讨论

**1. 诊断要点**

本病好发于青少年长骨干骺端或骨干，可呈单发或多发，病变有轻度膨胀，呈毛玻璃样或多囊状丝瓜瓤样改变，发生于颅面骨的病变表现为颅板增厚，颅底硬化，呈"骨性狮面"样改变。

**2. 讨论**

（1）纤维结构不良，其定义为正常的骨组织被异常增生的不成熟网织骨及纤维组织所取代的一种良性疾病。既往多数学者认为本病是原始间叶组织发育异常，骨骼内纤维组织异常增生所致；最新的免疫组化研究证实，病变是因定位于gas蛋白上的一个基因（postzygotic点）突变所致。纤维结构不良可发生于全身任何骨骼，以四肢长管状骨，尤以股骨最为多见，其次为肋骨和颅面骨。一般在幼年时期发病，儿童或青年时期才出现症状，成年后进展缓慢或趋于稳定。病变累及负重部位可引起负重骨的畸形、病理骨折。

纤维结构不良分单骨型、单肢型、多骨型和Albright综合征，单骨型多见，约20%~30%为多骨型。本病好发于10~30岁的青少年，多骨型通常在儿童期发病。全身骨骼均可累及，单骨型依次好发于肋骨、股骨、胫骨、颌骨、颅盖骨和肱骨。单肢型累及一侧肢体。多骨型常同时累及颅面骨、骨盆、脊柱和肩胛骨。多骨型伴皮肤色素斑、内分泌功能紊乱和性早熟者称为McCune—Albright综合征。纤维结构不良伴肌肉内黏液瘤称Mazagraud综合征。

组织学上病变区主要由成熟度不同的纤维组织和新生的骨组织所组成，两者比例的不同决定了X线表现的分型。成骨细胞和破骨细胞缺乏，成纤维细胞数量多少不等。骨髓被纤维结缔组织、梭形细胞岛、软骨组织及化生的骨组织取代。典型的组织学特征是细长弯曲的C型和Y型纤维小梁埋入形态适中的细胞纤维基质中。

（2）纤维结构不良X线表现因纤维组织增生程度、骨样组织、新生骨小梁含量及成熟程度的不同而分为五型：磨玻璃型、囊肿型、丝瓜络型、虫噬型以及硬化型；可数型改变并存，以一型改变为主，或单一型表现。

磨玻璃型:病灶主要以较多均一的纤维或纤维骨样组织组成,X线表现为骨纹消失,密度均匀或不均匀增高呈磨玻璃样。MR平扫密度均匀时,$T_1W$为均匀等信号,$T_2W$为较均匀稍高信号,增强后中度均匀强化,MR平扫磨玻璃影密度不均匀,内见骨嵴时,相应$T_1W$呈不均匀等低信号,$T_2W$呈不均匀等高信号,骨间隔在$T_1WI$,$T_2WI$均呈低信号,增强后不均匀轻中度强化。MRI能显示病变区组织上的细微差异,X线平片只能从密度上大体比较,故前者的敏感性远较后者为强。

囊肿型:在纤维结构不良中较常见,尤以股骨颈多见。病灶主要为纤维组织或骨小梁混合组成,X线常表现为边界清楚单囊或多囊状透光区,内可见条索状骨纹及斑点状致密影,周围可有硬化边;MR平扫典型囊肿在$T_1W$呈均匀低信号,$T_2W$为均匀高信号,增强边缘环形强化,反映了组织学上主要以纤维组织占多数。但少数病灶边缘可无硬化,这可能反映病灶处于活动期。此外,确实有少数骨纤维结构不良几乎完全液化囊变,容易误诊为骨囊肿。

丝瓜络型:在纤维结构不良中比例不高,病灶主要以粗大扭曲的骨小梁为主,间以少量纤维组织,X线表现为患骨膨胀增粗,皮质变薄,见沿纵轴方向走行的粗大骨纹。$T_1WI$呈不均匀低信号,$T_2WI$呈不均匀高信号,增强不均匀轻度强化。硬化边在$T_1W$、$T_2W$及增强后均为极低信号。

(3)另外,值得一提的是骨的纤维结构不良和骨纤维结构不良,两者不但名称极其相似,而且影像学表现及组织学改变也都非常类似;然而两者并非完全相同,具体表现在组织学上的特征性差异:骨的纤维结构不良在组织学上其不成熟骨小梁周围无成骨细胞包绕,亦即为裸露骨小梁;骨纤维结构不良亦称骨化性纤维瘤,组织学上与前者不同的是骨小梁周围有成骨细胞围绕,亦即为包裹小梁。虽然两者所指不同,但影像学都无法区分,常根据发病部位——骨纤维结构不良好发于胫骨前缘皮质及颌骨,而骨的纤维结构不良可发生于全身骨作为鉴别点,两者的准确区分依赖于组织学。

(瞿　楠)

# 案例 *138*
# 嗜酸性肉芽肿

## 一、病史

（1）病史：女性，10岁，左膝关节不适数月余。
（2）体格检查：左膝关节轻度肿胀伴有压痛。
（3）实验室检查：无阳性发现。

## 二、影像学资料及分析

膝关节正位X平片（见图138-1），左侧胫骨干骺端可见溶骨性骨质破坏，病灶内侧缘可见硬化边缘，外侧缘可见层状骨膜反应。CT冠状面重建（见图138-2），病灶内部骨质密度均匀，未见明显钙化，外侧缘可见明显层状骨膜反应；MRI矢状面$T_1W$（见图138-3）、MRI矢状面$T_2W$（见图138-4），病变$T_1W$呈低信号，$T_2W$呈偏高信号，周围骨髓水肿及软组织肿胀。

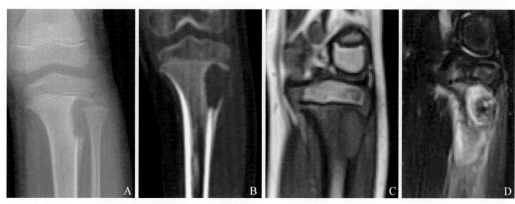

图138-1　X线平片　　图138-2　CT冠状面　　图138-3　$T_1W$冠状面　　图138-4　$T_2W$压
　　　　　正位　　　　　　　　　　　　　　　　　　　　　　　　　　　　　　　　　脂冠状
　　　　　　　　　　　　　　　　　　　　　　　　　　　　　　　　　　　　　　　　面

**读片分析**：该组案例X线表现为胫骨干骺端溶骨性骨质破坏，病灶内侧缘可见薄层硬化，外侧缘可见骨膜反应，病灶内部密度均匀未见明显钙化；MRI检查显示病灶周围可见骨髓水肿及软组织肿胀。该患者为10岁儿童，长骨干骺端溶骨性骨质破坏伴有轻微骨膜反应，首要诊断是嗜酸性肉芽肿。

## 三、诊断及鉴别诊断

**1. 影像诊断**

发生于青少年的长骨溶骨性骨质破坏,伴有层状骨膜反应,破坏区边缘清晰伴硬化。儿童的扁平椎体是本病较为特征的影像表现。

**2. 鉴别诊断**

(1) 骨髓瘤:好发于扁骨如颅骨、脊柱、肋骨和骨盆,表现为多发圆形的穿凿样、蜂窝状、鼠咬状、皂泡状、蛋壳状溶骨性骨质破坏,并形成软组织肿块,破坏区边缘清楚、锐利,无硬化边,无骨膜反应,与扁平骨的嗜酸性肉芽肿表现相似;但骨髓瘤好发于 50 岁以上男性,常有广泛性骨质疏松,尿中本-周蛋白阳性。

(2) 骨转移瘤:溶骨性转移瘤常呈虫噬样,边缘无硬化、很少出现骨膜反应,特别是颅骨多发性转移瘤呈穿凿状,与嗜酸性肉芽肿影像学表现相似,需要鉴别。转移瘤一般发病年龄较大,常有原发恶性肿瘤病史,骨质破坏区边界模糊,很少有膨胀性改变。

(3) Calve 病:又称脊椎骨软骨病,好发于 10 岁以下小儿,受累椎体明显变窄前后径增大,密度增高,邻近椎间隙无明显变化或轻度增宽,与椎体嗜酸性肉芽肿表现相似,难以鉴别。

(4) 对于发生于长骨的嗜酸性肉芽肿需与尤因肉瘤、骨髓炎相鉴别。骨髓炎发病急,病程短,骨质破坏区可见死骨,周围常有骨质增生硬化;尤因肉瘤常有发热、白细胞增高等全身症状,骨破坏范围较广,破坏区边缘模糊,常见葱皮样骨膜反应。

## 四、检查方法与选择

(1) X 线平片:简便、经济,可整体观察病变、骨膜反应、骨皮质破坏、破坏区钙化及肿瘤骨情况,是基础检查手段,但对显示骨破坏、增生细节及周围软组织肿胀不如 CT 扫描,尤其是对骨骼解剖结构较复杂或有重叠的部位的价值有限。

(2) CT:可获得断层图像,从多方位显示病变,且密度分辨率高,可清楚显示病变内部结构,并能发现平片不能显示的细小钙化、肿瘤骨、较小的死骨、坏死、骨皮质的细小破坏、轻微的骨膜反应及病变周围软组织情况,有助于定性诊断。

(3) MRI:组织分辨率高,可多方位、多参数成像,能更好地显示软组织和骨髓病变,有助于显示病变范围及周围软组织肿块情况,且对观察早期骨膜反应有一定优势。

## 五、要点和讨论

**1. 诊断要点**

发生于青少年的颅骨、长骨、脊柱,单发或多发的溶骨性骨质破坏,破坏区边缘清晰伴硬化。颅骨呈地图样骨破坏,长骨病变伴葱皮样骨膜反应和软组织肿胀,儿童的扁平椎体是本病较为特征的影像表现。

**2. 讨论**

(1) 朗格汉斯细胞增生症的发病率约为 1/10 万~1/50 万,病因未明,多认为是一组与免疫有关的反应性增殖性疾病。嗜酸性肉芽肿是朗格汉斯细胞异常增生所形成的肉芽肿性疾病。朗格汉斯细胞来源于骨髓,通过血液循环进入皮肤、肺、淋巴结、胸腺等组织,可在不同组织中增生形成肉芽肿,并和淋巴细胞、多形核细胞以及嗜酸性粒细胞相作用,产生各种细胞因子,引起全身或局部病变。骨嗜酸性肉芽肿所致组织破坏由白细胞介素 1 和前列腺素 $E_2$ 介导,病理上以大单核细胞、嗜酸性白细胞浸润形成肉芽肿为特点,自骨髓腔侵蚀骨皮质,甚至穿破骨皮质形成局部软组织肿块。本病可分 3 个阶段:早期或急性期因骨髓腔内朗格汉斯细胞异常增生、广泛浸润而引起骨质疏松;伴随病变进展,朗格汉斯细胞组成的灶性肉芽肿代替正常骨组织,形成骨缺损;病变治愈、修复时,可出现骨质增生或硬化。

本病好发于 20 岁以下的青少年。主要临床症状为局部疼痛、压痛,软组织肿块或肿胀,全身症状较少而轻微,实验室检查白细胞总数正常或略增高,但分类有嗜酸性粒细胞增高,血沉可增快。骨嗜酸性肉芽肿可发生于任何骨骼的任何部位,常见于颅骨、脊椎、长骨和骨盆等,不同部位及不同病程的组织学表现可有所不同,其影像学表现变化较大。

(2) 颅面骨的嗜酸性肉芽肿影像学表现:发生率最高,尤其是额顶骨。表现为单个或多个大小不等的骨破坏区,呈"穿凿状"或"地图状",边缘锐利,骨质破坏自板障开始,逐渐破坏内外板而形成软组织肿块,可跨越颅缝;残余骨在骨破坏区内可呈"钮扣样",侵犯颌骨时可使牙齿脱落或漂浮在颌骨上。

管状骨的嗜酸性肉芽肿影像学表现:好发于骨干和干骺端的髓腔内,呈单房或多房溶骨性破坏,其内呈软组织密度,可有膨胀性改变,破坏区边缘清楚,可有硬化;骨皮质变薄时可见虫噬或小钻孔样中断;可有不中断的层状骨膜反应;周围软组织肿胀,常包绕骨质破坏区呈袖套状,其密度均匀稍低于邻近肌肉,边界清楚。

扁平骨的嗜酸性肉芽肿影像学表现:发生于肩胛骨、骨盆骨、锁骨者以溶骨性、膨胀性破坏为主,呈囊状或斑片状,破坏区及周围呈软组织肿块,病骨可膨胀变形或大片骨破坏压缩变形。

椎体的嗜酸性肉芽肿影像学表现:以胸椎和腰椎多见,可侵犯单个、多个相邻或相间的椎体,但以单发多见。椎体可呈囊性破坏和溶骨性破坏,囊性破坏多起于椎体中心,边缘常有硬化;椎体易压缩,其横径和矢径均超过正常椎体缘,呈扁平椎或"钱币样",椎间隙正常;周围软组织肿胀,增强扫描示破坏的椎体和周围肿胀软组织均明显强化。

（瞿　楠）

# 案例 139

# 畸形性骨炎

## 一、病史

(1) 病史:患者,男性,56岁,右下肢进行性增粗。

(2) 体格检查:右下肢较左侧增粗,无压痛,未扪及肿块。

(3) 实验室检查:ALP(碱性磷酸酶)189 IU/L(正常范围<150 IU/L)。

## 二、影像学资料及分析

肩胛骨X线正位(见图139-1)、骨盆正位(见图139-2)及腰椎正位(见图139-3):右侧肩胛骨、右侧髋臼、坐骨及耻骨下支及L$_3$椎体多发骨皮质不规则增厚,骨小梁结构紊乱、模糊,髓腔扩大,密度不匀。

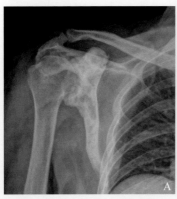 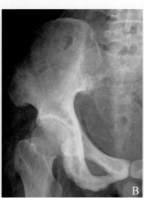 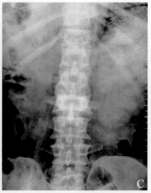

图139-1 肩胛骨X线正位　　图139-2 右髋正位　　图139-3 腰椎正位

**读片分析**:该组案例X线表现为多发病灶,骨皮质不规则增厚,骨小梁结构紊乱、模糊,髓腔扩大,密度不匀。患者为中老年男性,多发病灶,同时有骨质破坏及骨质硬化,骨皮质不规则增厚,骨小梁正常结构消失,影像表现及年龄特征均符合畸形性骨炎。

## 三、诊断及鉴别诊断

**1. 影像诊断**

基本 X 线特征为病变范围广泛,常累及骨的大部分区域,骨质吸收、破坏和增生并存。长骨增粗,弯曲畸形,表面粗糙不规则,骨小梁似绳索状增粗等 X 线表现颇具特征性。

**2. 鉴别诊断**

(1) 纤维结构不良:病变区呈囊性或毛玻璃样改变,有骨膨胀,骨皮质变薄,但骨表面光整。而畸形性骨炎增粗的小梁,骨皮质增厚和骨表面毛糙、不规则。

(2) 骨转移性肿瘤:转移灶的骨破坏或硬化区无骨小梁结构,无骨变形、弯曲,常伴软组织肿块和病理骨折。

(3) 硬化性骨髓炎:以大片骨质增生、硬化为主,髓腔闭塞。

## 四、检查方法与选择

畸形性骨炎具有典型临床表现,X 线平片、CT 及 MRI 检查表现,结合实验室检查,单项碱性磷酸酶增高,诊断并不困难。

## 五、要点和讨论

**1. 诊断要点**

本病病程长,发展缓慢,基本 X 线特征为病变范围广泛,常累及骨的大部分区域,骨质吸收、破坏和增生并存。长骨增粗,弯曲畸形,表面粗糙不规则,骨小梁似绳索状增粗;颅骨板障棉球样骨质增生;骨盆内缘骨小梁增粗等 X 线表现颇具特征性。血清碱性磷酸酶升高。

**2. 讨论**

(1) 畸形性骨炎是一种慢性进行性骨代谢异常疾病,其发病原因涉及许多学说,如炎症、肿瘤、内分泌紊乱、自身免疫疾病、结缔组织代谢先天缺陷等,但病因仍不清楚,现在大多数学者认为是一种慢性病毒感染和遗传因素。其易感基因定位于染色体 18q21—22,其确切发病机制还不清楚,可能由于基因突变或受损后增加破骨细胞和其前体对麻疹病毒或亚黏液病毒等的易感性而致病。

本病发生有明显的区域性,以西欧及大洋洲澳新地区多见,特别是 Angol-Saxon 民族尤为多见。中国、日本、印度、中东和非洲少见。本病多发生在 40 岁以上,男女比例为 3∶2,高发地区发病率为 3%～4%,且随年龄增长,发病率也增加;80～90 岁发病者可多达 5%～10%。有家族遗传倾向的占 14%。

患者一般情况良好,单发多见,多发少见,非对称性发病。20%～80% 的患者累及髂骨和股骨上段,其他常见部位为脊柱、胫骨和颅骨等。虽然 X 线片及血碱性磷酸酶显示不正常,但 10%～20% 的患者可完全无症状。患者就诊的主要原因为畸形,下肢负重骨成弓形,头颅增大,颅神经或脊神经压迫,或出现病理性骨折。

畸形性骨炎病变发展分为三个阶段:①溶骨或"热"阶段,破骨细胞增多,功能活跃,有大量骨吸收;②溶骨和成骨混合阶段,破骨细胞减少,成骨细胞逐渐增多。上述两个阶段为活动期和进展期,皮质的板层骨被编织骨所代替,哈佛系统被结构混乱的组织所替代,皮质骨、松质骨、髓腔间的界限不清;③成骨硬化阶段,细胞活动相对减少,骨髓主要被纤维组织所替代。此阶段为静止期,骨破坏停止,成骨过程继续进行,有致密不规则骨形成,骨由松软变为脆硬。病变的三个阶段由于成骨活动增强和骨中Ⅰ型胶原裂解,血清中的碱性磷酸酶和尿中的羟脯氨酸的水平都上升,这两者与病变的程度和疾病的活动密切相关。

(2) X线表现:畸形性骨炎的基本X线表现为骨质吸收、破坏和增生交叉并存,病变范围广泛,常累及骨的大部分区域乃至整个骨骼。根据X线表现分三型,①海绵型:以骨质吸收、破坏为主,表现为多发性骨吸收,骨质呈海绵样结构;②硬化型:以骨质增生为主,表现为骨密度增高、增粗,骨表面粗糙不规则,骨小梁似绳索状增粗;③混合型:最为常见,骨质破坏与增生、修复并存。头颅病变常见于额骨、枕骨,病变常涉及颅骨的内、外板和板障,板障内囊状破坏及棉球样骨质增生,颅骨骨壁增厚,头颅逐渐增大。骨盆的畸形性骨炎常呈弥漫性的骨吸收和增生,呈不对称分布,病变早期(约70%)可见骨盆的内缘髂耻线骨皮质增厚,颇具特征性。长骨病变表现为骨干增粗,常发生应力性弯曲、变形,髓腔变小、模糊,骨小梁结构紊乱。本病常累及脊柱,尤其多见于腰椎和骶椎,表现为椎体变扁增宽,骨小梁模糊不清,椎体边缘增白致密。

CT和MRI表现:CT检查能更清晰地显示病变骨结构的改变,可见在膨大的椎体中有一近乎正常椎体的皮质结构,形成椎体"骨中骨"。MRI检查缺乏特征性表现,诊断必须结合常规X平片检查。

(3) 此外值得强调的是,畸形性骨炎的患者往往伴有心理障碍,美国对2 000例畸形性骨炎的患者调查发现,47%的患者伴有抑郁症。因此我们在给予患者药物或手术治疗的同时,应做相应的心理治疗,以改善其生活质量。1%～4%的畸形性骨炎患者可能继发为骨肉瘤、恶性纤维组织细胞瘤或纤维肉瘤。

(瞿　楠)

# 尤 文 瘤

## 一、病史

（1）病史：患者，男性，23 岁，右髋关节疼痛 3 个月。

（2）体格检查：右髋未见明显肿胀、红肿，局部有压痛。

（3）实验室检查：ALP（碱性磷酸酶）250 IU/L（正常范围＜150 IU/L）。

## 二、影像学资料及分析

骨盆 X 线平片（见图 140 - 1）及横断面 CT 扫描（见图 140 - 2）：右侧髋臼及耻骨上支可见虫蚀样骨质破坏，境界不清，未见明显骨膜反应，耻骨旁可见局限性软组织肿块。MRI 冠状面 $T_1W$（见图 140 - 3）呈髓腔大片低信号；横断面 $T_1W$ 增强（见图 140 - 4）显示病灶有不均匀强化伴有软组织肿块。

**读片分析：** 该组案例 X 线表现为右侧髋臼及耻骨上支呈虫蚀样骨质破坏，境界不清，局限性软组织肿块。MRI 显示病灶呈 $T_1W$ 低信号影，增强后病灶及软组织肿块明显强化。该患者为年轻患者，位于骨盆，影像诊断为尤文瘤，鉴别诊断骨髓炎及骨肉瘤。

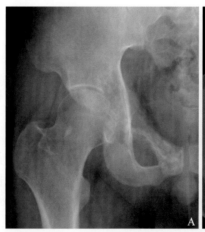

图 140 - 1　X 线右髋正位

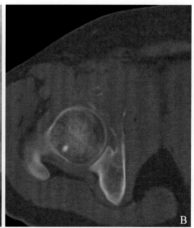

图 140 - 2　CT 右髋横断面

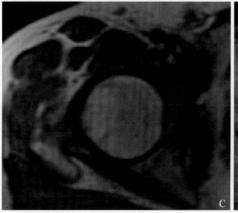

图 140 - 3　$T_1W$ 右髋关节横断面

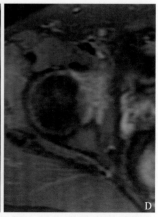

图 140 - 4　$T_2W$ 压脂右髋关节横断面

## 三、诊断及鉴别诊断

1. 影像诊断

青少年长骨骨干、盆骨等髓腔和骨皮质虫蚀样骨质破坏,葱皮样或日光放射状骨膜反应伴软组织肿块。

2. 鉴别诊断

(1) 急性骨髓炎:好发于干骺端,层状骨膜反应较成熟无放射样骨针,骨破坏的同时有死骨形成,早期有弥漫性软组织肿胀,随病程发展而消退,无软组织肿块。

(2) 骨血管肉瘤和骨淋巴瘤:这两种病的发病年龄均较大,儿童少见。

## 四、检查方法与选择

X线作为骨肿瘤病变最常规的检查方法,可以直观发现病变部位、大小、骨质破坏、骨膜反应及软组织肿块情况;CT检查能清晰地显示头颅骨、脊柱、骨盆和肋骨病变的范围,在显示细微的骨质破坏、骨质增生硬化、骨膜反应的形态和软组织肿块等明显优于X线平片。MRI对早期病变的检出有很大的优势,在X线平片还未能显示骨破坏前就能发现髓腔内的病灶,并能清晰显示髓内侵犯的范围、软组织肿块的大小和与邻近结构的关系。

## 五、要点和讨论

1. 诊断要点

青少年长骨骨干、盆骨等髓腔和骨皮质虫蚀样骨质破坏,葱皮样或日光放射状骨膜反应伴软组织肿块。

2. 讨论

(1) 尤文瘤虽被列入原始神经外胚层肿瘤(PNET)范畴,但它属于分化较原始者,是小圆形细胞肉瘤的不同程度的神经外胚层分化的肿瘤,尤文瘤缺乏神经外胚层分化证据的肿瘤,而PNET则具有一项或多项神经外胚层证据的肿瘤。细胞遗传学研究发现尤文瘤和PNET约85%有t(11;22)(q24;q12)染色体易位。目前大多数学者认为它们是同一类肿瘤,从影像学不易区分,只能通过免疫组化和电镜技术加以区分。两者的发病率占骨原发恶性肿瘤的6%～8%。尤文瘤的发病高峰在5～15岁儿童,90%发生于5～30岁的年龄段,男性多于女性,约为3∶2。最常见的症状是局部疼痛、肿胀,可伴有发热、贫血、白细胞计数升高,临床上类似于感染。

本病可累及全身任何骨骼,在儿童病变好发于管状骨,尤其是股骨、胫骨和腓骨,青少年则以骨盆骨和肋骨多见,骨盆以下约占2/3。长骨的病变多数位于骨干、干骺端,近侧又多于远侧,很少累及骨骺。脊柱以骶骨最为多见,依次为腰椎、胸椎和颈椎。

(2) 病变主要累及骨干和干骺端的骨髓腔,病灶质软,呈灰白色结节,病变常伴有广泛出血、坏死,因此,手术时很易误认为脓液而诊断为骨髓炎。镜下,肿瘤主要由极丰富的小圆细胞组成,胞质量少、透明或嗜酸性,内含丰富的糖原,75%案例PSA染色呈阳性。核圆形,形态单一,易见核分裂,肿瘤细胞不产生骨和软骨样基质。免疫组化CD99膜阳性,但并非该病的特异性抗原。

(3) 影像学特点:①骨质破坏:病变沿骨髓腔呈虫蚀状破坏,破坏区无硬化缘,为病变沿骨髓腔及哈佛管和伏克曼管发展广泛破坏所致;②软组织肿块:为肿瘤沿伏克曼管侵入软组织结果。其范围与骨破坏大致相仿。软组织肿块与骨破坏程度不一定呈正比,主要取决于肿瘤侵入速度,肿瘤侵入速度快,软组织肿块明显,骨破坏轻微。这一征象也可见于其他恶性肿瘤,非特异性表现;③骨膜反应:粗细、长短较为一致短针状新生骨为尤文瘤比较独特表现,当然也可出现层状骨膜反应、葱皮样骨膜反应以及日射状或 Codman 三角;④同心圆改变:形成机理可能:一是层状骨膜反应构成,二是肿瘤侵入软组织肌腱,沿肌腱长轴发展,肌筋膜与侵入肌肉的肿瘤组织构成不同信号所致,冠状位、矢状位亦可见到条状不同信号相间。其他恶性肿瘤尚未见这种征象,因此我们认为这一征象是诊断长管骨尤文家族肿瘤的主要依据。

(4) 尤文瘤与 PNET 的区别:①发病与病程进展:起病急骤,呈爆发式,然后经过不同间隔缓解时期,缓解期产生的新生骨,可被肿瘤破坏而消失,因此病变可出现溶骨型、硬化型以及混合型等多种多样形态。PNET 起病隐匿,发展缓慢,在不知不觉中产生大范围骨破坏区或远处转移。骨破坏以溶骨型为主,可能是因为病变发展慢,对机体刺激轻微或机体逐渐适应,以至不足以刺激机体产生新生骨;②尤文瘤属低分化,病灶两端边界模糊不清;PNET 分化比较成熟的病灶边界较为清晰,并见薄层水肿带;③尤文瘤与 PNET 同属小圆细胞肉瘤,尤文瘤细胞形态单一,细胞密集,胞质少,间质及血管增生少。PNET 细胞形态多样,可见大量菊形团,间质与血管增生较明显,至少两种不同神经源表达染色阳性。

(瞿　楠)

# 案例 141

# 骨肉瘤

## 一、病史

(1) 病史：男性，27岁，右大腿局部增粗、肿胀伴有疼痛3月。

(2) 体格检查：右下肢增粗，有压痛，皮温增高，未见明显增粗血管。

(3) 实验室检查：ALP 250 IU/L（升高）。WBC $12 \times 10^9$/L（升高）。

## 二、影像学资料及分析

膝关节X片正位（见图141-1）、CT横断面（见图141-2）：病灶骨髓腔内及周围软组织均可见斑片状、絮状瘤骨形成且伴有病理性骨折。MRI矢状面$T_1$W（见图141-3）：病灶$T_1$W呈显著均匀低信号，病灶周围可见低信号软组织肿块，病灶上方髓腔内可见一类圆形低信号影（跳跃病灶）。STIR（见图141-4）：成骨部分仍为低信号影，周围软组织肿块呈不均匀高信号。$T_1$W增强脂肪抑制（见图141-5）：病灶可见明显强化，内部可见坏死区没有明显强化。

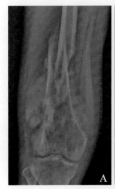 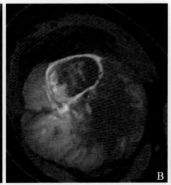 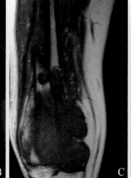 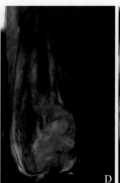 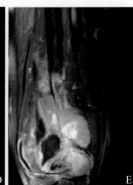

图141-1　X线正位　　图141-2　CT平扫横断面　　图141-3　$T_1$W冠状面　　图141-4　压脂冠状面　　图141-5　$T_1$W压脂增强冠状面

**读片分析**：本组案例X线表现为右侧股骨远段髓腔骨质破坏伴大片状成骨，周围可见异常软组织肿块。MRI检查呈显著不均匀低信号，病灶周围可见软组织肿块。该患者为年轻男性，髓腔及软组织肿块有典型的肿瘤骨，影像诊断为骨肉瘤，鉴别诊断急性化脓性骨髓炎、软骨肉瘤等。

## 三、诊断及鉴别诊断

**1. 影像诊断**

10～20 岁青少年的四肢长骨干骺端的骨质破坏和瘤骨并存的病灶伴局限性软组织肿块首先应考虑骨肉瘤。

**2. 鉴别诊断**

（1）急性化脓性骨髓炎：临床上有感染、发热史。骨髓炎早期骨破坏模糊,新生骨密度低,骨膜反应轻微;晚期骨破坏清楚,新生骨密度高,骨膜反应光滑完整,软组织呈弥漫性肿胀,无瘤骨存在。CT 增强扫描显示脓腔或骨膜下脓肿。

（2）软骨肉瘤：中心型软骨肉瘤有时与骨肉瘤相似,但瘤组织内有大量环状或颗粒状钙化。

（3）尤文氏肉瘤：与骨肉瘤鉴别很难,毛细血管扩张型与小圆细胞型骨肉瘤的影像学表现与尤文氏肉瘤类似,尤其后者与尤文氏肉瘤在病理学上也极为相似,鉴别诊断时难于区分,但尤文氏肉瘤瘤患者发病年龄略低,对放射治疗极其敏感,可进行治疗性鉴别诊断。

（4）侵袭性骨母细胞瘤：一般病史较长,多在 2 年以上。其 X 线表现既有良性骨肿瘤征象,如病变界限清晰,无骨膜反应等;也有恶性骨肿瘤征象,如软组织包块、肿瘤骨等。而骨肉瘤无良性骨肿瘤征象。病理学上侵袭性骨母细胞瘤无瘤样基质。

## 四、检查方法与选择

X 线作为骨肿瘤病变最常规的检查方法,可以直观发现病变部位、大小、骨质破坏、骨膜反应及软组织肿块情况;但在确定病变范围上,X 线平片无优势。CT 扫描可根据骨皮质、骨小梁破坏、断裂确定病变范围,但不精确,尤其溶骨破坏的各亚型。MRI 根据髓腔变化确定溶骨破坏各亚型的病变范围尤佳,但 MRI 对钙化不敏感,CT 扫描显示骨膜反应优于 X 线平片和 MRI。MRI 虽然显示肿瘤对软组织和邻近血管神经的侵犯清晰,但显示与骨破坏的毗邻关系较差。与病理检查对照,X 线平片综合诊断能力和定性最佳。

## 五、要点和讨论

**1. 诊断要点**

10～20 岁青少年的四肢长骨干骺端的骨质破坏和瘤骨并存的病灶伴局限性软组织肿块首先应考虑骨肉瘤。

**2. 讨论**

（1）骨肉瘤又名成骨肉瘤、骨生肉瘤。骨肉瘤是最常见的原发性恶性骨肿瘤,其发病率占原发恶性骨肿瘤的第 1 位。好发于 10～20 岁的青少年,90% 在 20 岁以下。男性多于女性(3∶2)。四肢长骨是骨肉瘤的好发部位,股骨下端和胫骨上端约占 50%,其次为肱骨近端,少见部位有颌骨、脊柱、扁骨和手足骨,长骨骨肉瘤约 90% 位于干骺端。临床表现主要为疼痛、跛行及功能障碍,局部可有肿胀、压痛及表皮静脉怒张等征象。骨肉瘤转移较早,常转移至肺。

骨肉瘤的主要组织成分为恶性肉瘤性肿瘤细胞和由肉瘤直接形成的肿瘤性骨样组织或肿瘤骨,因此,原则上只要在镜下找到由肉瘤细胞直接形成的骨样组织就可以诊断为骨肉瘤。由于骨肉瘤细胞分化的多样及其形成的骨或骨样组织在形态和数量上的差异,其病理学分型较多。根据瘤骨的多少分为:

成骨型、溶骨型和混合型。成骨型骨肉瘤成骨显著,硬如象牙,又称为硬化型骨肉瘤。溶骨型瘤骨稀少,分化较原始,脆如肉芽,容易出血,其中掺杂以少量沙砾样骨板。混合型:介于上述两者之间。根据骨肉瘤产生的基质不同可分为:骨母细胞型、软骨母细胞型和纤维母细胞型。其中骨母细胞型占50%,软骨母细胞型占25%,纤维母细胞型占25%。世界卫生组织(WHO)按组织学分类:普通型(中央型)骨肉瘤(骨母细胞型、软骨母细胞型和纤维母细胞型)、血管扩张性骨肉瘤、小细胞性骨肉瘤、低级别中央型骨肉瘤、继发性骨肉瘤、骨旁骨肉瘤、骨膜骨肉瘤和高级别骨表面型骨肉瘤。

(2) 骨肉瘤的X线表现极其多变,根据骨破坏和肿瘤骨的多寡分成骨型、溶骨型和混合型。

X线表现:典型的骨肉瘤位于长骨干骺端,起于髓内,表现为浸润性骨破坏,破坏区呈筛孔状、虫蚀状、斑片状或不规则大片状溶骨区,由髓腔内向外发展,迅速扩展并累及皮质。骨肉瘤的最重要的X线特征是瘤骨,瘤骨可呈针状、絮状和均匀象牙状,环形的瘤骨提示同时存在瘤软骨成分,骨外软组织肿块中也常同时有瘤骨存在,瘤骨的密度越低、越模糊或短期内发展迅速者表示肿瘤生长活跃,恶性程度高。

肿瘤突破骨皮质可形成局部软组织肿块,早期的软组织肿块呈半圆形,界限清楚,较周围软组织密度高,可将邻近肌肉推移,也有的呈边界不清呈弥漫性肿胀。软组织肿块中可出现壳状瘤骨或环形钙化。

肿瘤刺激和浸润骨膜可导致各种形态的骨膜反应,如单层、多层状、日光放射状和中断状(Codman三角或骨膜套袖)骨膜反应等。

骨骺软骨板和关节软骨对肿瘤发展有阻挡作用,随着肿瘤的发展也可突破骺板和关节软骨侵及骨骺和关节,表现为骺板增宽增厚,钙化带消失,关节面骨质破坏,关节腔积液和关节囊内软组织肿块,这些改变在MRI上显示更为清晰。

骨肉瘤的病变可以在受累骨的多处出现跳跃病灶,MR是观察跳跃病灶最佳的检查方法。骨肉瘤肺部转移位十分常见,大多分布于肺边缘部,呈大小不等类圆形结节灶,转移灶内可有钙化。

CT表现:骨肉瘤的肿瘤骨通常呈向心性成骨,即瘤骨的中央密度高,周边密度低,瘤骨的密度间接地反映肿瘤的恶性程度,密度低的区域通常瘤细胞分化差,恶性程度高。增强检查能反映肿瘤的供血状况,瘤体通常呈不均匀强化,坏死灶常呈不规则无强化区。

MR表现:MRI具有较高的软组织分辨率,能精确地勾画出肿瘤的境界、范围和观察有无跳跃病灶,是目前骨肉瘤术前临床分期的最有效检查手段。肿瘤破坏区在$T_1W$上多半为低信号或低高混杂信号,$T_2W$上为不均匀高信号或混杂信号,肿瘤周围的骨髓常伴水肿带或均呈高信号的出血带。瘤骨或骨质硬化多半呈不均匀混杂信号,显示不如X线和CT清晰。MR显示骨膜反应常早于X线和CT,表现为$T_1W$、$T_2W$上低信号线样结构,横断面可呈半弧形或弧形,冠状面及矢状面呈与骨干长轴平行的条状低信号影。肿瘤穿破骨皮质形成局部软组织肿块。MR能清晰显示骺板、骨骺的侵犯,表现为低信号的骺板破坏、中断,肿瘤越过骺板累及骨骺,肿瘤侵犯关节表现为关节软骨消失,关节腔内见软组织肿块、关节腔积液。肿瘤部分或全部包绕血管或血管腔内出现充盈缺损提示肿瘤侵及血管。

(3) 特殊类型骨肉瘤:

① 皮质旁骨肉瘤(juxtacortical osteosarcoma)又称骨旁骨肉瘤(parosteal osteosarcoma),是起于骨膜或骨皮质附近的成骨性结缔组织的低度恶性肿瘤。典型的X线表现为圆形或椭圆形,呈分叶状或团块状高密度骨性肿块,密度均匀或不均匀,底部与骨皮质以宽基底连接,有围绕骨干生长的趋势,与骨皮质间有1~3 mm的透亮间隔,与正常软组织界限分明。毗邻的骨皮质和髓腔可出现破坏,很少有骨膜反应。CT扫描可见肿瘤的基底与皮质相连,其余部分由纤细的不规则低密度条带与骨皮质分开。肿块密度多不均匀,邻近皮质的基底部多高于边缘部,相邻骨皮质不规则侵蚀或局限性增厚,肿瘤穿破皮质后侵入髓腔。MRI可见肿瘤位于皮质外并以广基底与皮质相连,边界清楚,$T_1W$呈低信号,$T_2W$上,肿瘤的钙化和骨化为低信号,未钙化的肿瘤组织为高信号,STIR序列上可清楚显示肿瘤对骨皮质和髓腔的浸润,呈明显的高信号。增强扫描肿瘤非致密瘤骨区有轻、中度强化。

②　骨膜骨肉瘤(Periosteal osteosarcoma)是起源于骨外膜的特殊类型骨肉瘤。少好发于 15～20 岁,男性多于女性。以胫骨上 1/3 最多见,其次为股骨、桡骨和尺骨。病程一般在 6 个月左右,肿块发展速度,预后差。局部肿块和疼痛为主要症状和体征。

X 线表现为紧贴骨皮质的软组织肿块影,边界较清,长轴与骨干一致。肿瘤内有条状骨化影,多呈放射状或垂直于皮质的平行针状,也可呈不规则的杂草状或篝火状,肿瘤与皮质相连的基底部的瘤骨较致密,而周围则变稀薄。部分肿瘤仅为或同时伴有点环状软骨钙化。相邻骨皮质表现可有粗糙模糊、局限凹陷或向外增厚,范围相当于或超出肿瘤的长径,晚期可侵犯髓腔。肿瘤上下方可有小范围骨膜增生,有时形成骨膜三角。CT 扫描可见围绕皮质生长的较低密度软组织肿块,内可见与皮质相连的放射状和颗粒状钙质样密度瘤骨,邻近皮质和髓腔密度正常,亦可有自外向内浅细线状侵蚀破坏。增强扫描肿瘤软组织多有较明显强化,与正常组织分界更清楚。MRI 检查肿瘤软组织 $T_1W$ 呈略低信号,$T_2W$ 为较明显的高信号。瘤骨和正常骨皮质 $T_1W$、$T_2W$ 上均为低信号。$T_2W$ 脂肪抑制或 STIR 序列上肿瘤向皮质和髓腔浸润显示为条状和斑片状明显高信号,边缘较模糊。增强扫描肿瘤软组织成分强化较明显。

③　骨外骨肉瘤(extraskeletal osteosarcoma)又称软组织骨肉瘤(soft tissues osteosarcoma),是残留的中胚层组织或纤维母细胞化生所致,约占骨肉瘤的 4％～6％。分原发性和继发性两型,继发者多源于骨化性肌炎和乳腺纤维腺瘤。病程较长,自 1.5 个月到 40 年。原发者多见于中年,继发者多见于老年。以下肢尤以股部多见,约占 69％,上肢约占 20％,躯干及腹膜后约占 9.5％,发生于脏器组织的以乳腺最多。约 1/3 的患者出现疼痛。肿瘤多在肌肉内呈弥漫性浸润生长,中心部常有坏死。少数因压迫周围组织,可形成假性包膜,X 线表现为软组织内有斑点状钙化,以后形成斑片状或棉絮状瘤骨,分布不均,边缘不规则,邻近骨骼多无改变。

(瞿　楠)

# 案例 142

# 软骨肉瘤

## 一、病史

(1) 现病史:患者,女性,65 岁,右大腿疼痛半年。

(2) 体格检查:右侧股骨上段明显肿胀、压痛,未扪及肿块,皮温正常。

(3) 实验室检查:无阳性发现。

## 二、影像学资料及分析

X 线股骨正位片(见图 142 - 1)、CT 横断面扫描(见图 142 - 2):示股骨中上段形态膨胀,髓腔及骨皮质破坏,髓腔内可见絮状钙化及软组织肿块形成。MRI 冠状面 $T_1W$(见图 142 - 3)及 MRI 检查冠状面 $T_2W$(见图 142 - 4):髓腔由异常低信号软组织肿块占据,呈 $T_1W$ 低、$T_2W$ 等高信号,肿块突破内缘皮质,软组织肿块内可见 $T_1W$ 高 $T_2W$ 高信号出血灶;MRI 冠状面 $T_1W$ 增强(见图 143 - 5)呈不均匀花环状强化。

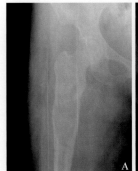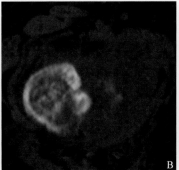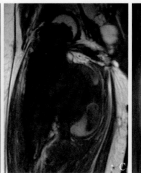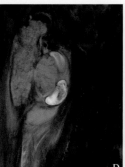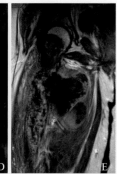

图 142 - 1　X 线正位　　图 142 - 2　CT 平扫横断面　　图 142 - 3　$T_1W$ 冠状面　　图 142 - 4　$T_2W$ 压脂冠状面　　图 142 - 5　$T_1W$ 增强冠状面

**读片分析:**本组案例 X 线呈股骨中上段膨胀性骨质破坏,局部骨皮质破损,髓腔内可见钙化;CT 扫描更清楚显示病灶内斑片状钙化/骨化灶,骨皮质破坏伴骨膜反应;MRI 显示髓腔由异常软组织肿块占据,呈 $T_1W$ 低、$T_2W$ 高信号影,增强后病灶呈花环状强化。患者为中老年女性,长骨髓腔内骨质破坏伴有钙化,增强后花环状强化,该病变影像诊断为软骨肉瘤,鉴别诊断骨肉瘤及骨巨细胞瘤。

## 三、诊断及鉴别诊断

1. 影像诊断

常见于长管状骨，骨干轻度膨胀，伴有轻微骨化或钙化，软组织肿块及不规则骨膜反应，患者年龄较大。

2. 鉴别诊断

（1）内生软骨瘤：低度恶性软骨肉瘤有时难与软骨瘤鉴别。肿瘤部位对良恶性的判断有关，位于长骨、中轴骨、肩胛骨和骨盆等处的软骨瘤尤其是较大的，即使影像学表现为良性都应看作是低度恶性；位于手足短管骨的软骨瘤多为良性，极少恶性。

（2）骨肉瘤：软骨肉瘤与骨肉瘤有相似之处，特别是中心型软骨肉瘤与成骨性骨肉瘤表现更加相似，需认真鉴别。其中骨肉瘤发病年龄以 15～25 岁多见，发病部位以四肢长骨多见，病情进展快，可见肿瘤骨，骨膜反应和远处转移多见，囊变少见。而软骨肉瘤发病年龄较大，以 30～65 岁多见，发病部位以长骨和扁骨多见，病情进展缓慢，常以年计，可见瘤软骨钙化，囊变多见，骨膜反应及远处转移少见。

（3）骨巨细胞瘤：骨髓腔内高分化中央型软骨肉瘤须与骨巨细胞瘤鉴别，后者呈偏心性膨胀生长，破坏区一般无钙化，内见残存骨小梁形成的间隔，病变与周围组织界限清晰。

## 四、检查方法与选择

X 线作为骨肿瘤病变最常规的检查方法，可以直观显示病变部位、大小、骨质破坏、骨膜反应及软组织肿块情况，X 线平片综合诊断能力和定性最佳。CT 扫描显示细小钙化及轻微的骨膜反应较 MR 更有优势。MRI 根据髓腔变化确定溶骨破坏各亚型的病变范围尤佳，MR 增强呈花环状强化提示为软骨基质特征性表现。MRI 还可显示肿瘤对软组织和邻近血管神经的侵犯清晰。

## 五、要点和讨论

1. 诊断要点

常见于长管状骨，骨干轻度膨胀，伴有轻微骨化或钙化，软组织肿块及不规则骨膜反应，患者年龄较大。

2. 讨论

（1）软骨肉瘤是起源于软骨母细胞和胶原母细胞的纯软骨分化的恶性肿瘤，是仅次于多发性骨髓瘤和骨肉瘤居第三的原发性恶性骨肿瘤，占原发性恶性骨肿瘤的 20%。不同亚型软骨肉瘤自然病史、影像学表现、诊断符合率、临床处置方式等均不同。

软骨肉瘤分为原发性和继发性，前者起自正常骨骼的病变，后者系原先存在的良性软骨类病变（如骨软骨瘤、内生软骨瘤等）的恶变。根据肿瘤的部位又可分为中央型（起自髓腔内）和周围型（起自骨表面）和骨外软骨肉瘤。以中央型软骨肉瘤为多见，约为周围型的 5 倍，周围型软骨肉瘤常继发于骨软骨瘤和骨膜软骨瘤恶变，骨外软骨肉瘤极为罕见。

软骨肉瘤好发于 40～60 岁的中老年，男女比为 2：1。软骨肉瘤可发生在任何骨骼，但 2/3 发生在躯干骨，尤其以肩三角（肩胛骨、肱骨近端和锁骨）和盆三角（骨盆、骶骨和股骨近端）区最为好发。

病变早期可无症状，以局部疼痛和肿胀为最常见的症状，病程可长达数月至数年，有相当一部分患者出现临床症状时，病变已为进展期。快速生长的中央型软骨肉瘤，可早期出现剧烈疼痛，这与皮质破坏的程度及软组织肿块的大小相关。周围型软骨肉瘤通常仅表现为轻度不适和肿胀。发生于骨盆的软骨肉瘤可首先表现为因巨大肿瘤压迫盆腔内脏器、血管或神经所致的压迫症状。内生软骨瘤、骨软骨瘤等良性病变患者出现持续性加重的疼痛，则要怀疑有肉瘤变的可能。

（2）组织学上，受累骨的骨髓脂肪和松质骨被有不同形式钙化的恶性透明软骨所代替，基质常有黏液变性、钙化和骨化。病理上分普通髓腔型、黏液型、间质型、透明细胞型、骨膜型和去分化型。主要病理特点是病变区骨皮质膨胀、局部增厚或变薄、常伴有局部偏心性软组织肿块和不同形式的钙化。

按细胞分化程度分三级，Ⅰ级为低度恶性，Ⅱ级为中度恶性，Ⅲ级为高度恶性，绝大多数为恶性程度较低的Ⅰ、Ⅱ级。级别越高，肿瘤越易于发生转移。

软骨肉瘤表面常有纤维包膜，这些纤维组织即软骨膜延伸到肿瘤内，将肿瘤分割为许多小叶。小叶内大部为透明软骨，小叶间血管丰富，是肿瘤生长最活跃区，常见有钙化。肿瘤发展迅速时，小叶中心发生坏死，可有不同程度的黏液组织，甚至占肿瘤的主要成分。较大范围的黏液样变，形成囊腔，腔内充满黏液。肿瘤内有时可见纤维肉瘤的组织成分。

（3）普通髓腔型软骨肉瘤：多位于骨盆和长管状骨干骺段或骨干。X线多表现为轻度膨胀性骨质破坏，瘤内钙化常见，边缘有轻度骨质硬化，骨皮质受压变薄、中断，但骨膜反应少见。软组织肿块大小差异大，与肿瘤的恶性程度也无明显关联。软组织肿块内常见钙化。软骨肉瘤 MR 检查 $T_1W$ 上一般为低信号或等信号，$T_2W$ 上呈显著高信号，信号不均匀。软骨肉瘤由不同的小叶构成，小叶间可见明显分隔。

肿瘤与正常骨界面呈扇贝状或花边状小分叶，其病理基础与软骨小叶边缘的推压有关。软骨肉瘤小叶 MR $T_2W$ 多为显著高信号（高于脂肪），小叶间隔则呈花环状低信号，低信号与小叶间隔内胶原纤维及矿物盐有关。不同部位软骨肉瘤钙化存在差异，位于扁骨和不规则骨软骨肉瘤的钙化程度不如管状骨，前者甚至无钙化；而位于长管状骨者钙化多显著。小叶间隔可不连续，直径大小不等，分布也无规律。MR 增强后多数病变周边明显强化，病变内可见不均匀花环状或隔膜状强化，花环直径的直径 $1\sim2\ cm$，小叶本身一般不强化。强化的花环分布不均匀、长短不等、直径不等、线条不连续和粗细不等都提示肿瘤的恶性特征，当然花环状强化还可以见于软骨肉瘤、内生软骨瘤和骨软骨瘤。

（4）黏液型软骨肉瘤：好发于男性，股骨多见，呈侵袭性生长，常见远处转移及局部复发。典型的影像学表现为侵润性骨质破坏和伴随的骨外软组织肿块和钙化较局限。由于病灶富含水分，在 $T_2WI$ 上呈显著高信号。

（5）间质型软骨肉瘤：常见于颅面部，其他发病部位包括股骨、肋骨、脊柱、骨盆、肱骨和胫腓骨。典型影像学表现为侵袭性骨质破坏，骨膜反应，伴较大的骨外软组织肿块，常伴钙化，但较局限。在 $T_2WI$ 上肿块呈中等信号，增强后可见弥漫性中等程度强化。

（6）透明细胞型软骨肉瘤：较罕见，约占软骨肉瘤的 2%，85%～90% 发生于长管状骨的骨骺端，多见于股骨和肱骨。典型影像学表现为长骨骨端的溶骨性骨质破坏，肿瘤与正常骨分界清楚，小的病灶酷似软骨母细胞瘤，较大的病灶可引起骨皮质膨胀和破坏，向干骺端和骨干延伸，钙化、骨膜反应及软组织肿块均较少见。由于病灶含水量较高，在 $T_2WI$ 上呈明显高信号，增强后具有软骨类肿瘤的特征。

（7）骨膜型软骨肉瘤：又称皮质旁软骨肉瘤，比较罕见，占软骨肉瘤的 2%，好发于骨表面，以股骨、肱骨等长骨骨干、干骺端多见，也见于盆骨，好发于 30～40 岁。X线、CT 表现为皮质表面圆形或椭圆形分叶状软组织肿块，其中可有钙化，常可见与骨干垂直的放射状骨针及三角形骨膜反应，肿瘤边缘常见三角形骨皮质硬化，但髓腔一般不受累及。MRI 检查表现为 $T_1WI$ 不均匀低信号，$T_2WI$ 为不均匀高信号。增强后可见周边强化和分隔样强化。

（8）去分化型软骨肉瘤：是软骨肉瘤的一种特殊类型，肿瘤含有两种不同的成分：一种是高分化的软骨肿瘤，如内生软骨瘤、低级别软骨肉瘤；另一种为高度恶性的非软骨性肉瘤。好发年龄 50～70 岁，男性较多，约占软骨肉瘤的 10%。好发部位与普通髓腔型软骨肉瘤相似。影像学及临床表现兼有生长缓慢的高分化软骨肉瘤或良性软骨性肿瘤和肿瘤突然迅速发展的广泛溶骨性破坏和浸润的双重特点。X线及 CT 可见在原有软骨肉瘤的基础上又混有纤维肉瘤或骨肉瘤的改变，常伴有环形或弧形钙化和软组织肿块。若已转化为纤维肉瘤或骨肉瘤时，形成的软组织肿块无钙化，但可见瘤骨。

（瞿　楠）

# 骨转移瘤

## 一、病史

(1) 病史：患者，女性，65 岁，3 年前行甲状腺癌根治术后，现全身疼痛不适。

(2) 体格检查：全身多发淋巴结肿大。

(3) 实验室检查：ALP 195 IU/L（升高）。

## 二、影像学资料及分析

骨盆横断面（见图 143-1）、腰椎矢状面 $T_1W$（见图 143-2）、腰椎矢状面 $T_2W$（见图 143-3）及腰椎 $T_1W$ 增强（见图 143-4）：右侧髂骨、$T_{12}$、$L_2$、$L_3$ 多发骨质破坏，$L_2$ 椎体轻度病理性压缩骨折，增强后可见明显强化。

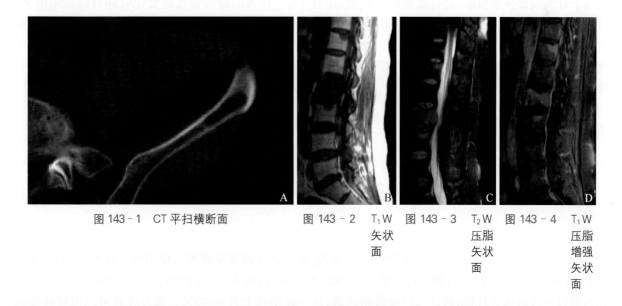

图 143-1 CT 平扫横断面 　　图 143-2 $T_1W$ 矢状面　图 143-3 $T_2W$ 压脂矢状面　图 143-4 $T_1W$ 压脂增强矢状面

**读片分析**：该组病例全身多发溶骨性骨质破坏，$L_2$ 椎体轻度病理性压缩骨折。该患者为老年女性，有甲状腺癌病史，全身多发溶骨性骨质破坏故影像诊断为转移瘤。

## 三、诊断及鉴别诊断

### 1. 影像诊断

中、老年有原发恶性肿瘤病史的患者,出现多发或单发、溶骨或成骨性病损时首先要考虑转移性骨肿瘤。

### 2. 鉴别诊断

(1) 骨髓瘤:骨髓瘤与溶骨性转移瘤影像表现比较相似,呈多发圆形的穿凿样、蜂窝状、鼠咬状、皂泡状、蛋壳状溶骨性骨质破坏,可形成软组织肿块,破坏区边缘清楚、锐利,无硬化边,无骨膜反应;但骨髓瘤好发于 50 岁以上男性,常有广泛性骨质疏松,尿中本-周蛋白阳性。

(2) 骨斑点症:成骨性转移应与骨斑点症鉴别,后者没有临床症状也无肿瘤病史,往往体格检查时偶然发现,影像表现为多发斑片状致密影,无骨质破坏;而成骨性转移瘤往往是骨质破坏基础上的成骨。

(3) 骨岛:单发的成骨性转移应注意与骨岛鉴别,骨岛的密度均匀,境界清楚,一般不超 3 cm,同位素骨扫描无放射性浓集,MRI 增强检查无强化。

## 四、检查方法与选择

X 线可以显示比较明显的骨质破坏,但检测早期骨转移瘤的灵敏度低,由于转移瘤常发生于老年患者,原有的不同程度的骨质疏松更使松质骨破坏难以显示。CT 扫描较 X 线平片检测骨转移瘤的灵敏度高,可以更为精确的显示浸润性骨质破坏及软组织肿块。CT 对脊柱转移瘤的检出率明显优于 X 平片,尤其是椎体附件的转移灶,X 平片很易遗漏。MRI 拥有更高的软组织分辨率,对仅存在于骨髓腔内的早期转移灶有很高的灵敏度,能准确显示侵犯部位、范围及周围软组织情况,而增强扫描有助于显示骨转移瘤的富血管本质,并且可以显示病变与周围神经、血管结构的关系。全身骨显像对骨转移瘤的检测基于骨的局部异常摄取,具有极高的灵敏度,在有 5%~15% 的局部骨代谢变化时即可以显示出来,检出时间比 X 线检查早 1~6 个月,但对脊柱及局限于骨髓内的病变有相当高的假阴性率。全身骨显像的缺陷在于其特异度低,其他可以引起骨摄取增加的疾病如创伤、炎症及骨关节炎等均可以导致放射性核素局部浓聚,产生假阳性。PET - CT 在检测单纯溶骨性病灶及仅限于骨髓内的转移灶方面较全身骨显像更加灵敏。

## 五、要点和讨论

### 1. 诊断要点

中、老年有原发恶性肿瘤病史的患者,出现多发或单发、溶骨或成骨性病损时首先要考虑转移性骨肿瘤。

### 2. 讨论

(1) 骨转移瘤指由原发于骨外的肿瘤通过血液、淋巴系统播散至骨骼系统的继发性恶性肿瘤,多发生于 40 岁以上的患者,是骨骼系统发病率最高的恶性肿瘤,约为原发肉瘤的 25 倍。肿瘤患者中约有15% 可以出现临床骨转移,若计入尸检数据的话,这一比率将上升至 30%。部分患者可以因转移瘤或其并发症(如:病理骨折等)所产生的症状为其就诊的首要原因。

男女发病率因原发肿瘤的类别而异。骨转移性肿瘤最常见的症状是骨骼的疼痛、局部肿胀、患肢功能障碍和病理性骨折,脊柱转移瘤常因椎体压缩性骨折引起剧烈疼痛,甚至发生瘫痪。大多数转移瘤有明确的原发肿瘤的病史,也有少数的转移瘤到患者死亡也找不到原发灶。

　　骨转移性肿瘤可发生在任何骨骼,尤其是红骨髓丰富的骨骼,以脊柱、骨盆、肋骨、颅骨、股骨和肱骨最为多见,膝关节和肘关节以下的骨转移较少见,手、足部指、趾骨更少见。最常见骨转移的癌是肺癌、乳腺癌、前列腺癌、甲状腺癌和肾癌,因此有学者被它们称为嗜骨性癌。

　　(2) 影像学上骨转移瘤可分为溶骨性、成骨性和混合性三型。溶骨性转移最为多见,约占转移瘤的70%,多见于肺癌、乳腺癌、肾癌和甲状腺癌等。X 线表现骨干或干骺端松质骨虫蚀样骨破坏,常累及皮质,破坏区境界模糊,周边无硬化。直径小于 4 mm 的转移癌灶常规 X 线检查很难发现。一般讲,骨转移瘤的骨膜反应及软组织肿块较少见,如果出现则很易误认为原发肿瘤。椎体的破坏常偏于一侧,早期侵及椎弓和附件,易伴发椎体压缩性骨折和椎旁软组织肿块,但椎间隙不受侵犯。成骨性转移约占15%,X 线表现为象牙状、棉絮状、毛玻璃状致密影,约 80%～90% 来自前列腺癌,也可见于乳腺癌、胃肠道的黏液癌和鼻咽癌等。混合性转移则表现为溶骨和成骨两者兼有,约占 10%。

　　MRI 检查在 $T_1W$ 上转移瘤呈灶性或弥漫性低信号,$T_2W$ 呈高信号,增强后有强化,弥散加权成像上呈高信号。成骨性转移灶在 $T_1W$ 和 $T_2W$ 均为低信号,但增强 $T_1W$ 上病灶有不同程度的强化。

（瞿　楠）

# 案例 144

# 脑动脉瘤的经血管治疗术

## 一、病史

(1) 症状：男性，42岁，突发头痛伴恶心呕吐一天，曾有短暂意识丧失。

(2) 体格检查：神清，查体欠合作，对答欠切题，Glasgow昏迷评分13分，双侧瞳孔等圆，左3 mm，右3 mm，方向活动无受限，无眼震。颈项有抵抗，四肢肌张力V级、对称，双侧病理征阴性，感觉如常。

## 二、影像学资料

经血管动脉瘤腔弹簧圈填塞术：①术前DSA如图144-1所示；②DSA路图示微导管到位（见图144-2）；③DSA路图示动脉瘤腔内盘曲的弹簧圈（见图144-3）；④术后DSA（见图144-4）。

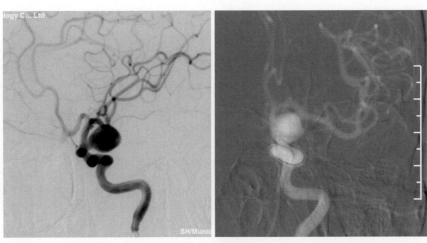

图 144-1　MRA 左侧后交通起始部动 　图 144-2　DSA 左侧后交通起始部动脉
　　　　　脉瘤　　　　　　　　　　　　　　瘤

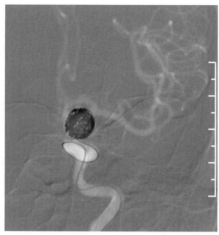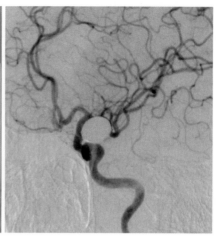

图 144－3　DSA 动脉瘤处放置弹簧圈填　　　图 144－4　DSA 术后
　　　　　　塞后

## 三、诊治经过

　　CT 扫描显示蛛网膜下腔出血，MRA 和 DSA 显示左侧后交通起始部动脉瘤，符合动脉瘤破裂导致蛛网膜下腔出血。逐行全麻下右侧股动脉穿刺插管，选择性插管入左右颈内动脉和椎动脉造影，测量动脉瘤 $0.8 \times 0.9\ cm^2$ 大小，并评估脑内血流动力学情况。取动脉瘤和载瘤动脉关系显示最佳位置①，在肝素化后，置导引导管入患侧颈内动脉 $C_2$ 段，然后在微导丝导引下置放导管头入动脉瘤腔并撤除微导丝②，再从大到小逐一置入不等大小弹簧圈共 11 枚（15×500 mm，14×340 mm×2，13×430 mm，13×320 mm，10×250 mm，3×80 mm，2×60 mm，1×20 mm，1×10 mm）③，术后造影显示动脉瘤完全致密闭塞，载瘤动脉通畅④。逐拔管，股动脉缝合止血。复苏后返病房。采用抗血管痉挛治疗 2 周，腰穿放血性脑脊液 2 次。

## 四、案例分析

　　中年男性，发病突然，CT 扫描显示蛛网膜下腔出血，MRA 和 DSA 检查显示后交通动脉起始部囊状凸出，故后交通动脉瘤破裂的诊断明确，破裂后 1 天来院就诊，诊断明确后即予以急诊经血管弹簧圈填塞治疗，治疗及时，杜绝了再次破裂的风险，采用弹簧圈填塞治疗，先用与动脉瘤最大直径接近的弹簧圈，然后选用逐渐递减大小型号的弹簧圈，最后用最小规格较柔软的弹簧圈，保证了弹簧圈在动脉瘤腔内盘曲良好，达到最后完全致密闭塞的效果，避免了术后复发的可能；术后采用抗血管痉挛治疗等措施，防止棘手的脑血管痉挛并发症的发生。

## 五、处理方案及基本原则

　　（1）CT 扫描显示自发性蛛网膜下腔出血，应立即作出病因诊断。
　　（2）一旦动脉瘤诊断明确，尽可能快地施行动脉瘤根治性治疗。
　　（3）如有经血管治疗指征，应首选经血管治疗手术。
　　（4）经血管治疗技术操作，在不影响治疗效果的前提下尽可能简单，操作时间尽可能短。
　　（5）弹簧圈填塞尽可能达到致密完全填塞，如为宽颈动脉瘤，可选择支架辅助或球囊，辅助弹簧圈填塞或双微导管技术，以防止术后动脉瘤复发。

（6）出血量大者，术后采用抗血管痉挛治疗措施，包括药物、扩容、腰穿脑脊液引流等。

（7）术后 3 个月内应施行血管造影随访，以评估治疗效果。

# 六、讨论

### 1. 脑动脉瘤的经血管治疗术

归为神经介入治疗范畴（Neuro-Interventional Neuroradiology or Interventional Radiology），它是一种微创技术，自 1991 年美籍意大利学者 Gulgliulm 发明电解可脱卸弹簧圈以来，已广泛应用于破裂和未破裂脑动脉瘤的治疗。根据 2003 年一项国际脑动脉瘤治疗对照研究（SAST），经血管治疗脑动脉瘤的临床结果要优于传统的神经外科手术。随着最近 20 多年材料学的发展和经验的积累，经血管治疗脑动脉瘤的优势更明显。脑动脉瘤的经血管治疗技术包括弹簧圈填塞技术、覆膜支架封堵技术、密网支架技术和载瘤动脉闭塞技术等。

### 2. 脑动脉瘤的弹簧圈填塞技术

这是一种目前用得最广泛的神经介入治疗技术，适用于颅内任何部位的破裂和未破裂的囊状动脉瘤。具体操作为经股动脉穿刺置入导引导管，然后根据动脉瘤纵轴与载瘤动脉几何关系将头端塑形的微导管在同样其头端塑形的微导丝导引下置入动脉瘤腔。操作时尽量避免微导丝和微导管头端与动脉瘤壁接触，特别在已有 SAH 的动脉瘤破裂患者，以免发生与操作相关的动脉瘤再次破裂。然后根据动脉瘤大小逐一置放不同长度和不同直径的弹簧圈，直至动脉瘤腔完全致密填塞，撤除微导管和导引导管。要注意的是，一在选择第一枚弹簧圈时其成圈后的直径尽量接近动脉瘤直径，使其沿动脉瘤腔内壁自然盘曲成篮状，为其后续置放弹簧圈创造条件；二在放置最后一枚或几枚弹簧圈时，尽量选择较小、较柔软的类型，以求尽可能达到完全致密填塞。在宽颈动脉瘤，往往需要在球囊辅助或支架辅助下行弹簧圈填塞，或者采用双微导管技术。目的是避免弹簧圈通过较宽的动脉瘤口逸入载瘤动脉，造成缺血事件，同时保证动脉瘤腔的尽可能完全填塞，达到较好的治疗效果。

### 3. 脑动脉瘤的覆膜支架封堵技术

2006 年首先由李明华等首先报道。目前应用于脑内血管的覆膜支架是球膨式支架，其治疗机理是在动脉瘤口部位的载瘤动脉内置放相应直径和长度的带有覆膜的支架，封堵动脉瘤口，使动脉瘤腔与体循环隔离，动脉瘤腔血流停滞、血栓机化达到治愈目的。其优点是治疗行为发生在载瘤动脉，与动脉瘤不接触，不会发生与手术操作相关的动脉瘤破裂的风险。但由于脑内血管迂曲，使覆膜支架到位和贴壁存在一定的难度，甚至在迂曲段血管有球膨支架撑破血管的风险。因此，覆膜支架治疗脑动脉瘤有其严格适应证。适用部位为颈内动脉 $C_5$ 段以下和椎动脉，适用病变为外伤性动脉瘤、假性动脉瘤、夹层动脉瘤、血泡样动脉瘤、颈动脉海绵窦瘘（CCF），选择性应用于囊状动脉瘤。如选择病变部位在 $C_5$ 段以上，应严格控制其支架长度，一般选择 7 cm 长度，不得超过 10 cm 长度。支架直径要与靶动脉严格一致，绝不大于靶动脉直径 0.5 mm，尤其在 $C_5$ 段以上颈内动脉和椎动脉 $V_{3\sim4}$ 段要严格把握。在海绵窦段颈内动脉外伤性动脉瘤或颈动脉海绵窦瘘，支架直径可适当放宽，以加强贴壁效能。在颈内动脉 $C_6$ 段血泡样动脉瘤，此类动脉瘤壁菲薄，仅为一纤维膜，极易破裂，并且瘤体很小，外科手术和弹簧圈填塞难度很大，适合覆膜支架治疗，但覆膜支架的长度控制在 7 mm 或更短；在大或巨大囊状宽颈动脉瘤，以及高流速的 CCF，可尝试先置放微导管在动脉瘤腔或 CCF 瘘口外，在置放覆膜支架的同时，在动脉瘤腔内或 CCF 瘘口外置放弹簧圈，起到支撑覆膜支架防止其脱入动脉瘤腔的作用，以及在 CCF 减低血流流速增加其贴壁治愈的可能。

### 4. 脑动脉瘤的密网支架治疗技术

2008 年首先被报道。密网支架的结构特点为支架网隙细小，在 1 mm 直径左右，支架骨架覆盖面大,达 35％左右。其治疗机理为密网支架置放于动脉瘤口的载瘤动脉内,使通过密网支架网隙进入动脉瘤腔的血流流速减慢、流向改变,故也称谓血流转向装置,最后逐渐血栓机化,达到治愈的目的。密网支架的优点是自膨式支架,通过微导管技术操作完成,比较适合应用于迂曲的脑内血管。缺点是支架置放后动脉瘤腔内血流转向继而血栓形成的过程,不是即刻完成的,而需要较长的时间(6 个月到 2 年),而且有相当部分的动脉瘤血栓不彻底,达不到治愈目的。因此,密网支架不适合急性破裂尚在出血或存在近期再次出血风险的动脉瘤的治疗,但对部分宽颈、其他方法难以治愈的巨大未破裂动脉瘤,则是较好的选择。

### 5. 载瘤动脉闭塞技术

是一传统的神经介入治疗技术,其治疗机理是通过闭塞载瘤动脉达到同时闭塞动脉瘤,前提是患者能忍受载瘤动脉的闭塞阻断,目前很少应用,但还保留,尤其是在一侧颈内动脉或椎动脉巨大动脉瘤尝试用其他方法难以施行的患者。具体操作为先行患侧动脉闭塞试验,在相对低血压状态下,保证侧枝循环良好,患者无任何不适或阳性体征的基础上,再行永久闭塞患侧动脉。永久闭塞材料选用可解脱球囊或弹簧圈,推荐先在动脉瘤内置放适当数量的弹簧圈,并让其逸入瘤口的载瘤动脉,然后继续在载瘤动脉内置放弹簧圈并保证恒位在瘤口或近瘤口远端的载瘤动脉,最后在瘤口近端(距弹簧圈约 3～4 cm 距离)置放一枚可解脱球囊,用等渗造影剂充盈并解脱。如此操作可避免双球囊闭塞时出现球囊过早萎陷、脱落、移位的风险。

## 七、思考题

1. 脑动脉瘤经血管内治疗技术种类,及其各类技术的优缺点有哪些?
2. 脑动脉瘤破裂的处理原则有哪些?
3. 脑动脉瘤弹簧圈填塞技术的基本操作过程有哪些?

(李明华)

# 案例 145

# 经皮肝穿刺胆道引流术

## 一、病史

(1) 症状:男性,58 岁,皮肤黄染 3 周。

(2) 体格检查:神清,体型轻度消瘦,查体合作,对答切题,巩膜黄染,全身皮肤黄染明显,未见破溃,腹软,未及压痛及反跳痛,移动性浊音(一),腹壁未见静脉曲张,四肢活动可,肌力 5 级。

## 二、影像学资料

经皮肝穿刺胆道引流术:①上腹部 CT 增强扫描提示胰头占位,胰腺癌可能(见图 145 - 1);②上腹部磁共振提示肝内胆管明显扩张(见图 145 - 2);③MRCP 检查显示肝内外胆管重度扩张伴阻塞段鸟嘴样改变(见图 145 - 3);④行 PTCD 内外引流术(见图 145 - 4)。

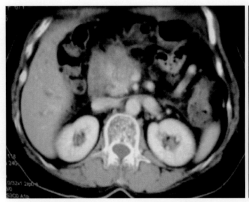

图 145 - 1 上腹部 CT 增强

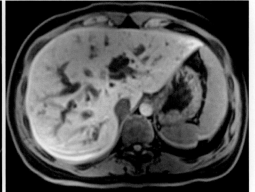

图 145 - 2 MRI T_1W 增强

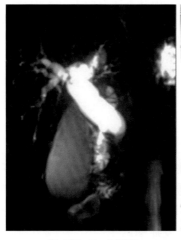

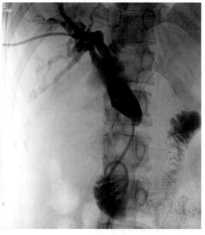

图 145-3　MRCP　　　　　　图 145-4　PTCD 内外引流术

# 三、诊治经过

　　患者因"皮肤黄染 3 周"就诊,上腹部 CT 扫描提示胰头占位,胰腺癌可能大,肝内外胆管扩张。拟诊"胰头癌,阻塞性黄疸"收住入院,入院后进一步磁共振检查证实胰头占位,肝内外胆管扩张,MRCP 提示梗阻段位于肝外胆管下段。生化检查提示谷丙转氨酶 489 IU/L,谷草转氨酶 226 IU/L,碱性磷酸酶 363 IU/L,$\gamma$-谷胺酰酶 729 IU/L,总胆红素 176 $\mu$mol/L,直接胆红素 146 $\mu$mol/L。外科拟行胰头癌手术,术前考虑肝功异常,阻塞性黄疸,手术风险大,拟于术前行胆道引流改善黄疸及肝功能后择期手术。患者局麻下,DSA 透视引导下行肝内胆管穿刺,造影证实肝内外胆管扩张明显,胆总管下段闭塞,遂采用导管导丝通过闭塞段胆管,进入十二指肠腔,造影证实后,引入内外引流管,再次造影证实引流管通畅后固定。

# 四、案例分析

　　中老年男性,慢性起病,以皮肤黄染为主诉,上腹部 CT 增强扫描证实胰头占位,上腹部 MR 及 MRCP 检查显示肝内外胆管明显扩张,胆总管下段闭塞,生化检查提示胆红素增高,以直接胆红素增高为主,肝酶升高明显。结合上述生化和辅助检查,高度提示胰头癌累及肝外胆管下段引起阻塞性黄疸,此类案例直接外科手术风险较大,适合先行胆道引流降低胆管压力,黄疸改善后再行肿瘤切除。此类案例由于闭塞段位于胆管下段且为完全闭塞,ERCP 操作难度较大,PTCD 引流效果更好,且即使不能成功行内外引流,仍能行单纯外引流,故该案例优先考虑 PTCD 引流术。

# 五、处理方案及基本原则

　　(1) 不明原因的无症状皮肤黄染,尤其是中老年男性需要考虑肝脏、胆系和胰腺肿瘤可能。

　　(2) 生化检查总胆红素升高,尤其是直接胆红素升高,提示阻塞性黄疸。

　　(3) 腹部超声、CT 和 MR 是进行梗阻性黄疸原发性疾病诊断的首选检查。

　　(4) PTCD 引流可以作为术前降低黄疸的有效手段,有助于降低后期外科手术风险。

　　(5) PTCD 或者胆道支架植入术均可作为不能外科手术切除的恶性梗阻性黄疸的有效治疗手段。

（6）PTCD引流术应尽量做到内外引流，内外引流术相对于外引流术对于消化功能的影响更低。

（7）尽管胆道支架植入术可以更好的提高患者的生存质量，但是胆道支架目前仍然具有较高的再狭窄或者再闭塞率，更适合外压性狭窄的案例，碘125放射性粒子捆绑的胆道支架可能有助于改善远期疗效。

# 六、讨论

## 1. 操作技术注意事项

穿刺过程中判断是否成功穿刺肝内胆管，可通过注射造影剂或者注射器负压抽吸穿刺观察无胆汁回流来判断，后者可以避免肝内沉积过多造影剂影响透视下的观察而更为实用；胆管穿刺成功后注入适量造影剂，一般以3～4级分支显影最佳，过多的话会引起胀痛与逆行感染，过少则影响操作；左肝穿刺时，超声引导较透视具有更高的技术成功率和更低的并发症率。

## 2. 并发症处理

（1）急性胰腺炎：可由于穿刺过程中造影剂注射压力过高，术中操作导管导丝损伤胰管或者引流管影响胰管开口等原因所致，一旦发生，应禁饮禁食，必要时生长抑素治疗，如为引流管位置不佳，可以透视下调整引流管位置。

（2）胆道出血：经引流管回抽有血液或者血块时，可能的原因是穿刺通道上有较大的血管损伤，宜先予以内外引流，使用止血药物，待出血停止后48 h，可考虑拔出引流管，必要时可行肝动脉造影明确并行栓塞治疗。

（3）胆道感染：引流管长期留置可致合并感染，可定期采用抗生素冲洗引流管。

## 3. 金属内支架的应用

对于局限性的节段狭窄，尤其是外压性的狭窄，选用金属内支架可以在保持支架内长期通畅的同时，避免长期留置引流管，提高了患者生存质量。然而，对于长段病变、分叉部病变、胆管内大量瘤栓或者胆泥沉积以及跨十二指肠乳头的病变，胆道支架植入后不仅短期内再发闭塞风险高，还会为后续的再次引流管植入造成技术困难。最新文献报道采用[125]I粒子捆绑的内照射胆道支架较普通裸支架具有更好的长期疗效，因此，以支架作为局部肿瘤治疗的平台，将是后续具有治疗功能的胆道支架研发方向之一。

# 七、思考题

1. PTCD引流的种类有哪些，各有哪些优缺点？
2. 胆道支架植入的适应证有哪些？
3. PTCD的并发症有哪些？

（朱悦琦）

## 一、病史

(1) 一般资料:女,61 岁。

(2) 主诉:右上腹剧烈疼痛半小时,晕厥 1 次。

(3) 既往史:既往有肝炎病史 10 年余,肝癌病史 7 年余,2008 年、2009 年先后两次行肝左叶部分切除术,术后行肝动脉化疗栓塞术(TACE)2 次。

(4) 体格检查:神情淡漠,嗜睡,急性失血面容,血压为 70 mmHg/45 mmHg。上腹部有压痛,反跳痛,腹肌紧张,肝脏肋下可触及 2 cm,质硬,振水音阳性,肝浊音界存在,有移动性浊音。双下肢无水肿。

(5) 实验室检查:

血常规:RBC $2.57 \times 10^{12}$/L, Hb 78 g/L, WBC $20.3 \times 10^9$/L, Plt $142 \times 10^9$/L, N 94.1%。

肝肾功能:总蛋白 47 g/L,白蛋白 24 g/L,总胆红素 14 $\mu$mol/L,谷丙转氨酶 33 IU/L,谷草转氨酶 54 IU/L,碱性磷酸酶 63 IU/L,乳酸脱氢酶 707 IU/L,肌酐 55 $\mu$mol/L,血清钾 3.7 mmol/L。

凝血全套:凝血酶原时间 14.9 秒,国际标准化比率 1.29,部分凝血活酶时间 29.3 秒,纤维蛋白原 1.325 g/L,凝血酶时间 21.3 秒。

特殊检查:心电图起搏器安置中,余未见明显异常。

上腹部 CT 示:肝癌破裂出血可能。

## 二、影像学资料

术前腹腔动脉造影可见肝内肿瘤病灶呈淡片肿瘤染色,肝右动脉可见小动脉瘤,未见活动性出血征象(见图 146 - 1);第一次栓塞术后造影,小动脉瘤消失,肝内肿瘤染色不明显,无活动性出血(见图 146 - 2)。二次超选择动脉造影,可见肝尾状叶

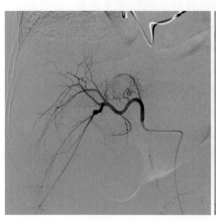 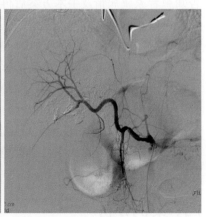

图 146 - 1　肝右动脉小动脉瘤栓塞术前造影　　图 146 - 2　肝右动脉瘤栓塞术后造影

肿瘤染色,未见活动性出血(见图146-3);二次碘油＋弹簧圈栓塞后造影可见肝内肿瘤病灶消失(见图146-4)。

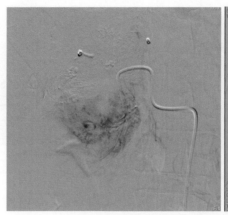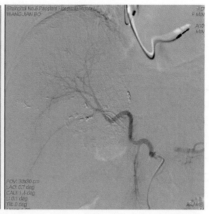

图146-3　超选择动脉造影(尾状叶肿瘤　　图146-4　二次碘油＋弹簧圈栓塞后
　　　　　染色)　　　　　　　　　　　　　　　　　造影

## 三、诊治经过

　　根据患者既往肝癌病史,急性上腹部疼痛及腹膜刺激征,血压进行性下降(70 mmHg/45 mmHg),腹穿抽出不凝血以及上腹部CT表现,诊断肝癌破裂出血明确,遂急诊行肝动脉栓塞术止血。

　　取仰卧位,局麻后右股动脉穿刺置鞘,用5F-RH导管插管至腹腔干及肝固有动脉造影,可见肝右叶巨大占位性病灶,肿瘤染色明显,边界不清,未见明显动静脉及动门脉分流;肝右下叶动脉局部见小动脉瘤。肠系膜上动脉造影未见异常。使用微导管超选择性插管至动脉瘤颈,用2 cm×3 cm塔形微弹簧圈栓塞动脉瘤,再次造影示动脉瘤未显示;再次将微导管选择性插管至肿瘤供血动脉内,透视下缓慢注入5 ml碘化油及PVA颗粒(100 μm)栓塞肿瘤血管,再次造影示肿瘤供血动脉不显影,肿瘤染色消失。术毕拔管,局部压迫止血,送ICU。术后继续予以输血、补液等支持对症治疗,密切监测患者生命体征。

　　术后第一天,患者维持血压130 mmHg/70 mmHg左右,状态平稳,转出ICU。术后第二天,患者再次出现神智淡漠、反应迟钝,心电监护:血压108 mmHg/56 mmHg,急查血常规示:RBC 1.73×10⁹/L,血红蛋白52 g/L,血氨、BNP、血气分析均正常,结合急诊腹部CT平扫,考虑肝内慢性持续性渗血;充分告知患者家属病情及手术方案后再次行肝动脉栓塞术止血。

　　再次造影可见肝内占位病灶呈淡片肿瘤染色,肿瘤内见斑片状高密度碘油沉积,原肝右动脉分支小动脉瘤载瘤动脉不显影,第一次栓塞的肿瘤供血动脉分支不显影。使用微导管超选择至肝右动脉第Ⅴ第Ⅵ段分支造影显示该段分支动脉参与肿瘤供血,未见到造影剂外渗等出血的直接征象,考虑为肿瘤位于包膜下缓慢渗血所致,透视下缓慢注入5 ml碘化油乳剂,再用3 mm×3 mm、2 mm×3 mm、2 mm×4 mm弹簧圈分别栓塞所有肿瘤供血动脉,再次造影示肿瘤供血动脉不显影,肿瘤染色消失。胃十二指肠动脉、胃左动脉及肠系膜上动脉造影未见肿瘤血供。术毕安返病房。继续给予心电监护、吸氧等,密切监测生命体征变化。术后患者病情逐渐平稳,肝功能逐渐改善,一周后出院。

## 四、案例分析

　　患者老年女性,突发右上腹剧烈疼痛,偶有晕厥,患者既往有明确肝癌病史,入院有急性失血体征,

CT 提示包膜下出血。结合既往史及本次入院病情,在告知家属病情危重的情况下,急诊行肝动脉栓塞术止血、抢救患者生命。本次治疗的目的,主要是急诊栓塞止血,而晚期肝癌的治疗中 TACE 治疗本身占有一定的地位,鉴于本次治疗以止血为主,而且肝癌破裂出血本身会引起肝功能的损害,因此栓塞时并不需要混合化疗药,术中考虑到肝癌病灶较大,且未看到明显活动性出血,因此为保留肝癌供血血管以备后续 TACE 治疗,所以在栓塞时未用弹簧钢圈栓塞供血动脉主干。术后第二天,患者再次出现神智淡漠、反应差,急查血常规示血红蛋白持续下降,提示仍有活动性出血,虽然血压较稳定,但考虑出血较慢且位于肝包膜下,因此对血压的影响较小,但如不及时处理,一旦破入腹膜腔将会导致迅速休克乃至死亡,因此再次行肝动脉栓塞术,术中发现肝癌有残存的供血动脉,为抢救患者生命,遂行肿瘤血管及供血动脉彻底栓塞。术后患者病情逐渐平稳,但将给后续的 TACE 治疗带来困难。

## 五、诊治原则及注意事项

(1) 肝癌破裂出血的临床特点是发病急、病情重,因此行肝动脉栓塞治疗的原则是尽快控制出血,稳定患者病情。

(2) 应仔细、全面地寻找肿瘤的供血动脉,避免因肿瘤供血动脉寻找不完全,栓塞不彻底而导致栓塞失败。

(3) 乏血供者由于供血动脉不明显,出血部位不易确定,加之怕过多误栓正常肝动脉,而栓塞不完全,容易导致栓塞失败。此类患者栓塞时应注意,栓塞后可保留动脉鞘,观察 24~48 h,如无继续出血或再出血,再拔鞘管。

(4) 术中仔细观察造影图像,明确出血部位、有无肝动静脉瘘、肝动脉门静脉瘘及门脉癌栓等情况,以确定栓塞方法、选用的栓塞材料和栓子的大小。

(5) 合理选用栓塞材料。栓塞材料以碘化油、明胶海绵、PVA 颗粒为好,慎用弹簧圈,以免影响后续的治疗。如其他栓塞材料不宜选用或不能控制出血时,可选用弹簧圈栓塞。

(6) 合理使用化疗药物。如果患者一般情况较好,出血量不多,病情允许,可选用化疗药及碘油化疗药乳剂,以达到更好的控制肿瘤生长的作用。如患者出血量大,病情危急,甚至出现休克等表现,则以栓塞控制出血、抢救患者生命为治疗原则,不宜进行化疗灌注。

(7) 严格把握肝癌栓塞的适应证和禁忌证,特别注意患者的肝功能和门静脉受累及门脉癌栓情况,避免因栓塞而造成患者肝脏衰竭甚至死亡。

(8) 术中输血输液,纠正休克;术后心电监护,密切注意病情变化,以防再出血,加强保肝治疗,促进肝功能恢复。

## 六、讨论

肝癌的血管性介入治疗主要包括经肝动脉化疗栓塞术(transcatheter arterial chemoembolization,TACE)、经肝动脉灌注化疗术(transcatheter arterial infusion,TAI)、经门静脉化疗栓塞术等,其中 TACE 是目前肝癌介入的主要方法。

### 1. 肝动脉化疗栓塞术

正常肝脏的血供 25%~30% 来源于肝动脉,而原发性肝癌的血供 90%~99% 来自肝动脉,只有少部分由门静脉供血。TACE 应用化疗药物和超液化碘油混合成乳剂,栓塞肿瘤血管,使肿瘤缺血坏死。由于碘油能较长时间的滞留在肝癌组织内,因此在栓塞肿瘤供血动脉的同时,可缓慢释放化疗药物,长时间地保持药物浓度,有效地杀死癌细胞,而对正常的肝脏影响较小,是不能手术切除的中晚期肝癌的首选疗法。具体操作步骤:采用 Seldinger 技术,置入鞘管。将 5F 导管分别插入腹腔干、肠系膜上动脉及膈下动脉造影,寻找肿瘤的供血动脉,仔细观察有无肝动静脉瘘、肝动脉-门静脉瘘及门脉主干受累情况。然后将导管或微导管超选到肿瘤的靶血管内,用碘化油乳剂对肿瘤供血动脉进行栓塞,以更好地控制肿瘤生长,提高治疗效果。必要时可再用适量明胶海面颗粒加强栓塞;如同时合并肝动静脉瘘、肝动脉-门静脉瘘,则先使用适量大小的明胶海绵条或颗粒进行堵瘘。如门脉主干、主支部分受侵犯或有癌栓形成,则应谨慎栓塞,务必超选择插管,尽可能地避开正常血管,以避免肝脏动脉和门脉均堵塞而导致肝脏缺血坏死。TACE治疗的优点:①可迅速显示出血病灶的血管、出血部位以及肝外的供血动脉;②可以超选择插管栓塞出血动脉及相应肿瘤血管,最大程度地保留正常肝组织不被栓塞,使患者的肝功能影响程度最小;③TAE止血迅速可靠,创伤小,TACE治疗的缺点是大多数肿瘤坏死不完全,需要多次治疗。

### 2. 经肝动脉灌注化疗术

经肝动脉灌注化疗术一般和栓塞术同时进行,单纯的灌注化疗主要用于肝动脉造影后发现动静脉瘘,又无条件封闭瘘口的患者。肝癌血供90%来自肝动脉,经导管肝动脉灌注化疗短时间内多联化疗药可浸注肿瘤组织杀死癌细胞,但是由于原发性肝癌对化疗敏感性不高,单纯肝动脉灌注化疗的效果比TACE要差。

### 3. 经门静脉化疗栓塞术

原发性肝癌肿块的边缘和较小的肿瘤结节主要由门静脉供血,而这部分癌肿生长活跃,与其浸润扩散关系密切。肝动脉栓塞后,门静脉会对肿瘤供血增加,其对肿瘤细胞的残存发展起重要作用。另外,原发性肝癌极易侵犯肝内血管,尤其是门静脉系统,并经门静脉肝内转移或形成癌栓。因而使得单纯的TACE治疗效果不能令人满意。从肝动脉门静脉两个途径进行化疗栓塞效果比单独从肝动脉途径更好。对于手术切除后残余肝脏太少而无法一期切除的患者,选择性门静脉栓塞可以使栓塞侧肝门静脉血供明显减少,对侧血供明显增多,从而诱导肝细胞增生,肝脏体积增大,提高二期肝切除术的安全性,预防可能发生的术后肝功能衰竭。门静脉栓塞的缺点是可能增加肝脏损害,对于有肝硬化、门脉高压患者需非常慎重,可能导致异位栓塞、门静脉反流、门脉压力增加、消化道出血、肝功能衰竭等严重并发症,甚至加快患者死亡。

## 七、思考题

1. 肝癌破裂出血的诊治原则及注意事项?
2. 肝癌的血管介入治疗方法有哪些?

(王建波　孙希奇)

# 案例 147
# 冠状动脉狭窄支架成形术

## 一、病史

（1）症状：女性，59 岁，劳力性胸闷三月，加重一周。快步行走即可诱发，休息或含服速效救心丸后症状缓解。有高血压病史 10 余年，血压最高达 180 mmHg/100 mmHg。日常服用倍他乐克 25 mg，bid。

（2）体格检查：神情，查体合作，血压 146 mmHg/84 mmHg，双肺无啰音，心率 70 次/min，节律齐，无杂音，心界不扩大。双侧桡动脉、股动脉搏动良好。下肢无水肿。实验室检查：血常规、尿常规、粪常规无异常。肝肾功能电解质及空腹、餐后 2 h 血糖无异常，血脂 TC 5.6 mmol/L，LDL 4.0 mmol/L，心电图正常，超声心动图心脏结构正常，无室壁运动异常，肌钙蛋白 I 正常。

## 二、影像学资料

经皮冠状动脉腔内球囊成形术及支架植入术：选择性冠状动脉造影显示（见图 147-1），右冠状动脉（RCA）近端 90％狭窄；右冠状动脉近端 2.0 mm×15 mm 球囊预扩张（见图 147-2）；右冠状动脉近端植入 3.0 mm×16 mm 支架（见图 147-3）；支架内 3.0 mm×8 mm 高压球囊后扩张（见图 147-4）；右冠状动脉狭窄解除（见图 147-5）。

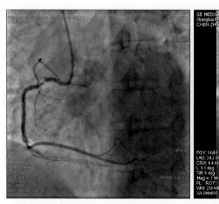
图 147-1　选择性 RCA 造影

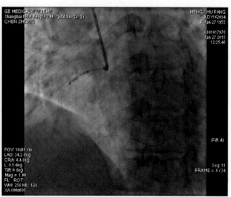
图 147-2　RCA 近段球囊预扩张

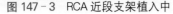
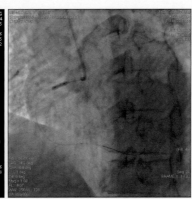
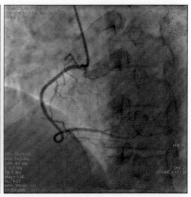

图 147-3    RCA 近段支架植入中　　　　图 147-4    支架内球囊扩张　　　　图 147-5    支架植入成功,狭窄解除

## 三、诊治经过

　　患者因"劳力性胸闷三月,加重一周"入院,日常快步行走即可诱发,休息或含服速效救心丸后症状缓解,临床符合急性冠状动脉综合征(非 ST 段抬高 ACS)诊断。患者及家属知情同意后行局麻下右侧桡动脉穿刺插管,选择性冠状动脉造影显示 RCA 近端 90% 狭窄。①在肝素化后对 RCA 行 PCI 术:追加肝素至 100 IU/kg,6F JR3.5 指引导管到达 RCA 开口,造影确认近端狭窄 90%;②送入 BMW 导丝至 RCA 远端,先予以 pioneer 2.0 mm×15 mm 球囊 8atm 预扩张;③RCA 近端病变狭窄减轻,再送入 3.0 mm×16 mm 紫杉醇洗脱支架至病变处,12atm 释放;④用 3.0 mm×8 mm 高压球囊 14atm 后扩张;⑤重复造影显示 RCA 近端支架内无残余狭窄,远端血流 $T_1MI$ 3 级。遂拔出桡动脉鞘管,局部压迫止血。护送患者安返病房。服用肠溶阿斯匹林 100 mg/d 和氯吡格雷 75 mg/d 双联抗血小板治疗,其他包括他汀类药物及倍他乐克继续服用。

## 四、案例分析

　　中年女性,因"劳力性胸闷三月,加重一周"入院。日常快步行走即可诱发,休息或含服速效救心丸后症状缓解。有高血压病史 10 余年,血压最高达 180 mmHg/100 mmHg(高血压 3 级)。入院后血脂 TC 5.6 mmol/l,LDL 4.0 mmol/l。选择性冠状动脉造影显示 RCA 近端 90% 狭窄。在强化药物治疗后对冠状动脉严重狭窄病变进行介入治疗可以解除狭窄,改善冠脉血供,有效缓解胸闷(心绞痛)等症状,提高临床生活质量。在部分重度狭窄患者先进行球囊预扩张,可以达到缺血预适应,减轻狭窄程度,保证支架植入时释放充分,支架不易损毁;予以高压球囊后扩张,达到支架贴壁充分,降低再狭窄发生率。术后服用标准双联抗血小板药物可以降低支架内血栓形成风险,服用他汀和倍他乐克可以改善患者远期预后。

## 五、处理方案及基本原则

　　(1) 临床诊断为急性冠状动脉综合征(非 ST 段抬高 ACS),需要进行危险分层(临床生命体征、血流动力学指标、肌钙蛋白 I 水平等)。

　　(2) 对于中高危 ACS,尽快进行选择性冠状动脉造影,必要时行冠脉介入治疗或其他方法血运重建。

（3）低危 ACS 患者可先进行药物强化治疗，择期进行冠状动脉 CTA 或选择性冠脉造影进行检查评价。

（4）进行经皮冠脉介入治疗，注意选择支架尺寸、释放压力，及后扩张必要性评估，避免造成冠脉夹层、穿孔、贴壁不良、无复流等后果。

（5）所有 ACS 患者均需要进行双抗抗血小板规范化治疗，降低中远期心脏事件风险。未服用阿司匹林的患者应在 PCI 术前至少 2 h，最好 24 h 前给予阿司匹林 300 mg 口服。PCI 术前术前 6 h 或更早服用者，通常给予氯吡格雷 300 mg 负荷剂量。如果术前 6 h 未服用氯吡格雷，可给予氯吡格雷 600 mg 负荷剂量（高龄者可不用）。部分血栓负荷重者可以选择替格瑞洛或者普拉格雷等新型 ADP 受体拮抗剂加强抗血小板治疗。存在慢性胃病患者，可以给予质子泵抑制剂及保护胃黏膜等药物。

## 六、讨论

经皮冠状动脉腔内球囊成形术和支架植入术是近 30 余年来冠心病治疗领域的革命性进展，尤其是对急性心肌梗死患者的急诊介入技术更是挽救了成千上万患者的生命。冠脉介入治疗存在适应证和禁忌证。

冠脉介入治疗适应证：具有下列特征的患者进行血运重建可以改善症状和预后：①左主干病变直径狭窄＞50％（ⅠA）；②前降支近段狭窄≥70％（ⅠA）；③大面积心肌缺血（心肌核素等检测方法证实缺血面积大于左心室面积的 10％，ⅠB）；④任何血管狭窄≥70％伴心绞痛，且优化药物治疗无效者（ⅠA）；⑤有呼吸困难或慢性心力衰竭者，且缺血面积大于左心室面积的 10％，或存活心肌的供血由狭窄≥70％的罪犯血管提供者（ⅡB）等。

冠脉介入治疗禁忌证：①出血性疾病；②严重心功能不全（患者不能平卧）、肝肾功能不全、电解质紊乱；③外周动脉血栓性脉管炎，局部皮肤感染；④严重造影剂过敏等。

同时需要强调的是，在进行规范化冠脉介入治疗的同时，药物治疗始终居于重要的地位。这些措施包括抗血小板药物、治疗心绞痛药物、他汀等改善预后的药物。同时需要积极处理合并存在的心血管危险因素。

## 七、思考题

1. 急性冠脉综合征的危险分层策略有哪些？
2. 急性冠脉综合征微创介入治疗一般程序，部分病例选择球囊预扩张和后扩张的作用有哪些？
3. 经皮冠脉支架植入术需要预防哪些严重并发症有哪些？

（陈　彬　陈　忠）

# 案例 148

## 食管支架植入术

### 一、病史

(1) 症状：男性，78岁，进行性吞咽困难加重6月。

(2) 体格检查：神清，体型消瘦，查体合作，对答切题，皮肤未见黄染，肺部听诊未及啰音，腹软，未及压痛及反跳痛，移动性浊音(一)。

### 二、影像学资料

经口食管支架植入术：①术前CT扫描(见图148-1)显示食管占位(T)，肿块边界尚清晰，周围重要结构如气管与重要动脉均未见侵犯；②术前钡餐(见图148-2)检查显示食管中段重度狭窄，钡剂通过困难，狭窄近端食管明显扩张；③支架植入术后及随访均显示食管狭窄明显改善，钡剂通过顺畅(见图148-3)；④国内外临床常用的食管支架类型(见图148-4)。

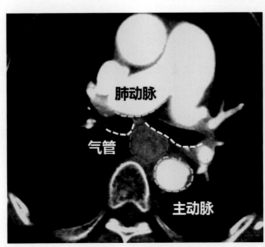

图148-1 增强纵隔窗

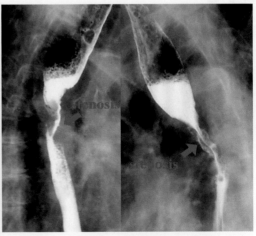

图148-2 食道吞钡摄片

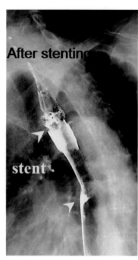
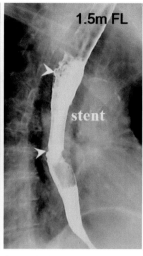
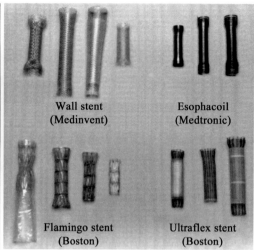

图 148‑3　食道吞钡摄片　　　　　图 148‑4　不同种类的支架

# 三、诊治经过

患者因"进行性吞咽困难加重 6 月"就诊,内镜提示食管中段占位,伴管腔重度狭窄,内镜未能通过病变段食管;胸部增强 CT 扫描显示食管占位伴纵隔多发淋巴结转移。拟诊"食管癌"收住入院,入院后外科会诊提示无手术指证,遂考虑行食管支架植入术。术前食管钡餐检查提示食管中段重度狭窄,未见钡剂外渗及瘘等表现。患者口咽部表面麻醉下接受经口食管支架植入术,术中顺利植入一枚 18 mm×80 mm 食管支架,术后及随访钡餐均显示支架在位良好,钡剂通过顺畅。

# 四、案例分析

老年男性,有"进行性吞咽困难加重 6 月"主诉,查体体型消瘦,首先应考虑食管恶性梗阻性病变可能,进一步的辅助检查包括内镜及增强胸部 CT 扫描均支持食管癌诊断。食管癌目前主要治疗方案以外科根治手术疗效最佳,然而该患者高龄,加上多发淋巴结转移,故不具备外科手术指证。除手术治疗以外,食管癌最为有效的治疗手段应当属于放射治疗,但是考虑患者目前主诉为吞咽困难,不能进食加之一般营养条件较差,因此首选治疗应该考虑采用食管支架植入解除食管梗阻症状,恢复患者进食,改善营养条件后,再考虑后续放射治疗原发肿瘤,改善预后。

# 五、处理方案及基本原则

(1) 内镜下观察到肿瘤占位,必要时活检病理证实是确诊食管癌的关键。

(2) 胸部 CT 检查有助于食管癌的分期,是治疗方案选择的主要依据。

(3) 如患者拟行食管支架植入术,术前常规应行胸部增强 CT 明确癌肿对周围邻近结构的侵犯情况,尤其是明确邻近的主要血管(肺动脉和主动脉)是否受累,以降低支架植入后大出血的风险;行食管钡餐检查可以直观地观察到病变节段是否存在各种瘘(食管-气管瘘/食管-纵隔瘘),有利于支架的选择。

(4) 支架的选择,包括直径和其长度,需要以植入后能够顺应食管走形为原则,支架末端避免与食管形成夹角,否则长期植入易于形成食管穿孔或者瘘。

(5) 对于存在食管-气管瘘或者食管-纵隔瘘的案例,需要选择合适尺寸的覆膜支架治疗。

(6) 术后观察有无呕吐及呕血,如无上述症状,术后2 h后可予以温流质饮食。

(7) 支架植入后疼痛几乎所有患者均有不同程度主诉,可予以对症支持,如口服稀释利多卡因和地塞米松可有助于对症,特别严重时,在排除食管破裂穿孔等并发症的前提下,可以考虑使用强痛定、杜冷丁和阿片类药物止痛。

(8) 后续治疗,尤其是放疗与支架治疗应该有一定时间间隔,防止放疗后肿瘤组织坏死造成支架脱落移位。

(9) 术后需定期随访钡餐检查明确支架通畅情况。

## 六、讨论

### 1. 食管支架植入技术操作注意事项

在导管导丝通过病变段食管以及支架输送过程中操作要轻柔,所有的操作均需确认在食管腔内操作,导管进入胃腔后需经造影确认,才能交换导丝引入支架输送系统;对于放疗后的食管狭窄案例,操作尤其需要注意轻柔,避免粗暴操作引起大出血;支架通过贲门放置时,最好能放置带防反流瓣膜的支架,避免发生反流性食管炎。

### 2. 并发症处理

(1) 支架阻塞:可由食物阻塞或者肿瘤组织再生长引起,如为后者,必要时可以再次植入支架治疗。

(2) 支架移位:肿瘤组织接受治疗后发生回缩,可造成支架移位或者脱入胃腔,可以通过胃镜或透视下通过导管进行支架复位或者直接取出,如支架进入胃腔而患者无症状又难以取出者,可以观察,大部分情况下能够通过消化道排出。

(3) 食管破裂:较少见但是后果严重,患者生命体征稳定的情况下宜保守治疗,禁食和留置胃管有助于破口愈合。

(4) 反流:较常见,尤其是在贲门或者吻合口放置支架时易发生,采用带防反流瓣膜的支架有助于减少反流的发生。

(5) 出血:大部分小出血因支架植入损伤肿瘤组织造成,仅需对症处理,如发生邻近大血管破裂出血则通常可以致命。

## 七、思考题

1. 食管癌支架植入治疗的适应证有哪些?

2. 食管支架植入的术后处理有哪些?

（朱悦琦）

# 下肢动脉狭窄支架成形术

## 一、病史

(1) 症状:患者男性,79 岁,发现血糖升高 20 余年,左足红肿疼痛伴第一足趾干性坏疽 1 月余。

(2) 体格检查:左足皮肤红肿,无皮温高,第一足趾颜色发黑,左侧足背动脉搏动减弱,有足部溃疡。左下肢不浮肿。无胫前斑。血压 188 mmHg/82 mmHg。

(3) 实验室检查:肝肾功能正常,血白细胞 $7.7 \times 10^9$/L,红细胞 $3.98 \times 10^{12}$/L,血小板 $256 \times 10^9$/L,凝血酶原时间 20.2 s,部分凝血活酶时间 29.0 s,空腹血糖 9.14 mmol/L。

## 二、影像学资料

术前 DSA(见图 149 - 1),见股浅动脉中段完全闭塞;球囊扩张后可见血流通过良好(见图 149 - 2),但可见管壁夹层形成;支架植入后造影血流通畅,管壁夹层消失(见图 149 - 3)。

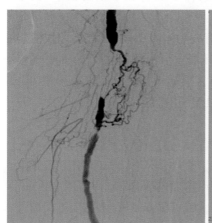
图 149 - 1　闭塞段术前造影

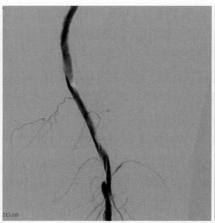
图 149 - 2　闭塞段病变,球囊扩张后

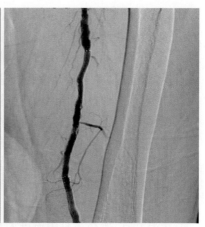
图 149 - 3　支架植入后

## 三、诊治经过

下肢动脉超声和 MRA 显示左下肢动脉多发粥样硬化、伴多发管腔(左侧股动脉、腘动脉、胫前动脉、胫后动脉、腓动脉干)中重度狭窄(大于 70%)。根据病史及影像学资料,符合左下肢动脉硬化伴斑块形成,双侧下肢动脉多处狭窄。

(1)术前用药:术前 3 天予以拜阿司匹林 100 mg/d、波立维 75 mg/d 口服抗血小板,控制血糖血脂,适当使用扩张血管及营养神经等对症治疗。

(2)术前准备:全面评估心、肺、肝肾功能状态,常规检测血常规、DIC 全套,向患者及家属介绍腔内治疗的相关问题,在充分尊重患者意愿的前提下,结合病情制订个体化手术方案。

(3)手术过程:局麻下左股动脉顺行穿刺置鞘,插管至左侧股总动脉造影,DSA 示:左侧股浅动脉中段局部闭塞,远端通过侧枝显影,见不规则狭窄;左侧胫前、后动脉及腓动脉近段局部狭窄、远段流出道显影较好。

(4)给全身肝素化,用 0.035inch 超滑导丝加 4F 超滑单弯导管小心开通股浅动脉中段闭塞段血管直至腘动脉,造影证实导管位于真腔内,选择 4.0 mm×150 mm 球囊由远端向近端分段扩张股浅动脉(分 2 次扩张,7 个大气压,维持 3 min);再次造影示股浅动脉开通,局部残余短段轻度狭窄并见夹层形成,遂选用 5 mm×150 mm 及 6 mm×150 mm 支架分别植入股浅动脉远段及近中段,放置过程顺利,造影示股浅动脉血流通畅。术毕保留血管鞘,安返病房。

(5)术后处理:术后给予心电血压监护,密切观察病情变化,穿刺侧肢体制动至拔管后 24 h。术后 3 h 拔除血管鞘,穿刺点加压包扎,注意观察穿刺侧肢体皮温及足背动脉搏动情况。拔鞘 30 min 后给予肝素钠 12 500 IU 加 500 ml 生理盐水静脉滴注维持 24 h,连续使用 3 天,同时连续 4 天监测 DIC 全套。口服波立维 75 mg/d,维持半年,拜阿司匹灵 100 mg/d,终身服用。禁止下肢过伸过屈运动。

## 四、案例分析

老年男性,血压 188 mmHg/82 mmHg,发现血糖升高 20 余年,左足红肿疼痛伴第一足趾干性坏疽 1 月余入院。下肢动脉超声和 MRA 显示左下肢动脉多发粥样硬化、伴多发管腔中重度狭窄(大于 70%)。诊断糖尿病所致外周血管病变。遂行 DSA 造影,明确病变具体位置、狭窄程度及侧枝循环情况。该例患者造影证实股浅动脉长段闭塞,但远端流出道良好,虽然有较为丰富的侧枝循环,但没有直接血流进入腘动脉,因此导致远端肢体缺血坏死。治疗的目的是开通闭塞段股浅动脉,保证有足够的血流进入腘动脉,膝下血管暂不处理,以后视随访结果再定。根据该患者血管造影情况判断可采用腔内技术或内膜下成形技术开通闭塞血管段,开通后行球囊扩张成形,如果血流通畅且残余狭窄低于 30%,没有夹层形成,可不植入支架,否则行支架植入。

该患者选用 0.035inch 超滑导丝通过闭塞段病变后造影,证实导丝是通过内膜下到达远端真腔。取 4.0 mm×150 mm 球囊由远端向近端依次扩张股浅动脉,球囊长度应略长于病变段,扩张后造影示股浅动脉局限性残余狭窄大于管腔直径 30%,且可见股浅动脉远端夹层形成,遂 5 mm×150 mm 及 6 mm×150 mm 支架串联植入。再次造影示股浅动脉血流通畅。血管再通后肢体远端供血明显改善,皮温升高,避免患足因血供不足而发绀溃烂,同时也缓解了因血供不足导致的静息痛,提高了生活质量。

## 五、处理方案及基本原则

（1）术前无创检查确定病变部位对制订手术方案至关重要，包括手术入路的选择、穿刺方向等。

（2）膝下病变一般选择顺行穿刺，有足够长的操作空间和足够强的支撑力；膝上病变可选择逆行穿刺，利用预弯抗折鞘开通对侧，操作相对容易。

（3）术中造影明确远端流出道对判断手术成功率和预后有一定帮助。

（4）球囊扩张时尽可能选用长的球囊一次扩张成形，避免反复扩张。

（5）选择球囊直径要与该部位正常血管直径相当，宁小勿大。

（6）支架植入要严格把握适应证，跨关节的部位一般不放置支架。

（7）术前双联抗血小板、术中肝素化、术后抗凝及抗血小板对预防术后再狭窄非常重要。

## 六、讨论

（1）下肢动脉硬化闭塞症多继发于糖尿病和高血压，多数情况下两者同时具备，因此有时候难以明确区分病变究竟是由糖尿病还是高血压所致。传统观点认为高血压主要累及较大的血管如髂股动脉、肾动脉等，而糖尿病主要累及中小血管甚至末梢毛细血管如膝下血管等。对于较大血管闭塞的治疗可采用外科手术如血管搭桥等，但创伤大，并发症多，对血管基础要求高，近年来逐渐被腔内治疗技术所取代。下肢动脉狭窄硬化病变的经血管腔内介入治疗术，创伤小，可重复性强，恢复快，并发症和围手术期病死率相对较少，而且不排斥以后的手术治疗，近年来成为治疗下肢动脉硬化闭塞症的主要手段。下肢动脉狭窄硬化病变的经血管治疗术包括单纯经皮血管内球囊成形术、经皮血管内支架成形术以及斑块旋切、超声消融、激光消融等新的腔内治疗技术。

无论手术治疗还是腔内治疗，术前对血管流出道的判断至关重要。影像检查的意义一方面了解闭塞段血管的情况如狭窄程度、部位等，以便选择治疗方法、确定穿刺入路、帮助器械准备等；另一方面了解闭塞段远端的血管情况即流出道情况，以预测手术成功率及判断预后。一般情况下好的流出道预示着手术成功率较高，且预后较好。

对考虑行支架植入术的患者，术前 3 天需口服抗血小板治疗以避免术中急性血栓形成，一般采用双联抗血小板，即拜阿司匹林 100 mg/d、波立维 75 mg/d。急诊治疗时可给予负荷剂量即拜阿司匹林 300 mg 及波立维 300 mg。术后持续服用抗血小板治疗以维持血管通畅。

与手术治疗相比，腔内治疗面临的主要问题是术后再狭窄，越是小的血管术后发生再狭窄的概率越高。目前随着药物和器械的不断改进，预计在不久的将来将会在小血管的支架植入以及再狭窄方面有所突破。

（2）单纯经皮血管内球囊成形术（percutaneous transluminal angioplasty，PTA）。

具体操作：经股动脉穿刺置入造影导管至病变近端，经导管造影明确病变具体位置、狭窄程度及侧枝循环情况，根据病变部位和长度选择不同的开通器械，通常情况下狭窄病变在路图（roadmap）指引下可直接通过导丝，闭塞病变则需要通过导丝导管的配合开通闭塞段。闭塞段的开通可能有两种途径，一是腔内直接开通技术，即导丝始终走行在真腔内；另一种为内膜下成形技术，一般用超滑导丝，在导管支撑下（要有一定的角度），意向性穿进闭塞近端内膜下腔，使导丝呈袢状前进，通过闭塞段后重新返回真腔，有时需对导管进行特殊塑形，使与纵向成一定角度的支撑作用（其原理是用导丝和导管撑开动脉内膜下腔，形成新径路）。内膜下成形技术可使常规开通困难的案例另辟蹊径，它的正确使用有赖于术者熟练的手感和意念，难点在于进入内膜下的导丝和导管重新回到真腔。近来也有一些专门用于内膜下成形回到真腔的导管，缺点是价格较贵。

导丝通过病变段后再次造影,确定导管位于血管流出道真腔内,判断治疗血管的节段分布。选择合适的球囊进行扩张,球囊长度尽可能一次覆盖全部病变;病变段较长时由远端向近端分段扩张,扩张后再次造影观察血管成形效果。一般情况下不进行二次扩张成形。

PTA 的适应证原来仅局限于中等直径血管短段的局限性狭窄或闭塞,近年来随着技术及设备的不断改进,适应证已大大扩展,几乎适用于除脑血管外球囊能够到达的所用血管(颅内血管的 PTA 尚存在争议)。禁忌证也仅限于一般介入治疗的禁忌证以及患有原发性出血性疾病或近期内(一般 6 个月内)有并发出血性疾病的患者。

(3)经皮血管内支架成形术(percutaneous transluminal angioplasty stent,PTAS)。

PTAS 的主要适应证包括:①PTA 术后夹层形成;②PTA 术后残留狭窄大于管腔直径 30%或压力梯度在 5 mmHg 以上;③血管腔内广泛性碎片、活瓣形成或假性动脉瘤等。根据目前的支架产品,一般不建议在跨越关节的部位使用血管内支架。使用血管内支架的优点:不仅降低了因血管弹性回缩引起的再闭塞率,且可防治 PTA 后血管内膜撕裂夹层形成所致的不良后果,提高 PTA 后血管的远期通畅率。

(4)其他血管腔内技术。

超声消融:超声的主要目的是粉碎斑块,开通血管,其主要机制是利用超声所产生的空穴作用、间接助溶、机械破碎原理,利用超声特定的波长有效识别动脉壁与阻塞硬化的斑块和血栓,选择性消融血栓和斑块而对血管内膜不产生严重病理性损伤,消融的动脉斑块及血栓碎片对远端血管无影响,并发症少。

斑块旋切:利用特殊的旋切导管,到达病变部位后导管前方高速旋转的刀头可将血管壁的斑块磨成碎屑并经导管腔抽出到体外,使闭塞的血管开通。

## 七、思考题

1. 下肢动脉狭窄经血管内治疗技术种类及其各类技术的优缺点有哪些?
2. 经皮腔内血管成形术的基本操作过程?
3. 经皮腔内血管成形支架置入术的适应证有哪些?

(王建波　孙希奇)

# 案例 150
# 选择性血管造影术

## 一、病史

(1) 一般资料:患者女,18岁。便鲜血1天。

(2) 症状:患者1天前无明显诱因出现鲜红色血便,偶有血块,伴恶心呕吐,右下腹疼痛。

(3) 体格检查:右下腹有轻压痛,无反跳痛,无移动性浊音,无肝区叩击痛,无肾区叩击痛。

(4) 实验室及特殊检查:急诊血常规:白细胞 $3.4 \times 10^9$/L,红细胞 $3.42 \times 10^{12}$/L,血红蛋白 97 g/L,血小板 $231 \times 10^9$/L,中性细胞百分比 55.2%。肝肾功能:肌酐 61 $\mu$mol/L,白蛋白 40 g/L,总胆红素 4 $\mu$mol/L,谷丙转氨酶 14 IU/L,谷草转氨酶 19 IU/L。血清钾 3.8 mmol/L。DIC全套:凝血酶原时间 11.7 s。特殊检查:心电图未见明显异常。

## 二、影像学资料

CT平扫(见图150-1)结肠肝区内可见软组织密度影,但无法与肠内容物分辨,很容易漏诊;增强CT(见图150-2)可见结肠肝区内侧管壁不规则增厚,动脉期可见多发迂曲血管显影,周围增厚的管壁轻度强化;选择性肠系膜上动脉造影(见图150-3)提示可见结肠肝区异常血管团、迂曲供血动脉及增粗的引流静脉,实质期可见圆形异常染色;内镜检查证实为肠壁息肉,表面可见出血(见图150-4)。

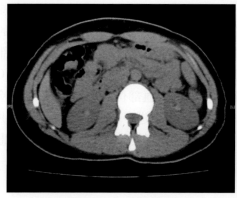
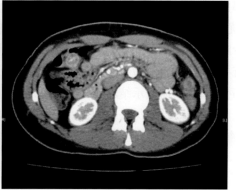

图 150-1 上腹部 CT 平扫　　　　　图 150-2 上腹部 CT 增强(动脉期)

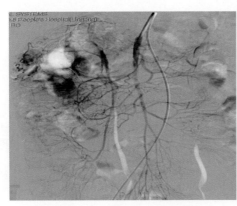
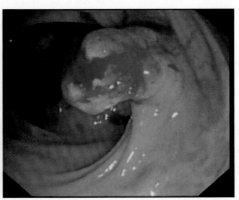

图 150 - 3　肠系膜上动脉造影　　　　图 150 - 4　内镜检查

## 三、诊治经过

　　患者入院后急诊行上腹部 CT 检查,显示结肠肝区内侧管壁不规则增厚,动脉期可见多发迂曲血管显影,周围增厚的管壁轻度强化。患者持续下消化道出血,为进一步明确诊断故行选择性血管造影术。手术过程:患者取仰卧位,常规消毒铺巾局麻,右股动脉穿刺置鞘,用 5F 导管分别插管至腹腔干、肠系膜上动脉、肠系膜下动脉造影,腹腔干及肠系膜下动脉未见异常血管,选择性肠系膜上动脉造影可见回结肠动脉分支增粗迂曲,结肠肝区可见异常血管团、实质期可见圆形异常染色,边界清楚,引流静脉增粗。血管造影明确该部位为出血部位,诊断方面结合 CT 检查考虑结肠肝区良性肿瘤或血管畸形,建议内窥镜进一步检查。术中患者病情平稳,术毕拔管,局部压迫止血,安返病房。术后处理:心电血压监护,密切观察患者病情变化,穿刺侧肢体制动 24 h,观察穿刺侧肢体皮温及足背动脉搏动情况。术后患者急诊行结肠镜检查,诊断为结肠息肉出血,肠镜下行电切术,过程顺利,病理结果显示幼年性息肉伴上皮轻度不典型增生。

## 四、案例分析

　　患者年轻女性,便鲜血 1 天,发病突然,外科检查除外肛周疾病,考虑下消化道出血,急诊 CT 检查同时行腹部血管造影进一步明确诊断。DSA 是诊断出血性疾病的金标准,近年来随着 CT 检查技术的不断提高,尤其是扫描速度的加快以及分辨率的提高,使得 CT 结合 CT 血管成像对大多数的出血案例能够得出诊断,但在特殊情况下仍然需要结合 DSA 检查进一步了解出血的责任血管、出血部位及病变性质等。有些情况下 DSA 检查发现病变的同时还可以给予介入治疗进行止血。本例患者 CT 平扫未明确显示病变,增强扫描提示结肠肝区肠壁增厚,为进一步明确出血部位及原因遂行 DSA 检查。通过选择性肠系膜上动脉造影,尽快找到出血点,虽未明确其性质,但为进一步行结肠镜检查提供了初步方向,肠镜检查诊断为结肠息肉出血,遂直接在镜下行电切术,过程顺利,患者安返病房。术后患者便血症状消失。

## 五、处理方案及基本原则

　　(1) 术前合理的影像检查必不可少,遵循从无创到有创的原则。

（2）超选择造影可能增加诊断的成功率，但也可能提高并发症的发生率。阴性结果不能否定诊断。

（3）要将可能的靶血管尽量做全，避免漏诊。

# 六、讨论

选择性血管造影术（selective angiography）是血管介入手术的基础，一切的血管内介入治疗都是以血管造影明确诊断起始的。近年来影像检查手段日益更新，尤其是无创血管成像技术的不断提高，使得单纯为诊断目的而进行的血管造影越来越少。但在某些情况下，DSA 仍然是血管性疾病诊断的金标准，比如神经系统血管性疾病的诊断及介入治疗后的复查、某些无创检查受限的患者的诊断等。

选择性血管造影常用的穿刺部位为股动脉，采用 seldinger 法穿刺，置入动脉鞘（成人一般选择 5F 直径，儿童则选择 4F）。根据所要造影的靶血管，选择不同形状的造影导管，在体内成襻后一般可到达所有的动脉分支。造影时间分为动脉期、实质期、静脉期。消化道出血最可靠的血管造影征象是造影剂溢出于血管外。1963 年 Baun 等经过动物实验得出结论，如果出血量 >0.5 mL/min，选择性血管造影可见到造影剂外渗，形成血窦、血池；DSA 下表现为逐渐增大的小片状造影剂聚集。如果造影剂涂抹在胃肠道腔内的表面，可见胃肠道表面黏膜影，并可随胃肠蠕动而运动，后期缓慢消失。间接征象主要是原发疾病的血管造影征象，包括局部血管密集，粗细不均匀，末梢迂曲扩张、抱球征及肿瘤染色等。在出血量不大或在造影时已经用过止血药的情况下，通常间接征象对诊断的帮助更大。

消化道出血选择性血管造影的适应证：不明原因的消化道出血和各种原因的难治性消化道出血。包括消化性溃疡出血、门静脉高压出血、损伤性出血、肿瘤性出血、分流性出血、血管畸形出血、动脉瘤破裂出血等。

禁忌证：无绝对禁忌证，但对于重要脏器严重功能不全，严重出、凝血功能障碍，严重感染，全身衰竭的病例，动脉造影和介入治疗需慎重。

选择性血管造影的优缺点：数字减影血管造影检查，能动态观察血管分支分布情况，对于不明原因的消化道出血尤其是动脉性消化道出血定位诊断准确率高，可显示异常血管形态、分布范围等，明确出血的部位和原因，部分患者可同时进行介入治疗，及时挽救患者生命、缩短病程，降低病死率，具有良好的经济效益和社会效益。但由于病灶出血的间断性，使用止血药物后，黑便相对于出血的滞后性等，有时难以在造影前判断出血是否持续发生，使得在出血发生的间期或出血量较少时，造影不能发现出血的直接征象，对于非血管畸形、乏血供肿瘤等无特异性血管表现的病灶往往在造影时看不到间接征象，这时需结合其他的影像检查手段综合考虑。

# 七、思考题

1. 消化道出血选择性血管造影术的优点和局限性？
2. 消化道出血选择性血管造影的直接征象和间接征象有哪些？

（王建波  孙希奇）

# 案例 151

# 经皮椎间盘摘除术

## 一、病史

（1）一般资料：患者，女，46岁。职业：会计。

（2）现病史：腰背部疼痛半年，伴左下肢感觉异常2月。患者半年前因搬家过度劳累后，腰背部出现酸痛不适。2月前腰腿痛症状加重，伴左下肢麻木、疼痛，行走时明显，劳累或提重物时加重，休息后症状减轻。经卧床休息、针灸、按摩理疗后未见明显好转。

（3）既往史：1年前曾有腿部外伤史。

（4）体格检查：腰部活动受限，以前屈、左侧弯腰受限为著。$L_4$、$L_5$ 棘突压痛、叩痛阳性；左侧直腿抬高试验及加强试验阳性，左侧下肢麻木疼痛，趾及足的背伸力减弱，跟腱反射异常。

## 二、影像学资料

术前腰椎MRI $T_2$ 矢状面（见图 151-1）；术后腰椎MRI $T_2$ 矢状面（见图 151-2）；术前腰椎MRI $T_2$ 横断面（见图 151-3）；术后腰椎MRI $T_2$ 横断面（见图 151-4）。

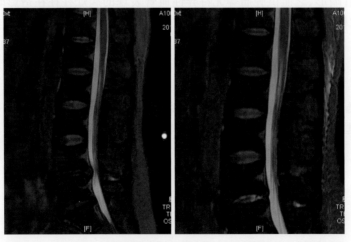

图 151-1　MRI $T_2$W 压脂矢状　　图 151-2　MRI $T_2$W 压脂矢状
　　　　　面　　　　　　　　　　　　　　面

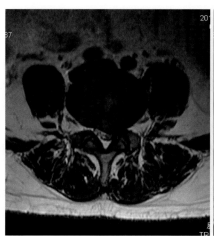
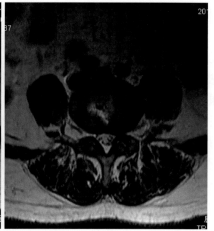

图 151-3　MRI $T_1W$ 横断面　　　　图 151-4　MRI $T_1W$ 横断面

# 三、诊疗经过

**1. 诊断**

$L_{4\sim5}$、$L_5\sim S_1$ 椎间盘突出,伴变性。依据:①患者长期久坐,半年前搬家,腰部过度劳累,体格检查:腰部活动受限,$L_4$、$L_5$ 棘突压痛、叩痛阳性,伴坐骨神经痛体征;②MRI 矢状面检查示 $L_{4\sim5}$、$L_5\sim S_1$ 椎间隙狭窄,椎间盘高度减低;③$L_{4\sim5}$、$L_5\sim S_1$ 突出之髓核组织与椎间盘母体信号一致,呈宽颈相连,$L_{4\sim5}$ 椎间盘压迫相应平面的硬膜囊和马尾神经,伴局部椎管狭窄;④$T_2W$ 像 $L_{4\sim5}$、$L_5\sim S_1$ 椎间盘呈低信号改变。

**2. 术前用药**

术前可选择使用预防性抗生素。

**3. 术前准备**

①术前常规检查:血常规、血沉、出凝血时间、心电图、X 线胸片等;②术前可使用镇静药;③患者或家属签署知情同意书。

**4. 术中操作技术**

采用经皮椎间盘髓核摘除术(PLD)。患者取右侧卧位于 X 线检查床上,透视下选定病变椎间盘水平,穿刺点在脊柱后正中线旁开 8～12 cm 处,用刀片于麻醉后的穿刺点做 3 mm 的皮肤切口,用直径1.0 mm 的带芯穿刺针从切口处经侧后方肌群缓慢插入 $L_{4\sim5}$ 椎间盘中央。经正侧位透视确认无误后,逐级置换 PLD 扩张管,最终置入工作套管,插入环锯"开窗",锯通纤维环后,将工作套管置入椎间盘中后 1/3 处,退出环锯,插入髓核钳反复夹碎并钳取髓核组织,然后负压抽吸残存髓核组织,直至无髓核组织吸出,达到减压目的为止。

**5. 术后用药与护理**

(1) 术后 3 d 静脉使用抗生素,症状仍较重者可加用地塞米松和甘露醇缓解症状。

(2) 术后 12 h 内注意观察患者生命体征,3 d 内注意消毒护理伤口,预防感染。

(3) 术后 2～4 周内应以卧床休息为主,减少腰部活动。

## 四、案例分析

(1) 适应证：①临床症状明显，持续性腰腿痛、跛行等；②脊神经受压，体征阳性或感觉异常者；③CT 或 MRI 表现为单纯性或包容性椎间盘突出，影像学表现和临床症状、体征相一致；④经非手术治疗 8 周以上效果不佳者。

(2) 禁忌证：①出血倾向、严重心脑血管疾病及精神障碍者；②急性、慢性脊髓炎，或合并椎管、脊柱其他病变者；③病变椎间隙或椎管严重狭窄；④突出椎间盘、韧带严重钙化；⑤椎间盘脱垂或游离至椎管内；⑥严重脊髓受压合并瘫痪者；⑦合并椎体滑脱（Ⅱ度以上）者。

(3) 其他介入治疗方法：经皮低温等离子消融术；经皮椎间盘内电热疗法；经皮激光椎间盘减压术；经皮椎间盘胶原酶溶解术；经皮椎间盘臭氧注射术。

## 五、处理方案及基本原则

(1) 手术前临床表现必须与影像学表现一致。
(2) 术中严格无菌操作。
(3) 尽可能摘除突出髓核达到直接减压。
(4) 术后康复训练，3 个月后复查。

## 六、讨论

### 1. PLD 的作用原理

该手术遵循"体积弹性模量特性"，即椎间盘内容积的增多或减少，可不成比例地升高或降低椎间盘的压力。常规的 PLD 术是在髓核中央切除部分正常椎间盘组织，使之容量减少，造成椎间盘内压的显著降低，在突出椎间盘组织的前方，形成一个真空负压区，从而产生一个相对持续、恒定的向心吸力，使突出的髓核部分回纳，减少对硬膜囊和神经根的压迫，从而消除因机械压迫导致的疼痛，本例 PLD 手术过程中，操作者用髓核钳直接摘除突出的椎间盘组织，达到直接减压的目的，术后 MRI 矢状面及横断面显示突出的髓核组织完全消失，治疗效果显著。

### 2. PLD 术中注意事项

①穿刺过程中遇到神经根是 PLD 术中常见的难点，此时应首先改变进针角度。如果穿刺角度变小至触及上关节突仍无法避开神经根时，则应将穿刺点远离棘突 1～2 cm，常可获得成功；若仍不能成功则应行对侧穿刺；②左手固定工作套管，右手持髓核钳在工作套管内做 1～2 cm 距离内的反复夹碎、钳取操作。当钳取的较多髓核组织时，会有明显的牵拉感。当牵拉感消失并钳取不出髓核组织是判断此方向的髓核是否钳取彻底的重要标准；③整个操作过程必须在透视下进行，尤其是在把工作套管向前推进或向后撤退时，禁止在无透视情况下大幅度移动工作套管及髓核钳。因为，若工作套管过分靠前，钳取髓核组织的过程中有可能损伤前纵韧带之前的大血管；若工作套管过分靠后，则工作套管有脱出椎间盘的可能，从而造成神经根损伤、软组织内出血；④在抽吸过程中，抽出的髓核组织悬浮在液体中呈灰白色。若见有血液则应立即停止抽吸，其可能原因为：工作套管位于椎间盘外，此时易损伤椎旁静脉丛，这是最常见的原因；工作套管过分靠前，损伤前纵韧带之前的大血管，这种可危及患者生命的情况是绝对禁止发生的。

### 3. PLD 术后并发症及处理

与外科手术相比，PLD 并发症的发生率极低，严重并发症更少。文献报道有关的术后并发症包括以下几种：①血管损伤：PLD 术致大血管损害引起大出血者罕见，与手术操作粗暴、对穿刺途径的解剖生疏或解剖变异有关，一旦发生可通过动脉栓塞或外科手术等方法及时处理。椎外静脉丛损伤致腰大肌旁血肿较少见，无需特殊处理，一般经休息、热敷、止血和预防感染后，多可自行吸收；②神经损伤：发生率低，穿刺进针途中碰触到神经，患者有触电样感觉，只需改变进针角度就可避开神经干。避免神经根损伤最重要的是局部麻醉，保持深部神经干的敏感性；③腹腔脏器损伤：穿刺点与棘突距离过远或穿刺针与冠状面角度过大会损伤后位结肠，术前应仔细参阅 CT 检查或 MRI 检查影像学资料，掌握穿刺通道的毗邻关系；④椎间盘感染：PLD 术后严重并发症之一，可能与器械消毒不彻底、无菌操作不严格、穿刺点和穿刺途径选择不当，损伤肠道后穿刺针被污染有关。大多数患者表现为术后不明原因的严重腰痛和坐骨神经痛，少数为腹痛或下腹部放射痛。白细胞计数和中性粒细胞比例多正常，早期表现为血沉明显加快。需尽早明确诊断，以便及时抗炎治疗，但因椎间盘血供较少，治疗起效缓慢。

# 七、思考题

1. 经皮椎间盘髓核摘除术的并发症及如何处理？
2. 术后椎间盘感染的原因，诊断与治疗？
3. 对于腰椎间盘突出患者的众多治疗方案，如何选择？

（何　煜　吴春根）

# 案例 152
# CT引导下肿瘤穿刺活检术

## 一、病史

(1) 基本资料:患者,男性,56岁,因咳嗽、咳痰2个月,偶发左侧胸痛来院就诊。自诉既往无明显不适。吸烟20年。临床诊断为肺炎。

(2) 体格检查:无异常,胸片检查为左肺斑片状密度增高影,行胸部CT检查示左上肺纵隔旁占位性病变。需行CT引导下活检明确病理。

(3) 实验室检查:WBC $9.6 \times 10^9$/L,CEA增高。出凝血时间正常,血小板计数正常。

## 二、影像学资料

常规CT扫描定位(见图152-1),注射器针头扫描确认位置与进针角度。穿刺活检针达病灶边缘,再次扫描确认位置与角度(见图152-2)。行切割活检,取出病理组织(见图152-3)。

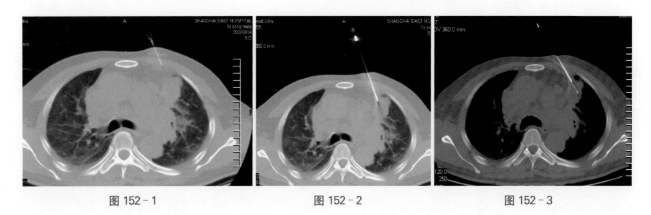

图152-1          图152-2          图152-3

## 三、诊疗经过

常规CT扫描定位,消毒、辅巾、局麻,选左前胸骨旁间隙为进针点,注射器针头扫描确认位置与进针角度。在进针点、穿刺病灶,穿刺活检针达病灶边缘,再次扫描确认位置与角度。行切割活检,取出病理组织。

## 四、案例分析

CT 引导下的穿刺技术是在 CT 机的引导下利用穿刺针经皮穿刺进入脏器或组织,获取细胞学或组织学标本,以明确病变性质的一种检查方法。CT 引导下的介入技术分为诊断性介入手术和治疗性介入手术,但两者间有重叠。典型的诊断性介入手术是活检术,包括抽吸、穿刺活检、切割活检。根据病变的部位、穿刺路径或活检所需要采集的标本而定。穿刺活检术即可以用于液体标本的收集进行微生物学分析,又可以获取样本进行细胞学、组织学检查。

CT 引导下肿瘤穿刺活检术为非血管介入技术的重要内容。CT 引导下经皮活检或进行各种介入性治疗,对影像学难以明确性质的病变,通过活检取得细胞学、组织学资料作出定性诊断和鉴别诊断,可以指导选择治疗方案、随访、观测预后等。

目前,随着 CT 的应用与发展,扫描速度快,组织密度分辨率高,可以精确显示病灶,同时穿刺针的改进、CT 立本定向技术的建立,使穿刺技术扩大了适用范围、提高了准确率,主要应用于全身各部位的病变的诊断,胸部、腹部、肌骨系统肿瘤的诊断与鉴别,同时也为 CT 引导下肿瘤微创治疗打下基础。CT 引导下穿刺技术在肿瘤诊断、治疗中发挥越来越大的作用。

## 五、处理方案及基本原则

(1) 术前读片评估穿刺活检的可行性。

(2) 避开血管、神经等重要脏器和组织。

(3) 尽可能多方向切取组织,提高准确性。

(4) 术后观察 24 h,防止内出血。

## 六、讨论

CT 引导下穿刺技术的优点:CT 图像分辨率高,图像不受空腔脏器蠕动和气体干扰,图像无重叠,增强扫描图像和三维后处理图像,使病变与周围解剖更清晰,可以避开大血管或重要脏器。

CT 引导下穿刺技术的缺点:常规穿刺不能实时显像引导,需要分步多次扫描确定穿刺位置,还有一个缺点是有辐射。

### 1. 技术分析

(1) 术前准备:操作者须了解病史、临床诊断及化验检查等、对有无出血史和药物过敏史重视;了解出凝血功能;高龄患者,应注意心肺功能;仔细研究患者胸片、CT、MRI,观察病灶位置、周围结构、与大血管纵隔的关系,选择进针道;向患者说明检查目的、程序、并发症等;准备器械;观察患者、稳定情绪;局麻药物过敏试验;作好急救措施,给氧设备、胸腔引流设备、药品等。

(2) 器械准备:活检针,穿刺包(洞巾、5 ml 注射器 1 支、手术尖刀、弯盘、灭菌玻片、敷料),局麻药物(2%利多卡因),小瓶(福尔马林)。

(3) 定位:仔细分析患者的 CT 片,初步确定患者体位,进行 CT 扫描。扫描后进一步选取进针点,体表放置栅格,扫描后确定最佳层面,测量穿刺点与病变间的最短距离,设计进针方向和角度。

(4) 皮肤消毒,铺洞巾,局麻。

(5) 注射器针头刺入皮下组织,重复扫描以证实进针位置与角度是否正确。

(6) 确定进针点后,将穿刺针推进到原定深度,再次扫描证实针尖与病灶关系。

(7) 确定无误,推进针芯,切割活检。

**2. 适应证和禁忌证**

(1) 适应证:体部结节或肿块病变;孤立性结节;多发结节;已知的恶性肿瘤,需组织学分类;已知原发恶性肿瘤,出现新发结节;其他病变如弥漫性肺间质性病变、骨髓异常、脑内病变。

(2) 禁忌证:重症肺气肿,呼吸功能严重不全;肺心病、肺动脉高压;咳嗽、呼吸不能控制;穿刺道上有肺大泡、囊肿性病变;病变疑为包虫病或血管性病变;凝血功能障碍;肺内、纵隔、腹腔内化脓性病变。

**3. 注意事项**

(1) 观察影像学资料:选取肿块实性部分、避免坏死区避开大血管、支气管、胸壁血管(内乳动脉、肋间动脉等)。

(2) 定位栅格摆放要正确;避免栅格不平、与皮肤贴付不紧,固定不牢等。

(3) 穿刺胸膜时,动作迅速,患者屏气,避免多次穿破胸膜,避开叶间胸膜。

(4) 活检次数控制在 3～4 次以下。

(5) 尽量选细针。

**4. 并发症及预防和处理**

(1) 气胸:最常见,可发生于穿刺时或后 1 h 左右,发生率 2.2%～30%,若合并肺气肿,发生率可达 50%。发生率与粗针、穿刺次数增多、术者经验、患者年龄相关,与性别、病灶大小无明显相关。预防:提倡用细针、限制穿过脏层胸膜的次数、凝血封堵破口、下垂部位穿刺,等渗盐水＋利多卡因＋泛影葡胺封闭肺组织并术后体位控制等。处理:术后留观＋胸片复查,气胸＜20% 无需引流。

(2) 肺泡出血、咯血:少见、5% 左右,血色痰。致死性肺出血,多为切割活检所致。

(3) 空气栓塞:罕见,原因:①不带针芯的针穿刺入肺静脉;②穿刺道使气道、肺、肺静脉交通。预防:活检时患者不能立位或半立位;穿刺针带针芯;患者避免咳嗽和过度紧张。

(4) 肿瘤种植:非常少见。

(5) 死亡:极罕见,发生率为 0.01%～0.05%,zornoza 报道的 5 例中,2 例死于肺出血,1 例死于肺栓塞,1 例为张力性气胸,1 例死因不明。

# 七、思考题

1. CT 引导下穿刺活检术的应用适应证有哪些?
2. CT 引导下穿刺活检术的禁忌证有哪些?
3. CT 引导下穿刺活检术的并发症及处理有哪些?

(张国滨　吴春根)

# 案例 *153*
# 经皮椎体成形术

## 一、病史

患者,女,65 岁,患者于 2 天前腰背部轻微外伤后出现钝痛,无胸腹部束带感,双下肢感觉正常。行走时明显,咳嗽时加重,平卧休息时减轻,翻身困难,大小便功能正常。患者既往有骨质疏松史多年。体格检查:四肢肌力均 V 级,肌张力对称。胸腰段椎体棘突压痛,叩痛(+),右下肢直腿抬高 60°,左下肢直腿抬高 60°,感觉平面存在,双侧巴氏征(一)。实验室检查:血常规、凝血功能、肝肾功能均正常。肿瘤全套正常。血钙轻度减低,约 2.09 mmol/L。特殊检查:胸腰段 CT 平扫:$T_{12}$、$L_1$ 椎体压缩性骨折,胸腰段骨质疏松、退变。胸腰段 MRI 平扫:$T_{12}$ 椎体压缩性骨折并骨髓水肿(急性期),$L_1$ 椎体压缩性骨折(陈旧性)。

## 二、影像学资料

治疗前 MRI 检查矢状面 $T_1W$(见图 153 - 1);治疗前 MRI 矢状面 $T_2WSTIR$;MRI(见图 153 - 2)示 $T_{12}$、$L_1$ 椎体变扁,$T_{12}$ 椎体内见斑片状骨髓水肿,$T_1W$ 呈低信号,$T_2WSTIR$ 呈高信号,提示为新鲜骨折,$L_1$ 椎体骨质信号正常,提示为陈旧性压缩性骨折;治疗前胸腰段 CT 扫描(见图 153 - 3)冠状面重

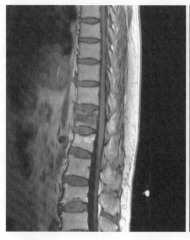
图 153 - 1　MRI $T_1W$ 矢状面

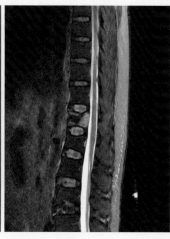
图 153 - 2　MRI $T_2W$ 压脂矢状面

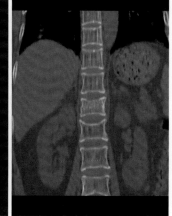
图 153 - 3　CT 冠状面

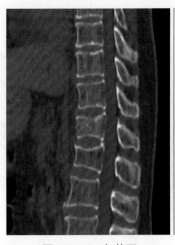
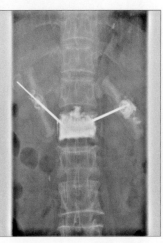
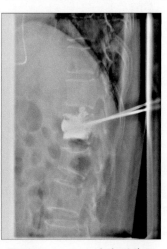

图 153‐4　矢状面　　　图 153‐5　PVP 治疗后胸腰段　　图 153‐6　PVP 治疗后胸腰
　　　　　　　　　　　　　　　　平片正位　　　　　　　　段平片侧位

建;治疗前胸腰段 CT(见图 153‐4)矢状面重建;治疗前胸腰段 CT 平扫冠状面及矢状面显示胸腰段诸椎体骨皮质变薄,骨小梁稀释,T₁₂、L₁ 椎体变扁,T₁₂ 椎体前缘骨皮质不连续,部分骨小梁结构紊乱。PVP 治疗后胸腰段平片正位像(见图 153‐5);PVP 治疗后胸腰段平片侧位像(见图 153‐6);双针法 PVP 术后,椎体高度有所增加,骨水泥分布良好,邻近椎间盘可见少许骨水泥渗漏。

## 三、诊疗经过

**1. 诊断**

$T_{12}$ 椎体骨质疏松性椎体压缩性骨折(急性期),$L_1$ 椎体压缩性骨折(陈旧性)。依据:①既往有骨质疏松史多年,轻微外伤后出现腰背部疼痛,体格检查胸腰段椎体棘突压痛,叩痛(+);②CT 扫描显示:胸腰段骨皮质变薄,骨小梁稀疏,$T_{12}$、$L_1$ 椎体变扁,$T_{12}$ 椎体前缘骨皮质不连续,椎体内部分骨小梁结构紊乱。MRI 显示 $T_{12}$、$L_1$ 椎体变扁,$T_{12}$ 椎体内见斑片状骨髓水肿,$T_1W$ 呈低信号,$T_2WSTIR$ 呈高信号,提示为新鲜骨折,$L_1$ 椎体骨质信号正常,提示为陈旧性压缩性骨折。

**2. 治疗经过**

(1) 术前准备与用药:①完善术前常规检查(X 线胸片、心电图、血尿便常规、凝血全套、肝肾功能、电解质、乙肝两对半等);②完善各项影像学检查(所需椎体 X 线、CT、MRI 或 ECT),了解椎体骨折的程度和分类;③完善体格检查确定椎体的大体位置,确定疼痛位是否和影像学病变位置一致,确定所需治疗椎体;④术前 30 min 肌肉注射苯巴比妥钠 0.1 g 镇静,给予头孢呋辛钠 0.2 g 静脉滴注预防感染;⑤给予心电监护、吸氧。

(2) 术中操作技术:患者取俯卧位,双手固定置于头两侧,根据体格检查及 MRI 资料确定病变椎体,DSA 机透视下定位病变椎体,清晰显示双侧椎弓根内侧缘,选择好穿刺路径和角度,定体表标记。皮肤消毒,铺手术巾,2%利多卡因麻醉穿刺通道,以 $T_{12}$ 椎体棘突为中心两侧旁开 5 cm。经椎弓根途径将骨穿针(13G Cook 公司,美国)穿入 $T_{12}$ 椎体前中 1/3 处,经正侧位透视确定骨穿针尖端位置。然后调和骨水泥,用 201 型骨水泥高压注射器(山东冠龙医疗用品有限公司,中国)将标准调配糊状骨水泥 Simplex P 聚甲基丙烯酸甲酯(Howmedica 公司,美国)注入 $T_{12}$ 椎体约 5 ml。术顺,患者无明显不适,术毕拔针后包扎安返。

（3）术后观察与处理：

① 术后严密监测局部有无出血、运动功能障碍及神经受压症状；有无心肺功能异常及其他不适症状。

② 术后给予脱水消肿营养神经保胃对症处理。术后 3～5 天可出院。

## 四、案例分析

椎体压缩性骨折传统的非手术治疗包括卧床休息、服用止痛药、物理治疗等可缓解症状，但并发症和不良反应较多，长期卧床又导致骨质疏松进一步加重，增大再次骨折危险性，形成恶性循环。传统的手术治疗创伤较大，骨质疏松椎体内固定不牢靠，手术成功率低而并发症多。因此，对内科治疗无效或由于制动而将导致较多并发症风险的患者来说，椎体成形术无疑是一种更好的治疗选择。

经皮椎体成形术是在高清晰度的影像设备引导下，用细针经皮肤穿刺入骨折椎体，于实时透视下将生物材料（骨水泥）注入病变椎体，增加椎体耐压强度、提高脊柱稳定性，缓解或消除疼痛，预防椎体塌陷发生或发展的一项新技术。由于其创伤小，效果好，且迅速起效，近年来被广泛开展，主要用于治疗有症状的椎体血管瘤、椎体转移瘤和骨髓瘤、严重的骨质疏松症合并椎体压缩骨折等。特别适用于对内科保守治疗无效的疼痛性骨质疏松椎体压缩骨折。

禁忌证：

（1）绝对禁忌证：①无症状的椎体压缩性骨折；②局部或全身感染；③难治性凝血功能障碍；④对骨水泥过敏者；⑤成骨性转移瘤。

（2）相对禁忌证：①具有脊髓或神经根压迫症状的患者；②伴有后移骨块的骨折或椎管受压超过30％者；③混合性转移瘤。

本案例为骨质疏松所致的椎体压缩性骨折且患者疼痛症状明显，MRI 检查显示骨髓水肿，提示新鲜骨折，排除其他禁忌证，可适用于该介入疗法。

## 五、处理方案及基本原则

（1）MRI 或同位素骨扫描明确活动性骨折的部位及数目。

（2）疼痛剧烈的患者选择经皮椎体成形术。

（3）术中需检测呼吸、心率和血压等生命体征。

（4）年老体弱者手术时间尽可能短。

（5）骨水泥尽可能填充达椎体上下终板。

（6）术后疼痛缓解后，活动量不可过大，防止新发骨折。

## 六、要点与讨论

### 1. 骨质疏松性椎体压缩性骨折的临床及生理病理改变

骨质疏松症是以骨量减少、骨强度降低、骨骼微结构退变，并导致骨质脆性增加、易发生骨折为特征的全身性病变。其最严重的后果是骨质疏松性椎体压缩骨折，多见于绝经后妇女和老年男性。患者常常表现为严重的背痛和功能活动障碍，长期卧床更容易导致一些并发症如呼吸道感染和深静脉血栓形成。一般说来，脊柱原发性骨质疏松压缩骨折可大致分为五个阶段：①骨折发生，椎体出现缺血性变化；②椎体产生骨髓水肿，此时 MRI 检查表现为 $T_2WI$ 高信号，但增强扫描可无明显强化；③修复早期，由于组织修复,血流增加,此时可出现压缩椎体不规则的明显的强化;④修复晚期,血流由增多至逐步恢复正常,此时压缩椎体强化程度逐渐变弱;⑤慢性期,压缩骨折逐渐被脂肪组织取代,此时尽管椎体可压缩成"钱币"状,但椎体 $T_1WI$ 及 $T_2WI$ 信号逐渐增高,尤以 $T_1WI$ 增高明显;椎体内还可出现坏死液化腔,增强扫描病变椎体无强化。

### 2. 影像学检查

标准 X 线平片仍然是诊断骨质疏松性椎体压缩骨折的非常重要手段,椎体骨折的形状分为鱼椎样变形、楔形椎变形、扁平椎。CT 检查有助于在横断面上了解骨折程度和椎体周围的状况,特别是骨折椎体后方的骨突显示有助于手术椎管减压的评估、椎体前后壁完整性的显示有助于椎体成形术骨水泥流向的评估。MRI 检查有助于确定病变范围和周围软组织累及情况。除了 MRI 检查对软组织、骨骼肌肉系统或神经系统有较高分辨力外,最重要的方面是它能高度敏感的显示压缩椎体骨髓水肿的存在、程度及部位,而骨髓信号强度的变化可以反映骨质疏松性椎体压缩性骨折的时期和愈合阶段,一般说来,骨折时间不足一个月 MRI 检查表现为 $T_1WI$ 低信号、$T_2WISTIR$ 高信号,超过一个月,MRI 检查骨髓信号趋于正常椎体,$T_1WI$、$T_2WI$ 均呈等信号,完全愈合后要么恢复为正常骨髓信号,或者由于组织机化,$T_1WI$、$T_2WI$ 表现为低信号,因此,具有骨髓水肿的椎体压缩性骨折常常反映为急性或亚急性骨折,经经皮椎体成形术(PVP)治疗后将对疼痛有较好的治疗效果。

### 3. 经皮椎体成形术(percutaneous vertebroplasty, PVP)

经皮椎体成形术是近年来发展很快的一项微创介入治疗骨质疏松性椎体骨折的新技术,即在影像系统介导下经皮向椎体内注射一定量的骨水泥等材料,起到增加椎体强度、防止塌陷、止痛等作用。目前已被公认为是治疗急性或慢性骨质疏松性椎体压缩骨折引起的胸背部或腰背部难治性疼痛和功能障碍的有效方法。PVP 的止痛机制目前还不明确,可能有以下几个方面:①机械性:注入骨水泥能提高脊柱的生物力学性能,固定显微骨折,减小骨折断端的微小移动,从而减少对痛觉神经末梢的刺激;由于骨质疏松时椎体骨小梁间隙增宽,骨水泥能沿骨小梁间隙扩散至整个椎体,强化后对椎体具有支撑作用,能有效预防椎体塌陷和压缩性骨折的发生;②骨水泥的热效应,骨水泥在聚合反应时产生的热能峰值温度在 52~93℃,可导致骨水泥周围的组织坏死,同时破坏组织内的神经末梢,使疼痛消失或缓解;③化学性:骨水泥的细胞毒性作用本身对肿瘤细胞有毒性作用,可以杀死肿瘤组织。

# 七、思考题

1. 骨质疏松性椎体压缩性骨折的影像学表现有哪些?
2. 经皮椎体成形术及其适应证和禁忌证有哪些?

(史丽娜　吴春根)

# 参考文献

［1］Agarwal P P，Chughtai A，Matzinger F R，et al. Multidetector CT of thoracic aortic aneurysms ［J］. Radiographics，2009，Mar-Apr;29(2):537－52.

［2］Al-Hawary M M，et al. Non-invasive evaluation of the incidentally detected indeterminate adrenal mass ［J］. Best Pract Res Clin Endocrinol Metab，2005,19(2):277－292.

［3］Alvin C. Silva，James M. Evans，Ann E. McCullough,et al. MR imaging of hypervascular liver masses：a review of current techniques ［J］. Radio Graphics，Mar 2009,3(29):385－402.

［4］Amanatullah D F，Clark T R，Lopez M J，et al. Giant cell tumor of bone ［J］. Orthopedics，2014，Feb;37(2):112－20.

［5］Andreas H，Mahnken，CT 和 MRI 引导下的介入放射学,2008,300－304.

［6］ Angela D. Levy，Linda A. Murakata，Charles A. Rohrmann. Gallbladder carcinoma：radiologic-pathologic correlation ［J］. Radio Graphics，2001,3(21):295－314.

［7］Anitha N，Sankari S L，Malathi L，et al. Fibrous dysplasia-recent concepts ［J］. J Pharm Bioallied Sci，2015，Apr;7(Suppl 1):S171－2.

［8］Anne G. Osborn，et al. Diagnostic Imaging：Spine ［M］. Salk Lake City. Amrisys Inc，2004.

［9］Balci N C，et al. Complex renal cysts：findings on MR imaging. AJR，1999,172:1495－1500.

［10］Beigelman-Aubry C，Touitou D，Mahjoub R，et al. CT imaging features of bronchiolitis ［J］. J Radiol，2009，Nov;90(11 Pt 2):1830－40.

［11］Blake M A，et al. Pheochromocytoma：an imaging chameleon ［J］. Radiographics 2004(24):S87－S99.

［12］ Bonekamp D，et al. Advancements in MR imaging of the prostate from diagnosis to interventions ［J］. RadioGraphics，2011,(31):677－703.

［13］Boubbou M，Atarraf K，Chater L,et al. Aneurysmal bone cyst primary—about eight pediatric cases：radiological aspects and review of the literature ［J］. Pan Afr Med J，2013，Jul 28;15:111.

［14］Carter B W，Benveniste M F，Truong M T，et al. State of the art：MR imaging of thymoma ［J］. Magn Reson Imaging Clin N Am，2015，May;23(2):165－77.

［15］Carter B W，Wu C C，Khorashadi L，et al. Multimodality imaging of cardiothoracic lymphoma ［J］. Eur J Radiol. 2014 Aug;83(8):1470－82.

［16］Castañer E，Gallardo X，Rimola J，et al. Congenital and acquired pulmonary artery anomalies in the adult：radiologic overview ［J］. Radiographics，2006，Mar-Apr;26(2):349－71.

［17］Chandler J R，Goulding R，MoskoitzL，et al. Nasopharygeal angiofibroma：staging and management ［J］. Ann

OtolRhinol Laynsol，1984，93：322 - 329.

[18] Court-Brown，Heckman，et al. Rockwood and Green's Fractures in Adults [M]. 8ed. Published by LWW，2014.

[19] Daniel T. Boll，Elmar M. Merkle. Diffuse liver disease：strategies for hepatic CT and MR imaging [J]. RadioGraphics，2009，10(29)：1591 - 1614.

[20] Daniel T. Boll，Elmar M. Merkle. Diffuse liver disease：strategies for hepatic CT and MR imaging [J]. RadioGraphics，2009，29：1591 - 1614.

[21] Deshmukh S P，Gonsalves C F，Guglielmo F F，et al. Role of MR imaging of uterine leiomyomas before and after embolization [J]. Radiographics，2012，32(6)：E251 - 281.

[22] Di Caprio M R，Roberts T T. Diagnosis and management of langerhans cell histiocytosis [J]. J Am Acad Orthop Surg，2014，Oct；22(10)：643 - 652.

[23] Do K H，Goo J M，Im J G，et al. Systemic arterial supply to the lungs in adults：spiral CT findings [J]. Radiographics，2001，Mar-Apr；21(2)：387 - 402.

[24] Douis H，Saifuddin A. The imaging of cartilaginous bone tumours. I. Benign lesions [J]. Skeletal Radiol，2012，Sep；41(10)：1195 - 212.

[25] Drevelegas A，Palladas P，Scordalaki A. Mediastinal germ cell tumors：a radiologic-pathologic review [J]. Eur Radiol，2001，11(10)：1925 - 32.

[26] Edwards R M，Kicska G，Schmidt R，et al. Imaging of small airways and emphysema [J]. Clin Chest Med，2015，Jun；36(2)：335 - 47.

[27] Evangelista A. Imaging aortic aneurysmal disease [J]. Heart. 2014 Jun；100(12)：909 - 15.

[28] Federle M P，et al：Diagnostic Imaging：Abdomen [M]. Salk Lake City. Amirsys Inc，2004.

[29] Francis A. Burgener，Martti Kormano，Tomi Pudas，原著. 程晓光，翻译. 骨关节疾病 X 线鉴别诊断(2 版)[M]. 中国医药科技出版社，2010.

[30] Frate C D，Girometti R，Pittino M. et al. Deep retroperitoneal pelvic endometriosis：MR imaging appearance with laparoscopic correlation [M]. Radiographics，2006.

[31] Galson D L，Roodman G D. Pathobiology of Paget's Disease of Bone [J]. J Bone Metab，2014，May；21(2)：85 - 98.

[32] Garber L Z. Cholesteatoma：diagnosis and staging by CT scan [J]. Otolaryngol，1994，23：121 - 124.

[33] Gavin Low，Anukul Panu，Noam Millo，et al. Multimodality imaging of neoplastic and nonneoplastic solid lesions of the pancreas [J]. RadioGraphics，2011，7(31)：993 - 1015.

[34] Gay sb，et al. Left infrarenal region：anatomic variants，pathologic conditions，an diagnostic pitfalls [J]. Radiograpics，1991，(11)：549 - 570.

[35] Grabenhorst M，Schmidt B，Liebers U，et al. Radiologic manifestations of bronchoscopic lung volume reduction in severe chronic obstructive pulmonary disease [J]. AJR Am J Roentgenol，2015，Mar；204(3)：475 - 86.

[36] Gregory A. Bortoff，Michael Y. M. Chen，David J. Ott，et al. Gallbladder stones：imaging and intervention [J]. RadioGraphics，2000，5(20)：751 - 766.

[37] Henderson M，Neumeister M W，Bueno R A Jr. Hand tumors：II. Benign and malignant bone tumors of the hand [J]. Plast Reconstr Surg，2014，Jun；133(6)：814e - 821e.

[38] Heneghan J P et al. Helical CT for nephrolithiasis and ureterolithiasis：comparison of conventional and reduced radiation-dose techniques [J]. Radiology，229：575 - 580.

[39] Hepatocellular Carcinoma：Illustrated Guide to Systematic Radiologic Diagnosis and Staging According to Guidelines of the American Association for the Study of Liver Diseases [J]. Radio Graphics，2014，(1)；34：15a.

[40] Hoeks C M，et al. Prostate cancer：multiparametric MR imaging for detection，localization，and staging [J]. Radiology，2011，261(1)：46 - 66.

[41] Hricak H，et al. Imaging prostate cancer：a multidisciplinary perspective [J]. Radiology，2007，243(1)：28 - 53.

[42] Hughes M J，et al. Imaging features of primary nonurachal adenocarcinoma of the bladder [J]. AJR Am J Roentgenol，2004，183(5)：1397 - 1401.

［43］ Iwamoto Y. Diagnosis and treatment of Ewing's sarcoma ［J］. Jpn J Clin Oncol, 2007, Feb;37(2):79-89.

［44］ Jeffrey Y. Shyu, Nisha I. Sainani, V. AnikSahni, et al. Necrotizing pancreatitis: diagnosis, imaging, and intervention ［J］. RadioGraphics, 2014,9(34):1218-1239.

［45］ Jeung M Y, Gasser B, Gangi A, et al. Imaging of cystic masses of the mediastinum ［J］. Radiographics, 2002, Oct;22 Spec No:S79-93.

［46］ Jud W. Gurney, et al: Diagnostic Imaging: Chest ［M］. Salt Lake City: Amirsys Inc, 2006.

［47］ Katherine J. To'o, Steven S. Raman, Nam C. Yu, et al. Pancreatic and peripancreatic diseases mimicking primary pancreatic neoplasia ［J］. RadioGraphics, 2005,7(25):949-965.

［48］ Kayset F, Resnick D, Haghigui P, et al. Evidence of the subperiosteal origin of osteoma in tubular bones: anayisis by CT and MRI imaging ［J］. AJR, 1998,70:609-614.

［49］ Kirkali Z, et al. Bladder cancer: epidemiology, staging and grading, and diagnosis ［J］. Urology,2005,66:4-34.

［50］ Koenraad J. Mortele, EnricaSegatto, Pablo R. Ros. The infected liver: radiologic-pathologic correlation ［J］. Radio Graphics, 2004,24:937-955.

［51］ Koenraad J. Mortele, Pablo R. Ros. Cystic focal liver lesions in the adult: differential CT and MR imaging features ［J］. Radiographics, 2001,21:895-910.

［52］ Konen E, Raviv-Zilka L, Cohen R A, et al. Congenital pulmonary venolobar syndrome: spectrum of helical CT findings with emphasis on computerized reformatting ［J］. Radiographics, 2003, Sep-Oct; 23(5):1175-84.

［53］ Kozlowski P, et al. Combined diffusion-weighted and dynamic contrast-enhanced MRI for prostate cancer diagnosis: correlation with biopsy and histopathology ［J］. J Magn Reson Imaging, 2006,24(1):108-113.

［54］ Leddy L R, Holmes R E. Chondrosarcoma of bone ［J］. Cancer Treat Res, 2014,162:117-130.

［55］ Leo P. Lawler, Karen M. Horton, Elliot K. Fishman. Peripancreatic masses that simulate pancreatic disease: spectrum of disease and role of CT ［J］. RadioGraphics, 2003,9(23):1117-1131.

［56］ Li Jun Qian, Jiong Zhu, Zhi Guo Zhuang. Spectrum of multilocularcystic hepatic lesions: CT and MR imaging findings with pathologic correlation ［J］. Radiographics, 2013,33:1419-1433.

［57］ Li M H, Cheng S W, Li Y D, et al: Prevalence of unrupture cerebral aneurysms in chinese adults aged 35 to 75 years: a cross-sectional study ［J］. Ann Intern Med, 2013,159(8):514-521.

［58］ Li M H, Li Y D, Tan H Q, et al. Treatment of distal internal carotid artery aneurysm with the Willis covered stent: a prospective pilot study ［J］. Radiology, 2009,253(2):470-477.

［59］ Maher M M, Shepard J A. Imaging of thymoma ［J］. Semin Thorac Cardiovasc Surg, 2005, Spring; 17(1):12-9.

［60］ Mathews V P, Caldemeyer K S, Lowe M J, et al. Brain: gadoliniumenhanced fast fluid attenuated inversion recovery MR imaging ［J］. Radiology, 1999,211:257.

［61］ McMahon M A, Squirrell C A. Multidetector CT of aortic dissection: a pictorial review ［J］. Radiographics, 2010, Mar;30(2):445-60.

［62］ Mi-GyoungJeong, Jeong-Sik Yu, Ki Whang Kim. Hepatic cavernous hemangioma: temporal peritumoral enhancement during multiphase dynamic MR imaging ［J］. Radiology, Sep 2000, Vol. 216:692-697.

［63］ Moore D D, Haydon R C. Ewing's sarcoma of bone ［J］. Cancer Treat Res, 2014,162:93-115.

［64］ Moore D D, Luu H H. Osteosarcoma ［J］. Cancer Treat Res, 2014,162:65-92.

［65］ Morcos, S. K. 主编. 泌尿生殖系统影像学:疾病、症状的诊断与鉴别诊断［M］.李克 主译.上海.上海科学技术出版社.2012.

［66］ Murphey M D, Foreman K L, Klassen-Fischer M K, et al. From the radiologic pathology archives imaging of osteonecrosis: radiologic-pathologic correlation ［J］. Radiographics, 2014,34(4):1003-1028.

［67］ Ng S H, Chang T C, Ko S F, et al. Nasopharyngeal carcinoma ［J］. MRI and CT assessmenL Neumradiology, 1997,39:741-746.

［68］ Nougaret S, Reinhold C, Mikhael, HW et al. The Use of MR imaging in treatment planning for patientswith rectal Ccarcinoma: have you checked the "DISTANCE"? ［J］. Radiology: 2013,268:330-344.

［69］ Onofrio A. Catalano, Dushyant V, et al. MR imaging of the gallbladder: a pictorial essay ［J］. RadioGraphics,

2008,1(28):135 - 155.

[70] Paraskevi A. Vlachou, KoroshKhalili, Hyun-Jung Jang, et al. IgG4-related sclerosing disease: autoimmune pancreatitis and extrapancreatic manifestations [J]. RadioGraphics, 2011,9(31):1379 - 1402.

[71] Pelargos P E, Nagasawa D T, Ung N. Clinical characteristics and diagnostic imaging of cranial osteoblastoma [J]. J Clin Neurosci, 2015, Mar; 22(3):445 - 449.

[72] Pender S M, et al. The incidental nonhyperfuncioning adrenal mass: an imaging algorithm for characterization [J]. Clin Radiol, 1998,(53):796 - 804.

[73] Reiter M J, Hannemann N P, Schwope R B,et al. Role of imaging for patients with colorectal hepatic metastases: what the radiologist needs to know [J]. Abdominal Imaging, 2015,7(21):1743 - 47.

[74] Ricard D, Idbaih A, Ducray F, et al. Primary brain tumours in adults[J]. Lancet, 2012,379(9830):1984 - 1996.

[75] Robert F. Hanna, Diego A. Aguirre, Norbert Kased, et al. Cirrhosis-associated hepatocellular nodules: correlation of histopathologic and MR imaging features [J]. RadioGraphics, 2008,(5)28:747 - 769.

[76] Ross J S. et al: Diagnostic Imaging: Spine [M]. Salk Lake City: Amirsys Inc, 2004.

[77] Rowley H A, Sciafa G, Gao P Y, et al. Contrast-enhanced MR imaging of brain lesions: alarge scale intraindividual crossovercomparison of gadobenate dimeglumine versus gadodiamide [J]. AJNR Am J Neuroradiol, 2008,29:1684 - 1691.

[78] Rybak L D, Rosenthal D I. Radiological imaging for the diagnosis of bone metastases. Q J Nucl Med, 2001, Mar; 45(1):53 - 64.

[79] Savy L, Uoyd G, Lund V J, et al. Optimum imaging for inverted papilloma [J]. J Laryngol Otol, 2000, 114 (11):89 1 -893.

[80] Scutellari P N, Antinolfi G, Galeotti R, et al. Metastatic bone disease. Strategies for imaging [J]. Minerva Med, 2003, Apr;94(2):77 - 90.

[81] Shahid M. Hussain, Caroline Reinhold, Donald G. Mitchell. Cirrhosis and lesion characterization at MR imaging [J]. Radio Graphics, 2009;10(29):1637 - 1652.

[82] Shahid M. Hussain, Pieter E. Zondervan, Jan N. M. IJzermans benign versus malignant hepatic nodules: MR imaging findings with pathologic correlation [J]. Radio Graphics, 2002,(9)22:1023 - 1036.

[83] Sohaib S A A,Sahdev A ,Van Trappen P, et al. Characterization of adnexal mass lesions on MR imaging [M]. AJR 2003.

[84] Sonin, Manaster, et al. Diagnostic Imaging Musculoskeletal Trauma [M], Published by Amirsys, 2010.

[85] Suh M, et al . Distinction of renal cell carcinomas from high-attenuation renal cysts at portal venous phase contrast-enhanced CT [J]. Radiology, 2003,(228):330 - 334.

[86] Tekes A, et al. Dynamic MRI of bladder cancer: evaluation of staging accuracy [J]. AJF Am J Roentgenol, 2005, 184(1):121 - 127.

[87] Tonsok Kim, Michael P. Federle, Richard L. Baron et al. Discrimination of small hepatic hemangiomas from hypervascular malignant tumors smaller than 3 cm with three-phase helical CT. [J]. Radiology, Jun 2001, Vol. 219: 699 - 706.

[88] Urban B A, et al. CT appearance of transitional cell carcinoma of the renal pelvis: part 1 [J]. Early stage disease. AJR, 1997,169(7):157 - 161.

[89] Urban B A, et al. CT appearance of transitional cell carcinoma of the renal pelvis: part 2 [J]. Advanced-stage disease. AJR, 169(7):163 - 168.

[90] Valérie Vilgrain. LeilaBoulos. Marie-Pierre Vullierme. Imaging of atypical hemangiomas of the liver with pathologic correlation [J]. RadioGraphics, Mar 2000, Vol. 20:379 - 397.

[91] Van Gompel J J, Janus J R. Chordoma and chondrosarcoma [J]. Otolaryngol Clin North Am, 2015, Jun;48(3): 501 - 514.

[92] Westphalen A C, et al. Mucinous adenocarcinoma of the prostate: MRI and MR spectroscopy features [J]. AJR Am J Roentgenol, 2009,193(3):W238 - W243.

［93］Whitson W E，Orcutt J C，Walkinshaw M D．Orbital osteoma in Gardner's syndrome［J］．Am J Ophthalmol，1986，Feb 15;101(2):236 - 41.

［94］Wittram C，Maher M M，Yoo A J，et al．CT angiography of pulmonary embolism:diagnostic criteria and causes of misdiagnosis［J］．Radiographics，2004，Sep-Oct;24(5):1219 - 38.

［95］Wood C G，et al:CT and MR imaging for evaluation of cystic renal lesions and diseases［J］．Radio Graphics 2015，35:125 - 141.

［96］Young H．Kim，Sanjay Saini，DushantSahani，et al．Imaging diagnosis of cystic pancreatic lesions:pseudocyst versus nonpseudocyst［J］．Radio Graphics，2005,5(25):671 - 685.

［97］Zagoria R J，et al．Differntiation of renal neoplasms from high-density cysts:use of ottenuation changes between the coricomedullary and nephrographic phases of computed tomography［J］．J Comput Assist Tomogr，2007，(31):37 - 41.

［98］Zhang J，et al．Imaging of bladder cancer［J］．Radiol Clin North Am，2007,45(1):183 - 205.

［99］奥斯波恩主编;吴卫平等译.脑部影像诊断学[M].北京:人民卫生出版社,2013.

［100］白人驹,张雪林.医学影像诊断学[M].3版.北京:人民卫生出版社,2010.

［101］陈光强.28例脑脓肿的CT与MR表现分析[N].苏州大学学报(医学版),2003,23(6).

［102］陈卫国.泌尿生殖系疾病影像诊断与介入治疗学[M].北京:人民军医出版社,2005.

［103］陈晓丽,王振常,鲜军舫,等.鼻咽纤维血管瘤的CT和MRI诊断[J].实用放射学杂志,2007,23(1):30 - 32.

［104］戴汝平.心血管病CT诊断学[M].2版.北京:人民卫生出版社,2013.

［105］杜玉清,董礼阳,周为中.改良经皮肝穿胆道引流术治疗恶性胆道梗阻[J].中华肝胆外科杂志,2006,12:825 - 828.

［106］樊孟耘,杨军乐,宁文德,等.胆脂瘤型中耳炎的高分辨诊断[J].实用放射学杂志,2002,18(5):424 - 426.

［107］范帆,包强,鱼博浪,等.颅内神经上皮囊肿的CT、MRI及DWI诊断[J].中国临床医学影像杂志,2010,21(7):501 - 503.

［108］付志刚,张晓磷,余成新,等.DSA诊断不明原因下消化道出血[J].中国介入影像与治疗学,2014,09:565 - 568.

［109］傅剑华,戎铁华,李小东,等.晚期食管癌支架置入术后放疗和化疗的价值[J].中华肿瘤杂志,2004,02:47 - 49.

［110］高永忠,金唐林,饶雷平,等.PTCD途径胆道金属支架置入术治疗低位恶性梗阻性黄疸的疗效对比分析[J].肝胆胰外科杂志,2015,01:53 - 55.

［111］官敏华,李欣欣.不同微创介入方案对肝癌患者的疗效对比[J].实用癌症杂志,2015,04:603 - 605.

［112］郭启勇.介入放射学——全国高等学校教材供医学影像学专业用(面向21世纪课程教材)[M].2版.北京:人民卫生出版社,2005年.

［113］郭佑民,陈起航.纵隔影像诊断学[M].北京:人民军医出版社,2008.

［114］郝玉芝,邢冬娟,龚少娟,等.PTCD并胆道支架治疗恶性梗阻性黄疸临床观察[J].肝胆外科杂志,2013,06:447 - 450.

［115］何芳,廖国庆,张光全.B超引导下应用PTCD治疗胆道梗阻23例临床分析[J].局解手术学杂志,2006,03:171 - 172.

［116］侯英勇,朱雄增.胃肠道间质瘤[M].上海:上海科学技术出版社,2006,123 - 130.

［117］江广斌,熊斌,梁惠民,等.微球囊与长支架在下肢动脉硬化闭塞症介入治疗中的应用[J].临床放射学杂志,2013,02:263 - 267.

［118］江浩.急腹症影像学[M].上海:上海科学技术出版社,2006.

［119］金征宇.医学影像学[M].2版.北京:人民卫生出版社,2011.

［120］靳二虎等.磁共振成像临床应用入门[M].北京:人民卫生出版社,2009.

［121］柯勇.30例脑脓肿的影像表现与病理对照研究[J].医药论坛杂志,2004,25(3):24 - 25.

［122］堀尾重治,原著.江钟立,翻译.骨与骨关节X线摄片及读片指南[M].7版.南京:凤凰出版传媒集团,江苏科学技术出版社,1999.

［123］李成州,贾宁阳,姜庆军,等,522例肺部病变CT引导经皮切割针活检总结[J],介入放射学杂志,2008,10(12):716 - 721.

[124] 李果珍.临床CT诊断学[M].北京:中国科学技术出版社,1994.

[125] 李明华.脊柱脊髓影像学[M].上海:上海科技出版社,2004.

[126] 李明华.神经介入影像学[M].上海:上海科学技术文献出版社,2000.

[127] 李松年,唐光健.现代全身CT诊断学[M].2版.北京:中国医药科技出版社,2007.

[128] 李松年.中华影像医学·泌尿生殖系统卷[M].北京:人民卫生出版社,2002.

[129] 李效兰,陈岩,张辰昊.病毒性脑炎的影像学诊断进展[J].疑难病杂志,2004,3(6):372-374.

[130] 李玉花,巩若箴,王涛,等.MSCT斜横断面多平面重组图像在面神经管膝状窝及其周围骨折诊断中的价值[J].实用放射学杂志,2007,23(4):448-451.

[131] 连利娟.林巧稚妇科肿瘤学[M].北京:人民卫生出版社,2006.

[132] 梁碧玲.骨与关节疾病影像诊断学[M].北京:人民卫生出版社,2006.

[133] 梁碧玲.骨与关节疾病影像诊断学[M].北京:人民卫生出版社,2006,575.

[134] 刘赓年,谢敬霞.消化系影像诊断学[M].上海:上海科学技术出版社,1991.

[135] 刘士远、陈起航.实用胸部影像诊断学[M].北京:人民军医出版社,2012.

[136] 刘士远,陈起航,吴宁.实用胸部影像诊断学[M].北京:人民军医出版社,2012.

[137] 刘士远、陈起航.胸部影像诊断必读[M].北京:人民军医出版社,2007.

[138] 刘源,刘洋,曾伟,等.血管腔内介入治疗下肢动脉硬化闭塞症的临床研究[J].临床放射学杂志,2011,02:247-251.

[139] 卢光明,陈君坤.CT诊断与鉴别诊断[M].南京:东南大学出版社,1999.

[140] 罗德红,石木兰,罗斗强.甲状腺癌的CT诊断[J].中华放射学杂志,1998,32:758-760.

[141] 罗永香,李川,文天夫,等.原发性肝癌破裂出血的治疗选择[J].华西医学,2011,01:85-86.

[142] 马林,娄昕.神经系统影像诊断必读[M].北京:人民军医出版社,2007.

[143] 马泽.CT及MRI对脑脓肿诊断与治疗的评估[N].宁夏医学院学报,2000,22(4).

[144] 毛明刚,史河水,孔祥泉,等.磁共振成像方法对鼻咽癌病灶显示的相关分析[J].实用放射学杂志,2006,22(2):182-185.

[145] (美)哈恩斯伯格等.影像专家鉴别诊断.头颈部分册.国际权威影像鉴别诊断丛书[M].北京:人民军医出版社,2012,523-635.

[146] 孟悛飞,肖利华,陈应明,等.骨样骨瘤的影像学诊断[J].中华放射学杂志.2003,37:615-617.

[147] 倪才方,吴春根,杨惠林.脊柱介入诊疗学[M].北京:人民军医出版社,2009.

[148] 秦维,纪付华,陈燕,等.肝癌自发性破裂出血的急症介入治疗[J].临床急诊杂志,2014,01:44-46.

[149] 曲华丽,彭旭红,张雪林.骨瘤的MRI表现及其与病理对照分析[J].临床放射学杂志,2010,29(4),482-485.

[150] 沙炎,杨天锡,陈彤箴,等.甲状腺髓样癌的CT表现及病理基础[J].中华放射学杂志,2002,36:928-930.

[151] 尚克中,程英升.中华影像医学-胃肠卷[M].2版.北京:人民卫生出版社,2011.

[152] 沈天真,陈星荣.中枢神经系统计算机层摄影(CT)和磁共振成像(MRI)[M].上海:上海科学技术出版社,1992.

[153] 沈天真,陈星荣.中枢神经系统计算机体层摄影(CT)和磁共振成像(MRI)[M].上海:上海医科大学出版社,2003.

[154] 施庭芳.磁共振造影于脊椎病变的应用[M].台湾:国立台湾大学医学院,1999.

[155] 史震山.成人病毒性脑炎的磁共振成像及扩散加权成像的特征[J].中国CT和MRI杂志,2012,10(5):8-11.

[156] 宋红梅,吴春根,程永德.激光与等离子治疗椎间盘源性腰痛的对比研究[J].介入放射学杂志,2013,22(5):392-395.

[157] 谭志斌,张志成,郭友,等.DSA在下消化道出血诊断中的应用策略[J].中国介入影像与治疗学,2014,01:3-6.

[158] 唐浩,邹丹凤,陈卫国.侵袭性骨母细胞瘤影像学分析[J].临床放射学杂志,2011,30(1),76-78.

[159] 王建波,赵俊功,朱悦琦,等.膝下动脉经皮腔内血管成形术治疗糖尿病下肢缺血[J].介入放射学杂志,2008,05:318-322.

[160] 王锦玲,黄维国,郭梦和,等.面神经鞘膜瘤的颞骨薄层CT诊断[J].中国耳鼻咽喉颅底外科杂志,1995,1(1):11-13.

[161] 王平仲,余强,石慧敏,等.CT灌注诊断腮腺肿瘤的临床价值评价[J].上海口腔医学,2005,4:573-577.

[162] 王振常,鲜军舫,兰宝森.中华影像医学(头颈部卷)[M].2版.北京:人民卫生出版社,2011.

[163] 夏黎明,王承缘.肺癌脑转移的 MR 诊断[J].同济医科大学学报,2000,29(5):465-466.

[164] 谢传淼,梁碧玲,林浩皋,等.MRI 对鼻咽癌 T、N 分期的影响[J].中华肿瘤杂志,2002,24:181-184.

[165] 徐洪俊,高兴波.原发性肝癌破裂出血的介入治疗[J].影像诊断与介入放射学,2014,04:318-322.

[166] 徐文坚.泌尿系统影像诊断学[M].北京:人民卫生出版社,2003.

[167] 徐兴闻,狄海庭,朱军,等.内照射支架与普通支架治疗晚期食管癌并发症观察——附 32 例分析[J].介入放射学杂志,2011,06:452-454.

[168] 薛庆澄,王忠诚,史玉泉.神经外科学[M].天津:天津科学技术出版社,1991.

[169] 羊平,唐波,陈坤,等.阻塞性黄疸术前行 PTCD 对提高临床疗效的观察[J].肝胆胰外科杂志,2013,02:106-108.

[170] 杨家进,吴建兵.原发性肝癌综合介入治疗进展[J].实用肝脏病杂志,2015,02:118-119.

[171] 杨健,杨敏玲.急性动脉性上消化道出血的数字减影血管造影诊断及介入治疗[J].实用医学影像杂志,2014,04:266-268.

[172] 杨军乐,董季平,宁文德.中耳胆脂瘤的 HRCT 诊断[J].中国医学影像学杂志,2002,10(5):330-332.

[173] 杨仁杰,张宏志,黄俊,等.被覆支架成形术在食管癌姑息治疗中的应用[J].中华放射学杂志,1995,07:461-464.

[174] 杨世埙,王皖,王武.软骨母细胞瘤的影像诊断[J].中国医学计算机成像杂志,2004,10(3)182-186.

[175] 杨世埙.影像学诊断手册·骨骼四肢分册[M].上海:上海科技教育出版社,2004.

[176] 杨永明,汪江群.鼻咽纤维血管瘤[J].国际头颈耳鼻咽喉外科杂志,2010,34(2):106-108.

[177] 姚红响,陈根生,叶冠雄,等.胆道支架联合$^{125}$I 粒子条治疗恶性梗阻性黄疸[J].介入放射学杂志,2014,10:893-896.

[178] 余强,王平仲.颌面颈部肿瘤影像诊断学[M].上海:上海世界图书出版公司,2009.

[179] 鱼博浪.中枢神经系统 CT 和 MRI 鉴别诊断[M].西安:陕西科学技术出版社,2005.

[180] 张继良,徐俊玲,李永丽,等.640 例脑转移瘤的临床及 MRI 分析[J].中国实用神经疾病杂志,2008,11(2):121-123.

[181] 张骏,吴佩卿,张俭,等.晚期食管癌支架植入术的并发症及其防治[J].中华消化杂志,2003,12:53.

[182] 张罗,韩德民,张盛忠,等.鼻腔鼻窦内翻性乳头状瘤[J].中国耳鼻咽喉头颈外科,2008,15(10):599-604.

[183] 中华医学会心血管病学分会介入心脏病学组.中国经皮冠状动脉介入治疗指南 2012(简本)[J].中华心血管病杂志,2012,40(4):18-26.

[184] 中华医学会心血管病学分会,中华心血管病杂志编辑委员.经皮冠状动脉介入治疗指南 2009[J].中华心血管病杂志,2009,37:24-25.

[185] 钟涛,于红光,王勇,等,CT 引导下经皮肺穿刺活检术后气胸发生率的相关因素分析[J],中华放射学杂志,2007,11(32):1232-1236.

[186] 周康荣,严福华,曾蒙苏.腹部 CT 诊断学[M].上海:复旦大学出版社.2011.

[187] 朱宏磊,韩悦,白玫.眼眶海绵状血管瘤的影像学诊断[J].放射学实践,2008,04:393-395.

[188] 朱雪娥,吴春根,李明华.椎间盘摘除术联合椎间盘内电热疗法治疗脱出型腰椎间盘突出症的临床应用[J].介入放射学杂志,2009,3(18):205-208.

[189] 庄珩.56 例脑转移瘤 CT 及临床特点分析[J].吉林医学,2010,31(13):1898-1899.

[190] 庄奇新,顾一峰,王皖,等.肿瘤侵犯食管入口的影像学表现[J].中华放射学杂志,2001,35:116-119.

[191] 庄奇新,李明华.舌骨下颈部影像学[M].上海:上海科技出版社,2010.

[192] 庄奇新,杨世埙,尚克中,等.累及咽旁间隙的肿物的影像学特征[J].中华放射学杂志,1997,31:226-231.

[193] 庄奇新,杨世埙,严信华,等.喉癌及其侵及范围的 MRI 观察[J].中华放射学杂志,1997,31:263-265-825.

[194] 庄奇新,朱莉莉,李文彬,等.Waldeyer 环淋巴瘤的 CT 和 MRI 诊断[J].中华放射学杂志,2005,39:822-825.

# 常用医学缩略语

## 一、临床常用缩略语

| | | | |
|---|---|---|---|
| T | 体温 | Sig | 乙状结肠镜检查术 |
| P | 脉搏 | CG | 膀胱造影 |
| HR | 心率 | CAG | 心血管造影,脑血管造影 |
| R | 呼吸 | IVC | 下腔静脉 |
| BP | 血压 | RP | 逆行肾盂造影 |
| BBT | 基础体温 | RUG | 逆行尿路造影 |
| Wt | 体重 | UG | 尿路造影 |
| Ht | 身长,身高 | PTC | 经皮肝穿刺胆管造影 |
| AC | 腹围 | GA | 胃液分析 |
| CVP | 中心静脉压 | LNP | 淋巴结穿刺 |
| VE | 阴道内诊 | LP | 肝穿刺,腰穿刺 |
| ECG | 心电图 | Ca | 癌 |
| EEG | 脑电图 | LMP | 末次月经 |
| EGG | 胃电图 | PMB | 绝经后出血 |
| EMG | 肌电图 | PPH | 产后出血 |
| LS | 腹腔镜手术 | HSG | 子宫输卵管造影术 |
| MRI | 磁共振成像 | CS | 剖宫产术 |
| UCG | 超声心动图 | AID | 异质(人工)授精 |
| UT | 超声检测 | AIH | 配偶间的人工授精 |
| SEG | 脑声波图 | EPS | 前列腺按摩液 |
| BC | 血液培养 | DC | 更换敷料 |
| Bx | 活组织检查 | ROS | 拆线 |
| Cys | 膀胱镜检查 | KUB | 尿路平片 |
| ESO | 食管镜检查 | BB | 乳房活检 |

## 二、实验室检查常用缩略语(1)

| | | | | | | | |
|---|---|---|---|---|---|---|---|
| 自动血液分析仪检测项目 | WBC | | 白细胞计数 | APTT | | 部分活化凝血活酶时间 | |
| | RBC | | 红细胞计数 | CRT | | 血块收缩时间 | |
| | Hb | | 血红蛋白浓度 | TT | | 凝血酶时间 | |
| | HCT | | 红细胞比容 | 3P 试验 | | 血浆鱼精蛋白副凝固试验 | |
| | MCV | | 红细胞平均体积 | ELT | | 优球蛋白溶解时间 | |
| | MCHC | | 红细胞平均血红蛋白浓度 | FDP | | 纤维蛋白(原)降解产物 | |
| | MCH | | 红细胞平均血红蛋白量 | HbEP | | 血红蛋白电泳 | |
| | RDW | | 红细胞分布宽度 | ROFT | | 红细胞渗透脆性试验 | |
| | PLT | | 血小板计数 | 尿液分析仪检查项目 | pH | | 酸碱度 |
| | MPV | | 血小板平均体积 | | SG | | 比重 |
| | LY | | 淋巴细胞百分率 | | PRO | | 蛋白质 |
| | MO | | 单核细胞百分率 | | GLU | | 葡萄糖 |
| | N | | 中性粒细胞百分率 | | KET | | 酮体 |
| | LY# | | 淋巴细胞绝对值 | | UBG | | 尿胆原 |
| | MO# | | 单核细胞绝对值 | | BIL | | 胆红素 |
| | N# | | 中性粒细胞绝对值 | | NIT | | 亚硝酸盐 |
| DC | 白细胞分类计数 | GR 粒细胞 | N | 中性粒细胞 | | WBC | | 白细胞 |
| | | | E | 嗜酸性粒细胞 | | RBC/BLD | | 红细胞/隐血 |
| | | | B | 嗜碱性粒细胞 | | Vc, VitC | | 维生素 C |
| | | LY | | 淋巴细胞 | 尿沉渣显微镜检查 | GC | | 颗粒管型 |
| | | MO | | 单核细胞 | | HC | | 透明管型 |
| Rt | 常规检查 | B | | 血 | | WC | | 蜡状管型 |
| | | U | | 尿 | | PC | | 脓细胞管型 |
| | | S | | 粪 | | UAMY | | 尿淀粉酶 |
| | EOS | | 嗜酸性粒细胞直接计数 | | EPG | | 粪便虫卵计数 |
| | Ret | | 网织红细胞计数 | | OBT | | 粪便隐血试验 |
| | ESR | | 红细胞沉降率 | | OCT | | 催产素激惹试验 |
| | MP | | 疟原虫 | | LFT | | 肝功能检查 |
| | Mf | | 微丝蚴 | | TB | | 总胆红素 |
| | LEC | | 红斑狼疮细胞 | | DB | | 结合胆红素,直接胆红素 |
| | BG | | 血型 | | IB | | 未结合胆红素,间接胆红素 |
| | BT | | 出血时间 | | | | |
| | CT | | 凝血时间 | | TBA | | 总胆汁酸 |
| | PT | | 凝血酶原时间 | | II | | 黄疸指数 |
| | PTR | | 凝血酶原时间比值 | | CCFT | | 脑磷脂胆固醇絮状试验 |

### 三、实验室检查常用缩略语(2)

| | | | |
|---|---|---|---|
| RFT | 肾功能试验 | β - LP | β-脂蛋白 |
| BUN | 尿素氮 | ALT | 丙氨酸氨基转移酶 |
| SCr | 血肌酐 | AST | 天门冬氨酸氨基转移酶 |
| BUA | 血尿酸 | γ - GT | γ-谷氨酰转肽酶 |
| Ccr | 内生肌酐清除率 | ALP/AKP | 碱性磷酸酶 |
| UCL | 尿素清除率 | ACP | 酸性磷酸酶 |
| NPN | 非蛋白氮 | ChE | 胆碱酯酶 |
| PFT | 肺功能试验 | LDH | 乳酸脱氢酶 |
| TP | 总蛋白 | AMY，AMS | 淀粉酶 |
| ALB | 白蛋白 | LPS | 脂肪酶,脂多糖 |
| GLB | 球蛋白 | LZM | 溶菌酶 |
| A/G | 白蛋白球蛋白比值 | CK | 肌酸激酶 |
| Fib | 纤维蛋白原 | RF | 类风湿因子 |
| SPE | 血清蛋白电泳 | ANA | 抗核抗体 |
| HbAlc | 糖化血红蛋白 | ASO | 抗链球菌溶血素"O" |
| FBG | 空腹血糖 | $C_3$ | 血清补体 $C_3$ |
| OGTT | 口服葡萄糖耐量试验 | $C_4$ | 血清补体 $C_4$ |
| BS | 血糖 | RPR | 梅毒螺旋体筛查试验 |
| HL | 乳酸 | TPPA | 梅毒螺旋体确证试验 |
| PA | 丙酮酸 | WT | 华氏反应 |
| KB | 酮体 | KT | 康氏反应 |
| β - HB | β-羟丁酸 | NG | 淋球菌 |
| TL | 总脂 | CT | 沙眼衣原体 |
| TC | 总胆固醇 | CP | 肺炎衣原体 |
| TG | 甘油三酯 | UU | 解脲脲原体 |
| FFA | 游离脂肪酸 | HPV | 人乳头状瘤病毒 |
| FC | 游离胆固醇 | HSV | 单纯疱疹病毒 |
| PL，PHL | 磷脂 | MPn | 肺炎支原体 |
| HDL - C | 高密度脂蛋白胆固醇 | TP | 梅毒螺旋体 |
| LDL - C | 低密度脂蛋白胆固醇 | HIV | 人类免疫缺陷病毒 |
| LPE | 脂蛋白电泳 | | |

### 四、实验室检查常用缩略语(3)

| | | | |
|---|---|---|---|
| Hp | 幽门螺杆菌 | CEA | 癌胚抗原 |
| AFP | 甲胎蛋白 | PSA | 前列腺特异抗原 |

（续表）

| | | | |
|---|---|---|---|
| TGF | 肿瘤生长因子 | HLA | 组织相容性抗原 |
| PRL | 催乳素 | $CO_2CP$ | 二氧化碳结合力 |
| LH | 促黄体生成素 | $PaCO_2$ | 二氧化碳分压 |
| FSH | 促卵泡激素 | $TCO_2$ | 二氧化碳总量 |
| TSTO，T | 睾酮 | SB | 标准碳酸氢盐 |
| $E_2$ | 雌二醇 | AB | 实际碳酸氢盐 |
| PRGE，P | 孕酮 | BB | 缓冲碱 |
| HPL | 胎盘泌乳素 | BE | 碱剩余 |
| $TT_4$ | 总甲状腺素 | $PaO_2$ | 氧分压 |
| PTH | 甲状旁腺激素 | $SaO_2$ | 氧饱和度 |
| ALD | 醛固酮 | AG | 阴离子间隙 |
| RI | 胰岛素 | BM－DC | 骨髓细胞分类 |
| Apo | 载脂蛋白 | CSF | 脑脊液 |
| EPO | 促红细胞生成素 | Ig(A，G，M，D，E) | 免疫球蛋白 |
| GH | 生长激素 | PA | 前白蛋白 |

## 五、处方常用缩略语

| | | | |
|---|---|---|---|
| ac | 饭前 | qn | 每晚一次 |
| am | 上午 | qod | 隔日一次 |
| aj | 空腹时 | sos | 需要时(限用一次) |
| bid | 1天二次 | st | 立即 |
| cm | 明晨 | tid | 1天三次 |
| dol　urg | 剧痛时 | prn | 必要时(可多次) |
| hn | 今晚 | pc | 饭后 |
| hs | 临睡前 | aa | 各 |
| int. cib | 饭间 | ad　us　ext | 外用 |
| qm | 每晨一次 | ad　us　int | 内服 |
| q10 min | 每10分钟一次 | co | 复方的 |
| pm | 下午 | dil | 稀释的 |
| qd | 每天一次 | dos | 剂量 |
| qh | 每小时一次 | D. S. | 给予,标记 |
| q4h | 每4小时一次 | g | 克 |
| q6h | 每6小时一次 | ivgtt | 静脉滴注 |
| q8h | 每8小时一次 | id | 皮内注射 |
| q12h | 每12小时一次 | ih | 皮下注射 |

## 六、部分常用药品名缩写

| | | | |
|---|---|---|---|
| 青霉素 | PEN | 头孢曲松 | CRO, CTR |
| 氨苄青霉素 | AMP | 头孢他啶 | CAZ |
| 阿莫西林 | AMO, AMX, AML | 头孢哌酮 | CFP, CPZ |
| 甲氧西林(新青Ⅰ) | MET | 头孢甲肟 | CMX |
| 苯唑西林(新青Ⅱ) | OXA | 头孢匹胺 | CPM |
| 羧苄西林 | CAR | 头孢克肟 | CFM |
| 替卡西林 | TIC | 头孢泊肟 | CPD |
| 哌拉西林 | PIP | 第四代头孢菌素: | |
| 阿帕西林 | APA | 头孢匹罗 | CPO |
| 阿洛西林 | AZL | 头孢吡肟 | FEP |
| 美洛西林 | MEZ | 其 他: | |
| 美西林 | MEC | 头孢西丁 | FOX |
| 第一代头孢菌素: | | 头孢美唑 | CMZ |
| 头孢噻吩(先锋Ⅰ) | CEP | 头孢替坦 | CTT |
| 头孢噻啶(先锋Ⅱ) | CER | 头孢拉宗 | CE |
| 头孢来星(先锋Ⅲ) | CEG | 拉氧头孢 | MOX |
| 头孢氨苄(先锋Ⅳ) | CEX | 舒巴坦 | SUL |
| 头孢唑啉(先锋Ⅴ) | CFZ | 克拉维酸 | CLAV |
| 头孢拉定(先锋Ⅵ) | RAD | 氨曲南 | ATM |
| 头孢乙腈(先锋Ⅶ) | CEC, CAC | 亚胺培南 | IMI, IMP |
| 头孢匹林(先锋Ⅷ) | HAP, CP | 他唑巴坦 | TAZ |
| 头孢硫脒(先锋18) | CSU | | |
| 头孢羟氨苄 | CFR, FAD | 链霉素 | STR |
| 头孢沙定 | CXD | 卡那霉素 | KAN |
| 头孢曲秦 | CFT | 阿米卡星 | AMK |
| 第二代头孢菌素: | | 庆大霉素 | GEN |
| 头孢呋辛 | CFX, CXM | 妥布霉素 | TOB |
| 头孢呋辛酯 | CXO | 奈替米星 | NET |
| 头孢孟多 | CFM, FAM | 西索米星 | SIS |
| 头孢磺啶 | CFS | 地贝卡星 | DBK |
| 头孢替安 | CTM | 异帕米星 | ISP, ISE |
| 头孢克洛 | CEC | 新霉素 | NEO |
| 第三代头孢菌素: | | 大观霉素 | SPE, STP |
| 头孢噻肟 | CTX | 红霉素 | ERY |
| 头孢唑肟 | CZX | 螺旋霉素 | SPI, SPM |

（续表）

| | | | |
|---|---|---|---|
| 罗红霉素 | ROX | 四环素 | TET，TCY |
| 阿奇霉素 | AZI，AZM | 多西环素（强力霉素） | DOX |
| 交沙霉素 | JOS | 米诺环素（美满霉素） | MIN，MNO |
| 氯霉素 | CMP | 环丙沙星 | CIP，COFX，CPLX |
| 林可霉素 | LIN | 培氟沙星 | PEF，PEFX |
| 克林霉素 | CLI | 依诺沙星 | ENO，ENX，ENOX |
| 甲硝唑 | MNZ | 芦氟沙星 | RUFX |
| 替硝唑 | TNZ | 氨氟沙星 | AMFX |
| 利福平 | RFP | 妥苏沙星 | TFLX |
| 甲哌利福素 | RFP | 加替沙星 | GTFX |
| 利福定 | RFD | 洛美沙星 | LOM，LFLX |
| 异烟肼 | INH | 新三代喹诺酮类抗菌药： | |
| 乙胺丁醇 | EMB | 氟罗沙星 | FLE |
| 吡嗪酰胺 | PZA | 左氧氟沙星 | LEV，LVX，LVFX |
| 磷霉素 | FOS | 司帕沙星 | SPX，SPFX |
| 褐霉素 | FD | 司巴沙星 | SPA |
| 对氨基水杨酸 | PAS | 短效磺胺药： | |
| 杆菌肽 | BAC | 磺胺二甲嘧啶 | SMZ |
| 万古霉素 | VAN | 磺胺异噁唑 | SIZ |
| 壁霉素 | TEC | 磺胺二甲异嘧啶 | SIMZ |
| 原始霉素 | PTN | 中效磺胺药： | |
| 曲古霉素 | TSA | 磺胺嘧啶 | SD，SDI |
| 丰加霉素 | TMC | 磺胺甲噁唑 | SMZ |
| 卷须霉素 | CPM | 磺胺苯唑 | SPP |
| 粘杆菌素 | COM | 长效磺胺药： | |
| 争光霉素 | BLM | 磺胺邻二甲氧嘧啶 | SDM |
| 第一代喹诺酮类抗菌药： | | 磺胺对甲氧嘧啶 | SMD |
| 萘啶酸 | NAL | 磺胺间甲氧嘧啶 | SMM |
| 恶喹酸 | OXO | 磺胺甲氧嗪 | SMP，SMPZ |
| 西诺沙星 | CIN | 磺胺二甲氧嗪 | SDM |
| 第二代喹诺酮类抗菌药： | | 甲氧苄胺嘧啶 | TMP |
| 吡哌酸 | PPA | | |
| 第三代喹诺酮类抗菌药： | | 两性霉素 B | AMB |
| 诺氟沙星 | NOR，NFLX | 制霉菌素 | NYS |
| 氧氟沙星 | OFL，OFX，OFLX | 咪康唑 | MIC |

（续表）

| 益康唑 | ECO | 利巴韦林 | RBV |
|---|---|---|---|
| 酮康唑 | KET | 干扰素 | IFN |
| 氟康唑 | FCZ, FLU | 胸腺肽 | XXT |
| 伊曲康唑 | ICZ, ITC | 肌酐 | HXR |
| 阿昔洛韦 | ACV | γ-氨酪酸（γ-氨基丁酸） | GABA |
| 更昔洛韦 | GCV | 乙烯雌酚 | DES |
| 泛昔洛韦 | FCV | 6-氨基己酸 | EACA |
| 伐昔洛韦 | VCV | 破伤风抗毒素 | TAT |